U0188454

医学实验室ISO 15189认可指导丛书

总主编

周庭银 | 胡继红

医学实验室质量管理体系

（第2版）

Medical Laboratory Quality
Management System

主编

孙克江　管仲莹　王利新　李锋　公衍文　杨大干

主审

王华梁

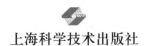

上海科学技术出版社

图书在版编目（CIP）数据

医学实验室质量管理体系 / 孙克江等主编 ； 周庭银，胡继红总主编. -- 2版. -- 上海 ： 上海科学技术出版社，2024.3
（医学实验室ISO15189认可指导丛书）
ISBN 978-7-5478-6519-4

Ⅰ. ①医… Ⅱ. ①孙… ②周… ③胡… Ⅲ. ①医学检验－实验室管理－质量管理体系 Ⅳ. ①R446

中国国家版本馆CIP数据核字(2024)第043065号

医学实验室质量管理体系（第 2 版）
主编　孙克江　管仲莹　王利新　李锋　公衍文　杨大干
主审　王华梁

上海世纪出版(集团)有限公司
上 海 科 学 技 术 出 版 社　出版、发行
(上海市闵行区号景路 159 弄 A 座 9F - 10F)
邮政编码 201101　www.sstp.cn
山东韵杰文化科技有限公司印刷
开本 787×1092　1/16　印张 26.25
字数 600 千字
2020 年 1 月第 1 版
2024 年 3 月第 2 版　2024 年 3 月第 1 次印刷
ISBN 978 - 7 - 5478 - 6519 - 4/R · 2853
定价：150.00 元

内容提要

"医学实验室 ISO 15189 认可指导丛书"以 CNAS‐CL02：2023《医学实验室质量和能力认可准则》、CNAS‐CL02‐A001：2023《医学实验室质量和能力认可准则的应用要求》为指导，由全国医学检验各专业领域专家共同编写，对开展 ISO 15189 医学实验室认可有重要的指导意义和实用价值。

本书共 3 篇 13 章。第一篇为医学实验室质量管理体系概述，介绍我国医学实验室认可的产生、发展及意义，质量管理体系的建立、运行及维护的基本要求，ISO 15189：2022 修订历程及主要变化，以及医学实验室认可流程。第二篇为 CNAS‐CL02：2023 条款原文及释义，针对 CNAS‐CL02：2023 的主要条款逐一进行解读，有助于读者对条款内涵的深入理解。第三篇为文件样例，包括质量手册范例及程序文件范例，指导性强，对实验室结合自身情况建立质量管理体系有较大借鉴意义。附录部分不仅收录了实验室认可申请上报文件、现场评审文件，方便读者直接引用，而且列举了典型不符合案例及整改要点，有利于读者借鉴和参考，指导作用突出。

本书内容全面，编排格式规范，言简意赅，实用性强，适用于正在准备申请医学实验室认可的单位，或已通过认可现在需要完成管理体系换版的单位的管理和技术人员学习和借鉴，还可作为我国医学实验室规范化管理和标准化操作的培训教材。

总主编简介

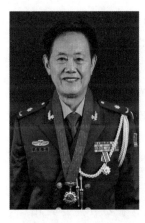

周庭银 海军军医大学第二附属医院(上海长征医院)实验诊断科主任技师。

从事临床微生物检验及科研工作40余年,在临床微生物鉴定方面积累了丰富的经验,尤其是对疑难菌、少见菌株鉴定的研究有独到之处。在国内首次发现卫星状链球菌、星座链球菌、霍氏格里蒙菌、拟态弧菌等多株新菌株。近年来,先后帮助国内多家医院鉴定40余株疑难菌株。首次研究发现,将瑞氏染色用于血培养阳性报警培养物中,可解决血培养瓶内有细菌生长,但革兰染色看不到细菌,转种任何平板无细菌生长的难题,可确保血培养一级报告的准确性。研制新型双向显色血培养瓶、多功能体液显色培养瓶、尿培养快速培养基、抗酸杆菌消化液,以及一种既适用于细菌培养又适用于结核分枝杆菌和抗酸杆菌培养的痰标本液化留置容器。主办国家医学继续教育"疑难菌株分离与鉴定"学习班25期(培训3100余人);2013年发起成立上海疑难菌读片会,已成功举办16期。

获国家实用新型专利5项、发明专利1项。作为第一主编编写临床微生物学专著14部,《临床微生物学诊断与图解》获华东地区科技出版社优秀科技图书一等奖。总主编"医学实验室ISO 15189认可指导丛书"(第1版、第2版),参编著作3部,作为第一作者于核心期刊发表论文40余篇。

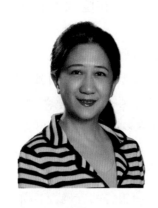

胡继红 国家卫生健康委员会临床检验中心微生物室主任技师。负责全国临床机构及疾病预防控制中心微生物室间质量评价等项目，推进临床微生物检验标准化、质量控制、实验室生物安全、专业技术培训等工作。研究方向：临床微生物检验质量控制及病原诊断和药敏方法学研究、病原微生物基因诊断标准化研究、细菌感染所致RNA氧化及作用机制研究。

现学术任职：中国医疗保健国际交流促进会临床微生物与感染分会副主任委员，中国医院协会临床微生物实验室管理专业委员会副主任委员，国家病原微生物实验室生物安全专家委员会委员，中华医学会检验分会临床微生物学组顾问，中华医学会微生物与免疫学分会临床微生物学组委员，国家认证认可监督管理委员会实验室技术委员会医学专业委员会委员，全国医用临床检验实验室和体外诊断系统标准化技术委员会(TC136)委员，中国医药生物技术协会理事、实验室生物安全专业委员会常委，北京市医学检验质量控制和改进中心专业委员会委员，《中国抗生素杂志》编委、《医学参考报·微生物与免疫学频道》编委等。

主持并完成3项临床检验行业标准；负责国家高技术研究发展计划(863计划)课题、国家"十二五"重大传染病防治专项分课题等研究项目。

主编简介

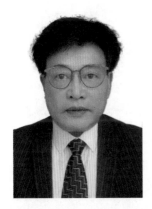

　　孙克江　主任技师。天津市微生物学会副主任委员,天津市医疗健康学会精准检测专业委员会副主任委员;中国合格评定国家认可委员会(CNAS)ISO/IEC 17025、17020,ISO 15189,CNAS CL08,CMA主任评审员;司法鉴定法庭科学机构资质认定主任评审员。2000年开始承担CNAS认可、资质认定评审工作,共计完成实验室CMA/CNAS现场评审千余家。获天津市科技明星个人称号、"九五"立功奖章。

　　主要研究方向为认证与认可,熟悉科研成果在临床检验医学领域中的转化和应用,对医学检验所涉及的专业和内容掌握全面。近年来,主持科研课题3项,出版专著3部,参编《检验检测机构资质认定能力评价——生物安全实验室要求》(2016RB058)、《检验检测机构资质认定——医学实验室评审补充要求》(2016RB059)两项国家标准。曾获天津市科技进步奖二、三等奖。

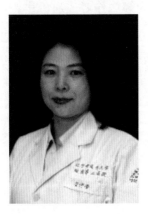

　　管仲莹　主任技师,教授,辽宁中医药大学附属第二医院(辽宁省中医药研究院)医学检验中心主任。学术任职:中国合格评定国家认可委员会(CNAS)医学实验室认可主任评审员,中华中医药学会检验医学专业委员会常务委员,中国医师协会检验医师分会中医检验医学专业委员会委员,中国中西医结合学会检验医学专业委员会实验诊断专家委员会常务委员,辽宁省中医药学会检验医学专业委员会主任委员,辽宁省中西医结合学会检验医学专业委员会副主任委员等。

　　主要从事检验医学医疗、教学、科研及实验室管理工作。主持国家"十二五"科技部重大专项子课题1项,参与国家级、省部级、市级课题30余项,获省部级科学技术成果奖1项,发表学术论文20余篇,主编专著1部。

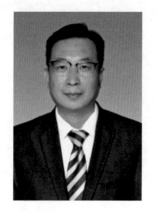

公衍文 主任技师,现任山东大学第二医院检验医学中心副主任。学术任职:中国合格评定国家认可委员会(CNAS)ISO 15189 主任评审员,中华医学会检验医学分会微生物学组委员,山东省医学会检验医学分会微生物学组副组长,山东省医师协会耐药监测与防控分会副主任委员,山东省预防医学会医学检验与疾病预防分会副主任委员,山东省免疫学会感染免疫分会常务委员等。

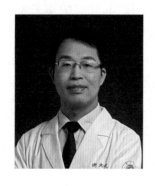

杨大干 主任技师,浙江大学医学院附属第一医院检验科副主任。学术任职:中国合格评定国家认可委员会评审员,中国中西医结合学会检验医学分会信息智能化专业委员会副主任委员,浙江省医学会检验医学分会管理与智能学组副组长,浙江省生物医学工程学会检验分会委员,浙江省医学会中毒分会委员等。

主要研究方向为临床基础检验、实验室认可和认证、实验室数字化和智能化。主持科技创新 2030—"新一代人工智能"重大项目子课题 1 项、国家重点研发计划子课题 1 项、国家科技支撑计划子课题 3 项。主持浙江省科技厅公益项目 1 项、浙江省厅级科研项目 5 项。作为第一作者或通讯作者发表论文 30 余篇,其中 SCI 收录 9 篇。主编/副主编/参编著作 10 部。获浙江省医药卫生科技奖三等奖 2 项。参与制定数字化医学实验室类地方标准 5 项、国家标准 1 项。

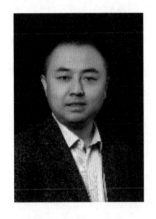

王利新 主任技师,副教授,硕士研究生导师,宁夏医科大学总医院心脑血管病医院医学检验科主任、宁夏医科大学总医院医学实验中心副主任。学术任职:中国合格评定国家认可委员会(CNAS)医学实验室认可主任评审员,中华医学会检验医学分会第十一届委员会常务委员、第九届青年委员会副主任委员,宁夏医学会检验医学分会第六、七届委员会主任委员,中国医师协会检验医师分会委员,中国老年保健医学研究会检验医学分会常委、青年委员会副主任委员,中国医学装备协会医用洁净装备工程分会医学实验室建设与管理学组副主任委员,宁夏医学会理事,宁夏医院管理协会临床检验管理专业委员会副主任委员,宁夏医师协会检验医师分会副主任委员,《中华检验医学杂志》编委、《中华医学杂志》通讯编委、《检验医学》编委。

　　主要研究方向:实验室全面质量管理和病原微生物快速检测。主持宁夏重点研发计划重点项目1项、宁夏自然科学基金项目3项、宁夏科技攻关项目1项;参与国家自然科学基金项目3项、省部级项目多项;主编专著1部,副主编专著3部;作为第一作者或通讯作者发表论文53篇,其中SCI收录8篇。

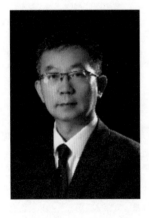

李　锋 主任技师,临床检验诊断学硕士,病理学与病理生理学博士研究生,宁夏医科大学总医院医学实验中心副主任。中国合格评定国家认可委员会(CNAS)医学实验室认可主任评审员,国家卫生健康委员会能力建设和继续教育中心检验专家委员会委员,中国医院协会临床检验管理专业委员会委员,中国中西医结合学会检验医学专业委员会委员,中华医学会检验分会青年委员,宁夏医院协会临床检验专业委员会主任委员,宁夏医学会检验分会副主任委员等。《中华检验医学杂志》《中华预防医学杂志》《中国免疫学杂志》《检验医学与临床》等杂志审稿专家。

　　主要从事临床生化、免疫学检验工作。主要研究方向为间质性肺病肺纤维化机制和代谢性心血管病发生机制。主持国家自然科学基金项目、国家重点研发计划子课题等各类项目7项。作为第一作者或通讯作者发表论文40余篇,其中SCI收录5篇;副主编/参编专著2部。获宁夏回族自治区科学技术进步奖三等奖等科技奖励多项。

作者名单

主　编

孙克江　管仲莹　王利新　李　锋　公衍文　杨大干

主　审

王华梁

副主编

孙广涛　天津艾迪康医学检验实验室有限公司

陈　勋　中国中医科学院西苑医院

夏永辉　中国医学科学院血液病医院（中国医学科学院血液学研究所）

邢晓光　天津港口医院

宋志荣　天津市人民医院

曹艳菲　大庆油田总医院

王德成　辽宁中医药大学附属第二医院

编　委

陈　凯　天津市北辰医院

刁奇志　上海交通大学医学院附属上海儿童医学中心海南医院

耿　洁　天津中医药大学第一附属医院

何　菲　天津市儿童医院

黄福达　中山市人民医院

靳　颖　天津艾迪康医学检验实验室有限公司

李宏峰　天津市中医药研究院附属医院

李增山　空军军医大学第一附属医院

林巧智　辽宁中医药大学附属第二医院
王柏山　辽宁中医药大学
张　凯　天津医院
张亚南　辽宁省本溪市中心医院
赵卫华　天津中医药大学第二附属医院
郑　伟　中国人民解放军北部战区总医院
朱国庆　中国医学科学院血液病医院(中国医学科学院血液学研究所)
邹桂玲　哈尔滨医科大学附属第四医院

丛书前言

ISO 15189 是指导和引领医学实验室走向标准化、规范化的重要指南，是提升医院整体管理水平、服务质量及能力的重要途径，已成为全球范围内被广泛认可和采用的重要标准文件。特别是在 5G 时代，在国家智慧医疗建设高质量发展的新阶段，ISO 15189 认可将对医疗机构临床实验室的质量和能力提出更高的要求。国内越来越多医学实验室以申请 ISO 15189 实验室认可为契机，提升医学实验室规范化管理水平，提高检验结果准确性和有效性。

随着 ISO 15189：2022《医学实验室质量和能力的要求》实施在即，"医学实验室 ISO 15189 认可指导丛书"第 2 版（6 个分册）编写工作也在加快推进。为此，我们组织国内 100 余名医学检验专家，多次对 CNAS-CL02：2023《医学实验室质量和能力认可准则》进行学习和理解，并通过线上和线下会议进行研讨，规范本套丛书各分册撰写方案和项目要素等。本套丛书充分遵循 CNAS-CL02：2023 的原则和要求，并在临床实际操作层面给予读者提示和指引，旨在帮助医学实验室管理人员提高质量管理能力，为各医学实验室质量管理体系的建立提供参考，对拟申请 ISO 15189 认可的医学实验室具有一定的指导意义和实用价值，可作为医学实验室规范化管理和标准化操作的实用性工具书和参考书。

丛书编写过程中，得到了多方的大力支持和无私帮助，100 多位资深 ISO 15189 主任评审员、评审员和检验专家参与了丛书的编写，中国合格评定国家认可委员会领导给予了大力支持和关心，各分册主编和编者夜以继日地辛勤工作，在此谨向各位表示诚挚的谢意！此外，还要感谢海军军医大学第二附属医院（上海长征医院）张玲珍、上海健康医学院陈涵等，他们承担了本套丛书部分稿件整理、校对工作。

由于编者水平所限，丛书难免有欠缺和不足之处，欢迎专家和读者批评指正。

2023 年 11 月

本书前言

在全球一体化大背景下，随着分子生物、材料、信息和计算机等科学飞速发展，医学实验室地位持续提升。医学实验室已成为高质量医疗、精准化诊治的可靠依托和临床依据。其能力建设已成为衡量公立医院、第三方机构医疗服务水平的重要指标；其检验结果也成为疾病诊断和疗效判断必不可少的决策指标。建立标准化的质量管理体系，并培养全面、综合、适用型人才，已成为医学实验室的首要任务，且需要一个长期而复杂、参与又协同的提升过程。

近年来，ISO 15189 质量管理体系在医学实验室得到深入和普遍应用，逐步实现因素、环节、状态、目标全面管控的规范化和精细化。这样一个科学、严谨、全面、精准的管理体系，从根本上保证了检验结果。截至 2023 年 12 月 25 日，我国通过 ISO 15189 认可的实验室达 834 家。众多实验室或已按准则建立了质量管理体系，或正筹备修订获得认可的体系文件。基于 ISO 15189：2022《医学实验室质量和能力的要求》发布，国际实验室认可合作组织（ILAC）要求多边互认协议签署方需自新版标准发布之日起 3 年内完成相关文件的换版工作，因而对于新版标准的"理解、应用及贯彻执行"成为众多医学实验室的迫切需求。

《医学实验室质量管理体系》修订过程中，依据 ISO 15189：2022，对上一版内容进行了梳理和更新，增加了新标准的主要变化及对照说明，有助于读者深入理解原文，能够为建立体系提供方向。同时，针对 CNAS - CL02：2023 认可准则的主要条款做了标准解读，理论结合实际给出评审要点，希望能够指导医学实验室科学、准确地建立和实施并有效运行质量管理体系。

通过本书，能够让实验室的管理者、管理体系的建立者及实验室工作从业人员，深刻理解 ISO 15189：2022 的内涵与外延，从而达到提高检验质量水平的最终目标。坚信本书能为医学实验室的研学者和筹建者提供指导和帮助。

在近一年的编写过程中，各位编者付出了辛勤劳动，向他们致以诚挚感谢。即使在修订过程中严格把关，仍难免会有不足和错误，敬请临床专家和检验界同仁予以批评指正（邮箱：

kejiangsun@163.com）。

行为规范，减少风险；安全是底线，质量是生命。

2023 年 12 月 31 日

目 录

第二篇
CNAS‑CL02：2023 条款原文及释义 / 051

第三篇
质量管理体系文件样例 / 143

第一篇

医学实验室管理体系概述

第一章
我国医学实验室认可的
产生、发展及意义

随着医学及生物技术的飞速发展,医学实验室的检测水平对疾病诊断和治疗的影响越来越大,对如何保证医学实验室的质量提出了更高要求。医学实验室检测水平与提高医院整体医疗服务水平密切相关,实验室检测结果是医疗服务的重要基础和保障。医学实验室认可是提高实验室质量和能力的重要而有效的管理手段。推动医学实验室按照国际标准获得认可,必将大大提高实验室的能力和安全水平,实现与国际接轨,提升我国医学实验室的国际形象,降低管理的风险及成本,提升政府管理的权威性和社会公信力。医学实验室认可是实现医学实验室检验结果互认的基础,是构建和谐医患关系的重要措施;是加强医学实验室规范化、标准化建设,指导医学实验室建立和完善质量管理体系,提升医院整体管理水平和医疗能力的重要途径。

第一节　中国合格评定国家认可委员会(CNAS)及 CNAS 认可的类别和依据

(一) CNAS 介绍

中国合格评定国家认可委员会(CNAS)是根据《中华人民共和国认证认可条例》《认可机构监督管理办法》的规定,经国际市场监督管理总局确定,从事认证机构、实验室、检验机构、审定与核查机构等合格评定机构认可评价活动的权威机构,负责合格评定机构国家认可体系运行。CNAS 于 2006 年 3 月 31 日正式成立,是在原中国认证机构国家认可委员会(CNAB)和原中国实验室国家认可委员会(CNAL)基础上整合而成的。

合格评定机构通过获得认可机构的认可,证明其具备了按规定要求在获准认可范围内提供特定合格评定服务的能力,有利于促进其合格评定结果被社会和贸易双方广泛相信、接受和使用。在我国,对医学实验室进行 ISO 15189 认可的唯一权威机构是 CNAS。

(二) CNAS 的组织机构

CNAS组织机构包括：全体委员会、执行委员会、认证机构专门委员会、实验室专门委员会、检验机构专门委员会、评定专门委员会、申诉专门委员会、最终用户专门委员会、审定与核查机构专门委员会和秘书处。CNAS委员由政府部门、合格评定机构、合格评定服务对象、合格评定使用方和专业机构与技术专家等五方面组成。

(三) CNAS 的宗旨

CNAS的宗旨是推进合格评定机构按照相关的标准和规范等要求加强建设,促进合格评定机构以公正的行为、科学的手段、准确的结果有效地为社会提供服务。

(四) CNAS 认可的类别

一般情况下,按照认可对象分类,认可分为认证机构认可、实验室及相关机构认可和检验机构认可。

1. 认证机构认可　认证机构认可是指认可机构依据法律和法规,基于 GB/T 27011—2019 的要求,并分别以下列标准为准则进行认可。

（1）以国家标准 GB/T 27021.12—2023《合格评定管理体系审核认证机构的要求》（等同采用国际标准 ISO/IEC 17021 - 12：2020）为准则，对管理体系认证机构进行评审，证实其是否具备开展管理体系认证活动的能力。

（2）以国家标准 GB/T 27065—2015《产品、过程和服务认证机构通用要求》（等同采用国际标准 ISO/IEC 17065：2012）为准则，对产品认证机构进行评审，证实其是否具备开展产品、过程或服务认证活动的能力。

（3）以国家标准 GB/T 27024—2014《合格评定人员认证机构通用要求》（等同采用国际标准 ISO/IEC 17024：2012）为准则，对人员认证机构进行评审，证实其是否具备开展人员认证活动的能力。

认可机构对于满足要求的认证机构予以正式承认，并颁发认可证书，以证明该认证机构具备实施特定认证活动的技术和管理能力。

2. 实验室及相关机构认可　　实验室认可是指认可机构依据法律和法规，基于 GB/T 27011—2019 的要求，并分别以下列标准为准则进行认可。

（1）以国家标准 GB/T 27025—2019《检测和校准实验室能力的通用要求》（等同采用国际标准 ISO/IEC 17025：2017）为准则，对检测或校准实验室进行评审，证实其是否具备开展检测或校准活动的能力。

（2）以国家标准 GB/T 22576.1—2018《医学实验室质量和能力的专用要求》（等同采用国际标准 ISO 15189：2012）为准则，对医学实验室进行评审，证实其是否具备开展医学检测活动的能力。

（3）以国家标准 GB 19489—2008《实验室生物安全通用要求》为准则，对病原微生物实验室进行评审，证实该实验室的生物安全防护水平达到了相应等级。

（4）以国家标准 GB/T 27043—2012《合格评定能力验证的通用要求》（等同采用国际标准 ISO/IEC 17043：2010）为准则，对能力验证计划提供者进行评审，证实其是否具备提供能力验证的能力。

（5）以国家标准 GB/T 15000.7—2021《标准物质/标准样品生产者能力的通用要求》（等同采用国际标准 ISO 17034：2016）为准则，对标准物质生产者进行评审，证实其是否具备标准物质生产能力。

认可机构对于满足要求的合格评定机构予以正式承认，并颁发认可证书，以证明该机构具备实施特定合格评定活动的技术和管理能力。

3. 检验机构认可　　检验机构认可是指认可机构依据法律和法规，基于 GB/T 27011—2019 的要求，并以国家标准 GB/T 27020—2016《合格评定各类检验机构的运作要求》（等同采用国际标准 ISO/IEC 17020：2012）为准则，对检验机构进行评审，证实其是否具备开展检验活动的能力。

认可机构对于满足要求的检验机构予以正式承认，并颁发认可证书，以证明该检验机构具备实施特定检验活动的技术和管理能力。

（五）CNAS 认可的依据

CNAS 依据 ISO/IEC、IAF、ILAC 和 APAC 等国际组织发布的标准、指南和其他规范性文件，以及 CNAS 发布的认可规则、准则等文件，实施认可活动。认可规则规定了 CNAS 实施认可活动的政策和程序；认可准则是 CNAS 认可的合格评定机构应满足的要求；认可指南是对认可准则的说明或应用指南。CNAS 按照认可规范的规定对认证机构、实验室和检验机构的管理能力、技术能力进行符合性评审。

认可准则是认可评审的基本依据，其中规定了对认证机构、实验室和检验机构等合格评定机构应满足的基本要求。CNAS 认可活动所依据的基本准则主要包括：ISO/IEC 17021－12：2020《合格评定管理体系审核认证机构的要求》、ISO/IEC 17065：2012《合格评定产品、过程和服务认证机构要求》、ISO/IEC 17024：2012《合格评定人员认证机构通用要求》、ISO/IEC 17025：2017《检测和校准实验室能力的通用要求》、ISO/IEC 17020：2012《合格评定各类检验机构的运作要求》、ISO 15189：2022《医学实验室质量和能力的要求》、ISO 17034：2016《标准物质/标准样品生产者能力的通用要求》、ISO/IEC 17043：2010《合格评定能力验证的通用要求》。

（耿　洁）

第二节　医学实验室认可在中国的发展历程及意义

（一）医学实验室认可在中国的发展历程

原中国实验室国家认可委员会（CNACL）于 1999 年、中国出入境检验检疫实验室国家认可委员会（CCIBLAC）于 2001 年分别顺利通过 APLAC 同行评审，签署了 APLAC 相互承认协议。为适应经济全球化和中国加入世界贸易组织（WTO）的新形势，满足我国对 WTO 的有关承诺，2002 年 7 月 4 日我国政府将原 CNACL 和原 CCIBLAC 合并，成立中国实验室国家认可委员会（CNAL），实现了我国统一的实验室认可体系。2006 年 3 月 31 日中国合格评定国家认可委员会在北京成立。国家认证认可监督管理委员会决定整合中国认证机构国家认可委员会（CNAB）和中国实验室国家认可委员会（CNAL），成立中国合格评定国家认可委员会（CNAS），统一负责实施对认证机构、实验室和检测机构等相关机构的认可工作。中国合格评定国家认可制度在国际认可活动中有着重要的地位，其认可活动已经融入国家认可互认体系，并发挥着重要作用。CNAS 是国际认可论坛（IAF）、国际实验室认可合作组织（ILAC）、亚太实验室认可合作组织（APLAC）和太平洋认可合作组织（PAC）的正式成员。

2003 年 2 月国际标准化组织发布了 ISO 15189：2003《医学实验室质量和能力的要求》，成为医学实验室认可的专用准则，是指导和引领医学实验室走向标准化、规范化的重要指南，并在世界范围内推广和应用。CNAL 于 2004 年 5 月发布公告，ISO/IEC 17025：2017 和 ISO 15189 均可作为医学实验室认可的准则，由申请认可的单位根据客户的要求和自身的需要决定，已通过 ISO/IEC 17025：2017 认可的医学实验室，也可以转化为 ISO 15189 的认可，但要符合 ISO 15189 的要求。2005 年 6 月，CNAS 发布消息，《医学实验室质量和能力的要求》（ISO 15189）认可活动已被纳入《国际实验室认可合作组织相互承认协议》（ILAC－MRA）中，即 CNAS 依据 ISO 15189 认可的医学实验室，其签发的检测报告获得与 CNAS 签署多边认可协议的国家或地区的承认。目前，CNAS 秘书处已完成 CNAS－CL02：2012《医学实验室质量和能力认可准则》（等同采用 ISO 15189：2012）的修订换版工作，CNAS－CL02：2023《医学实验室质量和能力认可准则》（等同采用 ISO 15189：2022）于 2023 年 6 月 1 日发布，于 2023 年 12 月 1 日实施。

2005 年 9 月中国人民解放军总医院临床检验科顺利通过 ISO 15189 认可，成为我国首家通过

ISO 15189 认可的医学实验室,标志着我国临床医学实验室迈出了国际标准化的第一步。此后,国内多家医学实验室以 2008 年北京奥运会、2010 年上海世博会为契机,通过了医学实验室认可,截至 2023 年 3 月 31 日我国通过认可的医学实验室为 671 家。

(二) 医学实验室认可的意义

(1) 通过医学实验室的认可,可以提高医学实验室的质量管理水平,是加强医学实验室规范化和标准化建设、提升医院整体管理水平和质量服务能力的重要途径。ISO 15189 从医学角度出发,规范了实验室在检验前、中、后三方面的管理要求,能让实验室所有检验活动的开展都有章可循,可以实现实验室全面、全程管理,更好地保障检验质量水平。

(2) 通过医学实验室的认可,可以不断提高医学实验室的信誉,增强患者及医务人员对实验室的信任,提高社会公众的认知度和信任度,增强社会知名度及市场竞争力。获得 ISO 15189 认可的医学实验室通过其完善的管理,能够向患者及医护人员提供准确的检验结果,保障了医疗服务水平。

(3) 通过医学实验室的认可,可以消除国际交流中的技术壁垒,互认检测结果。我国认可的实验室出具的检验/校准数据能够得到国际社会的承认,表明实验室具备了按国际认可准则开展检测的技术能力,促进国内医学实验室与国际接轨,促进国际间的交流,促进国际贸易。通过与国际组织、区域组织或国外认可机构签署多边或双边互认协议,促进实验室检测结果的国际互认,从而促进对外贸易。

(4) 通过医学实验室的认可,提高人员素质。人员素质和能力是影响实验室检验质量的关键环节之一,通过对标准的培训、对人员的考核、对体系文件的学习,可大大提高实验室人员的综合素质及专业技能,对实验室整体检验质量水平提升也有着积极的意义。

(5) 通过医学实验室的认可,避免医疗纠纷。实验室根据 ISO 15189 要求,建立一套完善、规范的质量体系,实验人员严格按程序文件进行标准化操作,对所有记录及实验数据进行有效管理,确保在患者提出质疑或索赔时,做到有据可依,能够有效举证。

(6) 通过医学实验室的认可,是政府管理部门的需要。例如设置国家检验医学中心、国家血液病区域医疗中心应当满足的基本条件之一就是检验医学科通过 ISO 15189 医学实验室认可。

(耿 洁)

第二章
医学实验室管理体系的建立、运行与维护

第一节 医学实验室质量管理体系概述及建立

（一）背景

随着社会的进步、现代医学的发展，大家对医疗保障的需求日益剧增，从而对医疗服务质量和质量管理体系的建设提出了更高的要求。在政策法规层面上，2021年10月，中共中央、国务院印发了《国家标准化发展纲要》，明确提出包含卫生健康在内众多领域加快构建推动高质量发展的标准体系；2023年2月6日，中共中央、国务院印发了《质量强国建设纲要》，指出健全医疗质量管理体系，质量管理水平普遍提高，质量人才队伍持续壮大；《医学检验实验室基本标准（试行）》和《医学检验实验室管理规范（试行）》（国卫医发〔2016〕37号）提出鼓励医学检验实验室建立规范化、标准化的管理与服务模式，在质控的基础上，逐步推进医疗机构与医学检验实验室间检验结果互认。在后疫情时代及5G时代智慧医疗发展的背景下，医学实验室规范化、标准化质量管理体系建设是提升医院整体诊疗水平和服务能力的重要抓手，是衡量医院水平的重要指标之一。

（二）何为质量管理体系

《全面质量管理》的创始人 Armand Vallin Feigenbaum（阿曼德·费根堡姆）首次提出"全面质量管理（TQC）"的概念，即"一个协调组织中人们的质量保持和质量改进努力的有效体系，该体系是为了用最经济的水平生产出客户完全满意的产品"；质量管理大师戴明博士将质量管理定义为"最经济地生产出具有使用价值与商品性的产品，并在生产的各个阶段应用统计学的原理与方法"；ISO 9000质量体系认证给出的定义是"在质量方面指挥和控制组织的管理体系"；《质量管理体系要求》（GB/T 19001—2016）中提出采用质量管理体系是组织的一项战略决策，能够帮助其提高整体绩效，为推动可持续发展奠定良好基础。质量管理体系可被认为是为实现质量方针和目标而构建的、协调组织内部的人员实现质量目标和方针而服务的管理手段。

通过建立、运行全面的质量管理体系，可以保证医学实验室的质量活动处于受控状态，规范操作、优化服务，提高医学实验室自我完善、自我发展的能力，预防不良事件发生及降低风险，巩固医院在区域内综合诊疗地位。

2003年2月，国际标准化组织发布了专门针对医学实验室的管理标准，ISO 15189《医学实验室质量和能力的要求》，同年，中国实验室国家认可委员会完成了ISO 15189的国家标准转化工作，制定了以ISO 15189为依据的《医学实验室质量和能力认可准则》，并在全国宣贯推广，从此正式拉开了ISO 15189的医学实验室认可工作。2022年12月ISO 15189：2022《医学实验室质量和能力的要求》（第四版）发布，2023年6月1日中国合格评定国家认可委员会发布CNAS-CL02：2023《医学实验室质量和能力认可准则》，于2023年12月1日实施，新版认可准则为临床实验室标准化的质量管理体系建设提供了重要的规范和依据，在医学实验室实现检验规范化、标准化等方面起到强有力的组织保障作用，保障实验室具备良好的社会行为属性——公平、公正、保护患者隐私功能。

（三）质量管理体系建立的原则

质量管理体系构建包括以下原则。

（1）以患者和用户为中心的原则：临床实验室提供的诊断信息占辅助诊断信息总量的70%甚至80%以上，医学实验室担负着为临床提供高质量检验报告的重要任务。建立医学实验室管理体系的最终目的是提升实验室对质量和能力的自信心，以公平、公正的原则提升患者的健康福祉和实验室用户的满意度。

（2）全员参与原则：医学实验室及时开展活动以满足所有患者及负责患者医疗的人员的需求，所有可能影响实验室活动的内部或外部人员，应行为公正、符合伦理、有能力并按照实验室管理体系要求工作。实验室每一名员工都应明确其对于管理体系有效性的贡献。充分动员全员参与质量管理，激发全员上下共同完成质量目标的决心，使他们的能力得以发挥、潜力得到挖掘。不仅达到了质量管理的目的，也会带出一个重视质量的团队，有利于科室文化的建设。

（3）全程控制原则：对检验工作实施全程质量控制，涵盖检验前、检验、检验后三个阶段，确保所有的质量保证措施落实到位，并保持其耐久性和可靠性。

（4）持续改进原则：质量管理体系是一个动态管理的系统，并且是一个不断自我完善、持续改进的系统，要根据服务对象（患者和用户）需求的变化及检验医学的发展不断创新、改进，并寻求机会不断改进，以适应不断变化的服务环境和满足服务对象的需求。

（5）量体裁衣原则：不同规模实验室建立适宜的管理体系，医学实验室质量管理体系建立须遵循因人制宜、因地制宜、因势制宜、因事制宜和因时制宜的原则。因人制宜决定质量管理体系建立、运行的成败，是建立和实施管理体系的主体；因地、因势制宜决定医学实验室的发展资源及发展方向；因事、因时制宜决定质量管理体系的调整、完善及持续改进。因时制宜才能"成势"，因地制宜才能"成事"，因人制宜才能"成功"。

（6）质量和效益统一原则：质量是医学实验室生存的保证，效益是医学实验室生存的基础、发展壮大的驱动力，有效的医学实验室质量管理体系，既要满足服务对象的需求，也要充分实现医学实验室自身的利益。医学实验室需要在考虑利益、成本和风险的基础上使质量最优化。

（四）质量管理体系建立的流程

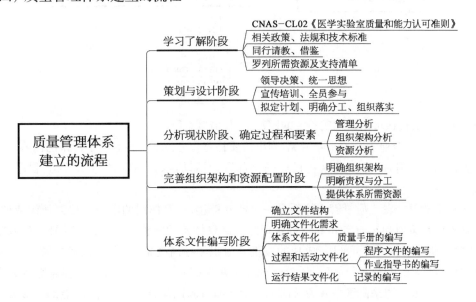

1. 学习了解阶段　学习、了解、熟悉 ISO 15189 文件内容,掌握质量管理体系要求,结合实验室自身实际情况进行规划设计实验室质量管理基本框架。

(1) 将 CNAS - CL02:2023《医学实验室质量和能力认可准则》作为建立实验室质量体系的指导文件。该准则包括目录、前言、引言、范围、规范性引用文件、术语和定义、总体要求、结构和管理要求、资源要求、过程要求、管理体系要求及附录等,概括如下。

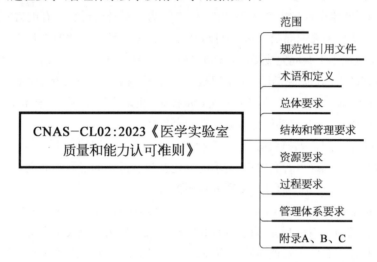

(2) 学习我国有关医学实验室技术和质量管理的相关政策、法规和技术标准,具体如下。

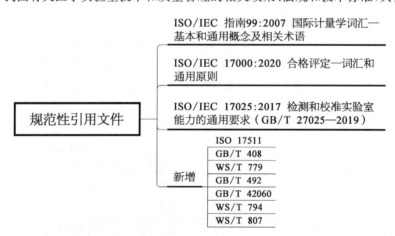

(3) 向已经通过认可的医学实验室的同行学习、借鉴。

(4) 通过学习,对照实验室实际情况,列出需要补充和完善本实验室质量体系的内容清单。建立质量方针和质量目标,并实现这些目标的全部管理活动,以及所需的组织结构、程序、过程和资源。

2. 策划与设计阶段　质量管理体系是一个相互链接、相互作用的由一组要素所组成的整体,实验室管理层在策划和实施实验室质量管理时应确保体系的完整性。贯彻 CNAS - CL02:2023《医学实验室质量和能力认可准则》成功的关键是组织领导高度重视、做出正确决策并亲自参与。通过培训和教育,组织高层领导者在质量管理体系建立的紧迫性、必要性及总体思想等方面统一思想,达成共识,建立以最高管理者为首的总体策划和协调机构,建立由医院职能部室形成的辅助机构;成立由科室管理层和业务骨干参加的管理体系设计和文件编写的执行机构。策划应贯穿于质量体系建立的始终,在此过程中,当有新的认知、新的问题、新的情况出现时,实验室管理层应及时灵活调整方案,并在实践中积累和修正,逐步形成一个完善的质量管理体系。实验室管理层应注意在体系建立的过程中要坚持全员参与。实验室工作人员是临床实验室工作的基础,在体系中人人有责。此外,质量管理体系建立的目的是提升患者福祉和用户对实验室的满意度,满足临床医护、患者等的需求,所以策划要符合临床工作实际,实事求是。主要工作包括以下方面。

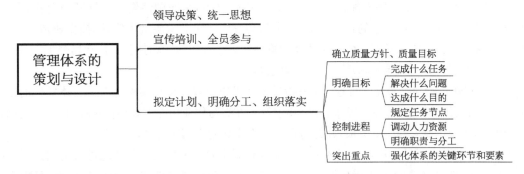

3. 分析现状阶段 确定过程和要素。

(1)管理分析:评估现有的管理基础,明确改进和重点完善的要求。

(2)组织架构分析:厘清现有组织架构的设置,建立与管理体系相适应的组织架构,并确立隶属和相互关系。

(3)资源分析:分析现有的人员、设施、环境、文件及设备等资源,评估其是否满足管理体系的要求。

4. 完善组织架构和资源配置阶段 质量管理体系的运行涉及内部质量管理体系所覆盖的所有部门的各项活动。建立全面质量管理体系首先是要有与体系相适应的组织架构。实验室要明确自己的法律地位、明确与母体组织及相关职能部门的关系。要建立清晰的组织架构,制定实验室内部各部门的责任、权利及义务。通过明确岗位责任分解质量体系建立的具体任务。

实验室应保证包括人员、设施环境、设备、技术、方法等在内的资源配置满足认可的需要,依照认可的标准配置与申请认可范围相对应的资料。

在建立质量管理体系并开展质量活动时,需要将活动中相应的工作职责和权限分配给不同的人员,可以是一人或多人。一个质量管理部门可以负责或参与多个质量活动,不同规模的实验室可以根据实际情况因地制宜,灵活调整。

5. 体系文件正式编写阶段 在确定组织结构和资源之后,需要编写质量管理体系文件,以确保实验室质量管理的规范化、系统化和标准化。管理体系文件编的原则为:质量目标及方针写实、职责和权限写准、过程展开及质量活动写全。编写质量管理体系文件的步骤如下。

(1)确定文件编写范围:质量管理体系文件应包括质量手册、程序文件、作业指导书、操作规程等,涵盖实验室所有工作领域。需要注意的是 CNAS-CL02:2023 版准则对质量手册的规定为可以有但不要求,实验室可根据体系开展情况自行确定。在确定文件编写范围时,应根据实验室的具体业务情况,明确各项工作的流程、标准及操作要求,确保文件的全面性和可操作性。不同组织的质量管理体系文件的范围因组织的规模和活动的类型、过程及其相互作用的复杂程度和人员能力的不同而有所不同。

（2）编写质量手册：质量手册是质量管理体系的核心文件，由组织统一编写，应包括质量管理体系的概述、组织结构、工作领域、文件管理要求、质量控制要求、人员培训和管理要求、风险管理计划等。涵盖公正性、保密性、患者相关的要求，实验室的结构和管理要求，资源要求、过程要求，以及实验室管理体系要求等一系列准则的各项要求。在编写质量手册时，需要明确实验室的质量方针和目标，并针对各项工作内容制定相应的管理方案。

（3）编写程序文件：程序文件是质量手册的支持性文件，是原则性要求的展开与落实，详细、明确地描述了管理体系运行中的各项质量/技术活动程序。它上承质量手册，下接作业指导书，把具体规定落实下去。明确了管理体系所涉及的重要活动由谁干、什么时间干、什么场合干、干什么、干到什么程度、怎么干、如何控制及要达到的要求等。

（4）编写作业指导书和操作规程：作业指导书和操作规程是指导实验室人员具体操作的必备文件，应包括具体操作步骤、技术要求、安全要求等。在编写作业指导书和操作规程时，需要明确各项工作的具体操作要求和注意事项，并针对每个操作步骤制定相应的管理方案。

（5）定期评审和改进：质量管理体系文件需要根据实验室工作的实际情况进行定期评审和改进，确保文件的持续有效性和可操作性。定期评审和改进包括对文件的全面性、准确性、可操作性和可追溯性的检查和改进。同时，需要及时更新文件，以适应实验室工作的变化和发展。

6. CNAS-CL02：2023换版实施的关键要素

（1）关注患者福祉、安全、隐私：质量管理体系建立的目的是增强医学实验室质量和能力，提升患者的福祉和用户对实验室的满意度。CNAS-CL02：2023版准则强调了实验室在活动过程的各个环节中均需注重对患者安全的保证、对隐私的保护，涉及总体要求、资源要求及过程要求等板块。

（2）强调风险管理：CNAS-CL02：2023版准则包括实验室为应对风险和改进机遇而策划和采取措施的要求。该方式的优点包括：提高管理体系的有效性，减少无效结果的概率，减少对患者、实验室员工、公众和环境的潜在危害；实验室需要将风险管理应用于实验室运行的各方面，以便系统识别和应对患者医疗风险和改进机遇；风险管理在质量管理体系运行中贯穿始终，实验室应确保对该过程的有效性进行评估，并在确定为无效时进行修改。准则要求实验室识别和应对风险，但并未要求特定的风险管理方法，实验室是否有必要建立单独的风险管理体系，由实验室自己决定。

（3）关注结果，实验室更加灵活：CNAS-CL02：2023版准则不要求实现质量活动目标的具体方式，更多的关注在质量管理体系全方位运行过程中的要素符合体系要求，实验室因时制宜、因地制宜、因事制宜，确保体系运行良好、持续改进。

（4）增加即时检验的要求：CNAS-CL02：2023版准则新增附录A——即时检验（POCT）的附加要求。这些要求规定了实验室对组织、部门及其员工的责任，包括设备选择、员工培训、质量保证及完整POCT过程的管理评审。

1）应规定开展POCT的活动范围并形成文件。

2）POCT人员应按照实验室管理体系要求工作。

3）开展POCT的设施和环境条件应适合实验室活动。

4）POCT耗材的管理应符合实验室管理体系要求。

5）实验室应建立与 POCT 操作者的协议，明确规定各自的职责和权限并告知。

6）POCT 检验方法应通过实验室间比对监控其性能，包括参加适于检验和检验结果解释的室间质量评价计划。

7）POCT 活动的评审应纳入管理评审。

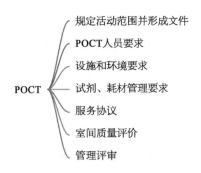

（管仲莹）

第二节 质量管理体系的实施与运行

质量管理体系运行应该遵循质量管理体系建立所依据的 CNAS‑CL02：2023《医学实验室质量和能力认可准则》及 CNAS 颁布的医学实验室认可规则、应用要求、指南等规范性文件，以及国家法律、法规、行业标准等相关内容。质量管理体系文件是依据认可准则及相关规范性文件进行编写的，质量管理体系文件同样应作为体系运行的依据之一，在质量管理体系的运行过程中，有时需要随时根据具体情况对体系文件进行修订。质量管理体系文件修改完善后，应及时针对质量体系文件组织学习培训，实施运行，通过实施和运行发现新的需要修改和完善之处。

（一）质量管理体系文件宣贯

1. 科内培训　对实验室全体工作人员进行体系文件所有内容的培训。让每个工作人员对质量管理体系的概念、目的、方法、所依据的原理和标准都有充分的认识，进而认识到实验室的质量管理现状与医学实验室质量管理体系的管理模式之间的差距，认识到建立质量管理体系对于医学实验室质量管理工作的意义。文件培训到位了，认识才能统一，所有人员的行动才能逐渐符合体系建设的要求。实验室管理层要关注培训效果，对科内培训可分期进行，一期培训：体系建立的意义、认可的各要素和要求的灌输；二期培训：体系文件，如质量手册、程序文件、生物安全手册、标本采集手册、信息手册等体系文件的培训；三期培训：侧重专业组层面的 SOP、岗位职责、应急演练等实际操作的培训。培训应注重理论与实践相结合，以考核评估培训效果。

对于决策层，重点培训有关质量管理体系的相关标准等规范性文件，重点围绕风险管理的相关要求，明确建立、完善质量管理体系的重要性和迫切性，明确决策层在质量管理体系建设中的主导作用和关键地位。教育培训可通过科室集中讲解、分组、自学等方式完成，以内部讨论为主，外出参观、参加学术会议等形式为辅进行。

对于管理层，要全面了解质量管理体系的具体内容，重点掌握体系建设、文件撰写、体系控制、体系管理、风险管理等知识，参加内审员的培训等，主要以自学、培训、讨论、实践等形式为主。

人员是全面质量管理体系各要素的核心,人员对质量管理体系的正确理解是执行的基础。加大宣贯力度,促使员工(尤其是新员工)熟悉文件内容,针对重点内容组织考核,深化对关键内容的理解和掌握。各职能组每月对执行情况监督检查,切实保障文件执行的符合性。

2. 科外培训　质量管理体系覆盖了检验的全过程,实验室前端的流程和质量是检验结果准确性的最重要环节,检验结果对临床的指导意义和诊断价值是检验医学存在的核心所在,因此检验人员要足够重视检验前和检验后过程的质量保证。以质量保证为前提,以满足临床需要为基础,实验室应定期对医护人员进行检验项目选择、医嘱开立、标本采集运送、新项目、检验项目的质量影响因素和应用等方面的培训。

(二) 质量管理体系实施过程中的文件管理

质量管理体系的文件管理必须制定明确的、文件化的管理程序,以对构成质量管理体系文件的所有文件和信息(来自内部或外部的)进行控制,详见文件控制相关章节。

(三) 质量管理体系实施运行的管理

实验室法律地位、组织结构明确,人员、环境、设备、设施等各项资源配置合理,根据实验室实际情况编写体系文件,经过培训考核后,实验室的所有检验质量管理活动按体系文件要求进行,体系可进入实施运行阶段。质量管理体系运行的核心是要素管理。要对管理要求和技术要求要素进行全面管理,各职能组分别对应岗位职责的具体要求进行管理。

1. 组织和管理　实验室主任授权质量管理的负责人、技术管理的负责人分别对管理要素、技术要素的管理负责,相关职能组分别受其领导管理。各部门严格按照体系文件进行要素管理。实验室质量管理体系运行的难点在流程管理。程序文件所规定的工作流程必须得到严格执行才能保证体系运行的符合性和有效性,否则体系文件的执行就不能得到保证。各职能组为体系运行的枢纽,作为管理层成员密切联系着专业组、专业技术人员和决策层,起到上传下达的纽带作用。质量管理的负责人和技术管理的负责人作为流程管理的审核者,负责体系流程管理的组织实施,及时纠正出现的任何偏离,确保体系工作流程符合文件要求。

2. 人员管理　人员的能力、数量是实验室管理体系中至关重要的一个要素。配备足够数量的人员,确保各类人员的能力和资格,并进行适时的培训和考核,对专门人员进行授权,保留关键岗位人员的工作描述,建立和维持技术人员技术档案是确保检验工作质量的关键条件。实验室应对每个岗位的任职资质做出明确的规定,使岗位考核有依据,培训也有针对性。实验室应文件化每个岗位的岗前培训内容,保证人员经培训后,具备与工作要求相当的能力后方可上岗。对特殊岗位(如 HIV 检测、PCR 技术)必须经过专业培训,经考核合格后方可从事相关工作。管理层要鼓励员工不断学习新的理论、技术和方法,积极参加各种专业培训和技术交流,以促进知识和技术的持续更新。在实验室人员技术档案中不仅应当保存相关人员技术能力的证明记录,更应当重视从事现岗位培训和能力的确认。对其从事现岗位的有关教育、专业资格、培训、技术、经验及授权提供充分的证明。

部分实验室在人员的能力培养方面存在两个不足,一是对人员的培训和继续教育没有分层次设置,实际工作中轮转人员和专业骨干的继续教育层次显然不一致,建议实验室在制定年度培训与继续教育计划时,对人员进行分层次培养。二是不注重培训和考核的效果评估,实验室对所安排的培训和考核应有预期的目标,在实施了培训和考核后,应有相应的效果评估。

3. 检验过程管理　实验室应建立内部质量控制体系,监控"整个检验过程",并排除质量环节的所有阶段中导致不符合、不满意的根本原因,以达到满足组织自身和其服务对象的质量要求,保证检验结果达到预期的质量标准。该控制体系应为工作人员提供清晰易懂的信息,任何工作人员均能根据此信息做出技术和医疗决定以消除在检验前、中、后等检验过程中出现的错误。

(1) 检验前过程质量管理:为保证检验结果真实、可靠和有效,针对"检验前阶段"可能影响检验结果准确性的各个环节所采取的相应的质量控制措施称为检验前质量管理。检验前质量管理是决定检测结果"真实、准确"的前提,其执行主体有别于检验中质量管理,"全员参与"是其特征,包括检验人员、临床医师、护士、医辅人员及受检者本人,任何一个环节的疏漏或不规范均可导致检验结果的误差。其主要内容如下。

1) 检验项目申请:检验项目申请应遵循有效性(考虑诊断的价值)、时效性(尽早诊断)、经济性(费用较少)的原则,同时申请表应包括足够的患者和申请医师的信息及相应的患者临床资料。检验申请表是最重要的服务协议文件之一,有固定的格式要求,其内容既满足患者或医护人员的需要,也要符合国家行业的相关规定,并符合《服务协议》要求,执行《服务协议评审程序》。检验申请表填入下述内容:患者的唯一标识;医师姓名及检验申请科室;注明原始样品的类型和原始解剖部位;申请的检验项目明确、具体;患者的相关临床资料,包括性别和年龄;原始样品采集日期和时间;收到样品的日期和时间。

2) 样品采集前受检者的状态:应充分考虑受检者采集样品时的生理性变异(包括情绪、生物钟周期、年龄、性别等)、生活习性(包括饮食、饥饿、运动、吸烟、饮酒等)及其他因素(包括正在接受的治疗手段、成瘾性药物等)对采集样品的影响。

3) 药物对检验结果的影响:药物的影响主要有药物理化作用对检验方法的影响(包括物理效应的干扰、参与化学反应的干扰,以及物理效应和化学效应的共同影响等)、药物对血液生化检验的干扰(包括糖类及其代谢产物测定、血脂测定等)、药物对尿液检验的干扰(包括尿蛋白测定、尿糖测定等)、药物对酶免疫分析技术的影响等。

4) 样品的采集、运送及保存的影响:样品采集过程中的采集时间、采集部位、采集量、采集方式(体位、压脉带的使用、输液)、唯一性标识,以及溶血、凝血、脂血、黄疸、抗凝剂的使用、采集容器等因素会对样品质量产生直接的影响。样品的运送、保存条件等也会对样品质量产生很大的影响。

(2) 检验过程的质量管理:包括检验操作的诸多环节,重点关注的内容有:检测项目所需设备和试剂;设备与试剂的校准;测定方法的性能参数(包括精密度、携带污染率、正确度、线性或可报告范围、检验限、敏感性、特异性、干扰等);检测项目的室内质量控制;检测项目的室间质量评价、设施与环境、质量和技术记录等。要做好检验中质量控制和管理,就一定要做到检验程序的标准化、规范化,建立文件化的检验程序体系,严格管理与检验质量相关的设施与环境、设备、试剂与标准物质,做好检验结果的量值溯源,全面分析实验的不确定度等因素。检验中的质量管理主要包括对人员、样品的前处理、检验过程等的管理。

1) 人员应具备与从事工作相关的教育背景、专业资格、培训、经验及能力。通过查验岗前培训记录、人员技术档案、人员培训计划及计划的实施情况、确认各类人员授权及维持情况、履行岗位职责的情况等内容。

2) 样品的前处理是检验活动的基础,包括样品的分离和保存。许多检验是测定血清或血浆的成分,都要求及时分离,以免细胞内物质渗入血清(浆)而改变待测物质的浓度。设置前处理组负责样品的接收、处理。通过实验室信息系统上的样品接收模块,通过扫描每个样品的条码,系统会记录接收人和接收时间。前处理组工作人员对收集的样品进行检查和核收,并仔细检查样品的标识、容器、抗凝剂、样品量、样品状态(如凝血、溶血等)是否符合有关检测要求,以及样品是否与检验申请相符。对于不合格的样品(包括未正确使用抗凝剂;严重溶血、脂血;输液、输血、输静脉营养影响检测结果的;样品量不足或比例不符;需要空腹抽血而未空腹;需要特殊处理而没有做到;检验申请单患者信息与样品患者信息不符;样品无条码或条码张贴不规范;细菌样品留取用非无菌容器,样品放置时间过长超过 2 h,样品干燥无法接种;容器使用不当等),应及时在信息系统上对不合格样品取消接收和拒收,并且及时通知送检方重新采集。对合格的样品,前处理组应按照专业组对样品的要求及时处理,包括样品的分类、离心和分发等。专业组对合格样品应及时处理,包括样品的编号和上机。取自原始样品的部分样品如血清、血浆等,应可以追溯到最初的原始样品。各专业组标准操作规程中应规定检测前样品和检测后样品的保存条件和保存时间。在保存期内,其保存的环境条件应得到保障,以保证样品性能稳定、不变质。对不能稳定保存的或样品部分测定参数在保存过程中有效期较短及无法保存的样品,应在专业组标准操作规程中予以说明。对检测后超过保存时限样品的处理,须按照《检验后样品的处理程序》进行消毒后集中送至垃圾中转站,并作好记录。

3) 设备与试剂的校准:根据仪器、试剂生产厂商的要求,对其进行定期校准,仪器故障维修后同样需要进行校准,符合要求的方可进行样品检测。包括:检测的性能标准是否符合相关检验所要求的规格、每件设备的唯一性标签、标记或其他识别方式、设备的安全工作状态(包括检查电气安全、紧急停止装置),以及由授权人员安全操作及处置化学、放射性和生物材料等内容。

4) 测定方法的性能参数:定期验证所有项目的精密度、携带污染率、正确度、线性或可报告范围、检验限、敏感性、特异性、干扰等参数,并及时更新至标准操作规程之中。定期检查有无方法的偏离、标准操作过程的执行情况,以及检测方法的来源是否符合规定、数据控制程序的执行情况、信息系统数据传输的一致性验证等。

5) 检测项目的室内质量控制:建立内部质量控制体系,根据不同检验专业质量控制要求,分别确定各个项目质控品的使用频率、质控方法,同时建立判定失控的规则,在失控的情况下,有明确的纠正措施。

6) 检测项目的室间质量评价:参加国家或本省临床检验中心组织的临床检验室间质量评价计划,并监控室间质量评价结果。当未达到质评标准时,积极采取纠正措施,符合临床检验室间质量评价的要求。无正式室间质评的检验项目自建比对程序及可接受标准,有实施记录及纠正措施。相同的检验项目应用不同的设备,或在不同地点进行,或以上各项均不同时,制定程序判断检验结果的可比性。

7) 设施与环境:确保开展工作的空间能够满足检验工作的需求,同时保证人员安全;实验室的设计与环境适合所从事的工作;能源、光照、通风、供水、废弃物处置及环境条件满足工作要求等内容。

8) 质量和技术记录:建立针对质量、技术活动的相关记录,并建立管理程序进行管理,定期检查各种记录是否按要求进行及时、完整、准确的填写,记录是否完整,签字是否完整、及时,是否对所有一切的记录全部进行了如实填写等。

（3）检验后过程的质量管理：主要是在完成样品检测后，为使检验报告准确、真实、无误，并转化为临床能够直接采用的疾病诊疗信息而确定的质量控制措施，是全面质量控制过程中最后的质量把关。这一环节的疏漏将使前期的检验前、检验中质量管理有始无终，甚至前功尽弃。其主要内容有：检验结果的确认、报告审核发布、检验后样品的保存、咨询服务及与服务对象的沟通、投诉处理等方面。实验室应根据制定的系列文件规范检验后质量保证工作。规定检验程序完成后，被授权人必须对检验结果与患者的年龄、性别、临床诊断等有关临床信息进行系统性评价，对一个样本不同特性结果的相关性进行分析，一致后发布检验结果报告单；建立医学决定水平咨询制度，实验室内部明确危急值报告的相关流程规定，及时地将结果报告给临床医护人员；应在能够保持样本性状稳定的前提下，在标准操作规程中对检验后原始样本的储存地点、条件和时间进行规定，以保证样本的安全性，也便于在出具报告后可以复查。如果保存取自原始样本的部分样本如血清或血浆，应可以追溯到最初的原始样本；不再用于检验的样本，应制定程序妥善处置，以确保环境生物安全。

（四）质量管理体系运行的监督检查

实验室应设置专人分别对质量、技术工作及环境设施工作进行重点督导检查，督促、协助质量管理负责人和技术管理负责人推进体系运行。同时质量管理负责人、技术管理负责人及各职能组共同负责工作监督检查，采取定期和不定期相结合的方式对各专业组及专业技术人员履行岗位职责、执行体系文件规定的情况进行检查。利用内部质量审核进行覆盖全要素、全流程、各部门的审核检查，评估体系文件的符合性、体系运行的有效性，就发现的不符合提出整改建议，监督责任部门按计划实施纠正并评估整改效果。实验室要求各职能组在日常工作中重点对人员、检测设备、样品、方法、设施与环境、检测记录等内容进行监督检查，检查严格执行确定的检查内容，依据管理流程图逐条进行，避免漏项。检查采取定期例行检查和不定期抽查相结合的方式进行，职能组人员和专业组相关人员参加检查，在检查同时强化相关文件的规定及流程管理的要求。

（王利新）

第三节　质量管理体系的持续改进

建立质量管理体系是医学实验室高质量运行的有效途径，但各个实验室的管理能力不一，对相关法律法规、行业标准及准则等文件的理解和认识不一致，这也决定了各实验室质量管理体系或多或少地存在风险点。满足顾客需求和持续改进是制定质量管理体系的基本思想。持续改进质量管理体系是对自身不断提升、不断完善、增强竞争力的基本措施和有效手段。

"持续改进"是质量管理体系运行的精髓，是国际标准化组织（International Organization for Standardization，ISO）15189 及美国临床和实验室标准化协会（Clinical and Laboratory Standard Institute，CLSI）GP26 等文件描述的管理要素之一，是医学实验室质量管理体系的内在要求，也是医学实验室持续发展的契机。

（一）体系文件的持续改进

（1）管理层须密切关注相关领域的法律法规、行业标准和准则的最新变化，实时更新科室的外源性文件。体系文件作为实验室运行的指导性文件,应根据最新要求实施文件评审并及时修订。

(2) 在发生职责调整、工作流程变更、新增设备、拓展新业务、检验程序变更等情况时,须对相关文件进行同步修订。

(3) 在实验室日常运行中通过评审各个要素,发现文件条款描述产生不符合项,通过对体系文件的及时补充与完善,不断推进实验室质量管理体系的有效运行。

(二) 持续改进项目的识别

管理层在质量管理体系运行中对各项程序的评审、评估活动应主动识别体系中的持续改进项。可通过《外部服务和供应管理程序》《咨询服务管理程序》《投诉管理程序》等程序收集外部信息;也可在对申请、程序和样品要求适宜性评审,员工建议评估,内部审核,风险(包括不良事件)管理评估,质量指标评估,外部机构的评审等活动中识别持续改进项,要高度重视并及时启动持续改进程序。

(三) 持续改进的闭环管理

实验室管理层要加强全员学习六西格玛(6 Sigma)、5W1H、头脑风暴等全面质量管理方法,直方图、质控图、鱼骨图、柏拉图等质量管理工具,不断提升全体人员的持续改进意识和水平。

PDCA 循环是全面质量管理的思想基础和方法依据。PDCA 循环的含义是将质量管理分为四个阶段,即 plan(计划)、do(执行)、check(检查)和 act(处理)。持续改进活动应按照分析问题作改进计划—计划实施—核查实施效果进行,然后将成功的纳入标准,不成功的留待下一循环去解决。

总之,实验室全员参与系统的、有组织的计划和持续改进对维持质量管理体系的有效性至关重要。建立质量管理体系的实验室应树立不断改进的意识,识别改进的需求,探索持续改进的方法,推动质量管理体系的持续改进和完善。

(陈 凯)

参考文献

[1] 中国合格评定国家认可委员会.医学实验室质量和能力认可准则:CNAS-CL02:2023 [S/OL]. (2023-06-01)[2023-09-26].https://www.cnas.org.cn/rkgf/sysrk/jbzz/2023/06/911424.shtml.

[2] 丛玉隆,邓新立.医学实验室全面质量管理体系的概念与建立[J].临床检验杂志,2001,19(5):305-309.

[3] 王利新,潘琳,魏军,等.医学实验室质量管理体系研究[J].检验医学与临床,2013,10(6):754-755.

[4] 申子瑜.临床实验室管理学[M].2 版.北京:人民卫生出版社,2008.

[5] 王利新,魏军.医学实验室质量管理体系的构建及意义[J].中华医学杂志,2015,95(12):881-884.

第三章
ISO 15189: 2022 主要变化

第一节 ISO 15189：2022 的修订历程及条款概况

ISO 15189《医学实验室质量和能力的要求》，是由国际标准化组织临床实验室检验和体外诊断系统技术委员会(ISO/TC 212)起草制定的一部医学实验室质量管理和能力认可的基础性国际标准。该标准从医学专业角度对医学实验室进行了规范要求，为提升医学实验室质量管理和技术能力提供了重要的依据和科学有效的方法。

在国际实验室认可合作组织(ILAC)的推动下，ISO 15189 在全球得到广泛应用，ILAC 的 ISO 15189 认可互认制度是医学检验结果最权威的国际通行证，得到众多国际组织的采信。我国于 2004 年在国际上较早建立起 ISO 15189 医学实验室认可制度，为提升我国医学实验室质量管理和技术能力、提高我国医学检验国际影响力发挥了重要作用。目前，对医学实验室进行 ISO 15189 认可的唯一权威机构是中国合格评定国家认可委员会(CNAS)，CNAS 已将 ISO 15189 国际标准等同转化为国家标准(等同转化相关性见表 1)，作为我国医学实验室认可的依据。

ISO 15189：2022 是以 ISO 9000：2000 及 ISO/IEC 17025：2005 为基础制定的，体现了 ISO 9000 和 ISO/IEC 17025 的基本要求。2003 年 2 月 15 日 ISO/TC 212 正式颁布了第一版《医学实验室质量和能力的要求》(即 ISO 15189：2003)，按照国际惯例，国际标准 5 年一个周期进行系统性复审，分别于 2007 年和 2012 年进行了两次改版。

2017 年 10 月，ISO/TC 212 通过了对 ISO 15189：2012 的修订标准，于 2018 年 11 月正式启动修订工作。由 ISO/TC 212 医学实验室质量和能力工作组(work group 1，WG1)负责，设立了 7 个初始小组并行工作，来自不同国家 63 名代表共同参与，2022 年 12 月完成了修订，形成了 ISO 15189 第四版标准——ISO 15189：2022，现已发布实施。CNAS 也随之完成了 CNAS-CL02：2012《医学实验室质量和能力认可准则》(等同采用 ISO 15189：2012)的改版工作，修订为 CNAS-CL02：2023《医学实验室质量和能力认可准则》(等同采用 ISO 15189：2022)。

ISO 15189：2022 最大的变化是基于 ISO/IEC 17025：2017 进行了编制，与其保持高度一致，减少了过多的细节要求，增加了对 POCT 的要求等。本准则包括 8 章 34 节 93 条 24 款 333 项，具体条款分布情况详见表 2。

表 1 ISO 15189 与等同转化国家标准对照

ISO 15189：2003	CNAS-CL02：2006《医学实验室质量和能力认可准则》(等同采用 ISO 15189：2003)
ISO 15189：2007	CNAS-CL02：2008《医学实验室质量和能力认可准则》(等同采用 ISO 15189：2007)
ISO 15189：2012	CNAS-CL02：2012《医学实验室质量和能力认可准则》(等同采用 ISO 15189：2012)
ISO 15189：2022	CNAS-CL02：2023《医学实验室质量和能力认可准则》(等同采用 ISO 15189：2022)

表 2 ISO 15189：2022 条款分布表

章	节	条	款	项
1 范围				
2 规范性引用文件				
3 术语和定义	包含 32 条术语			

(续表)

章	节	条	款	项
4 总体要求	4.1 公正性			a~e
	4.2 保密性	4.2.1 信息管理		
		4.2.2 信息发布		
		4.2.3 人员职责		
	4.3 患者相关的要求			a~i
5 结构和管理要求	5.1 法律实体			
	5.2 实验室主任	5.2.1 实验室主任能力		
		5.2.2 实验室主任职责		
		5.2.3 职责分派		
	5.3 实验室活动	5.3.1 通用要求		
		5.3.2 要求的符合性		
		5.3.3 咨询活动		a~d
	5.4 结构和权限	5.4.1 通用要求		a~c
		5.4.2 质量管理		a~e
	5.5 目标与方针			a~d 其中a包含1)~4)
	5.6 风险管理			a~b
6 资源要求	6.1 总体要求			
	6.2 人员	6.2.1 通用要求		a~d
		6.2.2 能力要求		a~d
		6.2.3 授权		a~c
		6.2.4 继续教育和专业发展		
		6.2.5 人员记录		a~e
	6.3 设施和环境条件	6.3.1 通用要求		
		6.3.2 设施控制		a~e
		6.3.3 储存设施		a~c
		6.3.4 员工设施		
		6.3.5 样品采集设施		a~d
	6.4 设备	6.4.1 通用要求		
		6.4.2 设备要求		a~d
		6.4.3 设备验收程序		
		6.4.4 设备使用说明		a~d
		6.4.5 设备维护与维修		a~d
		6.4.6 设备不良事件报告		
		6.4.7 设备记录		a~k

（续表）

章	节	条	款	项
6　资源要求	6.5　设备校准和计量学溯源	6.5.1　通用要求		
		6.5.2　设备校准		a～f
		6.5.3　测量结果的计量溯源性		a～e
	6.6　试剂和耗材	6.6.1　通用要求		
		6.6.2　试剂和耗材—接收与储存		
		6.6.3　试剂和耗材—验收试验		
		6.6.4　试剂和耗材—库存管理		
		6.6.5　试剂和耗材—使用说明		
		6.6.6　试剂和耗材—不良事件报告		
		6.6.7　试剂和耗材—记录		a～d
	6.7　服务协议	6.7.1　与实验室用户的协议		a～d
		6.7.2　与 POCT 操作者的协议		
	6.8　外部提供的产品和服务	6.8.1　通用要求		a～c
		6.8.2　受委托实验室和顾问		a～c
		6.8.3　评审和批准外部提供的产品和服务		a～e
7　过程要求	7.1　总体要求			
	7.2　检验前过程	7.2.1　通用要求		
		7.2.2　实验室提供给患者和用户的信息		a～g
		7.2.3　检验申请	7.2.3.1　通用要求	a～d
			7.2.3.2　口头申请	
		7.2.4　原始样品采集和处理	7.2.4.1　通用要求	
			7.2.4.2　采集前活动的指导	a～f
			7.2.4.3　患者知情同意要求	a～c
			7.2.4.4　采集活动的指导	a～h
		7.2.5　样品运送		a～c
		7.2.6　样品接收	7.2.6.1　样品接收程序	a～g
			7.2.6.2　样品接受特殊情况	a～b a：1)～4)
		7.2.7　检验前的处理、准备和储存	7.2.7.1　样品保护	
			7.2.7.2　附加检验申请标准	
			7.2.7.3　样品稳定性	
	7.3　检验过程	7.3.1　通用要求		a～e
		7.3.2　检验方法验证		a～f f：1)～3)

（续表）

章	节	条	款	项
7 过程要求	7.3 检验过程	7.3.3 检验方法确认		a～e a：1)～3) e：1)～5)
		7.3.4 测量不确定度（MU）的评定		a～h
		7.3.5 生物参考区间和临床决定限		a～d
		7.3.6 检验程序文件化		a～f
		7.3.7 检验结果有效性的保证	7.3.7.1 通用要求	
			7.3.7.2 室内质量控制（IQC）	a～g a：1)～3) b：1)～4) c：1)～3) g：1)～2)
			7.3.7.3 室间质量评价（EQA）	a～i d：1)～3) e：1)～4)
			7.3.7.4 检验结果的可比性	a～e
	7.4 检验后过程	7.4.1 结果报告	7.4.1.1 通用要求	a～c
			7.4.1.2 结果审核和发布	
			7.4.1.3 危急值报告	a～c
			7.4.1.4 结果的特殊考虑	a～e
			7.4.1.5 结果的自动选择、审核、发布和报告	a～d
			7.4.1.6 报告要求	a～m
			7.4.1.7 报告的附加信息	a～d d：1)～4)
			7.4.1.8 修正报告结果	a～e
		7.4.2 检验后样品的处理		a～e
	7.5 不符合工作			a～g
	7.6 数据控制和信息管理	7.6.1 通用要求		
		7.6.2 信息管理的职责和权限		
		7.6.3 信息系统管理		a～e
		7.6.4 宕机预案		
		7.6.5 异地管理		
	7.7 投诉	7.7.1 过程		a～c
		7.7.2 接收投诉		a～c
		7.7.3 处理投诉		
	7.8 连续性和应急预案			a～d

（续表）

章	节	条	款	项
8 管理体系要求	8.1 总体要求	8.1.1 通用要求		
		8.1.2 满足管理体系要求		
		8.1.3 管理体系意识		a～c
	8.2 管理体系文件	8.2.1 通用要求		
		8.2.2 能力和质量		
		8.2.3 承诺的证据		
		8.2.4 文件		
		8.2.5 员工取阅		
	8.3 管理体系文件的控制	8.3.1 通用要求		
		8.3.2 文件控制		a～i
	8.4 记录控制	8.4.1 建立记录		
		8.4.2 修改记录		
		8.4.3 保存记录		a～d
	8.5 应对风险和改进机遇的措施	8.5.1 识别风险和改进机遇		a～e
		8.5.2 应对风险和改进机遇		
	8.6 改进	8.6.1 持续改进		a～e
		8.6.2 实验室患者、用户和员工的反馈		
	8.7 不符合及纠正措施	8.7.1 发生不符合时的措施		a～g a：1)～2) c：1)～3)
		8.7.2 纠正措施有效性		
		8.7.3 不符合和纠正措施记录		a～b
	8.8 评估	8.8.1 通用要求		
		8.8.2 质量指标		
		8.8.3 内部审核	8.8.3.1 实验室应按照计划时限进行内部审核，以提供信息证明管理体系是否达到以下要求	a～c
			8.8.3.2 实验室应策划、制定、实施和保持内部审核方案	a～h
	8.9 管理评审	8.9.1 通用要求		
		8.9.2 评审输入		a～j
		8.9.3 评审输出		a～e

（续表）

章	节	条	款	项
附录 A 即时检验（POCT）的附加要求（规范性附录）				
附录 B ISO 9001：2015 与 ISO 15189：2022（本准则）的比较（资料性附录）				
附录 CISO 15189：2012 和 ISO 15189：2022（本准则）的比较（资料性附录）				

（张 凯）

第二节　ISO 15189：2022 与相关标准对照说明

（一）ISO 15189：2022 结构特点

（1）ISO 15189：2022 文件结构进行重组，并与 ISO/IEC 17025：2017 结构一致。

（2）前三章中"1 范围、2 规范性引用文件、3 术语和定义"，结构与 2012 版一致。

（3）ISO 15189：2012 中"4 管理要求"和"5 技术要求"两章内容共 25 个要素，ISO 15189：2022 更新为五章，分别为"4 总体要求、5 结构和管理要求、6 资源要求、7 过程要求和 8 管理体系要求"，共 34 个要素。

（4）ISO 15189：2022 将管理体系要求放到第八章，新准则共八章。

（二）ISO 15189：2022 内容区别

ISO 15189：2022	内 容 区 别
1 范围	2022 版在 2012 版范围内容的基础上，增加对即时检验（POCT）的要求，纳入原 ISO 22870 对床旁检验（POCT）的要求。如实验室开展 POCT 检测，应将 POCT 管理纳入实验室管理体系。
2 规范性引用文件	引用文件进行更新
3 术语定义	2012 版术语定义有 27 个，2022 版术语定义有 32 个。 删除了 10 个 2012 版术语定义，分别为： 3.1 认可、3.2 警示区间、3.3 结果的自动选择和报告、3.6 文件化程序、3.9 实验室主任、3.12 不符合、3.17 过程、3.18 质量、3.21 质量方针、3.22 质量目标。 增加了 15 个新的术语定义，分别为： 3.1 偏倚、3.3 临床决定限、3.4 参考物质的互换性、3.6 投诉、3.7 顾问、3.9 检验程序、3.10 室间质量评价（EQA）、3.11 公正性、3.13 室内质量控制（IQC）、3.14 体外诊断医疗器械、3.16 实验室用户、3.18 测量准确度、3.19 测量不确定度、3.21 患者、3.29 正确度。

(续表)

ISO 15189：2022	内 容 区 别
4 总体要求 4.1 公正性 4.2 保密性 4.3 患者相关的要求	包含了2012版4.1.1.3伦理行为和4.1.2.2用户需求。 4.1和4.2内容比2012版更加具体，对公正性和保密性进行更细致深入的说明和要求，使得大家在应用时更一目了然。使用7个"应"字强调实验室管理应致力于公正。并从信息管理、信息发布和人员责任三个方面分别强调保密性的重要性。 4.3 更加强调"患者相关的要求"，比2012版4.1.2.2用户需求要更加具体，明确9条具体与患者诊疗相关的要求。引导实验室建立"以患者为中心"的质量文化，围绕着患者的福利、安全和权利建立质量管理体系，监管、审核及评估管理体系也应该"以患者为中心"，全面实施"以患者为中心"的持续改进。"以患者为中心"也是医学专业领域特有的，紧扣引言中医学实验室对患者医疗至关重要的要求。
5 结构和管理要求 5.1 法律实体 5.2 实验室主任 5.3 实验室活动 5.4 结构和权限 5.5 目标与方针 5.6 风险管理	包含了2012版3个要素： 4.1 组织和管理责任 4.2 质量管理体系 4.7 咨询服务 2022版"实验室主任"职责从三个方面概述，分别为实验室主任的能力、职责和授权，不再具体要求；取消"质量主管"称谓，但从5个方面规定了质量管理的相关职责，质量管理可为1名或多名人员；弱化管理体系文件的形式要求，不强制必须编写"质量手册"，实验室可继续使用以往习惯的质量管理体系文件层级结构，但不强制要求；全面引入"风险管理"，实验室管理层应建立、实施和维护风险管理流程，提升风险管理的要求，强调风险管理在组织管理中的重要作用。
6 资源要求 6.1 总体要求 6.2 人员 6.3 设施和环境条件 6.4 设备 6.5 设备校准和计量学溯源 6.6 试剂和耗材 6.7 服务协议 6.8 外部提供的产品和服务	包含了2012版6个要素： 4.4 服务协议 4.5 受委托实验室的检验 4.6 外部服务和供应 5.1 人员 5.2 设施和环境条件 5.3 实验室设备、试剂和耗材 主要包括员工、设施、设备、试剂和耗材及支持服务。2022版中6.2人员中，对人员的要求在POCT方面提供明确指导，对人员记录方面要求比2012版简化，但强调重点突出。在6.3设施和环境要求中，2022版对范围进行明确规定，强调除进行检测的主要实验室场所外，POCT及检验前工作相关的设施和场所都应包括在内。在6.3.2设施控制中增加关于防止交叉污染的要求，也是风险管理的一方面，且在6.3.1总则中对可能对结果有效性产生不利影响的环境条件作出细致提示，包括但不限于非特异性扩增的核酸、微生物污染、灰尘、电磁干扰、辐射、照明条件（照明）、湿度、供电、温度、声音和振动，为实验室风险管理提供注意方向。在6.3.5样品收集设施中强调"以患者为中心"的质量管理。在6.4设备中，2022版明确将样品运输系统纳入设备管理。在6.4.3设备验收中，明确规定用于测量的设备应能达到提供有效结果所需的测量准确度和测量不确定度，或两者兼而有之。2022版更加强调准确度和不确定度的要求。在6.4.7设备记录中，增加实验室或经批准的外部服务提供商进行的任何维护活动都要进行记录，可以看出新版在设备使用中强调监测所有活动，为风险管理提供依据。2022版将2012版中5.3.1.4设备校准和计量学溯源扩展为6.5设备校准和计量学溯源一个大的要素，细化分为三方面来要求，分别为6.5.1通用要求、6.5.2设备校准和6.5.3测量结果的计量学溯源，共同确保测量结果的准确性。强调实验室应通过记录完整的校准链建立并保持其测量结果的计量可追溯性，并对合格的实验室和生产商作出明确的合格标准。2022版在6.6试剂和耗材中，将选择和采购，也就是2012版4.6外部服务与供应纳入试剂管理中，在结构上更加合理、完整。对试剂验收进行更细致化的要求，方便大家进行试剂验收管理。另外，2022版在6.7服务协议中，对由实验室提供支持的POCT活动的协议进行了规范，即6.7.2与POCT操作者的协议。明确指出，实验室与组织内使用实验室支持的POCT的其他部门之间的服务协议应确保规定并传达各自的职责和权限。并可由多学科组织的POCT委员会管理此类服务协议。

ISO 15189：2022	内　容　区　别
7　过程要求 7.1　总体要求 7.2　检验前过程 7.3　检验过程 7.4　检验后过程 7.5　不符合工作 7.6　数据控制和信息管理 7.7　投诉 7.8　连续性和应急预案	包含了 2012 版 9 个要素： 4.8　投诉的解决 4.9　不符合项的识别和控制 5.4　检验前过程 5.5　检验过程 5.6　检验结果质量的保证 5.7　检验后过程 5.8　结果报告 5.9　结果发布 5.10　实验室信息管理 包括检验前、中、后过程。2022 版 7.2 检验前过程中，提供给大家明确的可参考文件，方便大家寻找依据。2022 版将口头申请作为一个条款去强调其重要性，必须有管理口头申请的程序，但是在规定时间内向实验室提供检验申请的文件确认方面，2022 版使用"适用时"三个字，让实验室可以根据实际情况更加灵活运用。2022 版在 7.2.6 样品接收中，对样品接收的例外情况做单独说明，并要求实验室建立程序，体现出新版致力于保证患者的最大利益，"以患者为中心"的质量管理。2022 版在对样品稳定性的要求中，对监控样品采集到检验之间的时间，使用"相关时"三个字，充分考虑到各实验室的实际情况不同，实验室可以按照具体情况评估、判断和实施。2022 版在 7.3 检验过程中，明确规定包括 POCT 操作人员也要纳入管理，应遵循已建立的程序，并记录在检验过程中进行重要活动的人员身份。2022 版在 7.3.7 检验结果有效性的保证中，使用更加清晰合理的结构，从四方面进行要求，分别为 7.3.7.1 通用要求、7.3.7.2 室内质量控制（IQC）、7.3.7.3 室间质量评价（EQA）和 7.3.7.4 检验结果的可比性，更加符合实验室日常质量管理的习惯。并对室内质控的操作和质控品作出更详细的要求和指导，适用于各专业平时遇到的质控情况。在室间质量评价中，明确提出 POCT 检验方法包含其中。在检验结果可比性中，2022 版强调实验室应定期审查结果的可比性，并对识别的结果差异，应评估这些差异对生物参考区间和临床决定值的影响并采取措施。2022 版在危急值报告方面比 2012 版细节更加完善和适用，增加当无法联系到责任人时，实验室应制定员工的逐级上报程序。并在报告要求中，再次强调要有危急值提示。2022 版除进行内容格式调整，还增加一个条款 7.8 连续性和应急预案，强调实验室遇到紧急情况时的措施和要求，确保实验室能够及时恢复正常工作。
8　管理体系要求 8.1　总体要求 8.2　管理体系文件 8.3　管理体系文件的控制 8.4　记录控制 8.5　应对风险和改进机遇的措施 8.6　改进 8.7　不符合及纠正措施 8.8　评估 8.9　管理评审	包含了 2012 版 8 个要素： 4.2　质量管理体系 4.3　文件控制 4.10　纠正措施 4.11　预防措施 4.12　持续改进 4.13　记录控制 4.14　评估和审核 4.15　管理评审 2022 版在实验室管理体系要求中明确规定包括职责、目标和方针、文件资料、应对风险和改进机遇的措施、改进、纠正措施、评估和内部审核及管理评审，删除了 2012 版"预防措施"要素，并将其纳入新增的"应对风险和改进机遇"相关要素中，强调风险管理的要求。2022 版提出管理体系文件可以包含在质量手册中，但不作为要求，格式上更加灵活。在 8.4 记录控制中提出除文件要求外，记录保存期限可根据识别出的风险而定，让实验室可以根据自身情况做风险评估而灵活确定记录控制的保存时限。2022 版新增 8.5 应对风险和改进机遇的措施要素中，从两个方面进行说明，分别为 8.5.1 识别风险和改进机遇及 8.5.2 应对风险和改进机遇。明确风险和改进机遇的适用范围和区别，将预防措施融入其中。从降低风险和抓住改进机会两方面去提高实验室管理，并通过 8.6 改进，将风险评估和持续改进紧密结合，通过 8.7 不符合及纠正措施，将不符合和风险识别进行联系，从而去更新风险和改进的机遇，帮助实现实验室的目的和目标。2022 版 8.8 评估中，并将风险识别纳入内审。在 8.9 管理评审中，将应对风险和改进机遇而已实施的措施纳入管理评审内容，且增加对 POCT 活动的评估内容。

(三) ISO 15189：2012 和 ISO 15189：2022 术语对照

ISO 15189：2012 术语	ISO 15189：2022 术语
3.1 认可	3.1 偏倚，测量偏倚
3.2 警示区间，危急区间	3.2 生物参考区间，参考区间
3.3 结果的自动选择和报告	3.3 临床决定限
3.4 生物参考区间，参考区间	3.4 参考物质的互换性，互换性
3.5 能力	3.5 能力
3.6 文件化程序	3.6 投诉
3.7 检验	3.7 顾问
3.8 实验室间比对	3.8 检验
3.9 实验室主任	3.9 检验程序
3.10 实验室管理层	3.10 室间质量评价（EQA）
3.11 医学实验室，临床实验室	3.11 公正性
3.12 不符合	3.12 实验室间比对
3.13 床旁检验（POCT），近患检验	3.13 室内质量控制（IQC），质量控制（QC）
3.14 检验后过程，分析后阶段	3.14 体外诊断医疗器械，IVD 医疗器械
3.15 检验前过程，分析前阶段	3.15 实验室管理层
3.16 原始样品，标本	3.16 实验室用户
3.17 过程	3.17 管理体系
3.18 质量	3.18 测量准确度，准确度
3.19 质量指标	3.19 测量不确定度
3.20 质量管理体系	3.20 医学实验室，实验室
3.21 质量方针	3.21 患者
3.22 质量目标	3.22 即时检验（POCT）
3.23 受委托实验室	3.23 检验后过程
3.24 样品	3.24 检验前过程
3.25 周转时间	3.25 原始样品，标本
3.26 确认	3.26 质量指标
3.27 验证	3.27 受委托实验室
	3.28 样品
	3.29 正确度，测量正确度
	3.30 周转时间
	3.31 确认
	3.32 验证

(四) ISO 15189：2012 和 ISO 15189：2022 的比较

ISO 15189：2012	ISO 15189：2022
前言	前言
引言	引言
1 范围	1 范围
2 规范性引用文件	2 规范性引用文件
3 术语和定义	3 术语和定义
4 管理要求 4.1 组织和管理责任 4.1.1 组织 4.1.1.1 总则 4.1.1.3 伦理行为 ［包括(e)项的保密性］	4 总体要求 4.1 公正性 4.2 保密性 4.2.1 信息管理 4.2.2 信息发布 4.2.3 人员职责

（续表）

ISO 15189：2012	ISO 15189：2022
4.1.1.2 法律实体 4.1.1.4 实验室主任 4.1.2 管理责任 4.1.2.1 管理承诺	5 结构和管理要求 5.1 法律实体 5.2 实验室主任 5.2.1 实验室主任能力 5.2.2 实验室主任职责 5.2.3 职责分派 5.3 实验室活动 5.3.1 通用要求 5.3.2 要求的符合性 5.4.1 通用要求 5.4.2 质量管理 8.2.3 承诺的证据
4.1.2.2 用户需求	4.3 患者相关的要求 5.3.3 咨询活动
4.1.2.3 质量方针	5.5 目标与方针
4.1.2.4 质量目标和策划	5.5 目标与方针
4.1.2.5 职责、权限和相互关系	5.4 结构和权限
4.1.2.6 沟通	5.4.1 通用要求 b)
4.1.2.7 质量主管	5.4.2 质量管理
4.2 质量管理体系	8 管理体系要求
4.2.1 总则	8.1 总体要求 8.1.1 通用要求 8.1.2 满足管理体系要求 8.1.3 管理体系意识
4.2.2 文件化要求	8.2 管理体系文件
4.2.2.1 总则	8.2.1 通用要求
4.2.2.2 质量手册	[可选,不再作为要求,见8.2.1注]
4.3 文件控制	8.3 管理体系文件的控制 8.3.1 通用要求 8.3.2 文件控制
4.4 服务协议 4.4.1 建立服务协议 4.4.2 服务协议的评审	6.7 服务协议
4.5 受委托实验室的检验 4.5.1 受委托实验室和顾问的选择与评估 4.5.2 检验结果的提供	6.8.2 受委托实验室和顾问
4.6 外部服务和供应	6.8 外部提供的产品和服务 6.8.3 评审和批准外部提供的产品和服务
4.7 咨询服务	5.3.3 咨询活动

（续表）

ISO 15189：2012	ISO 15189：2022
4.8 投诉的解决	7.7 投诉 7.7.1 过程 7.7.2 接收投诉 7.7.3 处理投诉
4.9 不符合的识别和控制	7.5 不符合工作
4.10 纠正措施	8.7 不符合及纠正措施 8.7.1 发生不符合时的措施 8.7.2 纠正措施有效性 8.7.3 不符合和纠正措施记录
4.11 预防措施	8.5 应对风险和改进机遇的措施 8.5.1 识别风险和改进机遇 8.5.2 应对风险和改进机遇
4.12 持续改进	8.6 改进 8.6.1 持续改进 8.6.2 实验室患者、用户和员工的反馈
4.13 记录控制	8.4 记录控制 8.4.1 建立记录 8.4.2 修改记录 8.4.3 保存记录
4.14 评估和审核 4.14.1 总则	8.8 评估 8.8.1 通用要求 8.8.2 质量指标 8.8.3 内部审核
4.14.2 申请、程序和样品要求适宜性的定期评审	7.2.3 检验申请 7.2.3.1 通用要求 7.2.4.1 通用要求 7.3 检验过程 7.3.1 通用要求 e)
4.14.3 用户反馈的评审 4.14.4 员工建议	8.6.2 实验室患者、用户和员工的反馈
4.14.5 内部审核	8.8.3 内部审核
4.14.6 风险管理	5.6 风险管理 8.5 应对风险和改进机遇的措施 8.5.1 识别风险和改进机遇 8.5.2 应对风险和改进机遇
4.14.7 质量指标	5.5 目标与方针 d) 8.8.2 质量指标
4.14.8 外部机构的评审	8.7 不符合及纠正措施
4.15 管理评审	8.9 管理评审

（续表）

ISO 15189：2012	ISO 15189：2022
4.15.1　总则	8.9.1　通用要求
4.15.2　评审输入	8.9.2　评审输入
4.15.3　评审活动	［未指明］
4.15.4　评审输出	8.9.3　评审输出
5　技术要求	6　资源要求
5.1　人员 5.1.1　总则 5.1.2　人员资质 5.1.3　岗位描述 5.1.4　新员工入岗前介绍 5.1.5　培训 5.1.6　能力评估 5.1.7　员工表现的评估 5.1.8　继续教育和专业发展 5.1.9　人员记录	6.2　人员 6.2.1　通用要求 6.2.2　能力要求 6.2.3　授权 6.2.4　继续教育和专业发展 6.2.5　人员记录
5.2　设施和环境条件 5.2.1　总则 5.2.2　实验室和办公设备 5.2.3　储存设施 5.2.4　人员设施 5.2.5　患者样品采集设施 5.2.6　设施维护和环境条件	6.3　设施和环境条件 6.3.1　通用要求 6.3.3　储存设施 6.3.4　员工设施 6.3.5　样品采集设施 6.3.2　设施控制
5.3　实验室设备、试剂和耗材	6.4　设备及6.6试剂和耗材
5.3.1　设备 5.3.1.1　总则 5.3.1.2　设备验收试验 5.3.1.3　设备使用说明 5.3.1.4　设备校准和计量学溯源 5.3.1.5　设备维护与维修 5.3.1.6　设备不良事件报告 5.3.1.7　设备记录	6.4　设备 6.4.1　通用要求 6.4.2　设备要求 6.4.3　设备验收程序 6.4.4　设备使用说明 6.4.5　设备维护与维修 6.4.6　设备不良事件报告 6.4.7　设备记录 6.5　设备校准和计量学溯源 6.5.1　通用要求 6.5.2　设备校准 6.5.3　测量结果的计量溯源性
5.3.2　试剂和耗材 5.3.2.1　总则 5.3.2.2　试剂和耗材—接收和储存 5.3.2.3　试剂和耗材—验收试验 5.3.2.4　试剂和耗材—库存管理 5.3.2.5　试剂和耗材—使用说明 5.3.2.6　试剂和耗材—不良事件报告 5.3.2.7　试剂和耗材—记录	6.6　试剂和耗材 6.6.1　通用要求 6.6.2　试剂和耗材—接收和储存 6.6.3　试剂和耗材—验收试验 6.6.4　试剂和耗材—库存管理 6.6.5　试剂和耗材—使用说明 6.6.6　试剂和耗材—不良事件报告 6.6.7　试剂和耗材—记录

(续表)

ISO 15189：2012	ISO 15189：2022
5.4 检验前过程 5.4.1 总则 5.4.2 提供给患者和用户的信息 5.4.3 申请单信息 5.4.4 原始样品采集和处理 5.4.4.1 总则 5.4.4.2 采集前活动的指导 5.4.4.3 采集活动的指导 5.4.5 样品运送 5.4.6 样品接收 5.4.7 检验前处理、准备和储存	7.2 检验前过程 7.2.1 通用要求 7.2.2 实验室提供给患者和用户的信息 7.2.3 检验申请 7.2.3.1 通用要求 7.2.3.2 口头申请 7.2.4 原始样品采集和处理 7.2.4.1 通用要求 7.2.4.2 采集前活动的指导 7.2.4.3 患者知情同意要求 7.2.4.4 采集活动的指导 7.2.5 样品运送 7.2.6 样品接收 7.2.6.1 样品接收程序 7.2.6.2 样品接受特殊情况 7.2.7 检验前的处理、准备和储存 7.2.7.1 样品保护 7.2.7.2 附加检验申请标准 7.2.7.3 样品稳定性
5.5 检验过程	7.3 检验过程
5.5.1 检验程序的选择、验证和确认	7.3.1 通用要求
5.5.1.2 检验程序验证	7.3.2 检验方法验证
5.5.1.3 检验程序的确认	7.3.3 检验方法确认
5.5.1.4 被测量值的测量不确定度	7.3.4 测量不确定度（MU）的评定
5.5.2 生物参考区间或临床决定值	7.3.5 生物参考区间和临床决定限
5.5.3 检验程序文件化	7.3.6 检验程序文件化
5.6 检验结果质量的保证 5.6.1 总则	7.3.7 检验结果有效性的保证 7.3.7.1 通用要求
5.6.2 质量控制 5.6.2.1 总则 5.6.2.2 质控物 5.6.2.3 质控数据	7.3.7.2 室内质量控制（IQC）
5.6.3 实验室间比对 5.6.3.1 参加实验室间比对 5.6.3.2 替代方案 5.6.3.3 实验室间比对样品的分析 5.6.3.4 实验室表现的评价	7.3.7.3 室间质量评价（EQA）
5.6.4 检验结果的可比性	7.3.7.4 检验结果的可比性
5.7 检验后过程	7.4 检验后过程
5.7.1 结果复核	7.4.1.2 结果审核和发布 7.4.1.3 危急值报告

（续表）

ISO 15189：2012	ISO 15189：2022
5.7.2 临床样品的储存、保留和处置	7.4.2 检验后样品的处理
5.8 结果报告 5.8.1 总则 5.8.2 报告特性 5.8.3 报告内容	7.4.1 结果报告 7.4.1.1 通用要求 7.4.1.4 结果的特殊考虑 7.4.1.6 报告要求 7.4.1.7 报告的附加信息
5.9 结果发布	7.4.1.2 结果审核和发布
5.9.1 总则	7.4.1.1 通用要求
5.9.2 结果的自动选择和报告	7.4.1.5 结果的自动选择、审核、发布和报告
5.9.3 修改报告	7.4.1.8 修正报告结果
5.10 实验室信息管理 5.10.1 总则 5.10.2 职责和权限 5.10.3 信息系统管理	7.6 数据控制和信息管理 7.6.1 通用要求 7.6.2 信息管理的职责和权限 7.6.3 信息系统管理 7.6.4 宕机预案 7.6.5 异地管理 7.8 连续性和应急预案
未指明	附录 A 即时检验的附加要求
附录 A 表 A.1 ISO 9001：2008 与本准则的相关性 附录 A 表 A.2 ISO/IEC 17025：2005 和本准则的相关性 附录 B 表 B.1 ISO 15189：2007 与 ISO 15189：2012 的比较	附录 B 表 B.1 ISO 9001：2015 和本准则的比较 附录 B 表 B.2 ISO/IEC 17025：2017 和本准则的比较 附录 C 表 C.1 ISO 15189：2012 和 ISO 15189：2022 的比较

（何 菲）

参考文献

[1] 中国合格评定国家认可委员会.医学实验室质量和能力认可准则：CNAS - CL02：2023［S/OL］.（2023 - 06 - 01）［2023 - 09 - 26］.https：//www.cnas.org.cn/rkgf/sysrk/jbzz/2023/06/911424.shtml.

[2] 翟培军,胡冬梅,付岳,等.ISO 15189《医学实验室质量和能力的要求》将发生重大变化［J］.中华检验医学杂志,2022,45（7）：677 - 680.

第四章
医学实验室认可流程

实验室若要获得 CNAS 认可,可通过到访、电话、传真及其他电子通信方式等,向 CNAS 秘书处表达意向,获取相关帮助。相关联系方式可到 CNAS 网站(www.cnas.org.cn)查询。

实验室获得认可的一般流程为:建立体系→提交申请→受理决定→文件评审→现场评审→整改验收→批准发证→后续工作。本章旨在介绍和解释 CNAS 有关实验室认可工作的基本程序和要求,以便申请和获准认可实验室在从事或参与相关认可活动时参考。

一、CNAS 医学实验室认可准备

(一)实验室建立管理体系

实验室若申请 CNAS 认可,首先要依据 CNAS 的认可准则建立管理体系。医学实验室适用 CNAS - CL02《医学实验室质量和能力认可准则》(等同采用 ISO 15189)。实验室在建立管理体系时,除满足认可准则的要求外,还要根据所开展的检测/校准/鉴定活动的技术领域,同时满足 CNAS 认可准则的应用要求、相关认可要求的规定。

实验室建立管理体系文件时,要注意如下几点。

(1)管理体系文件要完整、系统、协调,能够服从或服务于实验室的政策和目标,组织结构描述清晰,内部职责分配合理,各种质量活动处于受控状态,管理体系能有效运行并进行自我完善,过程的质量监控基本完善,支持性服务要素基本有效。

(2)管理体系文件要将认可准则及相关要求转化得适用于本实验室的规定,具有可操作性,各层次文件之间要求一致。

(3)当实验室为多场所,或开展检测/校准/鉴定活动的地点涉及非固定场所时,管理体系文件需要覆盖申请认可的所有场所和活动。多场所实验室各场所与总部的隶属关系及工作接口描述清晰,沟通渠道顺畅,各分场所实验室内部的组织机构(需要时)及人员职责明确。

(二)管理体系的有效运行

实验室的管理体系至少要正式、有效运行 6 个月后,进行覆盖管理体系全范围和全部要素的完整的内审和管理评审。

(1)所谓正式运行,是指初次建立管理体系的实验室,一般要先进入试运行阶段,通过内审和管理评审,对管理体系进行调整和改进,然后再正式运行。

(2)所谓有效运行一般是指管理体系所涉及的要素都经过运行,且保留有相关记录。对于实验室不从事认可准则中的一种或多种活动时,如分包校准等,可按准则要求进行删减。

(3)实验室在策划内审时,要从机构设置、岗位职责入手,从风险控制的角度确定内审范围和频次,制定内审方案。内审"检查表"(或其他称谓)要记录相应客观证据并具可追溯性。

(4)内审和管理评审方案的建立和实施可参考以下文件:CNAS - GL011:2018《实验室和检验机构内部审核指南》、CNAS - GL012:2018《实验室和检验机构管理评审指南》。

二、提交申请

申请人可以用任何方式向 CNAS 秘书处表示认可意向,如来访、电话、传真及其他电子通信方式等。申请人在自我评估满足认可条件后按要求提供申请资料。申请实验室认可的重点前提是实验室所开展的任何活动均要遵守国家的法律和法规,并诚实守信。CNAS 实验室认可秉承自愿性、非歧视原则,实验室在自我评估满足认可条件后,向 CNAS 认可七处递交认可申请,签署《认可合同》,并交纳申请费。《认可合同》应由法定代表人或其授权人签署。由授权人签署时,其授权齐全,并随《认可合同》一同提交(参见 CNAS - GL001:2018)。

(一) CNAS 认可条件

(1) 具有明确的法律地位,具备承担法律责任的能力,即实验室是独立法人实体,或者是独立法人实体的一部分,经法人批准成立,法人实体能为申请人开展的活动承担相关的法律责任。

(2) 符合 CNAS 颁布的认可准则和相关要求,即实验室在建立和运行管理体系时,要满足基本准则和专用准则的要求。

(3) 遵守 CNAS 认可规范文件的有关规定,履行相关义务,即实验室在运行管理体系和开展相关活动时,要遵守 CNAS 认可规范文件中的要求,并履行 CNAS - RL01 第 11.2 条所述的相关义务。

(二) 认可申请书的填写

实验室认可为在线申请,实验室可登录 CNAS 网站,通过"实验室/检验机构认可业务在线申请"系统填写认可申请(CNAS - AL01、CNAS - AL02),并按申请书中的要求提供其他申请资料。CNAS 网站有"实验室/检验机构认可业务在线申请"系统使用教程可供学习。

2016 年 6 月 7 日 CNAS 发布的《关于调整实验室及相关机构、检验机构申请及评审资料提交方式的通知》中明确了提交纸质版材料和电子版材料的要求,需注意的是,提交电子版的材料,应与提交纸质版的材料具有同等效力。

实验室英文名称和地址的翻译请参见 CNAS - AL12《合格评定机构英文名称与地址的申报指南》。如果实验室使用计算机系统管理体系文件,可直接从计算机中导出并提交,但需要包含审批人信息,相关审批手续在现场评审时核查。认可申请书中所要求提交的相关记录,实验室只需从存档文件中复印或扫描提交。对于手写记录,不能因为申请认可而誊抄或录入计算机打印。

三、 受理决定

CNAS 秘书处收到实验室递交的申请资料并确认交纳申请费后,首先会确认申请资料的齐全性和完整性,然后再对申请资料进行初步审查,以确认是否满足 CNAS - RL01 第 6 条所述的申请受理要求,做出是否受理的决定,必要时安排初访。

(一) 对 CNAS - RL01 中部分受理要求的解释

(1) 申请人具有明确的法律地位,其活动要符合国家法律法规的要求。

实验室是独立法人实体,或者是独立法人实体的一部分,经法人批准成立,法人实体能为申请人开展的活动承担相关的法律责任。实验室要在其营业执照许可经营的范围内开展工作。实验室在提交认可申请时需同时提交法人证书(或法人营业执照),对于非独立法人实验室,还需提供法人授权书和承担实验室相关法律责任的声明。

申请认可的医学实验室应提供与申请项目相关的资质证书,包括但不限于:医疗机构执业许可证或血站执业许可证等,并按期完成校验;新生儿代谢病筛查医疗机构的批准文件;产期诊断医疗机构实验室的批准文件,产前筛查医疗机构实验室的批准文件/备案证明;承接外部产前诊断检测委托的实验室应提供相关医疗机构的资质及合作证明;临床基因扩增检验实验室应提供卫生行政主管部门备案的证明。申请认可的临床检验专业项目应符合《医疗机构临床检验项目目录》要求。申请认可的检验/检查项目应用的检测设备、试剂、校准品等应有医疗器械产品/药品注册证明或备案证明(参见 CNAS-EL-14:2023)。

(2)建立了符合认可要求的管理体系,且正式、有效运行 6 个月以上。

管理体系应覆盖全部申请范围,满足认可准则及应用要求的要求,并具有可操作性的文件。组织机构设置合理,岗位职责明确,各层文件之间接口清晰。医学实验室管理体系应覆盖检验前、中、后过程所涉及的相关科室/部门,以确保管理体系实施和运行的有效性。管理体系运行时间以管理体系文件正式生效日期开始计算。注意:当认可准则换版时,已认可医学实验室申请换版评审的运行时间不需要执行运行 6 个月的要求(参见 CNAS-EL-14:2023)。

实验室建立的管理体系既要符合基本认可准则的要求,同时还要满足专用认可规则类文件、要求类文件及基本认可准则及准则的应用要求的要求。实验室应该充分了解 CNAS 相关文件的要求。相关文件可从 CNAS 网站"实验室认可/实验室认可文件及要求/认可规范"中下载查看。

(3)申请的技术能力满足 CNAS-RL02:2018《能力验证规则》的要求。

根据 CNAS-RL02:2018 的规定——"只要存在可获得的能力验证,合格评定机构初次申请认可的每个子领域应至少参加过 1 次能力验证且获得满意结果(申请认可之日前 3 年内参加的能力验证有效)"。子领域的划分可从 CNAS 网站"实验室认可/能力验证专栏/能力验证相关政策与资料"中下载相关文件查看。每个子领域能够提供的能力验证的相关信息,如项目/参数、实施机构、提供类型等,可从 CNAS 网站"实验室认可/能力验证专栏/常见问题"中下载《检测领域能力验证开展情况参考信息》和(或)《校准领域能力验证开展情况参考信息》查看。

参加能力验证但不能提供满意结果,或不满足 CNAS-RL02:2018 要求的,将不受理该子领域的认可申请。

申请认可的项目如果不存在可获得的能力验证,实验室也要尽可能地与已获认可的实验室进行实验室间比对,以验证是否具备相应的检测/校准/鉴定能力。

(4)申请人具有开展申请范围内的检测/校准/鉴定活动所需的足够的资源。

"足够的资源"是指有满足 CNAS 要求的人员、环境、设备设施等,实验室的人员数量、工作经验与实验室的工作量、所开展的活动相匹配。实验室的主要管理人员和所有从事检测或校准或鉴定活动的人员要与实验室或其所在法人机构有长期固定的劳动关系,不能在其他同类型实验室中从事同类的检测或校准或鉴定活动。实验室的检测/校准/鉴定环境能够持续满足相应检测/鉴定标准、校准规范的要求;实验室有充足的、与其所开展的业务、工作量相匹配的仪器设备和标准物质,且实验室对该仪器设备具有完全的使用权。

(5)使用仪器设备的测量溯源性要能满足 CNAS 相关要求。

对于能够溯源至 SI 单位的仪器设备,实验室选择的校准机构要能够符合 CNAS-CL01-G002:2021《测量结果的溯源性要求》中的规定。

实验室需对实施内部校准的仪器设备和无法溯源至 SI 单位的仪器设备予以区分。对于实施内部校准的检测实验室,要符合 CNAS-CL01-G004:2023《内部校准要求》的规定;对于无法溯源至 SI 单位的,要满足 CNAS－CL01：2018《检测和校准实验室能力认可准则》的要求。

(6) 申请认可的技术能力有相应的检测/校准/鉴定经历。

实验室申请认可的检测/校准/鉴定项目,均要有相应的检测/校准/鉴定经历,且是实验室经常开展的、成熟的、主要业务范围内的项目,不接受实验室只申请非主要业务的项目,例如生产企业的实验室不申请其生产的产品的检测,仅申请原材料(进货)检测或环保监测(如水质)检测;也不允许实验室仅申请某一产品的非主要检测项目,例如某一产品的外观检测(目测)、标志检测等。

注意:检测/校准/鉴定经历不要求一定是对外出具的检测/鉴定报告/校准证书。

不接受实验室仅申请抽样(采样)能力,抽样(采样)能力要与相应的检测能力同时申请认可。

不接受实验室仅申请判定标准,要与相应的检测能力(标准)同时申请认可。

对于已有现行有效标准方法的,针对该检测对象的仪器分析法通则标准不予认可。

对于未获批准的标准/规范(含标准报批稿),不接受作为标准方法申请认可,实验室可以作业指导书(SOP)等非标方法形式申请认可,但要注意非标方法必须按照认可准则要求经过严格确认。

(7) 申请人申请的检测/校准/鉴定能力,CNAS 具备开展认可的能力。

对于实验室申请的检测/校准/鉴定能力,CNAS 秘书处要从认可政策、评审员和技术专家资源、及时实施评审的能力等方面进行评估,只要不具备任何一方面能力,均不能受理实验室的认可申请。

(二) 初访

当存在以下情况时,CNAS 秘书处会征得申请人同意后安排初访。

(1) 不能通过提供的文件资料确定申请人是否满足申请受理条件,例如从申请资料中不能初步确定实验室人员是否具备相应能力,或从申请资料中不能确定实验室是否具备相应的设备、设施。

(2) 不能通过提供的文件资料准确认定申请范围。

(3) 不能确定申请人是否能在 3 个月内接受评审。

初访的人员一般为 CNAS 秘书处人员或 CNAS 秘书处指定的评审员,初访所产生的差旅、食宿费用由申请人承担。

(三) 申请材料补正

CNAS 秘书处在资料审查过程中(做出受理决定前)会将所发现的问题通知申请实验室,实验室要在 1 个月内书面回复 CNAS 秘书处,对所提问题进行澄清或所采取的处理措施,在回复后的 2 个月内,其提交的整改资料,经审查能够满足受理要求。否则会导致不予受理其认可申请的后果。

注意:实验室的整改有可能需要反复多次,因此实验室最好尽早提交整改材料。

(四) 不受理认可的情况

由于申请人不符合申请受理条件,CNAS 秘书处业务处将向申请人发出不受理认可通知书。申请人若对 CNAS 秘书处发出的不受理决定有异议,可于接到不受理通知后 10 个工作日内,向 CNAS 秘书处提出申诉,逾期则视同接受。

注意:CNAS 对于申诉和投诉的处理,可参看 CNAS－R03：2019《申投、投诉和争议处理规则》。对于不予受理认可申请后,允许实验室再次提交认可申请的时间,在 CNAS-RL01:2019《实验室认可规则》第 6.14 条有相应规定。

(五)实验室的诚实性问题

申请资料存在以下任何一种情况,会被认为实验室存在诚实性问题。

(1)提供的申请资料自相矛盾,或与实际情况不符,例如申请并不具备的能力。

(2)管理体系文件有明显抄袭痕迹,如体系文件中涉及了实验室并不从事的活动或不存在的部门。

(3)不同实验室提供的相关记录雷同,或同一实验室提供的不同时间的质量记录(如内审、管理评审记录)内容雷同。

(4)实验室质量记录在笔迹、内容等方面有明显造假痕迹。

(5)其他对实验室申请资料真实性有怀疑的情况。

四、文件评审

CNAS 秘书处受理申请后,将安排评审组长对实验室的申请资料进行全面审查,是否能对实验室进行现场评审,取决于文件评审的结果。

(一)文件评审的内容

(1)质量管理体系文件满足认可准则要求:完整、系统、协调,能够服从或服务于质量方针;组织结构描述清晰,内部职责分配合理;各种质量活动处于受控状态;质量管理体系能有效运行,并进行自我完善;过程的质量控制基本完善,支持性服务要素基本有效。

(2)申请材料及技术性文件中申请能力范围的清晰、准确;人员和设备与申请能力范围的匹配;测量结果计量溯源的符合性;能力验证活动满足相关要求的情况;证书/报告的规范性等。

(3)在文件评审中,评审组长发现文件不符合要求时,CNAS 秘书处或评审组长会以书面方式通知实验室进行纠正,必要时采取纠正措施。

(4)评审组长进行资料审查后,会向 CNAS 秘书处提出以下建议中的一种。

1)实施预评审。

2)实施现场评审:文件审查符合要求,或文件资料中虽然存在问题,但不会影响现场评审的实施时提出。

3)暂缓实施现场评审:文件资料中存在较多的问题,直接会影响现场评审的实施时提出,在实验室采取有效纠正措施并纠正发现的主要问题后,方可安排现场评审。

4)不实施现场评审:文件资料中存在较严重的问题,且无法在短期内解决时提出,或实验室的文件资料通过整改后仍存在较严重问题,或经多次修改仍不能达到要求时提出。

5)资料审查符合要求,可对申请事项予以认可:只有在不涉及能力变化的变更和不涉及能力增加的扩大认可范围时提出。

(二)预评审

预评审不是预先的评审,预评审只对资料审查中发现的需要澄清的问题进行核实或做进一步了解,对预评审中发现的问题,评审组长可告知实验室,但不能提供有关咨询。预评审的结果不作为评价实验室质量管理体系和技术能力的正式依据,也不能作为减少正式评审时间的理由。只有在通过审查申请资料,需要进一步了解以下情况时,评审组长与 CNAS 秘书处协商,并经实验室同意,才能安排预评审,由此产生的费用由实验室承担。

(1) 不能确定现场评审的有关事宜。

(2) 实验室申请认可的项目对环境设施有特殊要求。

(3) 对大型、综合性、多场所或超小型实验室需要预先了解有关情况。

五、现场评审

现场评审在实验室申请认可的地点内进行,现场评审的具体日期由 CNAS 秘书处或委托评审组长与实验室协商确定,评审人日数则取决于实验室申请认可的能力范围,即申请认可的技术领域和申请项目数量。

评审人日数=评审人员数量×评审天数,CNAS 评审费按评审人日数收取,文件审查也折算人日数收取评审费,收费标准详见 CNAS-RL03:2018《实验室和检验机构认可收费管理规则》。

(一) 进入现场前的工作

1. 组建评审组　CNAS 秘书处以公正性为原则,根据申请人的申请范围(如检测/校准/鉴定专业领域、实验室场所与规模等)组建具备相应技术能力的评审组,并征得申请人同意。除非有证据表明某评审员有影响公正性的可能,否则申请人不得拒绝指定的评审员。对于无正当理由拒不接受 CNAS 评审组安排的申请人,CNAS 可终止认可过程,不予认可。需要时,CNAS 秘书处可在评审组中委派观察员。

评审组成员不能与申请人存在以下关系:向申请人提供有损于认可过程和认可决定公正性的咨询;评审组成员或其所在机构与申请人在过去、现在或可预见的将来有会影响评审过程和评审公正性的关系。

2. 发出《现场评审计划征求意见表》　组建评审组后,由 CNAS 秘书处向实验室发出《现场评审计划征求意见表》征求实验室的意见,其内容包括评审组成员及其所服务的机构、现场评审时间、评审组的初步分工等。如果确有证据表明某个评审员或其所服务的机构存在影响评审公正性的行为时,实验室可拒绝其参与现场评审活动,CNAS 秘书处会对评审组进行调整。

3. 正式发出现场评审通知　实验室确认《现场评审计划征求意见表》后,CNAS 秘书处会向实验室和评审组正式发出现场评审通知,将评审目的、评审依据、评审时间、评审范围、评审组名单及联系方式等内容通知相关方。

4. 安排观察员　CNAS 秘书处出于以下目的,征得实验室同意后,会在评审组中安排观察员。

(1) 见证评审组现场评审活动。

(2) 征集申请人或评审组对评审管理工作的意见和建议。

(3) 对有关现场评审活动中使用程序的适用性进行调查。

(4) 指导评审组从事新开辟领域的评审工作。

(5) 其他需要的情况。

5. 评审组负责制订现场评审日程　于现场评审前通知实验室并征得实验室同意。

（二）进入现场

评审组依据 CNAS 的认可准则、规则、要求、实验室管理体系文件及有关技术标准对申请人申请范围内的技术能力和质量管理活动进行现场评审。

现场评审应覆盖申请范围所涉及的所有活动及相关场所。现场评审时间和人员数量根据申请范围内检测/校准/鉴定场所、项目/参数、方法、标准/规范等数量确定。

一般情况下,现场评审的过程包括:首次会议、现场参观(需要时)、现场取证、评审组与申请人沟通评审情况、末次会议。

1. 首次会议　现场评审的开始以首次会议的召开为表征,首次会议由评审组长主持,评审组和实验室人员(可以是管理层人员,也可以是全体人员)参加。首次会议上评审组长将通告评审目的、范围,宣告评审要求,澄清被评审方的问题,确认评审日程,并与实验室确定陪同人员及必要的办公设施。

2. 现场评审　在现场评审期间,评审组每天会汇总评审情况,并将当天的评审情况通告实验室。现场评审结束前评审组会将现场评审的总体情况与实验室沟通,听取实验室的意见。

现场评审时,评审组会针对实验室申请认可的技术能力进行逐项确认,根据申请范围安排现场试验。安排现场试验时会考虑申请认可的所有项目/参数、仪器设备、检测/校准/鉴定方法、类型、试验人员、试验材料等。

对申请认可的检测/校准/鉴定能力,实验室都要进行过方法验证或确认,即使使用相同的检测/校准/鉴定方法,但涉及的检测/鉴定对象、检测基质或校准的仪器设备等不同,也要针对其不同点进行验证或确认。

现场评审的要求可参见 CNAS-RL01:2019《实验室认可规则》第 7 条,对部分条款的理解如下。

(1) 关于现场安排测量审核:测量审核是对一个参加者进行"一对一"能力评价的能力验证计划。现场评审时安排测量审核,主要出于以下目的:对申请/维持的技术能力进行确认,对不能满足 CNAS-RL02《能力验证规则》的领域进行现场考核,对参加能力验证但未取得满意结果的项目/参数进行现场验证。

(2) 关于对授权签字人的考核:CNAS 要求实验室的授权签字人要明确其职权,对签发的报告/证书具有最终技术审查职责,对于不符合认可要求的结果和报告/证书具有否决权。因此,授权签字人在其申请授权范围内要有相应技术工作经历,对于申请多技术领域的授权签字人,要满足各个领域的相应要求。如果实验室基于行业管理的规定,报告或证书必须由实验室负责人签发,而该负责人不具备授权签字人资格,那么 CNAS 认可的实验室授权签字人可以复核人(或其他称谓)的形式出现。

基本认可准则的相关条款中,对授权签字人的任职资格做了规定。授权签字人属于实验室关键岗位人员,同时要符合 CNAS-RL01:2019 中第 7.7 条的要求。

(3) 关于租/借用设备的要求:如果使用租用设备进行检测或校准或鉴定活动并申请认可,CNAS 要求实验室要做到以下几点。

1) 租用设备的管理纳入实验室的管理体系。

2) 实验室必须能够完全支配使用,即租用的设备要由实验室的人员进行操作;由实验室对租用的设备进行维护,并能控制其校准状态;实验室对租用设备的使用环境、设备的贮存要能进行控制等。

3）租用设备的使用权必须完全转移，并在申请人的设施中使用。设备的租赁期限至少为2年。对于初次获得认可的机构，至少要能够保证实验室在获得认可证书后的2年内使用。

CNAS不允许同一台设备在同一时期由不同实验室租用而申请或获得认可。

CNAS不允许实验室使用借用设备申请/获得认可。

对于多场所实验室，现场评审必须覆盖到所有场所，即使分场所的技术能力与主场所完全相同。

3. 末次会议　现场评审以末次会议的结束而宣告结束，评审组长应在现场评审末次会议上，将现场评审结果提交给被评审实验室。现场评审结论仅是评审组向CNAS的推荐意见，根据CNAS-J01：2015《中国合格评定国家认可委员会章程》，由评定委员会做出有关是否批准、扩大、缩小、暂停、撤销认可资格的决定意见。现场评审后，实验室可登录CNAS网站服务专栏下载《实验室/检验机构评审人员评审现场状况调查表》，并于评审工作结束后5个工作日内，将填写完成的表格反馈至CNAS评审员处，对评审员现场评审表现做出评价。

六、整改验收

对于评审中发现的不符合，被评审实验室应及时实施纠正，需要时采取纠正措施，评审组应对纠正/纠正措施的有效性进行验证，纠正/纠正措施验证完毕后，评审组长将最终评审报告和推荐意见报CNAS秘书处。

（一）整改时限

一般情况下，CNAS要求实验室实施整改的期限是2个月。但对于监督评审（含监督＋扩项评审）和复评审（含复评＋扩项评审）时涉及技术能力的不符合，要求在1个月内完成整改。

如果CNAS评审与其他部门委托或安排的评审联合进行时，实验室的整改期限取最短期限。

（二）不符合的整改

对评审中发现不符合的整改，实验室不能仅进行纠正，要在纠正后，充分查找问题形成的原因，需要时制订有效的纠正措施，以免类似问题再次发生。对于不符合，仅进行纠正，无须采取纠正措施的情况很少发生。

评审组在现场评审结束时形成的评审结论或推荐意见，有可能根据实验室的整改情况而进行修改，但修改的内容会通报实验室。

评审组对实验室提交的书面整改材料不满意的，也可能再进行现场核查。

在以下情况下，评审组会对不符合项的整改，考虑进行现场验证，一般情况下，现场验证由原评审组进行。

（1）对于涉及影响结果的有效性和实验室诚信性的不符合项。

（2）涉及环境设施不符合要求，并在短期内能够得到纠正的。

（3）涉及仪器设备故障，并在短期内能够得到纠正的。

（4）涉及人员能力，并在短期内能够得到纠正的。

（5）对整改材料仅进行书面审查不能确认其整改是否有效的。

七、认可评定、颁发证书

实验室通过了现场评审,并不等于获得了认可。根据 CNAS - J01:2015《中国合格评定国家认可委员会章程》规定,由评定委员会做出批准认可的决定。

实验室整改完成后,将整改材料交评审组审查验收。通过验收后,评审组会将所有评审材料交回 CNAS 秘书处,秘书处审查符合要求后,提交评定委员会评定,并做出是否予以认可的评定结论。CNAS 秘书长或其授权人根据评定结论做出认可决定。

CNAS 秘书处会向获准认可实验室颁发认可证书及认可决定通知书,并在 CNAS 网站公布相关认可信息。实验室可在 CNAS 网站"获认可机构名录"中查询。

注意:认可批准后,CNAS 将在网上预公布实验室获认可的范围,实验室如有异议可向专门信箱(scope@cnas.org.cn)发送信息,由 CNAS 甄别处理。

目前 CNAS 实验室认可周期及认可证书有效期的规定见 CNAS - RL01:2019《实验室认可规则》第 5.1.7 条。

(一) 认可评定

(1) CNAS 秘书处将对评审报告、相关信息及评审组的推荐意见进行符合性审查,必要时要求实验室提供补充证据,向评定专门委员会提出是否推荐认可的建议。

(2) CNAS 秘书处提出的建议与评审组的推荐意见不一致时,CNAS 秘书处应将不一致之处通报被评审实验室和评审组。

(3) CNAS 秘书处负责将评审报告、相关信息及推荐意见提交给评定专门委员会,评定专门委员会对申请人与认可要求的符合性进行评价,并作出评定结论。评定结论可以是以下四种情况之一:予以认可;部分认可;不予认可;补充证据或信息,再行评定。

(4) CNAS 秘书长或授权人根据评定结论做出认可决定。

(5) 当 CNAS 对实验室作出不予认可或部分认可的决定后,实验室再次提交认可申请时,根据不同情况须满足以下要求。

1) 由于诚信问题,如欺骗、隐瞒信息或故意违反认可要求、虚报能力等行为,而不予认可的实验室,须在 CNAS 作出认可决定之日起 36 个月后,才能再次提交认可申请,同时 CNAS 保留不再接受其认可申请的权利。注意:如果现场评审发现实验室多项申请认可的项目/参数明显不具备申请时所声明的能力,则适用此条,不适用 5.3 条。

2) 由于实验室管理体系不能有效运行而不予认可的实验室,自作出认可决定之日起,实验室管理体系需有效运行 6 个月后,才能再次提交认可申请。

3) 由于实验室申请认可的技术能力不能满足要求,如因人员、设备、环境设施等而不予认可或部分认可的实验室,对于不予认可的技术能力,须在自我评估满足要求后,才能再次提交认可申请,同时还须提供满足要求的相关证据。注意:此条仅适用于个别能力不予认可,如果是多项能力不予认可,则适用于 5.1 条。

(二) 发证与公布

(1) CNAS 认可周期通常为 2 年,即每 2 年实施一次复评审,作出认可决定。

（2）CNAS秘书处向获准认可实验室颁发认可证书，认可证书有效期一般为6年。认可证书有效期到期前，如果获准认可实验室需继续保持认可资格，应至少提前1个月向CNAS秘书处表达保持认可资格的意向。

（3）CNAS秘书处根据实验室维持认可资格的意向，以及在认可证书有效期内历次评审的结果和历次认可决定，换发认可证书。

（4）CNAS秘书处负责公布获准认可实验室的认可状态信息、基本信息和认可范围，并及时更新相关信息。

（5）英文认可范围根据实验室自愿申请来提供。

（6）CNAS秘书处根据需要对认可范围采取预公布，保证准确性。

八、后续工作

为了证实获准认可实验室在认可有效期内能够持续地符合认可要求，CNAS会对获准认可实验室安排定期监督评审。

（一）监督评审和复评审

（1）一般情况下，在初次获得认可后的1年（12个月）内会安排1次定期监督评审，并根据实验室的具体情况（可查看CNAS-RL01：2019第5.3.2条），安排不定期监督评审。

（2）已获准认可的实验室在认可批准后的第2年（24个月内）进行第1次复评审。复评审每2年1次，两次复评审的现场评审时间间隔不能超过2年（24个月）。复评审范围涉及认可要求的全部内容、全部已获认可的技术能力。具体要求见CNAS-RL01：2019第5.4条。

（3）定期监督评审或复评审无需实验室申请，但必须进行现场评审，监督的重点是核查获准认可实验室管理体系的维持情况。定期监督评审或复评审的截止日期在CNAS秘书处向实验室发放的"认可决定通知书"中标明，实验室要予以关注。

（4）实验室无故不按期接受定期监督评审或复评审，将被暂停认可资格。

（5）如实验室确因特殊原因不能按期接受定期监督评审或复评审，则需向CNAS秘书处提交书面延期申请，说明延期原因及延期期限，经审批后方可延期。一般情况下，延期不允许超过2个月。

（6）不定期监督评审根据具体情况安排现场评审或其他评审（如文件评审）。对于获认可在6年之内的实验室，由于实验室与认可相关的人员、方法、设备、环境设施等发生变化而安排的不定期监督评审，如果这种变化导致实验室技术能力的变更或涉及的变更很多，则需要安排现场评审确认，反之可安排其他评审确认。

（7）当不定期监督评审与定期监督评审、复评审相距时间较近时，征得实验室同意后，可合并安排。

（二）扩大认可范围

实验室获得认可后，可根据自身业务的需要，随时提出扩大认可范围申请。

（1）申请的程序和受理要求与初次申请相同，但在填写认可申请书时，可仅填写扩大认可范围的内容。

（2）扩大认可范围的相关要求请参见 CNAS - RL01：2019 第 5.2.1 条。

（3）实验室扩大认可范围应该是有计划的活动,应对拟扩大的能力进行充分的验证并确认满足要求后,再提交扩大认可范围申请。

（三）变更告知

实验室获得认可后,有可能会发生实验室名称、地址、组织机构、技术能力(如主要人员、认可方法、设备、环境等)等变化的情况,这些变化均要及时通报 CNAS 秘书处。

（1）具体要求可参见 CNAS - RL01：2019 第 9 条。

（2）变更发生后,实验室从 CNAS 网站下载并填写《变更申请书》,提交变更申请后,在 CNAS 秘书处确认变更前,实验室不能就变更后的内容使用认可标识。

1）如果发生《变更申请书》未包括内容的变更,实验室可自行撰写变更申请。

2）实验室要保证《变更申请书》所填写的信息真实、准确,并承担由于提供信息虚假或不准确而造成的一切后果和责任。

3）与扩项评审同时申请变更,只需填写相应申请书,不必再单独填写《变更申请书》。

（3）发生变更后,实验室要对变更后是否持续满足 CNAS 的认可要求进行确认。

（4）针对实验室的情况,对实验室提出的认可标准、授权签字人的变更,CNAS 秘书处采取不同的方式进行确认。

1）获认可超过 6 年(含 6 年)的实验室,实施备案管理,即接到变更申请后,直接获得批准;如果实验室提出变更申请时,CNAS 秘书处已确定其监督、扩项或复评评审组的,则在完成现场评审等全部认可流程后予以批准。

2）获认可不足 6 年的实验室,则需要通过不定期监督评审,对申请的变更事项予以确认。

（5）一般情况下,对于检测/校准/鉴定环境变化(指搬迁),需通过现场评审予以确认。

（6）根据实验室的意愿,CNAS 安排的变更确认也可与定期监督评审或复评审合并进行。

（四）缩小或不再保留认可资格

在认可有效期内,实验室如要缩小认可范围或不再保留认可资格,要向 CNAS 秘书处提交书面申请,并明确缩小认可的范围。

在认可有效期内,实验室如不能持续符合认可要求,CNAS 将对实验室采取暂停或撤销认可的处理,具体要求可参见 CNAS - RL01：2019 第 10 条。被暂停认可后,实验室如要恢复认可,需书面提交恢复认可申请。暂停期内实验室如不能恢复认可(完成评审、批准环节),则将被撤销认可。

（五）CNAS 和实验室的权利和义务

1. CNAS 的权利和义务

（1）CNAS 有权对实验室开展的活动和认可证书及认可标识/联合标识的使用情况进行不定期监督。CNAS 有权根据相关方的投诉对实验室进行现场调查和跟踪调查,并据以提出整改要求。CNAS 有权针对实验室不符合 CNAS 规定的情况,做出暂停、恢复、撤销认可资格的决定。

（2）CNAS 有义务利用网站公开获准认可实验室的认可状态信息并及时更新,信息包括:已认可实验室的名称和地址;认可的批准日期和终止日期;认可范围。CNAS 有义务向获准认可实验室提供与认可范围有关的、适宜的测量结果溯源途径的信息。CNAS有义务提供签署相关ILAC和APAC多边承认协议及其他一些国际安排的信息。CNAS有义务在认可要求发生变化时及时通知已获准认可实验室，在对更改内容和生效日期做出决定之前，听取各有关方面的意见，以便获准认可的实验室在合理的期限内做出调整。CNAS有义务及时向申请/已获认可实验室提供最新版本的认可规则、准则和其他有关文件，或提供获得文件的渠道，有计划地对实验室进行有关认可知识的宣贯和培训，并以积极态度，主动征询实验室的意见，注意随时收集认可工作中实验室的相关信息反馈，促进CNAS认可体系的持续改进。为了解实验室和潜在客户的需求，CNAS有义务及时答复有关认可问询，建立行之有效的信息发布和客户反馈系统，通过组织宣传、培训活动，满足实验室需求。CNAS有义务遵守国际实验室认可合作组织（ILAC）和亚太实验室可合作组织（APAC）相互承认协议中的要求，不将已加入相互承认协议的认可机构作为竞争对手。除需要公开的信息外，CNAS有义务对在实验室认可活动中获得或产生的其他信息，如商业、技术等信息保密。

2. 实验室的权利和义务

（1）申请认可实验室的权利和义务

1）实验室有权获得CNAS的相关公开文件。实验室有权获得本实验室认可评审安排进度、评审组成员及所服务的单位等信息。实验室有权对与认可有关的决定提出申诉，有权对CNAS工作人员及评审组成员的工作提出投诉。在基于公正性原因时，实验室有权对评审组的组成提出异议。

2）实验室有义务了解CNAS的有关认可要求和规定。实验室有义务按照CNAS的要求提供申请文件和相关信息，并保证内容真实、准确。实验室有义务服从CNAS秘书处的各项评审安排，为评审活动提供必要的支持，并为有关人员进入被评审的区域、查阅记录、见证现场活动和接触工作人员等评审活动提供方便，不得拒绝CNAS秘书处派出的见证评审活动的人员（包括国际同行评审的见证人员）。

（2）获准认可实验室的权利和义务

1）实验室有权在规定的范围内宣传其从事的相应的技术能力已被认可。实验室有权在其获认可范围内出具的证书或报告，以及拟用的广告、专用信笺、宣传刊物上使用认可标识/联合标识。实验室有权对CNAS工作人员、评审人员的工作提出投诉，并有权对CNAS针对其作出的与认可有关的决定提出申诉。实验室有权自愿申请终止认可资格。

2）实验室有义务确保其运作和提供的服务持续符合认可条件。实验室有义务自觉遵守相关法律和法规。实验室有义务为CNAS秘书处安排评审活动提供必要的支持，并为有关人员进入被评审区域、查阅记录、见证现场活动和接触工作人员等评审活动提供方便，并不得拒绝CNAS秘书处派出的见证评审活动的人员（包括国际同行评审的见证人员）。

3）实验室应参加CNAS秘书处指定的能力验证、实验室比对或测量审核活动。实验室应对其出具的证书或报告（包括但不限于试验数据、意见和解释等内容）负责，为客户保守秘密。

4）实验室有义务建立客户投诉处理程序，如在收到投诉后2个月内未能使相关方满意，应将投诉的概要和处理经过等情况通知CNAS秘书处。实验室在发生变化时，有义务及时书面通知CNAS秘书处；有义务在认可要求发生变化时按照CNAS要求进行调整，并在调整完成后通知CNAS秘书处。实验室有义务做到公正诚实，不弄虚作假，不从事任何有损CNAS声誉的活动。实验室有义务在其证书、报告或宣传媒介，如广告、宣传资料或其他场合中表明其认可状态时，符合CNAS的有关规定。实验室有义务在被CNAS撤销认可或自愿注销认可资格时，或在认可证书（或认可决定书)明示认可的期限逾期时,立即交回认可证书,停止在证书、报告或宣传材料上使用认可标识/联合标识,并不得采用任何方式表示其认可资格仍然有效。实验室有义务经常浏览 CNAS 网站,及时获得认可状态、认可要求等相关信息。

5)实验室有义务按有关规定缴纳费用。实验室有义务及时将认可资格的暂停、缩小、撤销及相关后果告知其受影响的客户,不得有不当延误。实验室有义务对获准认可的技术能力进行管理,对不常开展检测/校准/鉴定活动的能力或由于各种原因已不具备的能力,及时缩小认可范围。

九、远程评审

CNAS 对实验室、医学实验室和检验机构的远程评审,包括评审组全部为远程和部分为远程的情况。

(一)适用类型

远程评审主要适用于实验室和检验机构的复评审和定期监督评审。特殊情况下,经 CNAS 评估和批准后,初次评审、变更和扩大认可范围也可参考使用。原则上,同一实验室和检验机构相同的技术领域不宜连续 2 次使用远程评审。

(二)适用场景

在以下场景时将考虑使用远程评审。

(1)基于政府和监管机构的安全及健康要求或旅行政策限制而无法前往实验室和检验机构或评审地点的现场。

(2)实验室和检验机构的现场检验和检测活动仅能安排在环境恶劣且不易前往的地区(如高海拔山区、远海平台等),且该项技术能力在之前的评审中已进行过现场见证。

(3)计划在现场完成的一项或多项评审活动无法如期完成,但延长现场评审却不是最好的解决方式。

(4)评审员的评审日程安排出现变化且难以调整(如评审员当地的旅行政策突发变化等)。

(三)实施条件

远程评审前,评审双方应对 ICT 工具的软硬件配置、相关操作人员的能力、信息的安全性和保密性是否满足实施条件进行确认,若不满足,则不能实施远程评审。任何不一致的事宜应在远程评审实施前予以解决。

1. 软硬件配置 评审组、实验室和检验机构应具备拟采用的 ICT 技术所需要的软硬件条件,如视频会议平台、远程音视频沟通工具、必要的影音录像类设备及相应的网络条件。ICT 设备现场使用条件应满足相应的音视频传输效果、安全、环保、保密等要求。

2. 人员能力 评审组与实验室和检验机构人员均应具备使用上述 ICT 工具及解决设备突发情况的能力。

3. 信息安全性和保密性要求 远程评审所使用的 ICT 技术应具备信息安全保密功能,并满足相关法律和法规的要求。评审组、实验室和检验机构人员都应遵守相关的信息安全和保密要求,如评审期间的录屏、录像要求,评审期间的文件传输安全要求,评审完成后的信息删除要求等。

（四）实施过程

1. 远程评审的启动

（1）实验室和检验机构在满足 CNAS-EL-14：2023 文件第7章要求的前提下，可提出远程评审申请。CNAS 将本着一事一议的原则，根据实验室和检验机构申请的评审类型、活动的场景特性、之前的评审情况及申诉和投诉情况，决定是否采用远程评审。

（2）在发生重大卫生事件、突发事件等特殊情况下，CNAS 与实验室和检验机构协商一致后可直接启动远程评审。

2. 远程评审的准备

（1）实验室和检验机构应指派至少一人负责远程评审的互联网接入、会议系统使用等工作，并为相关通信方式提供必要的技术保障。

（2）实验室和检验机构应与评审组在评审正式开始前一同确认所使用的 ICT 技术及 ICT 技术所使用的范围，并将其列入评审计划。双方应对远程评审通信方式进行调试，确保所使用的 ICT 技术平台的兼容性和网络的畅通性，在满足双方评审要求后方可继续正式的评审活动。调试范围应包括待进行远程评审的所有地点。

（3）实验室和检验机构应对评审组远程评审的评审计划及试验见证安排进行确认，并按时准备好评审组要求的相关电子版文件、记录及相关影音录像资料，有异议时，应及时提出意见。

（4）当实验室和检验机构对其电子版文件和记录、照片、影音录像及远程视频见证试验环节有保密要求时，应提前告知 CNAS 及评审组。如果此类保密要求可能影响远程评审的有效性，CNAS 可终止本次远程评审。

3. 远程评审的实施

（1）实验室和检验机构应在每次远程会议及交流时采用摄像装置扫描房间的方式来向评审员展示参与会议的人员。实验室和检验机构可通过实时视频交流或影音录像的方式向评审组远程展示其实验室和检验机构整体环境情况。

（2）实验室和检验机构应配合评审组综合采用网络视频、远程调用试验数据、远程查阅实验室和检验机构文件记录等多种有效的 ICT 技术手段来实施远程评审，并保证远程评审会议过程及技术见证过程中周围环境的安静和不被打扰。

（3）当评审组对现场试验的技术能力进行实时视频评审时，实验室和检验机构应确保技术评审员在实时视频评审时能够观察到现场试验的重点环节，必要时实验室和检验机构应调整摄像设备或多角度拍摄以便评审员能完整地观摩。

（4）仅当实验室和检验机构实际情况不适合进行实时视频考核时（如网络速度慢、信号屏蔽问题等），在请示 CNAS 项目主管后，实验室和检验机构应根据与评审员事先商定的要求，事先录制现场试验视频。事先录制的影像应清晰包含试验人员、试验关键设备、环境设施及试验全部流程。当试验过程较长时，可根据评审员的要求选择录制试验关键操作部分。视频录制时，可同时为试验过程配解说。

（5）电子版材料发送时，实验室和检验机构应关注文件传输过程的信息安全，涉及实验室和检验机构保密及隐私的文件应加密后再发送。

（6）对于因远程评审手段限制而导致实验室和检验机构的技术能力确认存在疑点或不充分的情况，CNAS 将视风险情况后续追加现场评审。

（7）实验室和检验机构应及时提供评审组要求的远程评审所需的各类材料，并确保所提供材料的真实性。

（五）远程评审的终止

以下几种情况可终止远程评审。

（1）发生短期内无法恢复的异常情况：用于支撑远程评审的设备由于当地公共设备或设施出现故障而无法正常工作，如实验室和检验机构及评审组的设备损坏或通信网络发生故障等。评审组认为其他可能影响认可评审效果的因素。

（2）实验室和检验机构准备不充分：实验室和检验机构不能按照评审计划及时提供评审组所需要的证据资料；接受评审的人员不能熟练操作远程通信软件；提供的文件、记录等资料模糊，不清晰，导致影响认可评审进度；保密及信息安全无法达到双方之前的约定。

（3）实验室和检验机构在远程评审中存在刻意误导隐瞒情况。

（六）远程评审的后续安排

CNAS 将根据远程评审终止原因而采取不同的后续措施。

（1）发生由于短期内无法恢复的异常情况而终止的远程评审，待实验室和检验机构重新做好评审准备，经双方协商可再次安排远程评审。

（2）对于实验室和检验机构准备不充分导致的评审终止，CNAS 原则上不再安排远程评审，建议改用现场评审。实验室和检验机构应承担因此而产生的相应费用。

（3）当实验室和检验机构在远程评审中存在刻意误导隐瞒情况时，CNAS 将根据相关认可规则对实验室和检验机构的认可资格进行处理。

（七）远程评审的后续要求

（1）实验室和检验机构应统一留存本次远程评审过程中可作为符合性证据的所有电子材料（包括但不限于电子文档、视频、音频、照片、扫描件等），保存时间至少为 6 年，以便后续进行核查。全部电子材料的清单应提供给评审组。

（2）评审员应在评审后删除在评审过程中获取的与实验室和检验机构有关的电子文件、记录、照片、视频、录音等文件。

（八）远程检验的管理要求

（1）CNAS 暂不对远程检验能力进行远程评审。

（2）检验机构申请/实施远程检验的项目/能力时，应满足：检验机构应制订远程检验管理要求，明确远程检验实施条件、检验记录等管理。检验机构应建立适宜的管理制度，满足远程检验活动开展远程见证的 ICT 实施条件要求。应用 ICT 开展远程检验时，涉及人员（如检验员）应具备相应能力以便理解和利用所采用的 ICT 技术取得期望的检验结果（参见 CNAS－EL－20：2021）。

十、CNAS 认可标识和认可状态

CNAS 部分认可规范文件中也有对体系文件的要求，如 CNAS－R01：2020《认可标识使用和认可状态声明规则》中要求"合格评定机构应对 CNAS 认可标识使用和状态声明建立管理程序，以保证符合本规则的规定，且不得在与认可范围无关的其他业务中使用 CNAS 认可标识或声明认可状态""校准实验室应建立签发带 CNAS 认可标识校准标签的管理程序"等。

（邢晓光）

参考文献

［1］中国合格评定国家认可委员会.医学实验室质量和能力认可准则：CNAS‐CL02：2023［S/OL］.（2023‐06‐01）［2023‐09‐26］.https://www.cnas.org.cn/rkgf/sysrk/jbzz/2023/06/911424.shtml.

［2］中国合格评定国家认可委员会.实验室认可指南：CNAS‐GL01：2018［S/OL］.（2018‐03‐01）［2023‐09‐26］.https://www.cnas.org.cn/rkgf/sysrk/rkzn/2018/03/889119.shtml.

［3］中国合格评定国家认可委员会.实验室认可规则：CNAS‐RL01：2019［S/OL］.（2019‐12‐30）［2023‐09‐26］.https://www.cnas.org.cn/rkgf/sysrk/rkgz/2020/01/901830.shtml.

［4］中国合格评定国家认可委员会.认可标识使用的认可状态声明规则：CNAS‐R01：2020［S/OL］.（2020‐10‐20）［2023‐09‐26］.https://www.cnas.org.cn/rkgf/tyrkgz/2018/04/889811.shtml.

［5］中国合格评定国家认可委员会.实验室和检验机构认可收费管理规则：CNAS‐RL03：2019［S/OL］.（2019‐04‐01）［2023‐09‐26］.https://www.cnas.org.cn/rkgf/jcjgrk/rkgz/2019/04/896269.shtml.

［6］中国合格评定国家认可委员会.医学实验室认可受理要求的说明：CNAS‐EL‐14：2023［S/OL］.（2023‐08‐01）［2023‐09‐26］.https://www.doc88.com/p-58347668070774.html.

［7］中国合格评定国家认可委员会.实验室和检验机构认可远程评审的应用说明：CNAS‐EL‐20：2021［S/OL］.（2021‐06‐01）［2023‐09‐26］.https://www.cnas.org.cn/rkgf/sysrk/rksm/2021/05/905478.shtml.

第二篇

CNAS－CL02:
2023 条款原文及释义

第五章
总 体 要 求

一、公正性

【条款原文】

4.1　公正性

a）应公正开展实验室活动。实验室结构设置和管理应保证公正性。

b）实验室管理层应作出公正性承诺。

c）实验室应对实验室活动的公正性负责，不应允许商业、财务或其他方面的压力损害公正性。

d）实验室应监控其活动及其关系，以识别公正性威胁。监控应包括实验室员工的关系。

注：危及实验室公正性的关系可基于所有权、控制权、管理、员工、共享资源、财务、合同、市场营销（包括品牌推广）、支付销售佣金或其他报酬以引荐实验室新用户等。这些关系并不一定会对实验室的公正性构成威胁。

e）如识别出公正性威胁，应消除或尽量减少其影响，以使公正性不受损害。实验室应能够证明如何降低这类威胁。

【条款释义】

针对条款原文逐条进行解释。

4.1　公正性：由医学实验室所实施任务结果的客观性。

注1：客观性可以被理解为没有偏离或无利益冲突。

注2：其他可用于表示公正性要素的术语有"独立""无偏""中立""公平""思想开明""不偏不倚""客观""平衡"。

a）实验室应严格按照标准和规范进行实验室活动；实验室活动不受其他部门（如行政部门、政府监管部门）的影响和干涉；对用户一视同仁，不偏不倚；实验室保留检测过程中的相关数据及记录，做到可回溯，实验活动诚实可信。

实验室在搭建组织架构层级、制定岗位职责、权力时应充分考虑公正性影响，组织结构清晰，职责明确。

实验室在组织架构上的设立要保证其独立性，实验室具有明确的法律地位，具备承担法律责任的能力。

如实验室本身不是独立法人，隶属于母体组织，则要求法定代表人必须书面授权医学实验室管理层对实验活动的公正性负责。

实验室应建立保证公正性的管理程序及公正性承诺，明确对公正性的控制要求，制定有效实施活动的程序，在符合要求、有效运行的管理体系上予以实施各项实验室活动，保证实验室活动的公正性。

b）实验室所在母体组织的最高管理者对所有下属组织和人员的要求及承诺；实验室管理层面对社会做出公正性承诺；实验室人员要求理解并执行公正性承诺。

c）实验室应明确对公正性的责任，采取措施规定人员不受商业、财务或其他方面的压力，保证公正性不受损害。

d）实验室为确保活动的公正性，应监测实验活动及各种关系，引入风险管理理念。识别实验室的公正性可能存在的威胁（风险），这些威胁（风险）来自实验室的活动、实验室的关系、实验室人员的关系。影响公正性的关系可能与所有权、控制权、管理、人员、共享资源、财务、合同、市场营销

（包括品牌）等有关，这些关系不一定对公正性产生威胁（风险），但仍需要实验室科学地管理，对识别出的威胁（风险）做出评估并采取措施。

e）如果实验室识别出公正性的威胁（风险），实验室要保留有关证据，证明消除或最大限度地降低了这种威胁（风险）。

（孙克江）

二、保密性

【条款原文】

4.2.1　信息管理

实验室应通过作出具有法律效力的承诺，对在实验室活动中获得或产生的所有患者信息承担管理责任。患者信息的管理应包括隐私和保密。实验室应将其准备公开的信息事先通知用户和/或患者。除非用户和/或患者公开的信息，或实验室与患者有约定（例如：为回应投诉的目的），其他所有信息都作为专有信息并应被视为保密信息。

4.2.2　信息发布

实验室依据法律要求或合同授权透露保密信息时，应将所发布的信息通知到相关患者，除非法律禁止。实验室应对从患者以外渠道（如投诉人、监管机构）获取的有关患者信息保密。除非信息的提供方同意，实验室应为信息的来源保密，且不应告知患者。

4.2.3　人员职责

人员，包括委员会委员、合同方、外部机构人员或代表实验室的能获取实验室信息的个人，应对在实施实验室活动过程中获得或产生的所有信息保密。

【条款释义】

针对条款原文逐条进行解释。

4.2.1　信息管理：所谓的秘密是在一定时间内只限一定范围的人员知悉的事项，可分为国家秘密、商业秘密、技术秘密及个人隐私等。

医学实验室的保密范围是基于实验过程中获得或产生的与患者相关的信息和数据。实验室在遵守法律法规的前提下，采取保护患者隐私的有关措施，如明确保密的事项及保密的范围、规则和制度，设置必要的保密技术手段，进行保密教育和保密检查等措施，这是实验室应尽的法律义务。

"具有法律效力的承诺"意味着实验室内部管理层和员工以签署保密承诺书的方式作出保密性承诺。

遵守法律、法规的前提下，实验室要对用户和（或）患者提供的信息，实验室活动过程中所产生的数据结果，实验过程中的原始数据，用户和（或）患者以外的途径获得的（如投诉人、监督机构）等获得的相关信息都要进行保密。诸如患者的病例资料、个人信息、检验、检查结果及实验室出具的报告等皆属于患者的专有信息，应该予以保密。实验室人员要在相关实验室活动场所、信息管理系统，实验室活动过程中制定并实施保密措施。

4.2.2　信息发布：实验室可以根据法律要求或合同授权透露保密信息，但实验室需要提供并透露的信息需事先通知有关用户和（或）患者，本条款可以从两方面理解：一是只允许客户知道的信息，不能通知客户以外的任何人；二是当法律要求必须将相关信息通知政府及监管部门，实验室应该严格按照相关法律要求操作。例如《中华人民共和国生物安全法》规定"医疗机构、专业机构及其工作人员发现传染病、动植物疫病或者不明原因的聚集性疾病的,应当及时报告,并采取保护性措施"。

实验室应对从患者以外渠道(如投诉人、监管机构)获取的有关患者信息时,应确保在用户和(或)患者间实施保密。除非该信息的提供方(即信息的来源方)同意,否则实验室应为信息的提供方实施保密,并且不应告知用户和(或)患者。

4.2.3 人员职责:涉密人员包含委员会委员、合同方、外部机构人员或代表实验室的能获取实验室信息的个人;委员会委员即实验室所设立的专门委员会的人员,一般指认可组织、实验室管理层及投诉受理部门人员等。

合同方、外部机构人员可包含设备安装调修人员、软件维护人员、校准人员、外部评审人员等。

代表实验室的个人如律师、法律顾问和外聘的财务审计人员等,以上人员都应签署保密协议,要求上述人员对过程中获得和产生的所有信息(法律要求的除外)承担保密责任,以保证实验室、用户和(或)患者及国家信息受到保护。

(孙克江)

三、患者相关的要求

【条款原文】

4.3 患者相关的要求

实验室管理应确保将患者的健康、安全和权利作为首要考虑因素。实验室应建立并实施以下过程:

a) 患者和实验室用户有途径提供有用信息,以协助实验室选择检验方法和解释检验结果。

b) 向患者和实验室用户提供有关检验过程的公开信息,包括费用(适用时)和预期得到结果的时间。

c) 定期评审实验室提供的检验,以确保这些检验在临床上是适当和必要的。

d) 在适当情况下,向患者、用户及其他相关人员披露导致或可能导致患者伤害的事件,并记录为减轻这些伤害而采取的措施。

e) 以应有的谨慎和尊重对待患者、样品或剩余物。

f) 在需要时获得知情同意。

g) 在实验室关闭、收购或合并的情况下,确保留存的患者样品和记录的持续可用性和完整性。

h) 应患者和其他代表患者的医务提供者的要求提供相关信息。

i) 维护患者不受歧视地获得医疗服务的权利。

【条款释义】

1. 定义

(1)患者:是指为检验提供材料的个体。

(2)实验室用户:是指申请医学实验室服务的个人或实体。具体可包括患者、临床医生及其他送检样品的实验室或机构。

2. 释义 医学实验室对患者的医疗至关重要,需要在伦理和监管范畴内开展活动,且明确医疗服务提供者对患者的责任。医学实验室的活动范围包括:检验申请的安排,患者的准备,患者识别,样品采集、运送、患者样品的处理,选择符合预期用途的检验,样品检验,样品储存,以及结果的解释、报告和建议，还包括向患者提供结果、安排急诊检测和通知危急结果等。

（1）实验室应建立相关的文件化程序，成立医疗咨询小组，对日常咨询和沟通的工作进行有效管理，应充分了解、理解患者和实验室用户的需求，满足服务用户不同的需求。实验室可通过医务科组织临床医护人员定期开沟通会，也可以通过定期调查咨询问卷等形式，获得患者和实验室用户的建议，以确定实验室目前使用的检验方法是否满足患者和实验室用户的需求，以及结合临床患者的实际情况，对检验结果进行更有效的解释（见 5.3.3 及 6.7）。

（2）实验室应向患者和实验室用户提供有关检查过程的公开信息，可以通过网站、微信、小程序、实验室外侧公告栏或宣传栏、提示卡等形式，提供包括检测费用、检验结果报告时间、检验前的留取标本注意事项等信息，以便更好地为患者和实验室用户提供优质的检验服务（见 7.2.2）。

（3）实验室应定期评审所提供的检验项目，可以通过医务科召集各临床科室人员集中进行定期评审，也可以定期走访每个临床科室进行针对不同临床专业的检验项目及服务进行评审，即时根据临床需求调整检验，确保其能满足临床诊疗的需求（见 6.7）。

（4）实验室应建立文件化程序，通过采访、交流、宣传等多种方式，为患者和实验室用户提供检验整个过程的咨询服务，包括提供正确信息，纠正错误信息，适当时对导致或可能导致患者伤害的情况作出说明，给予有效建议，提出解决措施，并记录下所采取的措施。当患者或其他代表患者的医务提供者要求提供检测相关信息时，在保证不影响患者个人利益及隐私的情况下，实验室可以提供相关信息（见 5.3.3）。

（5）实验室应建立文件化程序对患者样本进行全流程的管理，内容包括样本的采集、运送、识别、查询、储存及安全处理等全面跟踪监督管理。当发生实验室关闭、收购或合并的情况，也要确保留存的患者样品和记录的持续可用性和完整性（见 7.2 和 7.4）。

（6）实验室应建立文件化程序，维护患者不受歧视地获得医疗服务的权利，原始样本申请、采集及运送过程等对患者进行的所有操作在需要时要征得患者同意，并确保患者在过程中获得平等的医疗服务权利。可以定期或不定期进行患者的满意度调查，以知晓患者的就医感受，更好地为患者提供检验服务（见 7.2.4）。

3. 现场评审需要注意问题

（1）需要查阅：相关咨询服务和服务协议的程序文件，相关检验前申请及样本储存的程序文件，与患者的沟通记录，与临床医护的沟通记录，满意度调查记录，服务协议的评审记录，样品的储存记录等。

（2）需要观察：实验室是否有向患者和实验室用户提供检验相关公开信息，样本采集的设施环境是否满足要求，走访临床科室并通过和临床医护的沟通获得相关情况等。

（何　菲）

第六章
结构和管理要求

一、法律实体

【条款原文】

5.1 法律实体

5.2 实验室或其所属组织应是能为其活动承担法律责任的实体。

注：基于本准则的目的，政府实验室基于其政府地位被视为法律实体。

【条款释义】

该条款要求实验室有能力承担相应的法律责任，是保证实验室活动公正性的基础。法人是依法独立享有民事权利和承担民事义务的组织，包括机关、事业单位、企业和社会团体法人。法律责任是对实验室活动的后果承担民事或刑事责任。

按法律地位可分独立法人和非独立法人。独立法人的临床实验室，法律地位明确，能独立承担医学实验室相应的法律责任。非独立法人的临床实验室，从属于某一医院或学校的下属部门，不能承担法律责任（民事责任或刑事责任），如果需要追究其法律责任，将由其所属的法人来承担。临床实验室的所属组织的法人，授权实验室主任进行符合法律、法规要求的实验室检测活动。

实验室或者其所属医疗机构应有医疗机构执业许可等资格许可，许可的诊疗科目中应有医学检验科、病理科等。如果申请CNAS认可，自获准执业之日起，需开展医学检验（检查）工作至少1年。临床实验室开展基因扩增、艾滋病检测、产前筛查与诊断、遗传学筛查与诊断等特殊检验项目，应当按照国家卫生健康委员会（简称卫健委）相关规定通过有关部门审核和批准。其中，开展产前筛查与诊断，所属机构应设有妇产科并具有产前诊断的资质。

评审要点：查阅实验室或其母体组织的法人证书、医疗执业许可证，并在有效期内开展工作；医疗执业许可证的诊疗科目有医学检验科、病理科等；法人代表对实验室主任有授权，声明实验室主任对实验室所开展的检验工作承担法律责任；实验室主任对实验室管理层有授权。

（杨大干）

二、实验室主任

【条款原文】

5.2 实验室主任

5.2.1 实验室主任能力

实验室应由一名或多名具有规定任职资格、能力、授权、责任和资源的人员领导，以满足本准则的要求。

5.2.2 实验室主任职责

实验室主任负责实施管理体系，包括将风险管理应用于实验室运行的各方面，以便系统识别和应对患者医疗风险和改进机遇。

实验室主任的职责和责任应形成文件。

5.2.3 职责分派

实验室主任可将选定的职责和（或）责任分派给有资质且有能力的员工，并形成文件。但实验室主任应对实验室的整体运行负有最终责任。

【条款释义】

该条款规定实验室主任的能力、职责及职责分派,促进医学实验室的全面发展。实验室主任是对实验室负责,具有规定任职资格、能力、授权、责任和资源的一人或多人,是实验室的最高管理者,对实验室的全面管理负有责任并拥有权力。该条款与上一版本比较,取消了 ISO 15189:2012 4.1.1.4 a)～o)原有行政、财务、质量、教育、安全、应急、发展等具体要求,取消了 ISO 15189:2012 4.1.2.7 质量主管。实验室主任职责核心和最低要求是负责管理体系的实施,识别和应对患者医疗风险和改进机会。

依据实验室所在机构的职能、规模、特色、宗旨和战略等,规定实验室主任能力要求,包括:① 资格要求:学历、学位、职称、工作年限、资格证书等;② 能力要求:医学检验技术工作经验和解决技术问题水平,学术论文和科研项目或成果要求;③ 授权要求:负责实验室的全面运行管理工作;④ 责任要求:实验室主任是医疗、质量、安全的第一责任人;⑤ 资源要求:配备实验室所需的人员、设施和环境条件、设备、试剂和耗材、服务协议、外部产品和服务等。

实验室主任负责管理体系的实施,参照 ISO 22367、ISO 35001 要求,将风险管理应用于检验前、检验和检验后的各个过程,应用于通用要求、结构要求、资源要求和管理体系要求的各个要素,系统地识别对患者医疗的潜在风险,采取措施降低这些潜在风险,还应识别患者医疗中的改进机遇并实施改进措施。另外,实验室主任职责还可包括:所在机构要求承担的职责,相关方的沟通与联系,实验室资源的管理,实验室安全、教学、科研等职责。对实验室主任的职责和责任在程序文件中进行明确规定。医院任命一个或多个实验室主任/副主任,应在每个主任的岗位职责中说明各自的职责。

实验室活动包括检验前、检验和检验后过程,专业领域包括血液和体液、生化、免疫、微生物、分子、组织和细胞等。实验室主任可将实验室活动、安全生产、培训教育、持续改进、风险管理、院感、教学、科研、工会等职责分派给有资质且有能力的员工。如专业领域的实验室活动分派给专业组长负责,安全生产分派给安全员管理,培训教育、院校教学等分派给教学秘书,将学术交流、课题管理等分派给科研秘书。将分派职责形成授权书等文件,并在员工的岗位职责中说明所分派的职责,但实验室主任对实验室的运行和管理负有最终责任。

评审要点:实验室主任有任命文件或法人代表的授权书;实验室主任能力符合所在机构的要求和满足本准则的要求;有文件化的实验室主任职责和责任,负责管理体系的实施;实验室主任的职责分派合理、清晰,并有文件化记录。

(杨大干)

三、实验室活动

【条款原文】

5.3.1　通用要求

实验室应规定实验室活动的范围并形成文件,包括在符合本准则要求的主要地点以外开展的实验室活动(如 POCT、样品采集)。实验室应仅在实验室活动范围内声称符合本准则的要求,不包括外部持续提供的实验室活动。

5.3.2　要求的符合性

实验室活动应以满足本准则、用户、监管机构和认可机构要求的方式开展,这适用于已规定且形成文件的实验室活动的全部范围,无论在何处提供服务。

5.3.3 咨询活动

实验室管理层应确保提供适当的实验室建议和解释,并满足患者和用户的需求。

适用时,实验室应建立协议与实验用户进行沟通,包括:

a)为选择和使用检验提供意见,包括所需样品类型、检验方法的临床适应证和局限性,以及要求检验的频率。

b)为检验结果的解释提供专业判断。

c)促进实验室检验的有效利用。

d)就科学及事务性工作提供意见,例如样品不符合可接受标准的情况。

【条款释义】

针对条款原文逐条进行解释。

5.3.1 通用要求:实验室的活动范围包括实验室内的活动和在实验室外开展的符合 ISO 15189 认可准则要求的实验室活动(如 POCT、样品采集),实验室应在其体系文件中对其活动范围进行规定。实验室在声称符合 ISO 15189 认可准则要求时,只限于实验室规定范围内的实验室活动。

5.3.2 要求的符合性:对属于实验室规定范围内的实验室活动,实验室要确保以满足 ISO 15189 认可准则、用户、监管机构和认可机构要求的方式开展。实验室可以采用建立满足以上要求的质量管理体系并严格按已建立的质量管理体系要求实施各项实验室活动的方法来实现。

5.3.3 咨询活动:咨询服务是实验室与服务对象之间的涉及请教、询问、商议等意思的双方问答事件。实验室的咨询服务主要是通过倾听、交谈、交流、宣贯等多种方式,为实验室服务对象提供正确的信息,纠正错误信息,给予有效的建议,提出解决办法,帮助实验室服务对象做出决定。咨询活动可分为主动咨询和被动咨询两种。

实验室服务的患者和用户的需求主要包括:① 为选择和使用检验提供意见,包括所需样品类型、检验方法的临床适应证和局限性,以及要求检验的频率;② 为检验结果的解释提供专业判断;③ 促进实验室检验的有效利用;④ 就科学及事务性工作提供意见,如样品不符合可接受标准的情况。

为满足患者和用户的以上需求,实验室应建立咨询服务管理程序确保能就以上需求内容提供适当的建议和解释。该程序宜详细说明咨询服务对象、咨询服务人员、咨询服务内容、咨询服务途径、咨询服务记录保存和咨询活动监控等内容。

对于实验室提供的咨询活动,实验室应与用户代表(如医务科)签订服务协议并定期评审该协议的执行情况。

(宋志荣　黄福达)

四、结构和权限

【条款原文】

5.4.1 通用要求

实验室应:

a)确定其组织和管理结构、其在母体组织中的位置,以及管理、技术运作和支持服务间的关系。

b）规定对实验室活动结果有影响的所有管理、操作或验证人员的职责、权力、沟通渠道和相互关系。

c）在必要的范围内规定其程序，以确保实验室活动实施的一致性和结果有效性。

5.4.2 质量管理

实验室应配备具有履行其职责所需的权限和资源的人员，无论其是否还被赋予其他职责。所履行职责包括：

a）实施、保持和改进管理体系。

b）识别与管理体系或执行实验室活动的程序的偏离。

c）采取措施以预防或最大程度减少这类偏离。

d）向实验室管理层报告管理体系运行状况和改进需求。

e）确保实验室活动的有效性。

注：这些责任可分配给一人或多人。

【条款释义】

实验室应有清晰的内外部组织结构，合理的人员职责、权限及相互关系，有效实施质量管理，确保实验室活动的一致性和结果有效性。该条款对应第 3 版的三个 4 级条款，包括 4.1.2.5 职责、权限和相互关系，4.1.2.6 沟通，4.1.2.7 质量主管。第 4 版的条款要求有小的调整，取消了"质量主管"的称呼，将职责可分配给一人或多人。组织结构是对实验室结构、资源、过程、管理体系等工作任务进行分工、规定职责和权限、相互协调合作，用组织结构图展示。质量管理是管理体系的建立、实施、维持和改进，识别和应对风险及改进机遇，实现质量方针和目标。

1. 通用要求 实验室的组织和管理结构可分为内部和外部两部分。

内部组织和管理结构是实验室主任及管理层的领导下，各专业组及各职能管理组，在质量管理体系运行过程中，所负责的职责、权限、沟通及相互关系。外部组织和管理结构是实验室所在医疗机构中的功能定位，如医技平台科室和医务、设备、采购、信息、科教、院感、人事、护理、保卫、后勤等管理、技术和支持部门的关系，还应规定上级主管部门之间的关系，如中国合格评定国家认可委员会、各级临床检验中心、各级卫生健康委员会、各级疾病预防控制中心等。内外部的各种关系中的接口需要清晰明确。

实验室明确规定对实验室活动结果有影响的管理、操作或验证、辅助等人员的职责、权力、沟通渠道和相互关系，为关键人员指定代理人。管理人员是从事质量管理职能的人员，包括实验室主任、副主任、质量主管、组长、监督员、内审员、秘书等。操作人员是直接从事检验工作的技术人员，如检验员、授权签字人等。辅助人员一般指除管理和技术外的岗位人员，如采样人员、采购人员、样品运送及接收人员、保洁人员等。每个岗位应描述岗位名称、工作职责、执行职能、任职条件，将所有的质量职能分解到有关的岗位和部门。岗位职责要分工清晰、职责明确，防止职能交叉重叠甚至错位。实验室应识别组织内关键的管理和技术岗位并为其指定代理人。为了保证管理体系有效的运行，实验室应建立管理层与员工、客户、上级主管部门及与供应方之间的有效沟通方法，包括如宣贯会、质量会、座谈会、周会、院内网及 App 等。通过沟通得到员工及相关方的理解与支持，确保检验前、中、后全过程质量管理的有效性。

规定检验申请、样本采集、样本运送、样本检验、结果解释、报告查询、急诊检验、危急值报告等实验室活动的程序。程序文件依据 5W1H 原则。why(目的)：执行程序文件要达到什么目的；what(做何事)：程序文件的适用范围和主要内容,执行程序文件要做什么事；who(何人做)：规定哪些人为程序的执行者,各级人员的职责是什么；when(何时做)：规定程序的执行时间或时间顺序；where(何地做)：规定程序的执行地点或空间顺序；how(如何做)：规定程序的具体执行过程。

2. 质量管理　实验室应配备一人或多人负责质量管理,赋予其所需的权限和资源,能够维持管理体系的有效运行。其职责包括：

(1) 实施、保持和改进管理体系。依据认可准则、认可规则、应用要求、认可指南,适用的法律、法规、标准,参照实验室相关的教材、专著、指南、专家共识等建立管理体系,实施、维持和改进管理体系文件,有效运行管理体系。

(2) 识别与管理体系或执行实验室活动程序的偏离。通过质量指标监测、用户或员工投诉、不良事件报告、内部审核、外部检查、风险管理、管理评审等识别管理体系或实验室活动的不符合或偏离。

(3) 采取措施以预防或最大程度减少这类偏离。采取培训考核、降低风险、改进流程或技术等措施,必要时作为改进机遇启动专项的持续改进活动,以预防或最大程度减少管理体系的不符合或偏离。

(4) 向实验室管理层报告管理体系运行状况和改进需求。不定期向实验室管理层口头汇报、会议报告、书面材料、信息系统等沟通和报告临检实验室的管理体系运行情况和改进需求。

(5) 确保实验室活动的有效性。全体员工有责任并确保实验室活动的有效性,满足管理体系的要求。

评审要点：查阅实验室内部和外部的组织和管理结构图,各种关系及接口是否完整且清晰明确。考核各类人员工作职责、沟通渠道、岗位相互关系,是否完全知晓。查阅沟通记录,有沟通的具体内容、主要问题及解决问题的措施。现场观察必要的实验室活动有程序文件规定。查阅岗位职责,核实是否有一人或多人负责质量管理,核实履行职责的效果和评价。

(杨大千)

五、目标和方针

【条款原文】

a) 实验室管理层应建立并维持目标和方针(见 8.2),以：

1) 满足患者和用户的需要和要求。

2) 致力于良好的专业实践。

3) 提供满足其预期用途的检验。

4) 符合本准则。

b) 目标应可测量并与方针一致。实验室应确保该目标和方针在实验室组织的各层级得到实施。

c) 在策划和实施管理体系变更时,实验室管理层应确保管理体系的完整性。

d) 实验室应建立质量指标以评估检验前、检验和检验后过程的关键环节,并监控与目标相关的性能(见 8.8.2)。

注：质量指标的类型包括收到的样品数中不合格的样品数,登记和(或)样品接收的错误数,更正报告数,指定周转时间的完成率。

【条款释义】

(1) 质量目标(quality objective)是指实验室在检验服务相关工作方面所追求的质量目的。质量目标应该依据、围绕实验室的质量方针制定。实验室应对其相关职能和专业层次分别制定质量目标。质量目标应该是明确的、具体的、量化的、动态可持续改进的,实验室努力可以达到的。实验室应定期评审质量目标的适宜性,持续改进其质量和能力。质量目标应涵盖检验前、中、后全过程及服务和安全等关键环节。

(2) 质量指标(quality indicator)是指一组内在特征满足要求的程度的度量。质量指标是检验服务质量的可测量指标,如产出百分数(在规定要求内的百分数)、缺陷百分数(在规定要求外的百分数)、百万机会缺陷数(DPMO)或六西格玛级别等。质量指标是质量目标的度量指标,质量指标可测量实验室满足用户需求的程度和所有运行过程的质量,如"要求"为实验室接收的所有样品未被污染,则收到被污染的样品占收到的所有样品的百分数就是此过程质量的一个度量。

(3) 实验室应文件化质量目标的规定,应有质量指标监测和质量目标评审的程序性文件。制定的质量目标应满足临床需求和相关法律法规的要求。实验室员工应全面了解、掌握实验室对质量目标的规定和满足情况。质量目标的文件应该涵盖检验前、检验、检验后全流程,所有支持服务和安全保障等内容。质量指标的制定以卫生行业标准为依据(WS/T 496-2017《临床实验室质量指标》),并结合实验室实际。文件应规定质量指标监测和管理程序,明确质量指标的定义、目标、意义、计算公式、数据来源和采集方法、监测周期、责任人等。实验室应规定期限定期或不定期按照程序文件的规定监测质量指标,监测结果与质量目标进行比较,有分析总结、评估结论,对识别出的改进机会采取改进措施,有相关记录能够说明质量指标监测及改进的效果。

(王利新)

六、风险管理

【条款原文】

a) 实验室管理层应建立、实施和维护过程,以识别与其检验和活动相关的对患者危害的风险和改进患者医疗的机会,并制定应对风险和改进机遇的措施(见8.5)。

b) 实验室主任应确保对该过程的有效性进行评估,并在确定为无效时进行修改。

注1：医学实验室风险管理要求见ISO 22367。

注2：实验室生物风险管理要求见ISO 35001。

【条款释义】

(1) 虽然本文件要求实验室创建风险管理过程来识别和处理风险,但对风险管理方法没做具体要求。实验室可以使用ISO 22367和ISO 35001作为指导。

(2) 实验室可建立风险管理程序文件,规定风险源的种类和识别方法,评估风险危害程度(严重程度和发生频次),同时规定管理人员及实施人员的要求和职责,确定针对性的预防措施或监控措施。必要时,建立应急预案并演练。

（3）实验室应持续评估风险管理过程和改进措施的有效性，评估内容包括采取措施后残余风险或新带来风险的评估，评估过程应形成记录。

（4）风险源包含检验前过程、检验过程和检验后过程中的医疗质量安全风险，以及生物安全风险。

（陈　勋）

第七章
资源要求

一、总体要求

【条款原文】

实验室应具备管理和执行其活动所需的人员、设施、设备、试剂、耗材和支持服务。

【条款释义】

实验室开展质量管理体系前需要制定、实施和管理相关活动，包括：人员的选择及权限的设定、设施环境适宜并符合要求、设备的选择满足市场需求、试剂耗材选取最优和相关支持服务。

（1）实验室建立前需要制定人员职责权限，以便管理和开展检验活动。

（2）合理布置现场检验及人员的空间布局，保证人员操作及现场流程走向适宜，空间布局合理，节约空间摆放。

（3）依据实验室检验需要，提前准备好检验所需设备及试剂、耗材等厂家资质，以便后期对相关供应商的采购、供应管理。

（4）用于支持实验室运作的各项产品和服务，如样本采集服务、仪器校准服务、设备设施维护保养服务、室间质量评价计划、受委托实验室和顾问提供的服务等。

（靳　颖）

二、人员

【条款原文】

6.2　人员

6.2.1　通用要求

a）实验室应有足够数量有能力的人员开展其活动。

b）所有可能影响实验室活动的人员，无论是内部人员还是外部人员，应行为公正、符合伦理、有能力、并按照实验室管理体系要求工作。

注：ISO/TS 22583 提供了 POCT 设备监督员和操作者指南。

c）实验室应向员工传达满足用户需求和要求以及满足本文件要求的重要性。

d）实验室应有程序向员工介绍组织及其将要工作的部门或区域、聘用的条件和期限、员工设施、健康和安全要求以及职业卫生服务。

6.2.2　能力要求

a）实验室应将影响实验室活动结果的各职能的能力要求进行规定，包括教育、资格、培训、再培训、技术知识、技能和经验的要求。

b）实验室应确保全部员工具备其负责的实验室活动的能力。

c）实验室应有人员能力管理程序，包括能力评估频率的要求。

d）实验室应有文件化信息证实其人员能力。

注：以下能力评估方法可组合使用：

——直接观察活动。

——监控检验结果的记录和报告过程。

——核查工作记录。

——评估解决问题的技能。

——检验特定样品,例如先前已检验的样品、实验室间比对的物质或分割样品。

6.2.3 授权

实验室应授权人员从事特定的实验室活动,包括但不限于下列活动:

a) 方法的选择、开发、修改、确认和验证。

b) 结果的审核、发布和报告。

c) 实验室信息系统的使用,特别是患者数据和信息的获取、患者数据和检验结果的录入、患者数据或检验结果的修改。

6.2.4 继续教育和专业发展

应对从事管理和技术工作的人员提供继续教育计划。全部人员应参加继续教育、常规专业发展或其他的专业相关活动。

应定期评估计划和活动的适宜性。

6.2.5 人员记录

实验室应有以下活动的程序,并保存相关记录:

a) 确定 6.2.2a)中规定的能力要求。

b) 岗位描述。

c) 培训和再培训。

d) 人员授权。

e) 人员能力监控。

【条款释义】

针对条款原文逐条进行解释。

6.2.1 通用要求

a) 实验室应根据实验活动性质及规模配备足够数量、资质满足要求的工作人员。例如,从事HIV 抗体检测岗位的人员需要 HIV 抗体检测上岗证。实验室还应根据样本检测量配置足够的人员从事相应的检测工作。

b) 影响实验室活动的外部人员包括样本采集、样本运输、临床 POCT 操作人员及外部管理人员等。这些外部人员与实验室内部人员都应具备胜任工作岗位的能力并遵循实验室公正性规定及实验室的管理制度,对检后样本的再利用也都应遵从实验室伦理规定。

c) 实验室应对每一位员工传达满足用户需求、要求及本文件要求的重要性,并保存传达记录。

d) 实验室应建立新员工岗前介绍程序,在新员工上岗之前,应向员工介绍实验室的组织架构、工作请示流程、即将工作的岗位及部门、待遇及福利、聘用期限、人员设施(如私人物品柜、饮水设施、洗手间、淋浴房、洗眼器及喷淋设施等)、安全风险、安全操作程序、健康体检频次及项目、体检血清保存。

6.2.2 能力要求

a) 实验室应对每个岗位的能力要求进行规定,例如:① 有颜色视觉障碍的人员不应从事涉及辨色的相关检验(检查)项目,如微生物学检查、细胞形态学检验、流式细胞术检测、组织病理检查、细胞病理检查及免疫组化染色等;② 特殊岗位技术人员(如抗 HIV 抗体初筛、产前筛查、新生儿疾病筛查、分子生物学检测等)应按行业规范要求接受培训取得相应资质;③ 从事复杂程度高的项目检测(如形态学检查、微生物检验、质谱、流式细胞分析等)的新上岗员工,在最初 6 个月内应至少进行2次能力评估；④ 基因变异检测报告签发人员应通过参加相关领域的培训或学术交流等继续教育活动，熟悉行业规范、指南及专家共识，了解基因变异检测技术和临床应用的最新进展；⑤ 实验室技术负责人应具备中级及以上专业技术职务资格，从事医学检验（检查）工作至少3年；⑥ 认可的授权签字人应具备中级及以上专业技术职务资格，从事申请认可授权签字领域专业检验（检查）工作至少3年。实验室应制定员工能力评估的内容、方法、频次和评估标准。评估间隔不宜超过1年。

b) 实验室应建立并实施能力评估程序，包括评估内容、方法、频次和胜任岗位工作标准。实验室应针对不同岗位设计并建立相应的能力评估内容及岗位工作胜任标准，例如针对质量监督员的能力评估应侧重于评估室内质控相关知识、失控原因分析及纠正、纠正措施有效性验证等质量保证方面的能力。每一位员工一年应至少进行一次能力评估，从事复杂程度高的项目检测（如形态学检查、微生物检验、质谱、流式细胞分析等）的新上岗员工，在最初6个月内应至少进行2次能力评估。经能力评估能胜任工作后才进行相应授权。

c) 实验室应保存对每一位员工的能力评估记录。

6.2.3 授权：实验室应在员工进行培训、能力评估胜任工作后对关键设备操作、检测项目操作、LIS使用权限、报告审核与发布等权限进行授权。

6.2.4 继续教育和专业发展：实验室应在每年年末或年初根据不同层次人员制定并实施继续教育计划，包括外派进修、培训、参加学术会议及科内培训。例如：组长、技术负责人可外派参加学术会议，一般员工可通过科内培训达到继续教育的目的。实验室还应对每年继续教育计划实施效果进行评价。

（刁志奇）

三、设施和环境条件

【条款原文】

6.3.1 总则

设施和环境条件应适合实验室活动，不应对结果有效性或患者、访客、实验室用户和员工的安全产生不利影响。这应包括在实验室主场所外开展的检验前工作相关的设施与地点，也包括POCT。

实验室应规定、监控和记录从事实验室活动所必需的设施及环境条件要求。

注1：设施和环境条件的要求见 ISO 15190。

注2：对结果有效性产生不利影响的环境条件，包括但不限于非特异性扩增的核酸、微生物污染、灰尘、电磁干扰、辐射、照明条件（照度）、湿度、供电、温度、声音和振动。

6.3.2 设施控制

应实施、记录、监控、定期评审设施控制，应包括：

a) 访问控制，考虑安全、保密性、质量以及医疗信息和患者样品的保护。

b) 防止来自能源、照明、通风、噪声、供水和废物处理对实验室活动造成的污染、干扰或不利影响。

c) 防止来自因检验程序存在风险或不隔离可能影响、干扰工作时造成的交叉污染。

d) 提供适当的安全设施和设备，并定期验证其功能。

示例：应急疏散装置、冷藏或冷冻库中的对讲机和警报系统，便利的应急淋浴和洗眼装置及复苏设备等。保持实验室设施功能正常、状态可靠。

6.3.3 储存设施

a) 应提供储存空间，其条件应确保样品、设备、试剂、耗材、文件和记录的持续完整性。

b) 应以防止交叉污染和损坏的方式储存检验过程使用的患者样品和材料。

有害物质和生物废物的储存和处置设施应符合相关法律法规规定的材料分类要求。

6.3.4 员工设施

应有足够的盥洗设施、饮水处，以及储存个人防护装备和衣物的设施。

宜提供员工活动空间，如会议室、学习室和休息区。

6.3.5 样品采集设施

样品采集设施应：

a) 保证样品采集方式不会使结果失效或对检测质量有不利影响。

b) 在样品采集期间考虑患者的隐私、舒适度及需求（如残疾人通道、盥洗设施）以及陪伴人员（如监护人或翻译）的安排。

c) 提供隔开的患者接待和样品采集区域。

d) 维持患者和员工用急救物品。

注：样品采集设施要求见 ISO 20658。

【条款释义】

实验室应有保证开展工作的空间，且不影响工作质量、质量控制程序、人员安全和对患者的医护服务，实验室的设计与环境应适合所从事的工作，包括POCT。

1. 设施和场所的建立　应考虑患者、访客、实验室用户和工作人员的安全及对检测结果的有效性；实验室开展工作的空间，应确保用户服务的质量、安全和有效，以及实验室员工、患者和来访者的健康和安全。例如，患者样品采集设施应将接待/等候和采集区分隔开，并做好标识提醒；细胞学检验室应设立独立的采集区，并满足国家法律、法规或医院伦理委员会对患者隐私保护的要求；在实验室主场所外的地点进行的原始样品采集和检验，如实验室管理下的POCT检验的空间布局的适宜性和充分性。

实验室的空间按照有效运行的宗旨进行设计与分配，既符合人类工效学的要求和安全要求，又体现以人为本的原则，使工作员工感到合理、舒适，同时将伤害和职业性疾病的风险降到最低，保护患者、工作人员及来访者免于受到某些已知危险的伤害。实验室及相关办公设施符合人类工效学并提供与开展工作相适应的环境，以确保满足实验室和办公设施。

注1：关注 ISO 15190 中设施和环境条件内容。

注2：在对设置环境条件的时候，需要考虑以下内容但不限于：非特异性扩增的核酸、微生物污染、灰尘、电磁干扰、辐射、照明条件（照明）、湿度、电源、温度、声音和振动等，这些因素可能会对检测结果有影响。

2. 设施控制　实验室应正确实施、记录、监测和定期审核检验设施，包括：

（1）对进入影响检验质量的区域进行控制，防止未授权访问，如考虑安全性、保密性、质量及应保护医疗信息，患者样品，实验室资源等。

（2）检验设施中应监控能源、照明、通风、噪声、水、废物处理不会对实验室活动造成污染和干扰或对所要求的检验质量产生不利影响。

（3）相邻实验室部门之间如有不相容的检验活动，应有效分隔。在检验程序可产生危害，或不隔离可能影响工作时，应制定程序防止交叉污染。

（4）必要时，实验室应提供安静和不受干扰的工作环境。定期对实验室设施进行功能检查，保证设施功能正常，状态可靠。

提供安全设施和装置，如应急疏散装置、冷藏或冷冻库中的对讲机和警报系统，便利的紧急淋浴和洗眼装置等，并定期验证其功能。

3. 储存设施

（1）实验室设置的储存空间和条件应确保样品、文件、设备、试剂、耗材、记录和其他影响检验结果质量好的物品的持续完整性。如用以保存临床样品和试剂的设施应设置目标温度（必要时包括湿度）和允许范围，并记录。

（2）应配置专门的试剂库或冷藏冷冻冰箱放置试剂和样品。需要注意患者样品和试剂应分别保存，不应放置同一空间内，比如不能放置在冰箱中同一冷藏空间内。另外，防止使用过期试剂或耗材，应定期检查试剂和耗材的有效期。检测后的样品应按规定，定期废弃，以保证储存空间的合理使用。

危险品的储存和处置设施应与物品的危险性相适应，并符合适用要求的规定。

4. 员工设施

（1）实验室应配备足够的洗手间、饮水处及储存个人防护装备和衣物存放的设施，以保证人员使用时的安全、舒适和私密性。

（2）实验室需要为员工提供交流和学习的空间，比如，员工休息区、员工学习区、员工会议交流讨论区等。

5. 样品采集设施　应包括：

（1）在患者样品采集区（如采血）应保证采集方式不会使结果失效或对检验质量有不利影响。注意：在采血室中，应放置或粘贴采血须知，方便护士和患者对采血方式进行沟通，以保证检验结果的准确可靠。另外，还可放置不同检测项目采血管使用顺序图，方便护士在采集过程中使用。

（2）等候/采集区应考虑患者的隐私、舒适度及需求（如残疾人通道、洗手间设施），以及在采集期间适当陪伴人员（如监护人或翻译）的安排。

（3）患者样品采集设施应有隔开的接待/等候和采集区，可用标识区分开来，方便患者识别。

注：可参考 ISO 20658 中样本采集设施的详细信息。

（靳　颖）

四、设备

【条款原文】

6.4.1　通用要求

实验室应制定设备选择、采购、安装、验收测试（包括可接受标准）、操作、运输、存放、使用、维护以及停用的程序，以确保其正常运行并防止污染或损坏。

注：实验室设备包括仪器的硬件和软件，测量系统和实验室信息系统，或任何影响实验室活动结果的设备，包括样品运输系统。

6.4.2 设备要求

a) 实验室应配备检测活动正常进行所需的设备。

b) 在实验室永久控制之外的场所，或超出设备制造商的性能规格使用设备，实验室管理层应确保满足本准则要求。

c) 可影响实验室活动的每件设备应贴唯一标签，标识或其他识别方式并登记在册。

d) 实验室应根据需要维护和更换设备以确保检验结果质量。

6.4.3 设备验收程序

当设备投入或重新投入使用前，实验室应验证其符合规定的可接受标准。

用于测量的设备应能达到提供有效结果所需的测量准确度和（或）测量不确定度（见7.3.3和7.3.4）。

注1：这包括在实验室使用的设备、租借的设备，或在医护点，以及实验室授权的相关或移动设施中使用的设备。

注2：如相关，设备验收试验的核查可基于返回设备的校准证书。

6.4.4 设备使用说明

a) 实验室应具有适当的防护措施，防止设备意外调整导致检验结果无效。

b) 设备应由经过培训，授权和有能力的人员操作。

c) 设备使用说明，包括制造商提供的说明，应可随时获取。

d) 应按照制造的规定使用设备，除非已经实验室确认（见7.3.3）。

6.4.5 设备维护与维修

a) 实验室应根据制造商说明书制定预防性维护程序。应记录与制造商的计划或说明的偏离。

b) 设备维护应在安全的工作条件和工作顺序下进行。应包括电气安全、紧急停机装置，以及授权人员对有害物质的安全处理和处置。

c) 设备故障或超出规定要求时，应停止使用，并清晰标识或标记为停用状态，直到经验证可正常运行。实验室应检查故障或偏离规定要求的影响，并在出现不符合工作时采取措施（见7.5）。

d) 适用时，实验室应在设备使用、维修或报废前去污染，并提供适于维修的空间和适当的个人防护设备。

6.4.6 设备不良事件报告

应调查可直接归因于特定设备的不良事件和事故，并按要求向制造商和（或）供应商以及相关部门报告。实验室应制定响应制造商召回或其他通知，以及采取制造商建议措施的程序。

6.4.7 设备记录

应保存影响实验室活动结果的每台设备的记录。记录应包括以下相关内容：

a) 制造商和供应商的详细信息，以及唯一识别每台设备的充分信息，包括软件和硬件。

b) 接收、验收试验和投入使用的日期。

c) 设备符合规定可接受标准的证据。

d) 当前放置地点。

e) 接收时的状态（如新设备、二手或翻新设备）。

f) 制造商说明书。

g) 预防性维护计划。

h) 实验室或经批准的外部服务提供商进行的维护活动。

i) 设备损坏、故障、改动或修理。

j) 设备性能记录，如校准证书和（或）验证报告，包括日期、时间和结果。

k) 设备状态，如使用或运行、停用、暂停使用、报废。

设备记录应按 8.4.3 规定要求，在设备使用期或更长时期内保存并易于获取。

【条款释义】

针对条款原文逐条进行解释。

6.4.1　实验室的设备管理是实验室资源管理的重要组成部分，因此建立从设备的选择、采购、安装、验收测试（包括可接受标准）、搬运、运输、储存、使用、维护到报废的全流程节点管理，确保设备正常运行并防止污染或变质，保证检验结果准确性，在管理体系中具有重要意义。实验室要使用质量有保证的设备，就要从设备选择阶段做好充分的评估，这样才能做到心中有数、目标明确。样品运输系统可包括标本及样品运输系统。验收测试可接受标准应提供包括国家计量院可检测业务范围内所有相关设备校准合格报告。

6.4.2　设备要求

a) 实验室应配备满足检验检测（包括抽样、物品制备、数据处理与分析）要求的设备和设施。用于检验检测的设施，应有利于检验检测工作的正常开展。设备包括检验检测活动所必需并影响结果的仪器、软件、测量标准、标准物质、参考数据、试剂、消耗品、辅助设备或相应组合装置。

b) 实验室设备应遵守制造商的功能规范使用，如果超出该功能规范范围使用，应对设备超范围使用情况做出规定，使其满足管理体系文件的规定。实验室租用仪器设备开展检验检测时，应确保：① 租赁仪器设备的管理应纳入本实验室的管理体系；② 本实验室可全权支配使用，即租赁仪器设备由本实验室的人员操作、维护、检定或校准，并对使用环境和贮存条件进行控制；③ 在租赁合同中明确规定租用设备的使用权管辖权、处置权及期限；④ 同一台设备不允许在同一时期被不同实验室共同租赁和资质认定；⑤ 若设备脱离了实验室的直接控制，应确保该设备返回后，在使用前对其功能和检定、校准状态进行核查，并得到满意结果。

c) 要求为每项设备贴上独特的标识以保持其信息的唯一性，标识可做成独特的标签、标记或以其他方式标识，方式多样，但实验室应结合本实验室特点统一为一个形式进行设备标识系统的管理。实验室应建立对检验检测具有重要影响的设备及其软件的记录，并实施动态管理，及时补充相关的信息。应以一台一档的方式建立仪器设备档案；同类的多台小型计量器具（百分表、钢直尺等）可合并建立一个档案，集中存放修改资料，但需与设备一一对应；设备档案应动态管理，及时收集归档检定/校准证书等资料。

d) 实验室负责人应根据需要维护和更换设备，以确保检查质量结果。关键在于实验室负责人是否能够识别到该类风险的存在，并将其纳入实验室风险管理计划中。如果设备脱离了实验室，这类设备返回后，在使用前，实验室须对其功能和检定/校准状态进行核查，得到满意结果后方可使用。

6.4.3　设备验收程序。实验室应在设备投入使用或重新投入使用前验证设备是否符合规定的可接受标准。这里的设备包括新设备、原实验室使用设备维修后等重新投入使用前，以及租借设备、护理场所使用的设备，或实验室授权的相关或移动设施中使用的设备。租借设备的管理要求除应符合认可准则条款要求外，具体运行建议同本条款释义 6.4.2 中 b)。

用于测量的设备应能够达到提供有效结果所需的测量准确度或测量不确定度,或两者兼而有之(详见7.3.3和7.3.4)。实验室应规定可接受的测量准确度或测量不确定度标准,并明确其来源,可由实验室设备生产商或供应商提供。

6.4.4　设备使用说明。实验室应当建立适当的防护措施。实验室管理体系文件应作出明确规定,依据实验室设备业务及复杂程度,分类授权相关人员。实验室应授权人员操作重要的、关键的仪器设备及技术复杂的大型仪器设备,未经授权的人员不得操作该设备。设备使用和维护的最新版说明书(包括设备制造商提供的设备及其软件的有关手册)应便于检验检测人员取用。实验室设备应遵守制造商的功能规范使用,未经实验室验证,不得擅自修改制造商的功能规范。

6.4.5　设备维护与维修

a) 实验室应制定预防性维护计划,但需注意的是,这个预防性维护计划应根据制造商的说明制定,不得擅自改变。一旦出现与制造商说明的偏差,应该记录与制造商计划或说明的偏差,以便于进行总结归纳分析原因,并用于评估该偏差带来的任何风险。

b) 设备应保持安全的工作状态。其中所涉及的危险材料包括但不限于危险化学品、放射性物质、生物材料及接触强传染性污物且无净化处理条件的设备和配件。

c) 发现设备有缺陷或超出规定要求时,实验室应立即停止使用,并采取相应措施,如加贴停用标签、标记等,直至厂家提供证据并通过检定/校准或核查表明设备能正常工作为止。另外,需要注意的是,实验室应核查这些缺陷或超出规定限度对以前检验检测结果的影响。

d) 实验室应为维修人员提供足够的场地,并关注设备的去污染情况,保护设备维修及使用人员的健康不受侵犯。

6.4.6　设备不良事件报告。关注设备不良事件并按流程进行报告。针对特定设备的不良事件和事故实验室应具有响应制造商召回或其他通知及采取制造商建议措施的程序。

6.4.7　设备记录。实验室应建立和保持检验检测设备和设施管理程序,以确保设备和设施的配置、使用和维护满足检验检测工作要求的同时,都有记录予以证实。

a) 确保设备信息足够,这些详细信息应包括制造商和供应商,并能够保证被"唯一识别"。设备包括软件和硬件,不仅只限于检测仪器及离心机、恒温箱辅助设备等硬件设备,还应包括设备操作软件、实验室信息系统(LIS)等。

b) 设备校准或功能核查标识:上次检定/校准日期、再检定/校准日期或失效期。

c) 实验室要提前与制造商、代理商明确设备符合规定可接受标准的证据,该证据的来源包括如制造商的声明等。

d)、e) 略。

f) 供应商及制造商协助实验室提供制造商说明。

g) 略。

h) 不管是实验室内部还是提供外部服务的服务商,所有类型的维护活动记录都应纳入记录管理范围。

i)~k) 略。

所有上述记录均按照实验室管理体系文件保存要求进行管理,但需注意记录的保存时限,应在设备寿命期内或更长时间内随时可用,如8.4.3所述。

(李　锋　李海涛)

五、设备校准和计量学溯源

【条款原文】

6.5.1 通用要求

实验室应规定对校准和溯源的要求,以保持检验结果报告的一致性。对分析物测量的定量方法,应包括校准和计量溯源要求。测量表征而不是离散分析物的定性方法和定量方法应规定被评估的特性,及不同时间再现性所需的要求。

注:定性方法和可能无法进行计量学溯源的定量方法的示例包括红细胞抗体检测、抗生素敏感性评估、基因检测、红细胞沉降率、流式细胞仪标记物染色和肿瘤 HER2 免疫组化染色。

6.5.2 设备校准

实验室应制定程序,对直接或间接影响检验结果的设备进行校准。程序应规定:

a) 使用条件和制造商的校准说明。

b) 计量溯源性记录。

c) 定期验证要求的测量准确度和测量系统功能。

d) 记录校准状态和再校准日期。

e) 在重新校准时确保使用的修正因子已更新和记录。

f) 校准不合格时的处理,以最大程度降低对服务运行和对患者的风险。

6.5.3 测量结果的计量溯源性

a) 实验室应通过形成文件的不间断的校准链,将测量结果与适当的参考对象相关联,建立并保持测量结果的计量溯源性,每次校准均会引入测量不确定度。

注:追溯源至高级别参考物质或参考程序的校准溯源信息可由检验系统的制造商提供。该文件只有在使用未经修改的制造商检验系统和校准程序时才可接受。

b) 实验室应通过以下方式确保测量结果溯源到最高可溯源水平和国际单位制(SI):

——具备能力的实验室提供的校准;或

注1:满足 ISO/IEC 17025 要求的校准实验室被认为有能力进行校准活动。

——具备能力的标准物质生产者提供并声明计量溯源至 SI 的有证标准物质的认定值;

注2:满足 ISO 17034 要求的标准物质生产者被认为是有能力的。

注3:满足 GB/T 19703/ISO 15194 要求的有证标准物质被认为是合适的。

c) 无法依据 6.5.3 a)提供溯源性时,应用其他方法提供结果可信性,包括但不限于:

——明确描述、视为提供符合预期用途且由适当比对保证测量结果的参考测量程序、指定方法或公议标准的结果;

——用另一种程序测量校准品。

注:被测量的计量溯源让步管理见 ISO 17511。

d) 基因检验应建立至基因参考序列的溯源性。

e) 定性方法可通过检测已知物质或之前样品的结果一致性,适用时,反应强度一致性,证明其溯源性。

【条款释义】

1. 通用要求 实验室应对校准和溯源性要求做出规定,目的是为了保证检验结果的一致性。

与旧版文件相比,新版认可准则文件里强调了对于具有测量特性而非离散分析物的定性方法和定量方法均实施计量溯源,并要求规定所评估的特性及随时间推移再现性所需的要求。为便于理解,在注中也举例说明了不允许计量溯源的定性方法和定量方法的示例,如红细胞抗体检测、抗生素敏感性评估、基因检测、肿瘤 HER2 免疫组化染色等。

2. 设备校准 校准不具有行政强制性,是实验室自愿的溯源行为;确定测量器具的示值误差;依据校准规范、校准方法,可做统一规定,也可依据规定要求自行制定;不判断测量器具合格与否,需要时可确定测量器具的某一性能是否符合预期的要求;发校准证书或校准报告。检定是指具有行政强制性,是计量管理范畴的执法行为;是对测量器具的计量特性及技术要求的全面评定;依据检定规程;对所检的测量器具做出合格与否的结论;检定结果合格的发检定证书,不合格的发不合格通知书。

实验室应建立设备校准程序,应在程序中明确实验室的直接或间接影响检查结果的设备类型。检验检测设备,包括硬件和软件设备应得到保护,以避免出现致使检验检测结果失效的调整。对检验检测结果有显著影响的设备,包括辅助测量设备(如用于测量环境条件的设备、离心设备等),实验室应制定检定或校准计划,确保检验检测结果的计量溯源性。制定和实施检定、校准计划时,应关注检验检测所需要的关键量值及关键量程的检定、校准。

应进行外部校准的设备,可参考 ISO 17511 及相关专业领域国家/行业标准的要求,并符合CNAS‐CL01‐G002 的要求,至少对测量结果有重要影响的设备性能进行校准,如加样系统、检测系统、温控系统等。

实验室在设备定期核查、检定或校准后应进行确认,确认其满足检验检测要求后方可使用。对核查、检定或校准的结果进行确认的内容应包括:

(1) 文件应明确规定校准间隔并进行验证。

(2) 检定结果是否合格,是否满足检验检测方法的要求。

(3) 校准获得的设备的准确度信息是否满足检验检测项目、参数的要求,是否有修正信息,仪器是否满足检验检测方法的要求。

当仪器设备经校准给出一组修正信息时,实验室应确保校正系数等有关数据得到及时修正,计算机软件也应得到更新,实验室应确保在其检验检测数据及相关记录中加以利用并备份和更新,并在检验检测工作中加以使用。文件应对校准失控的处理措施进行规定,并评估其风险。

3. 测量结果的计量溯源性 计量溯源性(VIM 2.41)通过文件规定的不间断的校准链,将测量结果与参照对象联系起来的测量结果的特性,校准链中的每项校准均会引入测量不确定度。测量不确定度(MU)基于所使用的信息,表征被测物的量值离散度的非负参数。量值溯源是"自下而上"进行追溯,可根据实际情况跳级溯源;而量值传递是"自上而下"的进行示值的传递。所有的溯源应提供证据性记录。

实验室程序文件中应规定检验项目测量结果的校准链建立过程,明确每个校准链环节,并说明各校准链环节与相应测量不确定度的关系。测量不确定度的评定应符合 CNAS 相关文件的要求。测量不确定度应有可接受的判断标准,并明确其依据来源。制造商的检测系统和校准程序都不应被修改,包括设备及项目检测参数,以确保实验室检测系统的完整性。否则,不能接受任何未经确认过的修改。

应遵循行业标准或制造商说明书要求对检验项目进行校准,如生化分析仪的校准可参考制造商校准说明书,血细胞分析的项目校准可参考 WS/T347;在试剂批号改变、室内质控失控处理后涉及正确度偏倚时、仪器重要部件更换后应进行项目再校准。

无法溯源到国家或国际测量标准时,实验室应保留检验检测结果相关性或准确性的证据。测量结果应溯源至 RM、公认的或约定的测量方法、标准,或通过比对等途径,证明其测量结果与同类实验室的一致性。当测量结果溯源至公认的或约定的测量方法、标准时,实验室应提供该方法、标准的来源等相关证据。

检验机构需要内部校准时,内部校准的环境条件、设备设施、校准项目、校准方法、结果处理、记录和报告,应符合我国计量检定规程或校准规程的要求。尚无计量检定规程或校准规程的,实验室可编制内部校准规范,经确认后使用。

对于定性方法,可通过对已知材料或以前的样品进行测试来证明其溯源性,已知材料包括如乙肝病毒表面抗原、丙肝病毒抗体、梅毒螺旋体抗体等免疫学 ELISA 检测试剂质量评价所使用的标准血清盘,该测试足以显示一致的识别和反应强度。

(李　锋　李海涛)

六、试剂和耗材

【条款原文】

6.6.1　通用要求

实验室应建立试剂和耗材的选择、采购、接收、储存、验收试验和库存管理过程。

注：试剂包括商品化或内部制备的物质、参考物质(校准品和质控品)、培养基;消耗品包括移液器吸头、载玻片、POCT 耗材等。

6.6.2　试剂和耗材—接收和储存

实验室应按照制造商说明储存试剂和耗材,并监测相关的环境条件。当实验室不是接收场所时,应核实接收场所是否具备充分的储存和处理能力,以防止供应品损坏和变质。

6.6.3　试剂和耗材—验收试验

组分或试验过程改变的每个试剂或试剂盒新配方,或新批号或新货运号试剂,在投入使用前或结果发布前(适用时)应进行性能验证。不同批号试剂盒组分不应混用,如混用则实验室应提供混用的方法及确认程序和结果。

影响检验质量的耗材在投入使用前应进行性能验证。

注 1：新批号试剂与旧批号试剂的室内质控品结果可比可作为验收证据(见 7.3.7.2)。不同批号试剂比对首选患者样本,以避免室内质控品的物质互换性问题。

注 2：有时可基于试剂分析证书进行验证。

6.6.4　试剂和耗材—库存管理

实验室应建立试剂和耗材的库存管理系统。

库存管理系统应将已验收的试剂和耗材与未检查或未接受使用的区分开。

6.6.5　试剂和耗材—使用说明

试剂和耗材的使用说明,包括制造商提供的使用说明,应易于获取。应按制造商说明使用试剂和耗材。如计划他用,见 7.3.3。

6.6.6　试剂和耗材—不良事件报告

应调查可直接归因于特定试剂或耗材的不良事件和事故,并根据要求向制造商和(或)供应商及相关部门报告。

实验室应制定程序,响应制造商召回或其他通知及采取制造商建议措施。

6.6.7 试剂和耗材—记录:应保存影响检验性能的每一试剂和耗材的记录,包括但不限于:

a) 试剂或耗材的标识。

b) 制造商信息,包括说明书、名称和批次编码或批号。

c) 接收日期和接收时的状态、失效日期、首次使用日期;适用时,试剂或耗材的停用日期。

d) 试剂或耗材初始和持续准用记录。

当实验室使用自己配制、再悬浮或组合试剂时,除记录上述相关内容外,还应包括配制人、配制日期和有效期。

【条款释义】

1. 通用要求 实验室应建立和保持选择及购买对检验检测质量有影响的服务和供应品的程序,明确供应商服务、供应品、试剂、耗材等的计划、申请、购买、验收、使用、存储、备货、最低库存等要求,并保存对供应商的评价记录。

(1) 实验室制定的试剂和耗材的管理程序,应有明确的判断符合性的方法和质量标准。实验室应选用由相关部门批准或者备案的试剂,并保留制造商提供的试剂性能参数。

(2) 自制质控物应有制备程序,包括稳定性和均一性的评价方案,以及配制和评价记录。

2. 试剂和耗材—接收和储存 实验室应根据制造商的说明书储存试剂和耗材,并监测相关环境条件。储存条件通常包括低温冷冻、冷藏及室温,而室温下的耗材监测环境条件容易被忽视,且不同品牌、不同类型的试剂和耗材存储条件往往会有所不同,所以环境条件的监测一定要充分考虑并兼顾到不同产品的环境温、湿度储存特性,取其共性的条件区间作为最适宜的监控条件。

3. 试剂和耗材—验收试验 新版文件中重点强调了试剂和耗材的验收时间节点——在投入使用之前或在发布结果之前(视情况而定),并且进一步明确了验收试验所涉及的各种变化情况,包括:① 试剂或程序发生变化的每个试剂;② 检验试剂的新配方;③ 新批次;④ 新货号。

在注解中的验收证据中,明确了可使用 IQC 作为验收证据,但是仍然强调为避免 IQC 材料的互换性问题,在比较不同批次的试剂时,首选患者样本。

4. 试剂和耗材—库存管理 库存管理制度应包括最低库存量报警处置及应急管理程序。实验室应建立试剂耗材分区管理程序,以避免已使用的与未使用的试剂和耗材被混用导致试剂和耗材存量监控失效。

5. 试剂和耗材—使用说明 需遵守制造商提供的说明使用试剂耗材,不得超范围使用试剂耗材。如需超范围使用,应提供确认其性能能够满足检测的证据性材料。

6. 试剂和耗材—不良事件报告 针对特定试剂和耗材的不良事件或事故,实验室应建立响应制造商召回或其他通知及采取制造商建议措施的程序并进行调查,形成记录。

7. 试剂和耗材—记录 为了确保检验结果准确性,应对进行检测的每种试剂和消耗品进行记录,强调了在试剂和耗材的管理过程中记录的重要性。并明确了记录的范围,应包括但不限于新版准则文件中规定的本条款的 a)~d)的内容,实验室可根据实验室业务范围的复杂性及业务量的大小制订符合自身特点的记录类别,需注意记录的控制应符合本实验室的文件规定。

(李 锋 李海涛)

七、服务协议

【条款原文】

6.7.1　与实验室用户的协议

实验室应制定程序建立并定期评审提供实验室活动的协议。

该程序应确保：

a) 充分规定了要求。

b) 实验室有能力和资源满足要求。

c) 适用时，实验室告知用户由受委托实验室和顾问执行的具体活动。

应将可能影响检验结果的任何协议变更通知实验室用户。

6.7.2　与 POCT 操作者的协议

实验室与组织内使用实验室支持的 POCT 的其他部门的协议，应明确规定各自的职责和权限并告知。

注：建立的多学科 POCT 委员会可管理此服务协议，见附录 A。

【条款释义】

1. 与实验室用户的协议　实验室应制定文件化程序用于建立实验室服务协议并对其进行定期评审。实验室收到的每份检验申请均应视为协议。实验室服务协议应考虑申请、检验和报告，协议应规定申请所需的信息以确保适宜的检验和结果解释。

（1）该程序应理解客户和用户、实验室服务提供者的要求，包括使用的检验过程（在签订协议前，应先了解客户需求，如检验目的、检验申请、检验程序、样本采集、运送、保存、检验周期、结果报告模式和报告反馈方式等，并将其写在协议中）。

（2）实验室检验人员应具备实施预期检验所需的技能和专业知识，并选择的检验程序应适宜并能够满足客户和临床需求，信息系统也要满足客户对申请、检验、报告的要求。资源保障方面应有必要的物质资源、人力资源、信息资源。

1) 人员能力：实验室应通过人员培训、继续教育、员工考核、能力评估等方式，使人员技能和专业知识满足要求。

2) 质量保证能力：按协议要求确认适宜的检验程序，再与供应商确认检测系统的完整性（包括仪器、试剂、校准品、校准程序、维护保养程序是否配套等），按时做好室内质控与室间质评，定期检查系统性能要求等，以上内容均需文件化并记录。

3) 信息系统能力：能够准确及时地反馈客户所需的申请、检验、报告的软硬件系统。

（3）当协议的偏离影响到检验结果时，应通知客户和用户（如实验室设备故障，导致报告延迟、实验室出具的报告单格式发生变化、实验室设备升级等，实验室应通知客户或用户）。注：并不是所有协议的偏离都要通知客户和用户，只有当影响到检验结果时，才应通知。

当检验服务是委托给受委托实验室时，应向客户和用户说明实验室委托给其他实验室的工作。注：当受委托实验室有申请、检验、报告等变化时，同样需要通知客户或用户。

实验室服务协议的评审应包括协议的所有内容（如申请、检验、报告、样本采集等），评审记录应包括对任何修改和相关讨论，如需修改协议，应再次进行同样的服务协议评审过程，并将所有修改内容通知所有实验室用户。

2. 与 POCT 操作者的协议　签订服务协议时,应明确规定实验室对组织、部门及人员在设备选择、人员培训、操作者水平、质量保证、检验费用和完整 POCT 过程管理方面的责任和权限。

注:具体 POCT 服务协议内容,参考附件 A 床旁检验(POCT)的附加要求。

(靳　颖)

八、外部提供的产品和服务

【条款原文】

6.8.1　总则

实验室应确保外部提供的影响实验室活动的产品和服务适用于以下情况:

a) 拟纳入实验室自身活动。

b) 实验室从外部收到的部分或全部直接提供给用户供应商。

c) 用于支持实验室的运行。

可能需要与其他组织部门或职能部门合作以满足这一要求。

注:服务包括样本采集服务、移液管和其他校准服务、设施和设备维护服务、EQA 计划、转诊实验室和顾问。

6.8.2　转诊实验室和顾问

实验室应将其要求传达给提供解释和建议的转诊实验室和顾问,以便:

a) 提供的程序、检查、报告和咨询活动。

b) 关键成果的管理。

c) 任何要求的人员资格和能力证明。

除非协议中另有规定,转诊实验室(而非转诊实验室)应负责确保向提出请求的人提供转诊实验室的检查结果。

应保留所有转诊实验室和顾问的列表。

6.8.3　审查和批准外部提供的产品和服务

实验室应制定程序并保留以下记录:

a) 定义、审查和批准实验室对所有外部提供的产品和服务的要求。

b) 确定外部供应商的资格、选择、绩效评估和重新评估标准。

c) 样本转介。

d) 确保外部提供的产品和服务在使用或直接提供给用户之前符合实验室的既定要求,或适用于本文件的相关要求。

e) 采取外部供应商绩效评估中产生的任何行动。

【条款释义】

针对条款原文逐条进行解释。

6.8.1　总则:实验室应确保影响实验室活动质量的外部产品和服务是合适的,这些服务和产品包括:

a) 用于实验室检测活动的产品或服务。

注:质控品、试剂、设备、校准品供货商、能力验证或室间质评提供机构等。

b) 实验室从外部提供者处收到直接提供给用户的部分或全部产品或服务。

注：外送第三方公司、对检验结果进行判断或解释的顾问等。

c) 用于支持实验室运行的服务或产品。

注：设备校准机构、样本运送机构、LIS 供应商等。

这可能需要与其他组织部门或职能部门合作来满足这一要求。

备注：服务包括样本收集服务、移液器和其他校准服务、设施和设备维护服务、EQA 计划、外送检验实验室和顾问。

6.8.2　受委托实验室和顾问：实验室应将其要求告知提供解释和建议的受委托实验室和顾问，这些要求包括：

a) 提供程序、检测、报告和咨询活动。

b) 关键结果的管理，包括室内质量控制、室间质评或能力验证。

c) 任何相关人员的资格和能力证明。

除非协议另有规定，委托实验室（而非受委托实验室）应负责确保将受委托实验室的检验结果提供给申请者。提供方式包括：① 转录受委托实验室的报告所有可能影响结果准确性、结果解释、结果利用的要素及受委托实验室名称；② 在实验室记录委托检验报告相关信息后，直接将委托实验室检验报告提供给客户，并保留客户的检验申请。

应保存所有受委托实验室和顾问的名单。

6.8.3　监测和选择外部提供的产品和服务：实验室应制定程序监测或选择外部服务并保留记录。

a) 规定评审和选择外部服务提供者的所有产品和服务的要求；如试剂供应商应提供营业执照、试剂注册证及合格证、试剂的性能参数（包括精密度、正确度、可报告范围、参考区间）等。

b) 确定外部服务提供者的资格及选择、评估和监测合格的标准。关于资格的规定，试剂供应商资格规定应具有营业执照、经医院采购程序中标且无违背廉洁制度记录的公司；外送实验室资格的规定可要求通过 ISO 15189 质量与能力认可；顾问可要求专业、学历、职称、相关领域的工作年限等。关于选择标准应从资格、产品质量、售后服务、甚至价格进行规定。关于评估程序，应对谁组织评估、评估内容、什么时候评估、合格标准进行规定。实验室可依据自身的需要对外部服务合格标准进行规定。

c) 样本的转送。样本转送应监测运送过程的温度、运送方式是否符合生物安全的规定及检验质量要求。

d) 确保外部提供的产品和服务在被使用或直接提供给用户之前符合实验室既定的要求，适用时应符合本文件的相关要求。

在选择外部服务供应商或顾问之前应根据实验室制定的程序进行评审。

e) 对外部供应商提供的服务或产品质量进行评审后所采取的任何行动。

这些活动包括约谈、诫勉谈话、给出整改期限、再次评审、续约或终止合作。

（刁奇志）

第八章
过 程 要 求

一、总体要求

【条款原文】

实验室应识别在检验前、检验和检验后过程中患者医疗的潜在风险。应评估并尽可能降低风险。适用时，应将剩余风险告知用户。

应根据对患者的潜在危害，对所识别风险和降低风险过程的有效性进行监控并评估。

实验室还应识别患者医疗改进的机会，并为此制定管理框架(8.5)。

【条款释义】

实验室应对整个检验过程中影响患者医疗的风险进行识别、评估，通过制定、实施与之适应的措施来降低风险。实验室在实施风险管理过程中，尽管已经采取了各种措施，但可能仍然存在着由于患者自身原因或医疗技术局限等因素引起的剩余风险，适用时，实验室应采用适合的方式告知用户。

实验室应该根据对患者的潜在危害对风险控制过程的有效性进行监控。实验室应通过制定和实施有效的措施识别出有利于提高患者福祉的医疗改进机会，实现持续改进。

（王德成）

二、检验前过程

【条款原文】

7.2.1　通用要求

实验室应制定涵盖所有检验前活动的程序，并使相关人员方便获取。

注1：检验前过程可能影响预期检验的结果。

注2：ISO 20658 提供了样品采集和运送的详细信息。

注3：ISO 20186 - 1、ISO 20186 - 2、ISO 20186 - 3、ISO 20166（所有部分）、ISO 20184（所有部分），ISO 23118 和 ISO 4307 提供了特定来源样品和特定分析物的详细信息。

【条款释义】

检验前过程（pre-examination processes）：按时间顺序自用户申请至检验(3.8)启动的过程，包括检验申请、患者准备和识别(3.21)、原始样品采集(3.25)、运送和实验室内传递(3.20)等。

原始样品（primary sample）/标本（specimen）：从体液、组织或其他与人体有关的样品中取出的独立部分，用于对其一个或多个量或特征的检验、研究或分析，从而确定整体性状。

注1：国际医疗器械监管机构论坛（IMDRF）在其统一的指导文件中使用术语"specimen"，指拟由医学实验室检验的生物来源样品。

样品（sample）：取自原始样品的一部分或多部分。

检验前活动主要包括从临床医生开出检验申请到分析测定前的全部过程，按照时间顺序主要包括了检验申请、患者准备、原始样品采集、样品运送、样品接收、样品前处理、样品准备及样品贮存等流程，检验前活动控制的好与坏直接影响到检验结果的质量，实验室要制定相应的程序或文件对检验前相关的流程进行控制，并方便相关人员获取和使用。

样品采集和运送要求可以使用 ISO 20658 作为指导，特定来源样品和特定分析物的要求可以使用 ISO 20186 - 1、ISO 20186 - 2、ISO 20186 - 3、ISO 20166（所有部分）、ISO 20184（所有部分），ISO 23118 和 ISO 4307 作为参考。

【条款原文】

7.2.2　实验室提供给患者和用户的信息

实验室应备有向用户和患者提供的适当信息。信息应充分以使用户全面了解实验室活动的范围和要求。

适用时,这些信息应包括:

a) 实验室地址、工作时间和联络方式。

b) 检验申请和样品采集的程序。

c) 实验室活动的范围和预期可获得结果的时间。

d) 咨询服务的获取。

e) 患者知情同意要求。

f) 已知对检验性能或结果解释有显著影响的因素。

g) 实验室处理投诉的流程。

【条款释义】

为了方便实验室用户和患者全面了解实验室的活动范围和要求,实验室应备有适当的信息以供用户和患者使用,提供的信息应该详细、准确,信息可以通过项目手册、原始样品采集手册等方式体现。信息应包含准则条款 a)～g)的内容。

【条款原文】

7.2.3　检验申请

7.2.3.1　通用要求

a) 实验室收到的每份检验申请均应视为协议。

b) 检验申请应提供足够的信息,以确保:

—申请单和样品可明确追溯至患者。

—可识别申请者的身份及联络方式。

—可识别申请的检验项目。

—可提供临床和技术建议及临床解释。

c) 检验申请信息可以实验室认为适宜且用户可接受的格式和介质提供。

d) 当患者医疗必需时,实验室应与用户或其代表进行沟通,以明确用户申请的内容。

【条款释义】

实验室收到的每一份检验申请均应视为一份服务协议。检验申请提供的信息应该完整、充足,通过检验申请实验室可以明确追溯患者信息、可以识别申请者的身份及联系方式、可识别申请的检验项目信息、可获取临床和技术相关建议及临床解释等信息,从而有助于实验室顺利、准确完成检验并发出检验报告。检验申请的方式需得到实验室和用户共同认可。检验申请的内容,实验室应与用户沟通,确保满足用户需要。

【条款原文】

7.2.3.2　口头申请

实验室应制定管理口头申请检验的程序。适用时,包括在规定时限内向实验室提供书面确认检验申请。

【条款释义】

实验室应该制定口头检验申请管理程序，对口头检验申请进行控制，明确口头申请时提供书面检验申请进行确认的时限。

【条款原文】

7.2.4　原始样品采集和处理

7.2.4.1　通用要求

实验室应制定采集和处理原始样品的程序。应向样品采集者提供相关信息。

应明确记录任何与既定采集程序的偏离。应评估接受或拒绝该样品对患者结果的潜在风险和影响，记录并通知适当的人员。

适用时，实验室应定期评审所有类型样品的量、采集器械及保存剂的要求，以确保样品量既不会不足也不会过多，且正确采集样品以保护分析物。

【条款释义】

实验室应制定原始样品的采集和处理管理程序，以供样品采集者使用，帮助样品采集者正确、合理地采集样品，该程序可以通过原始样品采集手册的方式体现。采集过程中发生任何偏离的行为均应进行记录。实验室应评估接收样品、拒收样品时对患者检验结果造成的风险，并记录。实验室应定期对样品的采样量、采集器械、保存剂的要求进行评估审核，确保正确采集以保护检测样品。

【条款原文】

7.2.4.2　采集前活动的指导

实验室应为采集前活动提供充分信息和指导，以确保不影响样品的完整性。

这些信息包括：

a) 患者准备（例如：为护理人员、样品采集者和患者提供的指导）。

b) 原始样品采集的类型和量，采集容器及必需添加物，样品采集顺序（相关时）。

c) 特殊采集时机（相关时）。

d) 影响样品采集、检验或结果解释，或与其相关的临床信息（如用药史）。

e) 样品标识可明确识别患者和采集部位，以及从同一患者采集的多个样品，包括多块组织或切片。

f) 实验室接受或拒收申请的检验所用样品的标准。

【条款释义】

为保证采集样品的完整性，实验室应为采集前活动提供指导信息。指导信息可以采用原始样品采集手册的方式体现，也可以通过用户采样操作系统弹窗提醒等方式实现，确保采集人员获取方便。指导的信息应包括准则条款 a)～f) 的内容。

【条款原文】

7.2.4.3　患者知情同意要求

a) 实验室对患者开展的所有操作均需患者知情同意。

注：对于大多数常规实验室操作，如患者自愿接受样品采集如静脉穿刺，即可表示患者已同意。

b）特殊操作，包括大多数侵入性操作或可能增加并发症风险的操作，需有更详细的解释，在某些情况下，需要记录知情同意。

c）紧急情况下不能得到知情同意时，只要对患者最有利，实验室可以执行必需的操作。

【条款释义】

实验室对患者执行的所有操作和检验需得到患者知情与同意。对于大多数常规实验室的检验，如果患者自愿接受普通的采集程序如静脉穿刺，即可推断患者已知情同意。特殊检查程序，如穿刺活检等侵入性程序或有增加并发症风险的程序等，需对患者或其家属进行更加详细的解释，必要时签署知情同意书。紧急情况下（抢救、病情危重、患者昏迷等）需进行的必要技术操作，而又无法得到患者的同意时，以符合患者利益最大化优先，可直接进行必要的技术操作来获取患者样品进行检验。

【条款原文】

7.2.4.4　采集活动的指导

为确保样品采集和检验前储存的安全、准确和临床适宜性，实验室应提供以下指导：

a）接受原始样品采集的患者身份的确认。

b）确认并记录（相关时）患者符合检验前要求［例如：禁食、用药情况（最后服药时间、停药时间）、在预定时间或时间间隔采集样品等］。

c）原始样品采集说明，包括原始样品容器及必需添加物，以及样品采集顺序（相关时）。

d）以可明确追溯到被采集患者的方式标记原始样品。

e）原始样品采集者身份、采集日期及时间（相关时）的记录。

f）分离或者分装原始样品的要求（必要时）。

g）采集的样品运送到实验室之前的稳定条件和合适的储存条件。

h）采样物品使用后的安全处置。

【条款释义】

实验室应对采集活动提供指导，指导信息可以通过原始样品采集手册的方式体现，指导信息应包括 a）～h）的内容。

【条款原文】

7.2.5　样品运送

a）为确保及时和安全运送样品，实验室应提供以下指导：

1）运送样品的包装方式。

2）确保从样品采集到实验室接收之间的时间适用于所申请的检验。

3）保持样品采集、处理所需的特定温度范围。

4）保证样品完整性的任何特殊要求，如使用指定的保存剂。

b）如果样品的完整性受到损害并存在健康风险，应立即通知负责样品运送的机构并采取措施降低风险，防止再次发生。

c）实验室应建立样品运送系统并定期评估其充分性。

【条款释义】

为了确保及时、安全地运送样品，实验室应对样品运送提供指导，指导信息应包括准则条款1)～4)的内容。如果在运送过程中样品完整性发生了损害，且存在生物安全风险，实验室应立即告知样品运送机构(或人)，样品运送机构(或人)采取相应的措施降低风险，同时避免相同事件再次发生。同时，实验室应建立样品运送系统并对其充分性定期进行评估，保证样品运送的安全、及时。

【条款原文】

7.2.6　样品接收

7.2.6.1　样品接收程序

实验室应制订样品接收程序，包括：

a) 样品可通过申请单和标识明确追溯到唯一识别的患者和解剖部位(适用时)。

b) 接受或拒收样品的标准。

c) 记录接收样品的日期和时间(相关时)。

d) 记录样品接收者的身份(相关时)。

e) 由授权人员对接收的样品进行评估，确保其符合与所申请检验相关的接受标准。

f) 急诊样品说明，包括需执行的特殊标记、运送、快速处理方法、周转时间和特殊报告标准等详细信息。

g) 确保样品的所有部分均可明确追溯到原始样品。

【条款释义】

实验室应制定样品接收程序对样品接收进行控制，样品接收程序应包括准则条款 a)～g)的内容。

【条款原文】

7.2.6.2　样品接受的例外情况

a) 样品因以下情况受影响时，实验室应制定考虑患者医疗最佳利益的过程：

1) 患者或样品识别不正确。

2) 样品不稳定，如运送延迟等原因导致。

3) 不正确的储存或处理温度。

4) 不适当的容器。

5) 样品量不足。

b) 若在考虑到对患者安全的风险后，接受了对临床很重要或不可替代的不合格样品，应在最终报告中说明问题的性质，在解释可能受影响的结果时给出建议提示(适用时)。

【条款释义】

实验室应制定程序对"样品拒收"和"让步检验"进行规定，保证患者利益最大化。当一个受损的、对临床很重要或不可替代的样品被实验室选择处理时，应在最终报告中说明问题的性质，并在报告单中给出明确的警示。

【条款原文】

7.2.7　检验前处理、准备和贮存

7.2.7.1　样品保护

实验室应制定程序并有适当设施确保样品的完整性,避免样品在处理、制备、储存期间丢失或损坏。

7.2.7.2　附加检验申请的标准

实验室程序应规定对同一样品申请附加检验的时限。

7.2.7.3　样品的稳定性

考虑到原始样品中分析物的稳定性,应规定和监控从样品采集到检验之间的时间(相关时)。

【条款释义】

实验室应该建立样品管理相关程序,明确样品检验前处理、准备和贮存的相关要求。明确"附加检验"的流程,规定对同一样品申请附加检验的时限,这一时限应考虑样品的储存稳定性。实验室应根据原始样品中分析物的稳定性,规定和监控检验前 TAT 时间,确保样品质量。

(王德成)

三、检验过程

【条款原文】

7.3.1　通用要求

a) 实验室应选择预期用途经过确认的检验方法,以确保患者检验项目的临床准确度。

注:首选方法可以是体外诊断医疗器械使用说明中规定的程序,公认/权威教科书、同行审议的文章或杂志发表的,国际和国内公认标准或指南中的,或国家、地区法规中的方法。

b) 每一检验程序的性能特征,应与该检验的预期用途及对患者医疗的影响相关。

c) 所有程序和支持性文件,如与实验室活动有关的说明、标准、手册和参考数据,应保持最新并易于员工使用(见 8.3)。

d) 员工应遵守规定程序,并记录在检验过程中从事重要操作活动的人员身份,包括 POCT 操作人员。

e) 授权人员应定期评审实验室提供的检验方法,确保其在临床意义上适合于收到的申请。

【条款释义】

该条款与 ISO 15189:2012 版中 5.5.1.1 检验程序的选择、验证和确认的总则条款内容基本一致。检验程序的选择、验证和确认是为了确保患者检验结果的临床准确性。

新版(2022 版,下同)使用"performance specifications"(性能规范,明确规定或具体说明的事项),替代 2012 版的"performance characteristics"(性能特征),并强调与对患者诊疗的影响相关。

程序的选择(注释部分),与 ISO 15189:2012 版 5.5.1.1 的注释完全一致。

新版强调每种检验方法的性能规范不但要与该检验的预期用途(定量还是定性,筛选试验还是临床诊断、确诊试验等)相关,还要与其对患者诊疗的影响(如生物参考区间、临床决定值及测量不确定度等)相关。

所有程序和支持文件,如与实验室活动相关的说明、标准、手册和参考数据,应保持最新,并随时可供工作人员使用。该条为新增内容,但与 ISO 15189:2012 中 4.3 文件控制的要求是一致的,尤其关注与实验室活动相关的外来文件如说明、标准、手册和参考数据的管理,包括版本控制及可获取。

新版强调"人员应遵循既定程序"，并包括 POCT 操作人员。

授权人员应定期评估实验室提供的检验方法，以确保其适用于收到的申请。该条与 ISO 15189：2012 中"4.14.2 申请、程序和样品要求适宜性的定期评审授权人员应定期评审实验室提供的检验，确保其在临床意义上适合于收到的申请"基本一致，可参照实施。

【条款原文】

7.3.2 检验方法验证

a) 实验室在引入方法前，应制定程序以验证能够适当运用该方法，确保能达到制造商或方法规定的性能要求。

b) 验证过程证实的检验方法的性能指标，应与检验结果的预期用途相关。

c) 实验室应保证检验方法的验证程度足以确保与临床决策相关的结果的有效性。

d) 具有相应授权和能力的人员评审验证结果，并记录验证结果是否满足规定要求。

e) 如发布机构修订了方法，实验室应在所需的程度上重新进行验证。

f) 应保留以下验证记录：

1) 预期达到的性能要求。

2) 获得的结果。

3) 性能要求是否满足的结论，如不满足，采取的措施。

【条款释义】

该条款与 ISO 15189：2012 中 5.5.1.2 检验程序验证内容基本一致。

新版使用的是"检验方法的验证（verification of examination methods）"，替代 2012 版"检验程序的验证（verification of examination procedures）"。

检验方法的验证需要有程序化文件，必要时需制定性能验证的标准操作程序。检测方法的性能是由制造商确认并提供（且实验室未曾加以修改）或由方法学规定。实验室需要在投入使用前，验证其在自己的实验室环境中由自己的工作人员操作能够达到制造商或方法规定的性能。

检验方法经验证的性能还应与检验结果的预期用途相关，不同实验室的预期用途可能不同，因此不同实验室对性能的要求可能存在差异。

验证内容（包括生物参考区间和临床决定值等）还要确保与临床决策相关结果的有效性。验证结果需要适当的人员审核并记录，相关人员需经过能力评估和授权，性能验证的记录包括性能要求、验证结果，是否达到性能指标的声明，如果没有，实验室采取的措施等。必要时需要重复验证，比如发布机构修改了方法。

在检验方法发生变化时，比如设备维修、试剂批号更换时也需要做适当的性能验证，验证的性能要求相同，但验证方法有较大差异，见相关章节。

【条款原文】

7.3.3 检验方法确认

a) 实验室应对以下来源的检验方法进行确认：

1) 实验室设计或开发的方法。

2) 超出预定范围使用的方法（如超出制造商的使用说明，或原确认的测量范围；第三方试剂应用于预期外的仪器,且无确认数据)。

3) 修改过的确认方法。

b) 方法确认应尽可能全面,并通过性能要求形式等客观证据证实满足检验预期用途的特定要求。实验室应确保检验方法的确认程度足以确保与临床决策相关的结果的有效性。

c) 具有相应授权和能力的人员评审确认结果,并确认结果是否满足规定要求。

d) 当对确认过的检验方法提出变更时,应评审改变对临床所产生的影响,并决定是否使用修改后的方法。

e) 应保留以下确认记录:

1) 使用的确认程序。

2) 预期用途的特定要求。

3) 方法性能参数的确定。

4) 获得的结果。

5) 方法有效性声明,并详述其与预期用途的适宜性。

【条款释义】

该条款与 ISO 15189:2012 中 5.5.1.3 检验程序的确认内容基本一致。

新版使用的是"检验方法的验证(validation of examination methods)",替代 2012 版"检验程序的验证(validation of examination procedures)"。

实验室应对以下来源的检验方法进行确认:实验室自建方法(laboratory developed test, LDT);超出预定范围使用的方法,新版对此进行了说明,包括在制造商的使用说明书规定的范围以外使用,或在原来经确认的测量范围以外使用,或在原定仪器以外的仪器上使用的第三方试剂,以及在没有确认数据的情况下使用的第三方试剂等;已经确认的方法但被修改等。

方法确认应尽可能全面,并通过客观证据(以性能规范形式)证实满足检验预期用途的特定要求。该要求与 2012 版相同,新版进一步要求"实验室应确保检验方法的确认程度足以确保与临床决策相关结果的有效性",但未对检验方法的性能特征做说明,2012 版注释内容"检验程序的性能特征宜包括:测量正确度、测量准确度、测量精密度(含测量重复性和测量中间精密度)、测量不确定度、分析特异性(含干扰物)、分析灵敏度、检出限和定量限、测量区间、诊断特异性和诊断灵敏度"未保留。

确认结果应由具有适当授权和能力的人员审核,并记录结果是否符合规定要求。应保留的确认记录包括(新增):使用的确认程序(2012 版:应将确认程序文件化);预期用途的具体要求;确定该方法的性能规范;获得的结果;关于该方法有效性的声明,详细说明其适用于预期用途。

当对确认过的检验程序进行变更时,应审核和评估其临床影响,并决定是否实施经修改的方法。

【条款原文】

7.3.4 测量不确定度(MU)评估

a) 应评定测量结果量值的测量不确定度,并保持满足预期用途,相关时。测量不确定度应与性能要求进行比较并形成文件。

注:测量不确定度评定及示例见 ISO/TS 20914。

b）应定期评审测量不确定度的评定结果。

c）对于不能或者无需进行测量不确定度评定的检验程序，应记录未进行测量不确定度评定的理由。

d）当用户有要求时，实验室应向其提供测量不确定度信息。

e）当用户问询测量不确定度时，实验室的回复应考虑不确定度的其他来源，包括但不限于生物学变异。

f）当定性检验结果是基于定量输出数据，并根据阈值判定为阳性或阴性时，应用有代表性的阳性和阴性样品估计输出量值的测量不确定度。

g）对于定性检验结果，产生定量数据的中间测量步骤或室内质量控制结果的不确定度也宜视为此过程中的关键（高风险）部分。

h）进行检验方法性能验证或确认时，宜考虑测量不确定度，相关时。

【条款释义】

该条款与ISO 15189：2012中5.5.1.4被测量值的测量不确定度的内容比较，既有一致的地方，又有不同，甚至发生较大变化。

（1）基本一致的内容

1）应定期评审测量不确定度的评估结果。

2）需要时，实验室应向用户提供测量不确定度评估结果。

（2）要求或表述有不同的内容

1）2022版：应根据预期用途评估测量量值的不确定度，并将不确定度与性能规范进行比较和记录。2012版：实验室应规定每个测量程序的测量不确定度性能要求。

2）2022版：不确定度确定和评估的详细信息及示例要求参见ISO/TS 20914（注）。2012版则对此做了一些描述（注1：与实际测量过程相关联的不确定度分量从接收样品启动测量程序开始，至输出测量结果终止。注2：测量不确定度可在中间精密度条件下通过测量质控物获得的量值进行计算，这些条件包括了测量程序标准操作中尽可能多而合理的常规变化，如不同批次试剂和校准物、不同操作者和定期仪器维护。注3：测量不确定度评估结果实际应用的例子，可包括确认患者结果符合实验室设定的质量目标，将患者结果与之前相同类型的结果或临床决定值进行有意义的比对）。认为与CNAS-CL02-A001有相似之处，但限于篇幅，对不能简单描述的问题推荐参照相应标准，以免以偏概全。

3）2022版：对于定性检验，产生定量数据的中间测量步骤或IQC结果的测量不确定度也应被视为过程的关键（高风险）部分。2012版：当检验过程包括测量步骤但不报告被测量值时，实验室宜计算有助于评估检验程序可靠性或对报告结果有影响的测量步骤的测量不确定度。

（3）发生较大变化或新增的内容

1）对于不可能或无法评估MU的检验程序，应将不评估测量不确定度的理由文件化。

2）当用户对MU有疑问时，实验室的答复应考虑其他不确定性来源，如但不限于生物变异。

3）如果定性检验结果是依靠试验产生的定量数据，并根据临界值判定为阳性或阴性，则应使用具有代表性的阳性和阴性样品估计输出量值的测量不确定度。

4）如果相关，在对方法进行验证或确认时应考虑MU。

（4）总结

1）测量不确定的确定和评估：应根据预期用途评估量值不确定度，并与其性能规范比较，如何确定和评估不确定度确定可参见 ISO/TS 20914。对于不可能或无法评估 MU 的检验程序，应将不评估测量不确定度的理由文件化。

2）部分定性检验的测量不确定：对于依靠试验产生的定量数据并根据临界值判定阴性、阳性的定性检验结果，则应使用具有代表性的阳性和阴性样品估计输出量值的测量不确定度，且产生定量数据的中间测量步骤或 IQC 结果的测量不确定度应被视为过程的关键（高风险）部分。

3）测量不确定度的应用：实验室在解释测量结果量值时应考虑测量不确定度，需要时，实验室应向用户提供测量不确定度评估结果，当用户对 MU 有疑问时，实验室还应考虑其他不确定性来源，如但不限于生物变异。如果相关，在对方法进行验证或确认时应考虑 MU。

【条款原文】

7.3.5 生物学参考区间和临床决定值

当解释检验结果需要时，实验室应制定生物参考区间和临床决定限，并告知用户。

a）基于患者风险的考虑，实验室应制定反映其服务的患者人群的生物参考区间和临床决定限，并记录其依据。

注：实验室可使用制造商提供的生物参考值，如其参考值的人群来源经过实验室验证并接受。

b）应定期评审生物参考区间和临床决定限，并将任何改变告知用户。

c）当检验或检验前方法发生改变时，实验室应评审其对相应参考区间和临床决定限的影响，并告知用户，适用时。

d）对于识别某个特征存在与否的检验，生物参考区间即是将鉴别的特征，如基因检验。

【条款释义】

该条款与 ISO 15189：2012 中 5.5.2 生物参考区间或临床决定值的内容有一些相同和不同。

（1）相同点

1）实验室应规定生物参考区间或临床决定值，记录其依据，并通知用户。

2）如果改变检验或检验前方法，实验室应评审其对相关生物参考区间和临床决定限的影响。

（2）不同点

1）增加了需要规定生物参考区间和临床决定值的条件，即需要解释检验结果时。

2）强调生物参考区间和临床决定值的人群适宜性，要反映实验室服务的患者人群，同时考虑对患者的风险，比如实验室可以使用由制造商提供的生物参考值，但这些数值的人群适宜性需经实验室验证并认为可接受。

3）强调应定期评审生物学参考区间和临床决定值。

4）对于识别某个特性存在与否的检验，生物参考区间即是该特性，如基因检验。

【条款原文】

7.3.6 检验程序文件化

a）实验室应按需详尽制定检验程序，以确保其活动实施的一致性和结果的有效性。

b）程序应用实验室员工理解的语言书写，且在适当的地点可获取。

c）任何简要形式文件的内容应与其程序对应。

注：只要有程序全文供参考，且总结的信息按需更新，与完整程序的更新保持一致，工作台处可使用作业指导书、流程图或总结关键信息的类似系统作为快速参考。

d) 程序可参考包含足够信息的产品使用说明书。

e) 当实验室对检验程序做出经确认的改变，并对结果解释可能产生影响时，应向用户解释其含义。

f) 所有与检验过程相关的文件均应遵守文件控制要求(见8.3)。

【条款释义】

该条款与 ISO 15189：2012 中 5.5.3 检验程序文件化的内容比较，变化相对较小，新版突出强调：① 完整程序、汇总材料、简要文件要同步更新；② 产品使用说明书中包含足够信息，应是文件化程序的主要内容来源(2012 版仅提及检验程序可参考引用产品使用说明的信息)；③ 删除了2012 版对检验项目标准操作程序内容的 20 项规范化要求。

【条款原文】

7.3.7　检验结果有效性的保证

7.3.7.1　通用要求

实验室应制定监控结果有效性的程序。记录结果数据的方式应能检查出趋势和漂移，如可行，应采用统计学技术审核结果。实验室应策划和评审此监控。

【条款释义】

该条款与 ISO 15189：2012 中 5.6.1 的内容相比变化较大，新版要求监控程序要能发现趋势性和偏移，(如可行)应采用统计技术，监控程序应有计划并对其定期评审。相比于 2012 版，以上内容与后续内容结合紧密，2012 版的总则内容更像是对实验室活动质量的基本要求(实验室应在规定条件下进行检验以保证检验质量；应实施适当的检验前和检验后过程；实验室不应编造结果)，对后续内容指导性不强。

【条款原文】

7.3.7.2　内部质量控制(IQC)

a) 实验室应制定室内质量控制程序，根据规定的标准监测检验结果的持续有效性，以验证达到预期质量，并确保与临床决策相关的有效性。

1) 宜考虑检验的预期临床用途，因为同一被测量的性能特征在不同的临床情况下可能不同。

2) 质量控制程序宜能监测检验方法的试剂和(或)校准品的批号变化；为此，在更换试剂和(或)校准品批号的同一天/批时，宜避免改变室内质控品的批号。

3) 宜考虑使用第三方室内质控品，作为试剂或仪器制造商提供的质控物的替代或补充。

注：可通过检验结果的定期同行评审，对解释和意见进行监控。

b) 实验室应选择符合预期用途的室内质控品。当选择室内质控品时，应考虑以下因素：

1) 相关性能的稳定性。

2) 基质尽可能接近患者样品。

3) 室内质控品对检验方法的反应方式尽可能接近患者样品。

4) 室内质控品满足检验方法的临床适宜用途，其浓度处于临床决定限水平或与其接近，可能时,覆盖检验方法的测量范围。

c) 当无法获得合适的室内质控品时,实验室应考虑使用其他方法进行室内质量控制。其他方法的示例包括:

1) 患者结果的趋势分析,例如:患者结果的浮动均值,或结果低于或高于特定值的样品的百分比,或结果与诊断相关的样品的百分比。

2) 按照规定方案,将患者样品结果与另一替代程序检测结果比较,该程序经确认可计量溯源至 ISO 17511 规定的同级或者更高级别的参考标准。

3) 患者样品留样再测。

d) 室内质量控制的检测频率应基于检验方法的稳定性和稳健性,以及错误结果对患者危害的风险而确定。

e) 记录结果数据的方式应能检查出趋势和漂移,适用时,应采用统计学技术审核结果。

f) 应按照规定的可接受标准定期评审室内质量控制数据,在某一时段内能够有效提示当前性能。

g) 室内质量控制不符合可接受标准时,实验室应避免发布患者结果。

1) 当室内质量控制不符合可接受标准,并提示检验结果可能有明显临床意义的错误时,应拒绝结果,并在纠正错误后重新检验相关患者样品(见 7.5)。

2) 实验室应评估最后一次在控的室内质控之后的患者样品结果。

【条款释义】

该条款与 ISO 15189：2012 中 5.6.2 的内容相比发生了一些重要变化。

两个版本均要求实验室应有室内质量控制程序验证达到预期的结果质量,但新版还要求室内质控程序要确保与临床决策有关的有效性,比如宜考虑检验的预期临床应用,同一检验项目的性能要求在不同的临床科室可能会有所不同;室内质控程序还可以检测到检验方法的试剂和(或)校准品批次间的变化,为此,当试剂和(或)校准物更换批号时,实验室宜避免在同一天或同一批试验中更换质控物批号。

两个版本对质控物的要求均包括宜考虑使用独立的第三方质控物,作为试剂或仪器制造商提供的质控物的替代或补充;与检验方法的响应方式尽可能接近患者样品;宜选择临床决定值水平或与其值接近的质控物浓度,以保证决定值的有效性;应定期检验质控物,检验频率应基于检验方法的稳定性及错误结果对患者危害的风险而确定。2022 版还要求质控物应关注性质的稳定性及基质尽可能接近患者样品,2012 版虽未提及但这已是质控物选择的共识。尤为重要的是,2022 版新增了没有适宜的质控物时实验室应考虑使用其他方法进行 IQC,并举例包括:① 患者结果的趋势分析,例如患者结果的移动均值,或结果低于或高于某一特定值或与诊断相关样本的百分比;② (实验室间或实验室内部)与经验证的替代程序进行比较,使其计量学溯源至 ISO 17511 中规定的相同或更高阶的参考物资或参考方法;③ 留样再测。还有一个细节需要关注:对质控物溶度,两个版本均要求宜选择临床决定值水平或与其值接近的质控物浓度,以保证决定值的有效性,但新版本还提出,在可能的情况下要覆盖检验方法的测量范围,这为后续通过室内质控进行设备维修和(或)试剂批次更换后的验证做好准备(测量范围验证)。

两个版本均要求在发生失控并提示结果可能有明显临床错误时,应拒绝接受结果,并在纠正错误情况并验证性能合格后重新检验患者样品。实验室还应评估最后一次成功质控活动之后患者样品的检验结果。两个版本均要求定期审核质控数据，2012版强调发现可能提示检验系统问题的检验性能变化趋势并采取预防措施，2022版则强调应按照规定的可接受标准进行审核，比如1/3TEa，强调对检测方法性能的评价。

另外，2022版还新增了对检验结果解释和意见的监控可以通过常规的同行审议来实现。

【条款原文】

7.3.7.3　室间质量评价（EQA）

a）实验室应通过实验室间比对监控检验方法的性能，包括参加适于检验和检验结果解释的室间质量评价计划，含POCT检验方法。

b）有相应质评计划时，实验室应就其检验方法建立室间质量评价的程序，包括申请、参加和结果评价。

c）室间质量评价样品应由常规执行检验前、检验和检验后程序的人员进行检验。

d）实验室选择的室间质量评价计划应尽可能：

1）具有检查检验前、检验和检验后过程的效果。

2）满足临床适宜用途的可模拟患者样品的样品。

3）满足GB/T 27043/ISO/IEC 17043要求。

e）在选择室间质量评价计划时，实验室宜考虑靶值设定类型：

1）由参考方法独立设定，或

2）由总体公议值设定，和（或）

3）由方法分组的公议值设定，或

4）由专家组设定。

注1：不能获得不依赖方法的靶值时，可用公议值判断是实验室或方法特定的偏倚。

注2：室间质量评价物质缺乏互换性会影响某些方法间的比较，但在另外一些方法间具备互换性时，仍可用于这些方法间的比较，而非仅依赖于方法内的比较。

f）当室间质量评价计划不可获得或不适用时，实验室应采取替代方法监控检验方法的性能。实验室应判断所选替代方法的合理性，并提供其有效性的证据。

注：可接受的替代方法包括：

——与其他实验室交换样品。

——采用相同室内质控品的实验室间进行比对，评估单个实验室的室内质量控制结果与使用相同室内质控品的分组结果进行比较。

——分析不同批号的制造商终端用户校准品，或制造商的正确度质控品。

——至少由两人或两台仪器或两种方法对同一微生物样品进行分割/盲样检测。

——分析与患者样品有互换性的参考物质。

——分析临床相关研究来源的患者样品。

——分析细胞库和组织库的物质。

g）应按规定的可接受标准定期评审室间质量评价数据，在某一时段内能够有效提示当前性能。

h）当室间质量评价结果超出预定的可接受标准时，应采取适当措施（见8.7），包括评估与患者样品相关的不符合，是否造成对临床的影响。

i）如确定影响有临床意义，则应复核受影响的患者结果，考虑修改结果的必要性，并告知用户，适当时。

【条款释义】

该条款与 ISO 15189：2012 中 5.6.3 内容相比也有一些重要变化。

（1）相同点

1）均强调实验室应通过与其他实验室的结果进行比对来监测检验方法的性能，包括参加适合检验和检验结果解释的 EQA 计划，并建立文件化程序。

2）实验室选择的实验室间比对计划应尽量提供接近临床实际的、模拟患者样品，具有检查包括检验前和检验后程序的全部检验过程的功用，且满足 ISO/IEC 17043 相关要求；均强调实验室应尽量按日常处理患者样品的方式处理实验室间比对样品。

3）当 EQA 计划不可获得或不适合时，实验室应使用替代方法来监测检验方法的性能并提供客观证据确定检验结果的可接受性。

4）应定期审核 EQA 数据，在一定时间范围对当前性能提供有价值的指示（2022 版），如显示出存在潜在不符合的趋势，应采取预防措施（2012 版）。

5）如果 EQA 结果超出了规定的可接受标准，应采取适当的措施。

（2）不同点

1）2022 版对 POCT 检验方法也提出了参加 EQA 或实验室间比对的要求。

2）2022 版新增了在选择 EQA 计划时，实验室宜考虑所提供的靶值类型，包括：由参考方法独立设定，或由所有参加者公议值设定，和（或）由方法对等组公议值设定，或由专家组设定（注 1：当与方法无关的靶值不可获得时，可以使用公议值来确定偏差是实验室还是方法导致的。注 2：如果缺乏 EQA 物质的互换性会阻碍某些方法之间的比对，则跟具有互换性的方法进行比对仍然是有用的，而不是仅依赖于方法内的比对）。

3）两版均提到的 EQA 不可及时的替代方案，包括有证标准物质/标准样品（分析被认为与患者样品有互换性的参考物质）、细胞库或组织库中的物质、与其他实验室的交换样品、实验室间比对计划中日常测试的质控物（使用相同质控物的检验结果的实验室间比对），但 2022 版未提及"以前检验过的样品"，新增了"分析不同批号的制造商的终端用户校准物或制造商的正确度控制物""至少用两人或至少两台分析仪或至少两种方法对微生物样本进行分割或盲样测试"，以及"分析临床相关研究的患者样本"等。

4）2022 版强调，如果 EQA 结果超出了规定的可接受标准，应采取适当的措施，包括评估与患者样本相关的不符合是否具有临床意义，如果确定影响具有临床意义，则应复核可能受到影响的患者结果，并考虑是否需要修改结果，必要时通知用户。

5）2022 版没有保留 2012 版的一些常识性的内容，比如"实验室在提交实验室间比对数据日期之前，不应与其他参加者互通数据；实验室在提交实验室间比对数据之前，不应将比对样品转至其他实验室进行确认检验，尽管此活动经常用于患者样品检验"。

【条款原文】

7.3.7.4 检验结果的可比性

a）当使用不同方法和（或）设备，或在不同地点进行检验时，应制定临床适宜区间内患者样品结果可比性的程序。

注：进行不同检验方法的比较时，使用患者样品能避免室内质控品互换性不足带来的问题。当患者样品不可获得或不适用时，参考室内质量控制和室间质量评价的全部选项。

b）实验室应记录比对的结果及其可接受性。

c）实验室应定期评审比对结果。

d）如识别出差异，应评估该差异对生物参考区间和临床决定限的影响，并采取措施。

e）实验室应告知用户结果可比性的临床显著差异。

【条款释义】

该条款与ISO 15189：2012中5.6.4内容相比也有了一些重要变化。

（1）相同点

1）均规定，应建立使用不同方法和（或）设备或在不同的地点进行检验时患者样品结果进行比对的程序。

2）均规定，实验室应记录实验室内比对结果及其可接受性。

3）应对发现的问题或不足采取措施，并保存实施措施的记录。

4）实验室应告知用户在结果可比性方面有显著临床意义的差异（2022版），比如当不同测量系统对同一被测量（如葡萄糖）给出不同测量区间及变更检验方法时，实验室应告知结果使用者在结果可比性方面的任何变化，并讨论其对临床活动的影响（2012版）。

（2）不同点

1）2022版进一步明确了不同检验方法间的比对宜首选患者样本（以避免质控物互换性不足的问题），当患者样品不可获得或不可行时，可参见IQC或EQA条款建议使用的替代方法。

2）2022版要求定期审核结果的可比性，并明确要求如发现差异，应评估这些差异对生物参考区间和临床决定值的影响，并采取措施。

3）2022版未保留该注释：在测量结果可溯源至同一标准的特定情况下，如校准物可互换，则认为结果具有计量学可比性。

（公衍文）

四、检验后过程

【条款原文】

7.4.1 结果报告

7.4.1.1 通用要求

a）每项检验结果均应准确、清晰、明确并依据检验程序的特定说明报告。报告应包括解释检验结果所有必需的信息。

b）当检验报告延误时，实验室应基于延误对患者的影响制定通知用户的程序。

c）所有与报告发布有关的信息应按照管理体系要求（见8.4）保存。

注：只要满足本准则的要求，报告可以硬拷贝或电子方式发布。

【条款释义】

（1）如报告单使用认可标识，应符合CNAS-R01的要求。认可标识应放于检验报告单上方的适宜位置，且需能够明确区分CNAS认可项目和非认可项目。

（2）LIS 中实验室报告的内容和格式需经过实验室负责人的审核、批准，并征求临床医护人员的意见。

（3）检验项目的检验报告周期（TAT）应遵守行业和地区的相关规定和要求，由技术负责人与各专业负责人共同制定，并经服务协议评审征求用户意见后发布。实验室应定期评估检验报告周期达标情况。

（4）实验室应明确特殊原因下出现报告发布延迟情况的处理流程，在结合患者当前情况和已获得信息的基础上做出综合评估，若报告延迟发布将对患者诊疗产生重大影响，应及时通知临床和患者。同时，相应处理措施应形成记录。

（5）检验报告可采用纸质报告或电子报告形式，但应保证每份检验报告的唯一性。若同时使用纸质报告、网络客户端和移动端的电子报告，应有防止数据传输错误的程序文件和记录，并定期核查各报告形式检验报告结果与原始输入数据的一致性。当信息系统出现变更时，如 HIS 和 LIS 软件升级或更换数据中心服务器等，应再核查。

（6）免疫实验室要求：特殊检验项目的结果报告应符合相关规范及标准要求，如《全国艾滋病检测技术规范》、WS/T 573 等。

（7）输血实验室要求：对所有出现血型定型困难、疑难配血的样品应制定立即报告及记录程序。稀有血型、不规则抗体阳性及配血不相合等应及时报告。

（8）LIS 应有程序能在计算机发出报告前发现危急值结果并发出预警。应通过相关程序及时通知临床（如医师、护士工作站闪屏）并记录（包括患者相关信息、危急值的接收者、接收的日期和时间，以及实验室通知者、通知的日期和时间）。

（9）微生物实验室要求

1）血液、脑脊液样品的培养鉴定应及时发送分级报告，如样品直接涂片或湿片直接镜检、培养结果的判读等阳性发现。

2）其他无菌部位来源样品宜报告直接涂片镜检的阳性结果。

3）应保存抗菌药物敏感性试验资料，至少每年向临床医师报告流行病学分析结果。

（10）分子诊断实验室要求：适用时，应定期评审并更新基因变异检测报告中提供给用户参考的分子变异临床意义和用药信息，确保其准确性。

【条款原文】

7.4.1.2 结果审核和发布

结果在发布前应经过审核和批准。

实验室应确保检验结果在授权者发布前得到审核，适当时，应对照室内质量控制、可利用的临床信息及以前的检验结果进行评估。

应规定发布检验结果报告的职责和程序，包括结果发布者及接收者。

【条款释义】

（1）实验室应建立结果报告程序，规定检验报告的流程，检验报告中应包含具有影响报告解读的关键要素和内容。同时，明确报告审核人员所需具备的资质要求和承担的责任，并对其进行能力评估、培训和考核，考核合格人员方可批准审核报告，并持续评估被授权人员的报告审核能力。

（2）复核标准应基于行业规范、标准、指南或专家共识，结合实验室检验项目的类型、所采用的试验方法和工作条件等因素合理制订。如 HIV 检测的复核标准应参照《全国艾滋病检测技术规范》文件要求制订。

（3）制订的复核标准需经过实验室确认，相应记录应保存。当服务人群出现变化、检测系统和检测环境发生改变时，实验室应重新验证或确认复核标准。

（4）实验室应有防止发出含有失控项目报告的措施，报告系统宜具备临床诊断等患者基本信息和历史结果比对功能。

（5）输血实验室要求：ABO 血型、RhD 血型和抗体筛查结果应与患者或者献血者以前的结果进行比较，如存在差异，实验室应分析原因，采取相应措施，确保结果准确，并记录相关情况。

【条款原文】

7.4.1.3 危急值报告

当检验结果处于规定的危急值限值时：

a）根据可获得的临床信息，尽快通知用户或其他授权人。

b）记录所采取的措施，包括日期、时间、责任人、通知的人员、通知的结果、通知准确性的确认，及在通知时遇到的任何困难。

c）当无法联系到责任人时，应制定实验室人员的逐级上报程序。

【条款释义】

（1）危急值是指某项或某类检验异常结果，表明患者可能正处于生命危险的边缘状态，如果不给予及时、有效治疗，患者有可能错过最佳的治疗时机，患者的生命安全将受到威胁。

（2）实验室应建立危急值报告程序以明确危急值报告的流程。同时，危急值项目、报告区间及报告方式应充分征求临床科室意见，形成沟通记录。相应危急值报告程序应交由医务部门审核、批准后向临床发布。

（3）LIS 应有程序能在计算机发出报告前发现危急值结果并做出预警。应通过危急值相关程序及时通知临床（如医师、护士工作站闪屏）并记录（包括患者相关信息，危急值的接收者、接收的日期和时间，以及实验室通知者、通知的日期和时间、通知过程中遇到的困难）。

（4）危急值报告程序应规定危急值报告的责任接收人员，以及因各种原因导致无法有效联系责任接收人员时的逐级报告流程及危急值备选接收人员。

（5）实验室应定期评估危急值项目、报告区间及报告方式的临床适用性。

【条款原文】

7.4.1.4 结果的特殊考虑

a）如用户同意，可用简化方式报告结果。未向用户报告的 7.4.1.6～7.4.1.7 中所列的信息，用户应能方便获取。

b）当结果以初步报告传送时，最终报告应发送给用户。

c）应保留所有口头提供结果的记录，包括沟通准确性确认的细节（见 7.4.1.3b）。口头提供的结果应补发书面报告。

d）某些对患者有重要影响（如遗传或某些感染性疾病）的检验结果，可能需要特殊的咨询。实验室管理层宜确保在没有得到充分咨询前，不将结果告知患者。

e）匿名的实验室检验结果可用于流行病学、人口统计学或其他统计分析等目的，前提是降低了对患者隐私和保密的所有风险，并符合相关法律和（或）监管要求。

【条款释义】

（1）检验结果的报告方式，可通过服务协议评审等沟通方式，征得用户同意。

（2）检验报告若存在分级报告的情况，如微生物报告、HIV 抗原和抗体有反应的初筛报告等，可在初步检验报告中加以说明，（适用时）告知下一级或最终报告的发布时间。

（3）实验室应规定特殊情况下，如因停水、停电、仪器和设备故障无法短时间内修复时的报告发放形式。

（4）实验室应建立因 LIS 或 HIS 故障导致检验结果无法通过网络发布时的应急预案。如医师急需知道患者的检验结果时，实验室可采用预先编制的临时报告单传递检验结果，待信息系统恢复后再向临床发布最终正式报告，但需注意临时报告的结果应与正式报告保持一致，并保留相应的记录。

（5）实验室若采取电话或其他通信途径发出口头方式的临时报告，应确保沟通结果的准确性，可通过让报告接收者回读结果或采用通信设备发送图片的方式加以确认。经口头提供的结果应跟随一份书面形式的最终报告。所有口头提供的结果应形成记录。

（6）实验室医疗咨询组应评估自身所能提供的检验服务能力，明确对患者诊疗会产生严重影响的检验项目和结果，并授权特定人员发布报告。

（7）检验结果若用于医学统计或科学研究，应满足国家法律、法规或者医院伦理委员会对患者隐私保护的要求，对外发布科研成果或研究论文需隐藏或删除可以识别出患者身份的信息。实验室人员应经过伦理相关培训，并保留培训记录和保护患者隐私的声明。

（8）微生物实验室：血液、脑脊液、国家规定立即上报的法定细菌性传染病显微镜检查及培养阳性结果应按规定立即报告相关管理部门及临床。

【条款原文】

7.4.1.5 结果的自动选择、审核、发布和报告

当实验室应用结果的自动选择、审核、发布和报告系统，应制定程序以确保：

a）规定自动选择、审核、发布和报告的标准。该标准应经批准、易于获取并被授权负责发布结果的人员理解。

b）标准在使用前进行确认和批准，在报告系统发生变化，并可能影响其正常功能及使患者医疗面临风险时，定期评审和验证这些标准。

c）可识别经自动报告系统选择出需要人工审核的报告，选择的时间和日期，以及审核人的身份均可获取。

d）必要时，可应用快速暂停自动选择、审核、发布和报告功能。

【条款释义】

（1）当实验室使用 LIS 检验结果的自动审核功能时，应建立相应的程序文件。实验室在制定程序时可参考 WS/T 616《临床实验室定量检验结果的自动审核》。

（2）自动审核程序应包含自动选择、复核和发布的标准，以及明确授权发布人员的资质要求和权限。此文件需经科室负责人批准，并易于被授权人员所理解。被授权人员应经过相应培训。

（3）实验室建立的自动审核程序在投入正式使用前应经过确认,可建立评判标准并选择多名具有丰富经验的高年资专业人员进行确认。投入使用后,也应定期对自动审核程序进行审核和验证,尤其是在变更检测系统或新增检验项目和审核规则时。

（4）检验项目审核限值(范围)的建立规则可依据

1）检测性能参数,尤其是分析范围和检出限。

2）医学决定水平或对临床诊疗有关键指导意义的检测值。

3）危急值。

4）逻辑性不符合、严重异常结果或组合项目不常见的结果模式等,如数值出现负值、TBIL＜DBIL、TP＜Alb 等。

5）存在与临床诊断明显不相符结果。

6）存在可能改变检验结果的样品干扰(如溶血、黄疸、脂血等)。

7）存在分析设备的警示信息。

8）科室的质量管理要求。

（5）LIS 应能够识别出经过自动审核的检验报告,宜包含审核人员和审核时间的信息,并能显示患者检验结果修改前的原始数据。LIS 应具备快速暂停自动审核报告的功能。LIS 中应能显示患者的历史数据。

【条款原文】

7.4.1.6 报告要求

每份报告应包括下列信息,除非实验室有理由可以省略某些内容并文件化:

a) 每页都有患者的唯一标识,原始样品采集日期和报告发布日期。

b) 发布报告的实验室的识别。

c) 用户姓名或其他唯一识别号。

d) 原始样品类型和描述样品的必需信息(例如:来源,取样部位,大体描述)。

e) 清晰明确的检验项目识别。

f) 相关时,所用检验方法的识别,可能和必要时,包括被测量和测量原理的一致(电子)的识别。

注:观测指标标识符逻辑命名与编码系统(LOINC),命名、属性和单位(NPU、NGC)和SNOMED CT 为电子识别的示例。

g) 适用时,检验结果的测量单位以 SI 单位或可溯源至 SI 单位,或其他适用的单位报告。

h) 生物参考区间、临床决定值、似然比或支持临床决定限的直方图/列线图(诺谟图)(必要时)。

注:可将生物参考区间清单或表格发给实验室用户。

i) 作为研发计划的一部分而开展的,尚无明确的测量性能声明的检验项目识别。

j) 审核结果和授权发布报告者的识别(如未包含在报告中,则在需要时随时可用)。

k) 需要作为初步结果的识别。

l) 危急值提示。

m) 将报告中所有部分标记为完整报告一部分的唯一性标识,以及表明结果的清晰标识(如页码和总页数)。

【条款释义】

1. 检验结果报告的要求

（1）每一项检验结果均应准确、清晰、明确，并依据检验程序的特定说明进行报告。

（2）报告的格式和介质（即电子或纸质）及其发布方式需经审核并批准。实验室应定期对检验报告单格式和内容进行审核。

（3）确保下述报告特性能够有效表述

1）对可能影响检验结果的样品质量的评估。

2）按样品接受/拒收标准得出的样品适宜性的评估。

3）危急值或临床决定值（适用时）。

4）结果解释，适用时可包括最终报告中对自动选择和报告结果解释的验证。

2. 检验结果报告单内容　检验科应规定报告的格式和介质（即电子或纸质），结果报告中应包括但不限于以下内容：

（1）发布报告的实验室名称，可于标题处标明"×××医院检验报告单"。同一医疗机构若存在多个检验场所时，应能明确区分发布报告的实验室，可用名称和地址加以区别。

（2）患者及样品检测相关信息：唯一性标识（ID号或住院号等）、姓名、性别、年龄、就诊科室、送检医师姓名、样品流水号或条码号、样品类型、样品来源、原始样品的采集日期、报告页数和总页数等。

（3）报告单主体

1）报告描述语言应使用专业术语，检验项目名称应规范（可参照 CNAS-AL09 文件）。

2）应标记所使用的检验方法，尤其当存在不同检测原理的同一检验项目时，如分别使用酶法和苦味酸法检测血清肌酐。

3）应包含结果增高、降低的提示信息或标识，必要时提供生物参考区间和临床决定值。结果宜使用 SI 单位或可溯源至 SI 单位，数值的有效位数宜与生物参考区间保持一致。可能时，实验室应向用户提供检验项目清单和生物参考区间列表。

4）作为实验室自建方法的检验项目、初步报告的说明、区域结果互认项目及其危急值结果，均应在报告中明确标识。检验报告若使用 CNAS 标识，也应明确区分 CNAS 认可项目和非认可项目。

5）备注说明：可包括检验方法的局限性、检测结果临床意义的简要解读、进一步检测的建议、相关咨询人员姓名及联系方式。此外，当收到的原始样品质量可能影响到检验结果、存在让步检验项目或其他对检验结果可造成影响的需声明的事项等均可在备注中加以说明。

6）落款：检验人员和报告审核人员、检测日期和时间、报告发布日期。

7）注明"本检验结果仅对此标本负责"字样。

3. 血液实验室要求

（1）检验结果应使用规范的测量单位，尽可能使用 SI 单位，例如：白细胞绝对计数的单位为（$\times 10^9$/L）。

（2）口服华法林抗凝治疗监测时，凝血酶原时间（PT）的报告方式使用国际标准化比率（INR）。

（3）血涂片检验疟原虫阳性时，应同时报告鉴定结果。

（4）检验报告中的形态学检验项目，应只报告确认后的正确结果，必要时可另附相关说明。

4. 体液实验室要求

（1）尿液沉渣显微镜检查宜以每高/低倍视野中的不同种类有形成分数量报告结果。

（2）检验报告中的形态学检验项目，应只报告确认后的最终唯一结果，必要时可另附相关说明。

【条款原文】

7.4.1.7 报告的附加信息

a）当患者医疗需要时，应包括原始样品采集时间。

b）报告发布时间（如未包含在报告中），需要时应可获得。

c）全部或部分由受委托实验室完成的检验，包括不加修改的顾问提供意见的识别，以及实施检验的实验室名称。

d）适用时，报告应包含结果解释和注释：

1）影响检验结果临床意义的样品质量和适宜性。

2）采用不同程序（如POCT）或在不同地点进行检验时产生的差异。

3）当地区或者国家使用不同的测量单位时，错误解释所产生的潜在风险。

4）结果随时间产生的趋势性或显著变化。

【条款释义】

（1）当同一检测日出现多次样品采集和报告的发布，或是检验项目存在昼夜节律性差异等情况（如OGTT试验、皮质醇检测等），则原始样品的采集时间和报告的发布时间应被纳入检验报告。

（2）实验室可将委托检验报告和经过特殊咨询获得的信息备案后直接转发给用户。但若对委托检验报告和咨询获得的信息进行转录，则需保证转录的准确性，并且应在报告中对委托项目进行明确标记，同时说明检测委托项目的实验室名称或提供咨询服务的顾问信息。

（3）当接收到的原始样品质量不适于检验或可能影响检验结果时，应拒收样品，如若样品不易获得、采集困难或患者情况紧急时，可酌情进行让步检验，但需告知临床，并应在报告中加以描述和说明。

（4）当实验室同一检验项目存在多种不同检测系统或多个不同检测地点时，应定期实施设备比对。若因方法学原因，多种检测系统间不可比时，应在报告中明确标注当前报告所使用的检验方法或检测地点，防止检验报告被不适当地比较。

（5）检验报告单在不同国家或不同地区使用，若检验项目使用的单位不同可能会造成结果误读或误解时，应考虑提供同一项目多种不同单位的结果，必要时提供单位换算的公式。

（6）若检验结果存在显著的趋势性变化，能对临床诊疗提供指导性帮助，应在检验报告中备注说明。

（7）流式细胞检测要求：报告应包括异常细胞群（如确定）的百分率、免疫表型信息，并提供可能的专业判断。

（8）分子诊断实验室要求：适用时，报告内容还应包括方法的局限性、检测结果临床意义的简要解读、进一步检测的建议。

【条款原文】

7.4.1.8 修正报告结果

修正或修改结果的程序应确保：

a）记录修改的原因并在修改的报告中标识（相关时）。

b）修改的报告应仅以追加文件或数据传输的形式发送，明确标记为修订版，并包括参照原报告的日期和患者识别。

c）用户知晓报告的修改。

d）当有必要发布全新报告时，应有唯一性标识，并注明且追溯至所替代的原报告。

e）如报告系统不能显示修改，应保存修改记录。

【条款释义】

（1）实验室应建立报告修改程序，明确报告修改的流程和报告修改权限。

（2）修改报告时，应同时记录修改原因。修改记录应能显示修改日期和时间，以及修改人的姓名或唯一性标识。

（3）已经审核发布的检验报告需做修改时，应通知用户防止误用，并将原检验报告收回存档，重新发出经确认无误的报告。

（4）已用于临床决策且被修改过的结果应保留在后续的累积报告中，并清晰标记为已修改。

（5）结果修改后，LIS中应能保留原始报告的条目。若LIS不能显示修改、变更或更正的数据，实验室应采用其他方式保存原始修改记录。

【条款原文】

7.4.2　检验后样品的处理

实验室应规定检验后临床样品的保存时限以及样品的储存条件。

实验室应确保在检验后：

a）保存样品的患者和来源识别。

b）明确样品用于附加检验的适宜性。

c）样品保存方式尽可能确保附加检验的适用性。

d）可定位和检索样品；且

e）以适宜方式弃置样品。

【条款释义】

实验室应建立样品管理程序规范检验后样品的管理，明确检验后样品的保存时长和储存条件。

1. 检验后样品的储存和保留

（1）根据样品的性状、检验要求和其他任何适用的要求确定其保留的时限。

1）检验后样品保存处理的规定应依据《医疗废物管理条例》《医疗卫生机构医疗废物管理办法》，以及地方法规或有关废物管理的建议而制定。

2）检验后样品的保存还应依据分析物的稳定性确定适宜保存条件和保存时间，特殊检验如组织标本检测、基因检测及产前检测等应考虑法律责任适当延长保存时间。

3）对样品保存条件进行有效监控并记录。

4）实验室应规定附加检验的项目和时限。样品保存条件应经过实验室验证，以求最有效地保证已完成检验样品能够实施附加检验。

（2）入库保存时注意事项

1）样品入库保存时需记录入库时间及样品数量。

2）已完成检验的样品应与未检测样品明确区分，防止漏检。

3）保存的样品应包含可溯源至患者的唯一性标识，并易于被查找。可以使用样品后处理（库存管理）系统或按特定规则（如样品完成的检测日期）放置。

4）检验后样品分为血样品、微生物样品和体液样品。根据样品类型的不同采取相应的保存方式。

2. 检验后样品处置

（1）安全处置检验后样品：检验后的样品应按医疗废弃物处理，其安全处置应符合地方法规或有关废物管理的建议。

1）已到保存期的检验后样品应当及时处置，并按照医疗废物类别分置于防渗漏、防锐器穿透的专用包装物或者密闭的容器内。医疗废物专用包装物、容器，应当有明显的警示标识和警示说明。内容物不能超过包装物或容器体积的 2/3。

2）涉及传染病患者或者疑似传染病患者的样品或体液分泌物，应当按照国家规定严格消毒。收集后样品可使用高压蒸汽灭菌方式处理（要求：温度 121℃，时间 30 min）。

3）不得露天存放检验后样品，若需暂时贮存则贮存时间不得超过 2 天。应定期与医疗机构的医疗废物处理人员交接，并记录医疗废物交接数量、类别、交接人员、交接时间等。交接记录至少保存 2 年。

4）医疗废物运送宜采用固定路线，并采取有效措施防止在运送过程中医疗废物流失、泄漏和扩散。实验室应当建立一旦出现上述情况时的紧急处理措施，对致病人员提供医疗救护和现场救援，并及时通知行政主管部门。

5）应当按照环境保护行政主管部门和卫生行政主管部门的规定，定期对医疗废物处置设施的环境污染防治和卫生学效果进行检测、评价。

（2）其他：规定相关人员监督、检查样品保存处理工作。

3. 分子诊断实验室要求　应规定用于产前诊断的原始样品、核酸提取物和（或）核酸扩增产物的保存期限。

4. 免疫实验室要求　为便于追溯，凝胶图像和斑点杂交条带和（或）通过扫描、拍照等方式保留的结果应作为技术记录保存，保存期限可参照相关行业要求。

（陈　勋）

五、 不符合工作

【条款原文】

实验室应制定过程，在实验室活动或检验结果不符合自身程序、质量要求或用户要求时（例如：设备或环境条件超出规定限值，监控结果不能满足规定的标准）实施。该过程应确保：

a）确定管理不符合工作的职责和权限。

b）基于实验室建立的风险分析过程采取当下和长期的措施。

c）当存在对患者造成伤害的风险时，终止检验并停发报告。

d）评价不符合工作的临床意义，包括在识别不符合工作之前（可能）已发出的检验结果的影响分析。

e）对不符合工作的可接受性作出决定。

f) 必要时,修改检验结果并通知用户。

g) 规定批准恢复工作的职责。

实验室应采取与不符合工作(见8.7)再次发生的风险相符的纠正措施。

实验室应保存不符合工作和7.5 a)～g)中规定措施的记录。

【条款释义】

1. 定义

(1) 不符合是指未满足要求(GB/T 19000—2016/ISO 9000:2015,定义3.6.9),又称为不合格、不合格工作、不符合项等。实验室在管理体系运行中存在的,与认可规则、认可准则、认可要求、实验室质量管理体系文件(包括规章制度、质量手册、程序文件、作业指导书等)、检验(检查)标准/方法和(或)校准规范/方法等规定不一致,且不一致事实明确、客观证据充分、可追溯,即为不符合。对于不符合,要求实验室及时进行纠正,并执行纠正措施。

(2) 观察项是指被评审实验室的某些规定或采取的措施有导致相关的质量活动达不到预期效果,或有导致某些环节失控的风险,但在文件评审或现场评审中尚未观察到相关证据。是对实验室运作的某个环节提出需关注或改进的建议。观察项与不符合的判定依据是一致的,对于观察项,不一定要求实验室提供书面整改报告,但应要求实验室对观察项进行分析说明,并随整改材料上报。

(3) 纠正是指为消除已发生的不合格而采取的措施(GB/T 19000—2016/ISO 9000:2015,定义3.12.3),也称应急措施,是对针对不符合事件的立即纠正。一般而言,纠正可与纠正措施一起实施,通常在纠正措施之前实施,特殊情况下也可之后实施,这种特殊情况是指纠正要在经原因分析并采取一定纠正措施后方可执行。

(4) 纠正措施是指为消除不合格的原因并防止再发生所采取的措施(GB/T 19000—2016/ISO 9000:2015,定义3.12.2)。为减轻影响而在发现不符合的当时所采取的措施为"应急措施",只有消除导致不符合产生的根本原因的措施才被视为"纠正措施"。

(5) 预防措施是指为消除潜在不合格或其他潜在不期望情况的原因所采取的措施(GB/T 19000—2016/ISO 9000:2015,定义3.12.1)。

2. 不符合工作的识别　实验室管理体系建立的依据和运行的依据都是不符合和观察项的判定依据。

(1) 识别途径:一般为日常工作、质量监督、内部审核、管理评审、外部审核等进行识别。

(2) 识别依据:实验室管理体系是依据相关标准、规范、法律和法规及患者和实验室用户需求而建立,而运行是以建立的管理体系为指导,所以通常的识别判定可依据以下几方面。

1) 管理体系文件的判定依据:认可规则、认可准则、认可要求、专门要求等。

2) 管理体系运行过程、运行记录、人员操作的判定依据:管理体系文件(包括质量手册、程序文件、作业指导书等)、检测标准/方法和(或)校准规范/方法等。

3) 实验室活动涉及的相关法律和法规。

(3) 识别来源:不符合工作不只针对检验前、检验和检验后过程中的程序或围绕其所制定的管理体系的要求,可存在于管理体系及其运作的各个方面,具体来源可以包括质量指标、检验程序、患者的投诉和意见、医生的投诉和建议、员工内部的沟通和建议、环境设施条件、试剂和耗材的使用、仪器设备的校准及使用、比对试验、人员的差错、信息数据的传输和处理、报告和证书的核查、内部和外部的审核及管理评审等。

（4）识别职责：管理体系体现的是全员积极参与，所以实验室内的所有人员都有识别不符合的职责。实验室所有人员（包括管理人员、技术人员和/或辅助人员等）应能识别并及时纠正发现在管理体系任何之处的不符合，不同岗位的人员在不符合识别和处理中体现不同的职责和分工。实验室应明确规定处理不符合的人员职责和权限，谁负责发现、谁报告、向谁报告、谁确认、谁分析、谁审核、谁负责批准、谁负责整改（包括纠正及纠正措施）、谁负责跟踪及验收不符合整改、谁归档等。

（5）不符合和观察项的判定区别

1）以下情况应开具不符合：① 发现与相关标准，如认可规则、认可准则、认可要求、专门要求、检测标准等不符合；② 发现与管理体系文件（包括质量手册、程序文件、作业指导书等）不符合。

2）以下情况应开具观察项：① 被评审实验室的某些规定或采取的措施可能导致相关的质量活动达不到预期的效果，尚无证据表明不符合情况已发生；② 评审组已产生疑问，但在现场评审期间由于客观原因无法进一步核实，对是否构成不符合不能做出准确的判断。

3）相关法律、法规的情况：对于标准，特别是国际标准而言，标准中隐含的前提要求就是要符合国家和地区的法律和法规，这是对实验室的基本要求。实验室在自身审核活动中如发现不满足相关法律和法规要求，这是不符合，需要整改。但对于外部审核机构（如CNAS），实验室必须在符合相关法律和法规要求的前提下才能申请认可，符合法律和法规是实验室自身的事情，不是合格评定需解决的问题，所以，在CNAS的认可现场评审时，如发现有与相关法律和法规不符，是以观察项体现。

3. 不符合工作的描述

（1）不符合的描述分类

1）体系性不符合：主要是指实验室建立的质量管理体系中没有相应规定，不符合标准要求。

2）实施性不符合：是指体系中有规定但没有执行，规定的要求没有遵循，实际工作与规定不符合。

3）效果性不符合：是指体系中有规定，实验室也按照规定实施了部分程序，但最终的效果不佳，未实现目标或达到要求。

（2）不符合的风险分级：不符合严重程度决定了纠正与纠正措施的力度。依据不符合对实验室能力和管理体系运作的影响，不符合的风险分级可分为严重不符合和一般不符合，具体可参考CNAS-GL008：2018《实验室认可评审不符合项分级指南》。

1）严重不符合：指影响实验室诚信或显著影响技术能力、检测或校准结果准确性和可靠性，以及管理体系有效运作的不符合。严重不符合与实验室的诚信和技术能力有关，举例如下：① 原始记录与报告不符；② 不做试验直接出报告；③ 人员能力不足以承担检测或校准活动；④ 检测或校准活动未实施有效的质量控制；⑤ 管理体系某些环节失效，如某一不符合在同一部门/组或不同一部门/组重复或多次出现；⑥ 超范围使用认可标识，涉及报告数量较大；⑦ 在能力验证活动中串通结果，提交的结果与原始记录不符，或不能提供结果的原始记录。

2）一般不符合：是指偶发的、独立的对检测或校准结果、质量管理体系有效运作没有严重影响的不符合。如果一般不符合反复发生，则可能上升为严重不符合。常见的一般不符合，例如：① 设备未按期校准；② 试剂或标准物质已过有效期；③ 内审中发现的不符合采取的纠正措施未经验证;④ 检测或校准活动中某些环节操作不当;⑤ 原始记录信息不完整,无法再现原有试验过程等。

（3）不符合的描述方式:不符合应事实确凿,其描述应严格引用客观证据,如具体的检测记录、检测报告、检测和(或)校准的标准/方法及具体活动等,在保证可追溯的前提下,应尽可能简洁,不加修饰,不做主观判断,明确指出不符合的内容。观察项的描述与不符合一样,开具的观察项应将事实描述清楚,以便实验室进一步调查和落实。开具时应关注以下几点。

1）针对不同条款的不符合/观察项应按条款分别列出。

2）对于多个同类型的不符合,可汇总成一个典型的不符合。

3）对多场所实验室开具不符合报告时应注意:对各个场所实验室都有的相同的不符合,统一开一份不符合,并注明发现的场所。如果属于总部的问题,不符合应开在总部的管理机构。

4）不符合/观察项应尽量对应至最小的条款。

（4）不规范描述的不符合

1）条款使用不恰当:条款判断错误;同时使用多条款,应拆分;不是最小条款。

2）判断结论不准确:结论判断错误;不符合事实描述不清楚,过于笼统或无法溯源(应为观察项的,开具为不符合)。

3）未描述客观事实:不描述客观事实,直接判断;或直接引用准则要求,无不符合项事实;描述中出现假设情况。

4）事实描述不清:缺乏对现场发现的客观描述,表述不完整、逻辑不清,造成无法具体追溯。

5）事实描述不简洁:事实描述中增加要求。

6）判断依据不客观:未严格依据认可准则等认可规范文件进行判断,主观引用非强制性标准作为判定依据,或根据个人经验进行判断,或主观判断,专业判断不正确。

7）其他不规范:替实验室找原因;直接写出员工姓名;描述为"未见×××""未看到×××"等。

4. 不符合工作的控制流程

（1）识别不符合和观察项:不符合发生时,当实验室人员识别出不符合工作后,应立即记录并汇报给相关部门负责人。

（2）采取纠正或纠正措施

1）相关部门负责人确认后,应立即制定或采取相应的纠正(应急措施)。不符合工作发生时,不一定必须采取纠正措施,而应先采取应急措施进行纠正,防止不符合危害的延伸或扩大或持续,从而形成更大的(严重的)或系统性的不符合。

2）不符合工作被纠正的同时或纠正后,对不符合工作进行调查,分析产生不符合的原因,确定不符合的严重程度。从风险性和危害性进行评价,例如:产生这种情况会出现什么后果,以及再发生这种情况的概率等,以便对不符合纠正的可接受性进行评估。

若评价认为不符合工作仅是偶然,不会再次发生或对实验室的运作与其政策和程序的符合性没有多大影响,则可能无须采取纠正措施,仅需采取应急措施(纠正)即可。

若经评价属于以下两种情况之一,则必须采取纠正措施:① 凡涉及检验前、检验和检验后过程的不符合可能会再次发生的;② 凡涉及对实验室的运作与其政策和程序的符合性产生怀疑时。

通常情况下,对于不符合不采取纠正措施的情况十分少见,具体纠正措施的实施详见8.7。

（3）其他补救措施

1）当发现的不符合工作对检验结果有影响时，应终止检验，停发报告；对已经发出的不符合检测报告进行评审，如检验结果会影响临床诊疗时，需收回报告或对已发出的不符合检验结果进行标识，在不符合工作被纠正后重发报告，并记录。

2）如果不符合工作有可能误导患者的诊治并会导致一定临床后果，不良影响较轻时由各专业组组长通知申请检验的临床医师，并填写检验结果的临床沟通记录。影响严重时，由实验室主任决定如何处理，可以通过发布通知、邮件等方式沟通通知用户。

3）当检验过程出现不符合工作并采取纠正后，要恢复所停的检验时，应经科主任和质量负责人批准（详见 8.7）。

（4）跟踪验收实施情况

1）实验室应对纠正措施的实施进行监控，保证在执行中按要求实施，并解决实施过程中出现的其他问题，还需对实施完成后是否达到预期要求或目标进行评价，以判断该不符合的整改是否有效，不符合整改是否可关闭。跟踪方式可以在实施完成后立即进行跟踪验收，也可以通过执行内部审核判断有效性。

2）实验室应明确验收或监控人员，对纠正措施的跟踪验证从根本下手，主要验证纠正措施是否落实，是否能防止不符合再次发生或能有效减少再次出现。当发现无效时，应重新进行分析，进入下一个 PDCA 循环（质量环）。若无再度发生，就可关闭该不符合。否则，应重新分析原因或重新采取纠正措施，直到无类似问题再发生，才能最终关闭不符合。

（5）形成不符合工作整改记录：记录要全面，不符合工作整改记录内容至少包括责任组/人、不符合项事实描述、不符合条款、不符合项的类型、不符合项的提出者及确认者、建议的纠正措施、完成时间、完成情况及跟踪验证等。工作中需及时填写不符合识别与纠正措施记录，无论严重与否都必须记录。质量主管负责每年组织一次不符合项评审，以便发现某一不符合项发展的趋势。当发现不符合存在趋势时，应针对其可能的趋势发展的潜在原因采取预防措施（详见 8.5）。

（6）定期归档：文档管理员对不符合工作相关记录进行定期归档。

5. 现场评审需要注意问题　需要查阅：不符合的相关程序文件，不符合工作整改记录，纠正措施记录，预防措施记录，不符合评审报告及总结分析报告等。

（陈　勋）

六、数据控制和信息管理

【条款原文】

7.6.1　通用要求

实验室应获得开展实验室活动所需的数据和信息。

注 1：本准则"实验室信息系统"中包括计算机化和非计算机化系统中的数据和信息管理。相比非计算机化的系统，有些要求更适用于计算机系统。

注 2：与计算机化实验室信息系统相关的风险见 ISO 22367：2020，A.13。

注 3：确保信息保密性、完整性和可用性的信息安全控制、策略和最佳实践等见 ISO/IEC 27001：2022 附录 A"信息安全控制参考"。

【条款释义】

（1）实验室信息系统（laboratory information system，LIS）是以临床实验室科学管理理论和方法为基础，借助现代通信技术、网络技术、计算机技术、数字化和智能化技术等手段，对实验室各种信息进行综合管理，进而从整体上提高实验室综合效能的复杂的人机系统。LIS通过计算机网络将实验室的各种设备连接起来，实现了对检验信息的收集、存储、分析、发布、利用等系统化管理。LIS是由计算机、通信设备和网络硬件、软件及通信协议标准组成的。功能完备的LIS可以实现对实验室标本处理，实验室数据（采集、传输、处理、输出、发布）、人力资源、仪器试剂购置与使用等所有事务进行综合管理，也被称为临床实验室信息管理系统（clinical laboratory information management system，CLIMS）。

（2）实验室信息系统是医院信息系统的一部分，它不仅是数据信息的管理过程，更是综合了现代管理学、临床医学、检验医学、信息学、机械电子学及通信技术等多学科交叉的综合学科。LIS可以明显提高检验服务效率和工作质量。

（3）实验室的用户主要是临床医生、患者和医保部门，用户需要和要求的服务主要是指实验室能出具准确及时的检验报告和咨询服务，为临床决策提供依据和参考。实验室应能访问提供这些服务所需的数据和信息，如患者的唯一性标识、基本信息、临床诊断、家族史、遗传史、过敏史、婚姻史、月经史、药物应用情况等，这些信息只能从HIS、门诊病历管理系统、急诊病历管理系统等获得，实验室授权人员应能访问这些系统，以便参考有关数据和信息为临床出具准确可靠的检验报告。

（4）实验室应制定信息系统管理的程序性文件，文件中有确保始终能保持患者信息保密性的具体措施，并执行。

注："信息系统"管理包括计算机系统及非计算机系统保存的数据和信息的管理。计算机系统包括LIS、作为实验室设备功能组成的计算机系统（仪器设备配套使用的计算机系统）和使用通用软件的独立计算机系统（如生成、核对、报告及存档患者信息和报告的软件、文字处理、电子制表、数据库应用、文件管理系统）。非计算机系统主要包括实验室的各种记录表、统计数据及分析报告、统计表、统计图、工作计划、发展规划等。

【条款原文】

7.6.2 信息管理的职责和权限

实验室应确保规定信息系统管理的职责和权限，包括可能对患者医疗产生影响的信息系统的维护和修改。实验室最终为实验室信息系统负责。

【条款释义】

（1）实验室信息系统管理的程序性文件要明确规定各级各类人员信息系统管理职责和权限，实验室信息系统维护和修改记录等内容。信息系统管理人员的职责和权限主要有：医院信息管理部门负责信息系统的采购、安装和调试、网络安全，与LIS供应商一道负责LIS的使用培训、维护、升级改造及故障处理。LIS供应商技术人员负责LIS的维护和修改，具有操作LIS所有功能的权限；实验室主任或技术负责人负责LIS使用人员的授权，具有操作LIS所有功能的权限；信息管理员负责系统的运维管理，确保信息系统安全运行，具有操作除使用人员权限外其他功能的权限。

（2）使用人员必须按LIS的操作要求，在个人权限范围内安全使用LIS，确保信息系统中数据和信息的完整性和保密性。此外，实验室应对不同级别使用人员的权限进行规定，如专业组长、一般检验人员、标本核收人员、标本运输人员、实验室外部人员(临床医生和护士)等。检验人员按要求使用 LIS,在使用过程中发现的问题及时反映给专业组长。

(3)所有使用信息系统的人员都必须接受培训和考核,掌握如何使用新系统及修改过的旧系统。培训可由系统供应商技术工程师或实验室信息管理员进行培训。培训的重点是信息系统的使用说明,信息系统新增功能,信息系统安全防护和信息系统应急预案。可采取授课与操作相结合的方式进行培训。理论和(或)操作考核合格后授权使用信息系统。应每年至少 1 次对使用信息系统人员的能力进行评估,评估的重点是员工的实际操作能力,内容主要是信息系统新增功能,信息系统安全防护措施和执行信息系统应急预案的能力。

(4)实验室信息系统管理应按照文件控制、记录控制的相关规定确保程序性文件,信息系统使用人员培训、考核和授权记录,信息系统使用人员定期能力评估记录,不同岗位、不同级别人员使用信息系统授权记录,特殊岗位人员资质证书等符合规定。

【条款原文】

7.6.3　信息系统管理

用于采集、处理、记录、报告、存储或检索检验数据和信息的系统应：

a)在引入前,经过供应者确认以及实验室的运行验证;在使用前,系统的任何变化,包括实验室软件配置或对商业化软件的修改,均应获得授权、文件化并经验证。

注 1:适用时,确认和验证包括:实验室信息系统和其他系统,如实验室装备、医院患者管理系统及基层医疗系统之间的接口正常运行。

注 2:常用的商业现成软件在其设计的应用范围内使用可被视为已经过充分的确认(例如:文字处理和电子表格软件,以及质量管理软件程序)。

b)形成文件,包括系统日常运行等文件可被授权用户方便获取。

c)考虑网络安全,以防止系统未经授权的访问,并保护数据不被篡改或丢失。

d)在符合供应者规定的环境下操作,或对于非计算机系统,提供保护人工记录和转录准确性的条件。

e)进行维护以保证数据和信息完整,并包括系统故障的记录和适当的应急和纠正措施;应对计算和数据传送进行适当和系统检查。

【条款释义】

实验室信息管理系统应能满足以下要求。

(1)由供应商验证,并在引入前由实验室验证功能。对系统的任何更改,包括实验室软件配置或对商用现成软件的修改,应在实施前进行授权、记录和验证;具体措施包括:① LIS 的安装和验收;② 软件变更来源;③ LIS 硬件和软件变更要求;④ 对 LIS 数据修复后的要求;⑤ LIS 故障的处理;⑥ LIS 用计算机的监控;⑦ 实验室应定期验证信息系统和其他系统,如实验室设备、医院患者管理系统及基层医疗系统之间的接口是否正常运行。

(2)记录在案,授权用户可随时获得的文件,包括系统日常运行的文件;LIS 每天运行的情况可在系统实时记录和查询。实验室应建立信息运行工作日志,及时记录出现的异常情况及处理措施。

(3)在考虑到网络安全的情况下实施,以保护系统免受未经授权的访问,并保护数据免受篡改或丢失;访问 LIS 需通过用户名和用户密码的方式进行验证,或使用个人密码锁进行验证。个人

LIS 登录密码，必须自行妥善管理，防止他人盗用，在不使用 LIS 时及时退出。所有经授权进入 LIS 的人员应维护系统中所有患者信息的机密性。

（4）在符合供应商规范的环境中运行，或在非计算机化系统的情况下，提供了保证手动记录和转录准确性的条件；可采取以下措施：① LIS 中的程序可以保护检验数据，防止其被意外或非法获取、修改或破坏。任何人员不得非法修改信息系统中的数据和信息；② 禁止在实验室计算机中非法安装软件，所有计算机不安装光驱，不能禁用 USB 接口的计算机，统一安装 USB 接口管理软件，授权人员方能使用；③ LIS 经过 HIS 授权，只有被授权使用 LIS 的人员才可以查阅相关信息；④ 其他系统需要获取 LIS 数据和信息，需申请数据连接接口和使用授权，其他系统不能修改 LIS 中的数据，防止非授权获取 LIS 中的数据；⑤ 保护机构内部和外部通过网络传输的数据，由信息部门设置相关程序，避免传输的数据被非法接收或拦截；⑥ 在 LIS 中设置资料修改记录功能模块，自动识别和记录对患者数据进行修改的人员和数据变化信息；⑦ 信息管理部门对 LIS 配置双服务器，采用双机热备的方式储存数据，信息管理部门定期检查备份的有效性。

（5）以确保数据和信息完整性的方式进行维护，包括记录系统故障及适当的应急和纠正措施。具体措施包括：① 在 LIS 手工录入数据时，需与原始数据核对；② 结果报告宜由另一人执行，报告结果前应再次核对数据的正确性。

（6）应以适当和系统的方式检查计算和数据传输。LIS 中数据和信息完整性的保证措施：① 定期核查在不同系统中维护的表格的多个副本的一致性。核查 HIS 中报告单格式与 LIS 中的是否一样，包括生物参考区间等内容；② 对计算机处理患者数据的过程及结果进行定期审核并记录；③ LIS 通过"检验报告查询"功能，可以完全复现存档的检验结果及附加信息；④ 在 LIS 中的患者结果数据和信息与系统使用期限同期保存；⑤ LIS 数据要能够妥善保存，防止数据存储被未授权者使用；⑥ LIS 服务器只在需要升级 LIS 功能时才会关闭，提前做好相应的应急准备。升级前系统测试通过后方可进行升级，确保重启后系统正常运行；⑦ 医院信息系统通过图片格式导入 LIS 中的患者数据，有系统恢复后自动读取系统停机前数据的功能；⑧ 医院病案室应有专人监控病历中患者数据是否齐全，确保患者数据的完整性。

【条款原文】

7.6.4　宕机预案

实验室应制定经策划的过程，以便在发生影响实验室提供服务能力的信息系统故障或宕机期间维持运行。该情况还包括自动选择和报告结果。

【条款释义】

（1）实验室应建立信息系统应急管理程序，保证各种原因导致系统故障时日常工作不受影响。实验室应有负责信息系统安全管理、组织应急演练实施、信息系统升级改造和运维管理的负责人，负责制定故障应急预案。

（2）信息系统故障后，实验室应根据系统故障影响的业务范围、持续时间等评估故障的严重程度，重点保障门诊检验、急诊检验、标本不能长时间保存的检验业务。适时启动网络故障应急系统，可按以下流程处理：① 立即通知门诊、急诊、住院各科室，及时告知患者信息系统出现故障，做好沟通解释等工作；② 临床医生、计费部门、标本采集运送部门立即启用手工开单、收费、标本采集等预案，先完成检验；③ 各专业组根据信息系统网络故障应急流程对急诊标本和常规标本进行相应处理,力争所有报告及时、准确发出;④ 根据各专业组紧急程度,合理调度人员,保证急诊检验、门诊检验、标本不能长时间保存的检验在规定时间内发报告;⑤ 急诊检验结果和危急值结果电话及时通知临床医生;⑥ 常规批量标本不能按时检测的妥善保存,尽快检验;⑦ 故障停机期间实验室应及时与信息科、医务处、护理部等相关科室沟通,协调解决与检验流程相关的问题。

（3）信息系统恢复后,确保检验科 LIS 与 HIS 正常对接,系统正常运行;实验室按正常检验流程进行标本检测;专人补录在网络故障停机期间操作产生的各种信息,包括患者信息、检验结果,同时对住院患者补收费;及时整理记录,总结经验教训,制定整改措施。

【条款原文】

7.6.5 异地管理

当实验室信息管理系统在异地或由外部供应者进行管理和维护时,实验室应确保系统的供应者或运营者符合本准则的所有适用要求。

【条款释义】

实验室应有明确的管理程序,确保信息系统在实验室外或通过外部供应商进行管理和维护时的操作严格遵守实验室信息系统管理程序的所有规定。实验室应建立管理机制,通过签署相关协议、承诺,查验外部管理人员、供应商工作人员的工作授权和能力资质、开展培训、考核、现场工作监督等方式确保相关工作规定得到严格落实。在场外或供应商管理信息系统时或结束后,实验室应通过实验室数据和信息准确性的验证程序的实施,确保信息系统的安全、稳定及检验数据和信息准确无误。

（王利新）

七、投诉

【条款原文】

7.7.1 程序

实验室应有处理投诉的程序,至少包括以下内容：

a）描述接收、证实和调查投诉的过程,以及决定应采取的回应措施。

注：解决投诉可导致实施纠正措施（见8.7),或被用作改进过程的输入（见8.6)。

b）跟踪和记录投诉,包括为解决投诉而采取的措施。

c）确保采取适当的措施。

注：处理投诉过程的说明应公开。

7.7.2 投诉的接收

a）在收到投诉后,实验室应确定该投诉是否与该实验室负责的实验室活动有关,如果是,则应解决该投诉。（见8.7.1)。

b）接收投诉的实验室应负责收集所有必要的信息,以证实投诉。

c）只要有可能,实验室应确认已收到投诉,并向投诉人提供处理结果,适用时,提供过程报告。

7.7.3 投诉的解决

对投诉的调查和解决不应导致任何歧视性行为。

投诉的解决应由与投诉无关的人员实施,或审查和批准。如果资源不允许,任何替代方法都不应损害公正性。

【条款释义】

医学实验室的投诉,通常指任何人或组织向实验室表达对该实验室的活动或结果的不满,并希望得到回应。

在实验室提供服务的过程中有时会出现被投诉的情况,因此实验室要有处理投诉的程序。该程序应该至少规定以下内容:投诉的受理途径;投诉的调查核实,分析研究过程;投诉的处理措施;投诉的反馈等。投诉的管理是不符合的识别、实验室风险管理、持续改进等工作的重要组成部分。

投诉分类:一是按涉及内容分类,可分为有关质量和服务态度两方面的投诉,检验科管理层应重点关注有关质量和结果准确性方面的投诉,但也不能忽视服务态度等方面的投诉,建议和表扬也应该作为服务态度方面的内容与投诉统一进行管理。二是按投诉性质分类,可分为有效投诉和无效投诉。① 有效投诉:指经调查后确认被投诉的事实确实存在,检验结果质量或服务方面存在差错或没有达到客户在承诺服务范围内的期望;② 无效投诉:指经调查后与投诉人陈述的内容严重不符,或所投诉的内容是因为投诉人误解所致,或投诉的内容超出了实验室所承诺的服务范围。

接到投诉后,实验室首先应确定投诉的性质是有效投诉或是无效投诉,针对有效投诉的内容进行纠正(如可能时),分析事情发生的根本原因,制定相应的纠正措施,实施措施并加以验证,并有相应的记录;针对无效投诉本着"有则改之,无则加勉"的原则,耐心向投诉者解释,并表示欢迎提出批评意见或建议。作为投诉第一受理人,无论投诉者以何种形式表达不满,均应热情接待,及时受理。认真记录投诉内容及投诉时间等,积极与投诉人沟通,达成一致性的解决办法,妥善安排投诉人静候处理意见,并跟踪处理全过程。

从投诉的受理到调查取证、被投诉人陈述或检查、科室处理意见、职能部门意见、医院领导意见及检验科定期收集的意见和建议、采取的纠正措施或预防措施等均应形成记录并保存。投诉解决后,需要将对投诉的解决办法、处理结果及预防措施等及时反馈投诉方。如果投诉方对投诉处理的意见存在不满意或提出其他相关意见时,要将此作为新的投诉进行受理和处理,直到投诉方满意并接受处理结果为止。管理层应定期对投诉内容进行审核总结,确保投诉的解决持续有效。

检验科可以成立投诉处理小组,由质量负责人任组长,组员包括但不限于技术负责人、各专业组组长及各职能组组长等。投诉处理小组成员应定期进行投诉处理相关程序的培训、考核,并获得相应授权。参与投诉的调查、解决、审查和批准等活动的人员原则上应该是本投诉不涉及的人员,以免在处理过程中有失公允。如果不能避免,应在处理过程中注意行为的公正性,必要时应接受监督。

(王柏山)

八、连续性和应急预案

【条款原文】

实验室应确保遇到紧急情况或其他实验室活动受限或无法进行的情况下,能识别相关风险,并有一个包括计划、流程和技术措施的协同策略,使实验室在中断后能够恢复正常工作。可行时,应定期对计划进行测试,并对计划的反应能力进行演练。

实验室应:

a) 考虑到所有相关实验室人员的需要和能力,制订紧急情况的应对计划。

b）向相关实验室人员提供适当的信息和培训。

c）应对实际的紧急情况。

d）根据紧急情况的程度和潜在影响采取相应措施，预防或减轻紧急情况的后果。

注：CLSI GP36-A 提供了更多的细节。

【条款释义】

为了维持实验室工作的连续性，尽可能减少因突发情况（火灾、生物安全事件、实验室仪器故障、断网、断电、断水等）对检验工作的影响，实验室应制定相关应急预案。实验室应对可能出现的情况进行预估预判，分别制定应急预案。该预案应该包括：相关紧急情况的识别、实验室应采取的措施、汇报和处理的流程等。实验室应该对相关人员进行应急预案的培训，甚至定期对应急预案进行演练，以便一旦发生紧急情况后，能够立即启动和执行相关程序。

（王柏山）

第九章
管理体系要求

一、总体要求

【条款原文】

8.1.1　通用要求

实验室应建立、编制、实施和保持管理体系以支持和证明实验室持续满足本文件要求。

实验室管理体系应至少包括：

——职责（8.1）

——目标和方针（8.2）

——成文信息（8.2、8.3及8.4）

——应对风险和改进机遇的措施（8.5）

——持续改进（8.6）

——纠正措施（8.7）

——评估和内部审核（8.8）

——管理评审（8.9）

8.1.2　满足管理体系要求

实验室可通过建立、实施和保持质量管理体系（如按照 ISO 9001 的要求）（见表 B.1）满足 8.1.1 的要求。该质量管理体系应支持和证明持续符合第 4 章至第 7 章以及 8.2 至 8.9 规定的要求。

8.1.3　管理体系意识

实验室应确保在实验室控制下从事工作的人员理解以下内容：

a) 相关目标和方针。

b) 其对于管理体系有效性的贡献，包括提高绩效的获益。

c) 不符合管理体系要求的后果。

【条款释义】

管理体系（management system）：组织中一系列相互关联或相互作用的要素，用于制定方针和目标，以及实现这些目标的过程。

注 1：此前被称为"质量管理体系"，与之同义。

注 2：管理体系要素规定了组织的结构、岗位和职责、策划、运行、方针、实践、规则、理念、目标及实现这些目标的过程。

管理体系是实验室用来规范管理检测活动的一套方法、流程和工具，以确保实验室达成业务目标，实现可持续发展。管理体系可以应用于不同领域，如质量管理、安全管理、健康安全等（通常医学实验室的侧重点在于质量管理）。管理体系的内涵如下。

1. 全员参与　管理体系需要全员参与，每个人都应负责执行管理体系，确保其有效性。管理体系应明确每个岗位的职责与权利。新版文件重点强调了工作人员的"管理体系意识"：必须知晓实验室相关目标和方针；他们对管理体系有效性的贡献，包括改进措施的受益；不符合管理体系要求的后果。工作人员的管理体系意识是指工作人员对医学实验室管理体系的认识和理解程度。一个好的管理体系意识可以促进员工有效地实施质量管理体系，从而保障医学实验室的质量和安全。通过以下方法提升工作人员管理体系意识。

（1）培训：提供培训机会，使员工了解管理体系的目的、要求和操作流程，并强调其在实践中的应用。

（2）沟通：鼓励员工参与管理体系的评审和改进，听取员工的意见和建议，并向员工传达评审结果和改进措施。

（3）奖励：通过奖励机制（如薪酬、晋升等），鼓励员工遵守管理体系要求，提高员工的管理体系意识。

（4）问责：对于不遵守管理体系要求的员工进行问责和处理，以维护医学实验室的质量和安全。

（5）审核：定期进行内部审核，及时发现和纠正问题，让员工意识到管理体系的重要性。

管理体系意识是医学实验室管理的重要基础。医学实验室管理人员应采取多种方法，从不同角度提升员工的管理体系意识，确保医学实验室的质量和安全。

2. 目标导向　管理体系旨在帮助实验室达成预期的业务目标和控制指标，医学实验室管理体系应有明确的目标和方针，所有活动均以目标和方针的实现来展开。

3. 系统性　管理体系是一套有机的、互相关联的部分，包括策略、流程、程序、指南、标准等，即医学实验室的体系文件应涵盖整个管理体系，并详细描述各项要求、流程、程序和操作方法，以帮助组织员工理解和遵守标准和规范。编写体系文件是建立和操作管理体系的核心工作之一。以下是编写体系文件的主要要求。

（1）符合标准要求：体系文件应符合相关标准，如 ISO 15189 等，以确保体系文件的质量。

（2）完整性：体系文件应涵盖整个管理体系，并详细描述各项要求、流程、程序和操作方法，以帮助组织员工理解和遵守标准和规范。

（3）可操作性：体系文件应简明易懂，具有可操作性，能够指导组织员工如何实施管理体系中的各项要求。

（4）统一性：体系文件应该结构和格式一致，以便于组织进行操作、监测和审查等活动。

（5）审核性：体系文件应具备审核性，方便内部审核员或第三方审核员对体系文件的有效性和符合性进行评估。

（6）可持续性：体系文件应不断更新，随着组织经验积累和管理体系的改进来不断优化和完善。

（7）法律法规遵从性：体系文件应该遵守国家法律法规的规定，并针对业务特点及时修订和完善。

总之，编写体系文件需要根据标准和实际情况，结合实验室的经验和特点，制定出能够指导实验室员工运行和管理体系各项要求的文档，并不断更新和完善。体系文件的质量直接关系到实验室能否成功建立和实施管理体系，提高整体管理水平和核心竞争力。

4. 风险导向　管理体系关注实验室的风险管理，寻找并预防潜在的问题，来识别风险项。医学实验室进行测试和分析的过程繁复，涉及一定的风险，这些风险可能会影响到测试结果的准确性和可靠性。因此，在医学实验室进行测试和分析时，需要采用风险导向的方法来制定相应的安全和质量管理措施，以确保实验室的运行和管理顺利、安全和高效。例如：实验室应进行全面的风险评估，识别实验中可能出现的各种风险，并确定相应的安全和质量管理措施。根据风险评估结果，制定相应的控制措施，包括标准操作规程、安全培训、防护措施、设备维护等，确保实验室的安全和质量得到控制和管理。实验室工作人员需要接受针对实验室风险和安全的系统培训和教育,提高他们的安全和质量意识,保障实验室的安全和质量管理工作。

5. 持续改进　管理体系本身需要进行持续改进,以适应服务对象的需求和业务发展变化。管理体系应是一个不断迭代、不断改进的过程,实验室须通过持续改进和评估审核机制,为实验室管理体系提供持续改进的机会。这不仅可以提高实验室的整体表现,还可以增强其在市场上的竞争力,实现实验室的可持续发展。《临床实验室质量指标》(WS/T 496—2017)规定了临床检验质量水平持续改进所需要的具体质量指标,适用于医疗机构临床检验的常规内部质量管理和相关的外部质量评价,除此之外还可关注:

(1) 检验过程:检验科应该持续改进检验流程,确保所有样本的规范化处理和分析,确保结果的正确性和准确性。

(2) 质控管理:持续改进质控计划的设计和执行,确保所有分析数据的精度、准确性和可靠性。

(3) 设备维护:持续改进设备维护程序,确保所有检验设备符合检测规范,并严格执行维护协议。定期进行设备校准、验证、维护和更新。

(4) 培训和教育:持续改进员工培训计划和教育方案,确保所有员工均具备最新、最全面的知识和技能,遵循最佳的实践方法开展工作。

(5) 客户服务:持续改进客户服务计划,确保所有结果和报告均传达给患者、医生和其他信息请求者。同时,积极收集反馈和意见,改善服务水平和用户体验。

(6) 成本效益:持续改进成本效益分析,从个别分析到整个实验室,确保所有操作都具有最高效的成本效益。此外,还需要对实验室的运行进行定期检查,以确保实验室的管理体系完整并且不断改进。

持续改进是医学实验室成功管理和运行的关键指标之一。通过不断评估和改进各个方面的实验室管理和操作过程,可以确保实验室的质量和效率满足最新的质量标准和法规要求,同时也可以满足患者、医生和其他信息请求者的需求,提升服务水平和用户体验。

6. 纠正措施　在医学实验室工作中,有可能会发现人为或系统性的错误,需要采取纠正措施以解决问题。纠正措施是指通过识别、调查和纠正问题,防止其再次出现的行动。纠正措施的处理可参考以下流程。

(1) 核实错误:针对发现的错误/不符合,必须进行核实,确定错误是否确实存在。

(2) 应急处理:在核实错误/不符合后,需要暂停相关过程,直到问题得以解决。

(3) 制订评估计划:制订评估计划,对问题的原因进行调查,并对潜在的影响进行评估。

(4) 确定根本原因:在评估计划中,需要明确问题的根本原因。例如,人为错误、流程缺陷、设备故障等。

(5) 实施纠正行动:针对已识别的根本原因,采取恰当的纠正行动,以解决问题并防止其再次发生。

(6) 监测结果:在完成纠正行动后,需要监测结果,以确保问题得到完全解决。

(7) 医学实验室的纠正措施是一个复杂的过程,需要仔细地评估和分析每个问题,以采取适当的纠正措施。同时,需要确保纠正措施得到实施和监测,以确保问题得到彻底解决并防止类似问题再次发生。

7. 评估和内部审核　评估和内部审核是医学实验室质量管理工作的重要组成部分,目的是确保实验室各项工作符合规范、可靠、准确,并达到国际标准和法规要求。以下是评估和内部审核的主要内容和流程。

(1) 评估

1) 外部评估:由卫生健康委员会、临床检验中心、CNAS等专业机构对实验室进行的综合性评估,包括设备和仪器的运行、人员能力等多个方面的评估。

2) 内部评估:实验室的质量管理人员对实验室的各项工作进行定期评估,并不断改进实验室的管理体系。

(2) 内部审核:内部审核需要通过策划、执行和跟踪复核等多个步骤,达到检查和完善实验室质量管理体系的目的,以确保实验室的质量控制和管理水平不断提高。

1) 策划:实验室质量管理人员根据实验室的情况和管理需要,制订内部审核计划。

2) 审核准备:审核人员根据审核计划进行相关准备,包括收集相关文件信息、协调被审核方等。

3) 执行:审核人员对实验室的各项工作进行审核,包括设备和仪器的使用、人员能力、文件记录等。

4) 提交报告:审核人员将审核结果制作成报告,并在报告中提出建议和改进措施,以便实验室及时改进实验室的管理体系。

5) 跟踪复核:实验室需要对审核报告中提出的问题进行整改和跟踪复核,以确保实验室的管理体系能持续改进和提高。

外部评估和内部审核是质量管理工作的重要组成部分,确保实验室持续符合相关要求和规范,同时也是实验室内部自我管理和教育的重要手段。

8. 管理评审　医学实验室的管理评审是一种系统性、定期的过程,旨在评估实验室质量管理体系的符合性和有效性。管理评审包括对实验室文件、程序、记录、教育和培训等方面的审核,以及对实验室系统的运行情况进行评估。一个完整的医学实验室管理评审通常包括以下步骤。

(1) 计划和准备:确定评审期限和范围,并组建评审小组。小组成员应代表不同部门和职能区域,以确保全面涉及实验室所有方面。

(2) 文档审核:实验室文件包括规章制度、程序、教育和培训记录、质量控制、检查和校准记录,以及实验室数据等。评审小组需要对这些文件进行审核,以确保文件符合标准要求,并验证文件被遵循。

(3) 数据审核:评审小组需要通过审阅各种实验室数据(如分析数据、质控数据、设备故障报告),评估实验室的质量控制和管理的实施情况。

(4) 现场观察:评审小组需要实地检查实验室和仪器设备,确认仪器管理和维护标准得到遵循,并核实实验室质量管理活动的实施情况。

(5) 汇报和总结:评审小组需要将评审结果总结成报告,向实验室管理层提供详细的反馈意见,以支持实验室的改进计划。

医学实验室管理评审是一个完整的程序,其目的是确保实验室质量管理体系的有效性。通过定期的管理评审,实验室可以识别问题并及时进行改进,以确保患者获得最好的医疗服务。

(曹艳菲)

二、管理体系文件

【条款原文】

8.2.1　通用要求

实验室管理层应建立、编制和保持实现本准则目的的目标和方针,并确保实验室组织的各层级人员理解和实施该目标和方针。

注：管理体系文件可以(但不要求)纳入质量手册。

8.2.2　能力和质量

目标和方针应能体现实验室的能力、质量和一致运作。

8.2.3　承诺的证据

实验室管理层应提供建立和实施管理体系以及持续改进其有效性承诺的证据。

8.2.4　文件

管理体系应包含、引用或链接与满足本准则要求相关的所有文件、过程、系统和记录等。

8.2.5　员工取阅

参与实验室活动的所有员工应可获得适用其职责的管理体系文件和相关信息。

【条款释义】

1. 管理体系文件总则　编写管理体系文件是建立和操作管理体系的核心工作之一。为了实施和维护一个有效的管理体系,医学实验室需要按照 ISO 15189 认可要求来编写、维护和控制管理体系文件,文件的核心内容是：目标和方针。制定符合认可要求、能够适应实验室需要的目标和方针,以目标和方针为导向,衍生相应的规定、程序,并且实验室要有相应措施来确保实验室各级人员的所有实验活动遵循体系文件的要求。以此来保证实验室管理的有效性和可靠性。需要注意的是,管理体系文件可以包含在质量手册中,但在实践中并不一定要求这样做。也就是说,实验室自主决定如何组织和编写管理体系文件,并不需要将它们完全整合到质量手册中。

2. 能力和质量　对于医学实验室,目标和方针应该能够体现实验室的能力、质量和规范操作。首先,目标应当明确整个实验室的管理和控制目标,例如提高诊断结果的准确性和可靠性,确保检测过程的时限和安全等。这些目标需要与实验室的业务需求保持一致,并根据实验室所属的领域和规模来设定。其次,方针应当明确实验室的质量体系所遵循的原则和方法,以及实验室如何确保符合相关法规和标准。方针影响着实验室全体员工的行为和行动,应该详细说明实验室所遵循的标准和要求,以及实验室对质量管理的承诺。为了体现实验室的能力、质量和规范操作,目标和方针应该与实验室的业务和实际情况相符,并考虑到实验室在研究、服务和诊断等领域的特殊要求。实验室可根据自己的优势和局限性制定目标和方针,例如,强调实验室的技术优势、严格的质量管理和操作规范,以及员工的专业素养和专业发展等。总之,目标和方针是体现实验室能力、质量和规范操作的核心元素,实验室应该在制定目标和方针时注重参照 ISO 15189 认可要求,同时根据自身情况确定具体内容,确保实验室能够持续符合相关标准和规范。

3. 承诺的证据　实验室管理层应当提供多种证据来表明其承诺和实施质量管理体系的有效性,以及持续改进体系的努力。这些证据应包括但不限于：管理文件和程序文件、内部审核记录、不符合和改进计划记录、培训记录、参与外部评估的结果、检测结果记录、风险评估报告、管理评审报告等。通过记录相关信息,实验室可以追踪和分析管理体系中的问题,并确定和落实改进行动。

相关记录能够作为证明实验室管理体系的有效性和持续改进的证据。

4. 文件　实验室管理体系文件是使管理体系有效运行的重要指南。实验室应在遵循《医学实验室质量和能力认可准则》的前提下,结合本实验室实际情况,确保满足实验室管理需要和日常工作需要时确定每份文件编写的详略度,做到文件全面、完整、可操作性强、员工认可。但并不是程序、记录表单越多越好,应避免出现程序复杂、记录重复、制度繁冗等现象。管理体系文件作为实验室管理活动的基础和依据,其本身的问题有可能成为管理体系运行的瓶颈。

在管理体系中包含、引用或链接相关文件、过程、系统和记录,可以确保实验室的操作符合标准和法规要求。相关文件、过程、系统和记录是实验室管理中必不可少的部分,将其整合到质量管理体系中可以简化实验室管理和控制过程,可以使实验室操作更加标准化和规范,便于员工操作和实施。

5. 人员访问　实验室应提供适宜的方式,使参与实验室活动的所有人员均可方便、及时、准确地获得适用其职责的管理体系文件和相关信息。通过提供适用于各种职责的管理体系文件和相关信息,可以使参与实验室活动的人员获得准确的信息,从而更好地了解实验室的运作、任务和要求,可以确保实验室操作的一致性,规范实验室操作。参与实验室活动的人员可以更好地了解与他们职责相关的管理体系文件和相关信息,从而更好地履行其职责,提高其意识和责任感。通过向参与实验室活动的人员提供适用于其职责的管理体系文件和相关信息,可以更加方便地进行培训和监督,有助于避免和纠正操作中的错误和缺陷。

(曹艳菲)

三、管理体系文件控制

【条款原文】

8.3.1　通用要求

实验室应控制与满足本准则要求有关的内部和外部文件。

注:本准则中,"文件"可以是政策声明、程序及相关辅助工具、流程图、使用说明、规范、制造商说明书、校准表格、生物参考区间及其来源、图表、海报、公告、备忘录、软件、图纸、计划、协议和外源性文件如法律、法规、标准和提供检验程序的教科书,描述员工资质(如岗位说明)的文件等。这些文件可用任何形式或类型的媒介,如硬拷贝或数字形式。

8.3.2　文件控制

实验室应确保:

a) 文件有唯一性标识。

b) 文件发布前,由具备专业知识和能力的授权人员确定其适用性后予以批准。

c) 定期审查文件,必要时更新。

d) 在使用地点可获得适用文件的相关版本,必要时,控制其发放。

e) 识别文件更改和当前修订状态。

f) 防止未经授权修改、删除或移除。

g) 防止未经授权获取文件。

h) 防止误用作废文件,对因需要而保存的作废文件作适当标识。

i) 规定期限内或按照适用的规定要求,每份废止的受控文件至少保存一份纸质或电子版文件。

【条款释义】

1. 通用要求 管理体系文件的控制是管理体系中一个重要的方面。首先,需要确定哪些是"文件"。条款明确给出了文件的范围及形式,除管理文件、程序文件、作业指导书和记录等内部文件,还要包括法律法规、行业标准等在内的外部文件。文件可以承载在各种载体上,包括硬拷贝和数字化形式。以下是一些常见的文件载体。

(1) 纸张:硬拷贝是最传统的文件载体,它们可以印刷或手写形式存在,并存储在文件夹、文件柜或档案箱中。

(2) 电子文档:电子文档是目前最常见的文件载体,主要通过电脑或其他电子设备来创建、编辑、保存和查看。这些文件可以存储在计算机硬盘、网络文件服务器、云存储等地方。

(3) 录像和音频记录:有些文件需要以录像和音频形式来进行记录,如会议记录、实验记录和学术研究。

(4) 光盘和 U 盘:这些存储介质通常被用于大型文件和多媒体文件的存储和传输。

不论文件采用何种载体,都需要确保其易于访问、保护和控制,同时应该建立恰当的文档管理策略,保证文件的有效控制、统一管理和可靠保护。

2. 文件控制

(1) 文件有唯一性标识:对于管理体系文件、实验室文件等重要的文件来说,通常需要对其进行唯一性标识。文件采用唯一性标识可以更好地进行文件的跟踪、管理和控制,减少重复工作和误操作。这包括对文件的命名、编号和版本号等的规定,通常可通过以下方式为文件赋予唯一性标识。

1) 文件编号:通过给文件分配唯一的编号来标识该文件,可以将文件与其他文件区分开来。编号通常具有递增的数字组成,例如,QMS - PROC - 001、QA - RPT - 001 等。

2) 预设规则:文件的命名可以采用预设规则,例如,第一个字符表示文件类型,接着是日期或版本号等其他信息。例如,QM - SOP - 20230304 表示质量管理部门的标准操作程序,创建时间为 2023 年 3 月 4 日。

3) 条形码或二维码:可以在文件上添加条形码或二维码,以便可以利用计算机来追踪、识别,并查找文件。

无论使用何种方法为文件赋予唯一性标识,对于文件进行标识之后,需要建立相应的文档控制程序,对文件进行严格的跟踪和记录,确保文件的唯一性标识不会被重复使用,同时也要避免文件被错误地标识。

(2) 文件发布前由能确定文件充分性的有专业能力的授权人员审查其充分性并批准:即文件发布前需要经过有专业能力的授权人员的审查和批准,以确保文件完整、准确、可理解和适用。由专家或有关部门的代表进行审查,以确认文件的技术准确性和适用性,并确保所有相关事项被覆盖。文件的批准程序应当是公正、明确的,确保授权的人员具有足够的专业知识和技能来评估文件的内容和应用,同时也确保了文件的质量和完整性。一旦文件获得批准,即可进行发布和使用,确保受到适当的使用并得到有效控制。

(3) 定期评审文件,必要时更新:对于实验室来说,文件评审和更新也是持续改进的过程。随着业务和技术的变化,实验室应该定期评审自己的文件,并根据需要更新和修改这些文件。通过定期评审和更新文件,可以确保文件的准确性、有效性和适用性,从而提高工作效率和质量保证。

文件评审和更新的主要步骤如下。

1）确认需要评审的文件：根据文件的类型、重要性和使用情况，确认需要进行评审的文件及评审周期。

2）选择评审员：根据文件的性质、专业领域和相关知识背景，选择合适的专家或代表来参与文件评审。

3）文件评审：进行评审时，需要根据文件的目的、适用范围、内容等方面进行审查，检查文件是否能够满足其设计的目的。

4）评审结果：记录评审的结果，包括发现的问题、建议的改进措施等，以便进行后续的更新和修改。

5）更新文件：对于需要更新的文件，修订过程应该遵循文件控制程序，确保修订的版本和之前的版本进行比较，并经过合适的批准和发布程序。

6）跟踪文档控制记录：对于每个文件的更改都需要有相应的文档控制记录，以保证追踪和重新查看历史版本文档的方便。

（4）在使用地点应可获得适用文件的相关版本：必要时，应控制其分发组织，应该建立一个文件分发控制的程序，确保必要的文件能够及时分发到需要使用的地点，并且能够控制文件的传递和安全性。

1）确定文件的分发范围：确定哪些部门或人员需要获取文件，并记录下来。

2）标识文件的版本：为每个文件的版本进行标识，以便可以追踪和控制文件的分发和更新。

3）选择适当的分发方式：根据文件特点和分发范围的不同选择适当的分发方式，如纸质文档、电子邮件/OA/办公交互软件、存储设备等。

4）设立授权人员：对文件的分发需要经过授权人员的批准，确保分发得到合适的管理和控制。

5）记录分发情况：记录分发的日期、分发部门或人员，以便随时可以查阅文件的分发情况。

文件分发控制程序的实施，可以保证文件在使用地点得到及时分发，并且能够控制文件的传递和安全性，同时也能够确保文件版本的正确性和一致性。

（5）识别文件更改和当前修订状态：为了确保文件版本的准确性和可追溯性，识别文件更改和当前修订状态是必要的，这样就可以避免组织中出现文件版本混淆、不一致等问题，并且可以及时地进行必要的修订和更新。

1）为每个文件进行版本控制：给每个文件分配一个唯一的版本号，以便可以在文件的生命周期内跟踪和管理文件的变化和修订。

2）记录文件更改历史：记录所有的文件更改历史和修订内容，包括更改日期、更改人员、更改内容等，以便可以随时查看文件的过去和当前状态。

3）标记修订版本：将当前修订版本标记在文件上，可使用标准的图形符号说明修订版与旧版的不同之处，如加粗、颜色变化、删减线等。

4）进行修订审查和批准：修订前需要经过审查和批准，确保修订版本的正确性和合法性，审查和批准过程需要被记录下来并保留在文档控制记录中。

（6）防止非授权获取文件及修改、删除或移除文件：目的是保证文件版本控制的完整性和可追溯性，确保文件的安全性。实验室应采取措施来防止未经授权的获取和更改，例如对文件进行密码保护或限制修改权限等。

1）建立文档控制程序：建立文件的使用和控制程序，确保文件的安全性，并明确文件的所有者和责任人员。

2）控制访问权限：将访问控制限制在仅有必要的人员之间，对于没有访问权限的人员，需要有相应的审批机制来获得访问、修改权限。

3）添加安全保护措施：为文件添加安全保护措施，如加密保护、密码保护、数字签名等，确保文件只能被授权人员访问和修改。必要时也可采取网络安全措施，防止网络攻击和数据泄露，如防火墙、入侵检测系统和数据加密等。

4）备份文档：定期备份文件，确保即使文件意外删除或损坏，也可以恢复到之前的版本。

（7）防止误用作废文件：无论出于任何目的而保留的作废文件，应有适当标识。为了防止误用作废文件，应该采取以下措施。

1）对作废文件进行适当标识：在作废文件上注明"作废"或"无效"的字样，以及作废的原因和日期，确保所有人员都能够知道文件已被作废。

2）确保适当的存储位置和访问权限：作废文件应该存放在适当的位置，并且只授权给需要知悉的人员，以防止误用。

3）定期审查作废文件：定期检查作废文件以确认其仍然是作废状态，规定作废文件保存时限，如有必要应进行更新或销毁。

4）文件撤回程序：当发现被放置到错误位置的文件时，应立即启动相应的撤回程序，将其撤回并移回正确的位置。

5）教育和培训：对于需要使用文件的所有人员，应提供培训，使他们知晓如何避免误用作废文件。

（8）拷贝废止的受控文件：对于废止的受控文件，应该按照适用的规定要求，在规定期限内至少保留一份纸质版或电子版拷贝。法律或法规等要求实验室在一定期限内保留某些类型的文件。如果没有遵守相关规定保留文件，可能会面临风险和处罚。在废止一个受控文件前，实验室必须确保所有该文件的副本都已经被彻底清除。不过，为了保护知识产权和避免误删除，废止的受控文件至少应保留一份拷贝。

（曹艳菲）

四、记录控制

【条款原文】

8.4.1　建立记录

实验室应建立和保存清晰的记录以证明满足本准则的要求。应在执行影响检验质量的每一项活动时进行记录。

注：记录的媒介可采用任何形式或类型。

【条款释义】

（1）记录是阐明所取得的结果或提供所完成活动的证据的文件，是一种证实性的文件。实验室进行检验活动时，必须建立和保存清晰、完整的记录，所有记录从生成到作废的全过程都应得到管理，以证明实验室管理体系运行的真实性和有效性。

（2）记录分为质量记录和技术记录两类。

1）质量记录是源自质量管理活动的记录，包括实验室活动在资源要求、过程要求、管理体系要求中形成的记录，是实验室活动中不可或缺的部分。

2）技术记录是源自技术管理活动的记录，包括但不限于：① 原始记录与数据：实验活动过程中直接产生的原始数据和记录，包括仪器测定的数据、观测结果等；② 记录表格与导出数据：实验室内使用的各类记录表格、数据报表及从仪器或系统中导出的数据；③ 校准与维护记录：包括设备校准、维护过程的相关记录和信息；④ 检验报告与文档：包括已签发的每份检验报告，合同、工作手册、核查表等正式文档等；⑤ 工作记录与控制图：包括实验室人员的工作记录、实验操作记录、质量控制图等；⑥ 通信与反馈：与实验室服务对象相关的信函、文件、客户反馈信息等；⑦ 责任与签字：每项检验活动和审查数据结果的具体日期、责任人及其签字或等效标识。

（3）每项检验记录都应包括充分的信息，即根据这些信息可以在接近原始条件的情况下复现检测活动，并识别出不确定度的影响因素。

（4）记录可以是任何形式或类型，包括纸质文档、电子文档、图片、视频等，无论是何种形式，都必须能够清晰地记录实验室的工作过程和结果。

【条款原文】

8.4.2　修改记录

实验室应确保修改的记录可追溯到之前的版本或原始记录。应保留原始的和修改后的数据和文档，包括修改的日期，相关时，修改的时间、修改内容和修改人的标识。

【条款释义】

（1）实验室应制定明确的记录修改的程序，确保对记录的修改可追溯到以前的版本或原始观察结果。为了确保记录的准确性和完整性，实验室需要保留原始的记录和修改后的记录，并记录每次修改的日期、时间、修改内容和修改人的标识。

（2）原始的观察结果、数据和计算值应在观察到或获得时立即记录，以保证数据的真实性。严禁事后补记、追记、重抄。

（3）一旦原始数据被记录，就应被视为最终数据，一般不应进行更改。在极少数情况下，原始数据存在明显的错误或误差，且这些错误对实验结果的准确性有重大影响，需要进行更正时，应由授权人员审核并批准，且需要保留并可以显示修改前的原始版本。

【条款原文】

8.4.3　保存记录

a）实验室应实施记录的标识、存放、防止非授权的获取及修改、备份、归档、检索、保存期和处置所需的程序。

b）应规定记录保存时间。

注1：除要求之外，可基于已识别的风险选择记录保存时间。

c）报告的检验结果应能在必要或要求的期限内进行检索。

d）所有记录应在整个保存期间可获取，无论使用何种媒介保存记录，应清晰，并可用于实验室管理评审（见8.9）。

注2：从法律责任考虑,特定类型程序(如组织学检验、基因检验、儿科检验等)的记录可能需要比其他记录保存更长时间。

【条款释义】

(1)"记录的保存"是指在进行各种活动过程中,将相关的信息记录下来,并采取适当的措施,以确保这些记录在一定时间内不会被意外删除、更改或丢失,保护信息的完整性、保密性和可用性,以满足法律、法规或组织要求的需要。

(2)所有记录的存储条件都应采取安全保护措施,储存保管设施应环境适宜,防止损坏、变质和丢失。实验室应采取与书面媒介相同的措施来保护和备份电子记录,以防止未经授权的访问和修改,避免原始数据的丢失或篡改。

(3)实验室应明确规定质量记录与技术记录的保存期限(保存期限可根据识别出的风险而定)及保存地点。不同种类的记录可以有不同的保存期限,但应符合法律和法规、客户、官方管理机构、认可机构及标准规定的要求。

(4)记录在必要的或实验室要求的期限内可进行检索,供实验室管理层审查。因涉及权限、保护机密和所有权等问题,实验室应明确记录可以查阅、使用的人员权限范围和检索程序。

(5)实验室应明确废止记录的处理措施,所有需要作废的记录均应经过审查和批准,由相关人员收回,并加以标识(如盖"作废"印章),防止误用,废止记录应按实验室的要求进行销毁处理,以免造成不必要的损失。

(朱国庆)

五、应对风险和改进机遇的措施

【条款原文】

8.5.1 识别风险和改进机遇

实验室应识别与实验室活动相关的风险和改进机遇,以:

a)预防或减少实验室活动中的不利影响和潜在问题。

b)通过应对机遇实现改进。

c)确保管理体系达到预期结果。

d)减轻患者医疗风险。

e)帮助实现实验室目的和目标。

8.5.2 应对风险和改进机遇

实验室应对识别出的风险进行分级并应对。应对风险的措施应与其对实验室检验结果、患者及员工安全的潜在影响相适应。

实验室应记录针对风险和机遇所做的决定及采取的措施。

实验室应在其管理体系中纳入并实施针对已识别风险和改进机遇的措施,并评审其有效性。

注1:应对风险的选择可包括:识别和规避威胁,消除某一风险源,降低风险概率或后果,转移风险,为寻求改进机遇承担某一风险,或通过知情决策而接受风险。

注2:虽然本准则要求实验室识别和应对风险,但并未要求特定的风险管理方法。实验室可使用 ISO 22367 和 ISO 35001 作为指南。

注3:改进机遇可导致扩展实验室活动范围、应用新技术,或产生其他可能性以满足患者和用

户需求。

【条款释义】

实验室风险无处、无时不在,通过识别风险和改进机遇,采取应对风险和改进机遇的措施,来降低或转移风险,可保证管理体系的有效性,提升检验质量和患者满意度。危害是对人健康的伤害或损坏,或是对财产或环境的损坏。风险是危害发生的概率和严重性的组合。风险识别是通过感知、历史经验、专家建议或客观资料的分析整理识别出风险事故发生潜在原因的一项持续性和系统性的工作。风险控制是制定决策和实施措施将风险降低到或保持在规定水平内的过程。风险管理是系统地将管理政策、程序和实践应用于风险分析、评估、控制和监控风险。改进机遇是对信息进行汇集、分析与识别,发现可进一步改进之处,提出改进建议,确立新的改进目标。

第 4 版在第 3 版 4.14.6 风险管理的基础上,强化了风险管理,其要求与 ISO 22367 的原则一致,将风险管理贯穿于实验室活动的全过程和各个环节。另外,实验室主任职责特别强调风险管理,并系统地识别和应对患者医疗风险和改进机会,风险管理将是实验室管理工作中的重要内容。取消了第 3 版 4.12 持续改进,相关要求融入到应对风险和改进机遇的过程中,持续寻求改进机遇,满足认可要求的能力。

实验室有关风险管理的标准有:ISO 22367:2020《医学实验室—风险管理在医学实验室中的应用》、ISO 35001:2019《实验室和其他相关组织生物风险管理》、CLSI EP18-A2《识别和控制实验室错误来源的风险管理技术》、CNAS-TRL-022:2023《实验室风险管理指南》、ISO 31000《风险管理—原则与实施指南》等。风险管理原则有:全员参与、持续改进、服务质量目标、融入实验室活动管理、以信息工作为基础。风险管理类似质量管理,需要建立体系,也是过程管理,也应体现持续质量改进的管理原则,实验室应制定相关程序文件对实验室的风险进行管理和控制。

1. 识别风险和改进机遇 根据实验室活动来制定和实施风险管理计划,范围可包括通用要求、结构要求、资源要求、过程要求、管理体系要求、法律法规及认可要求。风险管理计划的内容包括:① 对风险管理活动范围的描述说明,涉及所有的检验仪器和设备,以及检验前、中、后的过程;② 职责和权限的分配;③ 风险管理活动的管理评审要求;④ 根据实验室现况确定可接受风险的政策,制定单项和综合剩余风险可接受的标准;⑤ 风险控制有效性的验证和后续的监测活动。如果实验室发生了可能影响风险评估的重大变化,如管理层人员的变更、设施和环境变化、新的制度和程序、新的仪器和设备、新的信息系统、新的检验项目或服务、供应商变更、可能影响用户或患者安全的其他变更,则应更新风险管理计划并评估变化内容。

实验室应系统性地使用可获得的信息以识别风险和改进机遇,可包括安全相关特性的识别、危险的识别、潜在危险情况的识别、可预见的患者伤害的识别,以及每种危险情况的风险估计。每次风险分析范围可以按实验室工作需要来定,可包括实验室活动相关的技术和管理流程,也可以是某个检验前或检验后过程、一项或多项检测系统等。风险分析的实施过程中,可记录风险分析的原因、背景,分析对象的描述和分析的范围,参与风险分析的人员及相关知识背景,参与的环节和时间。

安全相关特性的识别:某一检验项目应识别特异性、敏感性、精密度、分析干扰、参考区间等影响患者的安全特性和局限性。危险的识别:危险是可能导致伤害的潜在根源,可通过投诉、不符合等发现。常见的危险有:不合格样品、质控失控、不正确结果、报告延误、不适当参考区间等。潜在危险情况的识别:危险情况是人员、财产或环境暴露于一种或多种危险中的情形。如不正确的结果对患者的危险、仪器故障状态对结果的影响。

每种危险情况的风险估计，应使用现有的信息或数据来估计相关的风险。风险估计可以是定量的，也可以是定性的，将需要关注整个过程，而不是情况的个别组成部分。对于伤害发生概率不能加以估计的危险情况，应列出可能后果的清单，以用于风险评价和风险控制。用于估计风险的信息或数据可包括：室间质量评价结果、不符合报告、投诉和抱怨、医疗器械的性能和可靠性规范、制造商产品的技术文献和剩余风险的披露、医学文献和已发表的临床证据、发布的标准和医疗实践指南、专家意见、临床性能评价。

风险可接受标准应参考：法律法规、标准、实践指南、专家共识等要求；检测系统的性能参数，临床应用要求；人员、仪器、耗材、方法、环境等实验室信息。实验室应规定可接受或不可接受的发生概率和损害严重程度的标准。

常用的风险分析方法有因果分析、故障树分析、风险矩阵、失效模式和效应分析、风险检查表、德尔菲法，对风险的风险源与原因、风险后果、风险发生的可能性、不同风险之间的关系、风险应对措施、风险应对效果等进行分析。其中，失效模式与效应分析（failure mode and effect analysis，FMEA）是一种归纳方法，广泛用于风险分析和风险评价中，其特点是从故障开始逐级分析原因、影响及应采取的应对措施，通过分析系统的各个失效模式并推断其对整个系统的影响，考虑如何才能避免或减小损失。

对风险涉及事件发生的可能性及其后果的严重性进行分析，并据此确定风险等级，并确定此风险是否可接受。如果风险不可接受，应执行风险控制或改进活动。实验室通过识别与实验室活动相关的风险和改进机遇，可以达到以下目的。

（1）预防或减少实验室活动中的不利影响和潜在问题：潜在的技术和质量管理体系方面的不符合，如样品采集程序的问题会使检验结果失效或对检验质量产生不利影响；实验室的环境条件，如温度、湿度、电力供应和工作流程等条件，可能会使结果无效或对所要求的检验质量产生不利影响；检验程序选择不当或试剂盒变更未经技术验证或未事先告知临床医师；检验员的技能和培训不能满足规定的要求；校准品或试剂不符合相应的要求；室内质量控制结果出现异常；设备校准结果不能满足测量准确度的需要等。通过风险识别、结果的数据趋势分析，当识别出改进机会或需采取措施时，应制定、执行和监控这些措施计划，可防止类似不符合情况发生的可能性并借机改进，从而预防或减少实验室活动中的不利影响和潜在问题。

（2）通过应对机遇实现改进：实验室通过风险管理识别改进机遇外，还可通过内部审核、外部评审、客户的反馈、投诉、采取的纠正和预防措施、监督情况、员工反映、风险评估、实验室间比对、能力验证、检验结果质量的统计分析等质量管理体系运行的方方面面识别许多改进机会。发现任何潜在的不符合的来源，或改进质量管理体系或技术操作的其他可能性，找出主要问题及其根源，制定相应的计划和方案并实施，以寻找新的改进和提高的机会。

（3）确保管理体系达到预期结果：管理本身就存在风险，不恰当和不明确的管理体系会造成执行不到位、偏差的风险，通过风险管理程序的实行，主动识别管理程序的缺陷和不合理的风险，通过应对风险和改进机遇，进而完善管理体系达到实验室预期结果。

（4）减轻患者医疗风险：实验室通过应对风险和改进机遇，持续保持实验室活动与认可要求、法律法规、行业标准的一致性，提供准确、快速的结果，提供高质量的服务和人文关怀，从而减轻患者的医疗成本和风险。

（5）帮助实现实验室目的和目标：通过应对风险和改进机遇，增强人员风险意识，提高团队整体风险识别和分析的能力，进而科学实现风险控制和监督，整个过程最终实现了对实验室质量目标的持续改进，达成实验室目标和方针。

2. 应对风险和改进机遇　实验室对识别出的风险点，依据风险涉及事件发生的可能性及其后果的严重性进行分析，并据此确定风险等级，不同的风险分析方法有不同的风险严重程度分级，如 CNAS-TRL-022：2023《实验室风险管理指南》分为轻微、一般、中等、严重、非常严重；ISO 22367：2020《医学实验室—风险管理在医学实验室中的应用》分为两区域——绿色（大致可接受的风险）、红色（不可接受的风险），三区域——绿色（广泛可接受的风险）、黄色（如果风险尽可能降低，则可接受风险）、红色（不可接受的风险）。

风险应对是选择并执行一种或多种改变风险的措施，包括改变风险事件发生的可能性或后果的措施。实验室应优先对已识别的风险采取相适应的措施，以控制风险的潜在影响。风险的应对措施通常包括规避威胁、消除某一风险源、改变风险发生的概率、改变风险发生的可能后果、转移风险、分担风险、通过知情决策而接受风险等。对于轻微或一般风险，只对其进行监控。对于中等风险，应制定措施降低风险，并对措施的有效性进行评估。对于严重或非常严重风险，应立即停止相关活动。

在选择风险控制措施时，实验室应在确定剩余风险是否可接受之前，选择能够尽可能合理降低风险的风险控制措施。实验室还可以根据风险评估或风险-效益分析考虑是否禁止使用特定患者群体的检查。如果实验室在风险控制选项分析期间确定风险降低不可行，实验室可对剩余风险进行风险/收益分析，以确定是否继续开发或实施检验和服务。对于风险控制措施产生的风险，应审查每个风险控制措施是否包括：引入任何新的危险或危险情况；或引入风险控制措施将影响先前已确定的危险情况的估计风险。任何新的或增加的风险都应进行再次的风险分析、评估和控制。

实验室应记录针对风险和改进机遇做出的决策和采取的措施，必要时形成风险报告。在实验室的管理体系中将风险管理纳入相应的条款。如资源要求的人员风险有：① 资质风险；② 应急情况处理能力薄弱风险；③ 缺乏工作责任心，服务态度情绪化风险；④ 员工数量配置不足风险；⑤ 培训和考核不到位的风险；⑥ 人员记录不全风险。改进措施有：① 审查新员工资质，有医学检验相关教育和资格证书；② 将各类应急情况定期分析总结，纳入培训内容；③ 遵守国卫医发〔2021〕37号《医疗机构工作人员廉洁从业九项准则》有关要求，提升员工职业认可感和同理心；④ 配备足够的工作人员，可视患者数量做动态调整；⑤ 定期进行理论和操作考核；⑥ 加强档案管理，对记录按期归档，定期审查。实验室需定期审核员工风险控制措施的效果，可监测结果正确率、患者满意度、投诉数量等。如果监测结果显示控制措施未达到预期目标，应分析原因，重新评估风险，制定进一步的员工风险控制改进措施。

实验室应对整个风险管理过程进行全面评审，确保已有适当的实施风险管理计划，已考虑所有确定的潜在危险情况的风险，综合剩余风险可接受，并采取适当的方法获取监测风险所需的信息。实验室建立、记录和维护一个适当的风险监测程序，以收集、审查和分析与检验前、中、后过程相关的风险信息。应建立基于风险的警报和行动触发器，以确保对任何已确定的不良事件或趋势及时做出反应。应对风险的措施作为风险监测一部分内容进行评估，以确保风险控制仍然有效，风险仍然可接受。实验室风险信息和数据的内部来源可包括：① 绩效评估研究；② 统计质量控制数据；③ 不良事件报告；④ 投诉、不符合项或纠正措施；⑤ 内部审核和其他评估。外部来源可包括：① 外部质量评价结果；② 医生投诉；③ 制造商咨询通知；④ 监管机构；⑤ 不良事件数据库；⑥ 文献报告；⑦ 认证机构。如果发现实验室的检验结果给患者带来了不可接受的风险，应根据风险比例立即采取行动，可能包括进行调查，以确定根本原因和重新评估风险。

3. 评审要点　实验室是否有应对风险和改进机遇措施的程序文件；建立年度风险管理计划；计划内容符合要求且有重大变化时及时更新和评估；实验室定期识别风险源并进行风险分析和评估，提供实验室活动及风险源的风险评估记录；根据风险的严重程度，采取相适应的决策和措施，有应对风险措施的典型案例和采取措施的记录；在管理体系中纳入相应的风险管理条款，抽查程序文件中风险管理内容；对风险定期进行管理评审并形成风险评估报告；实验室建立风险监测程序，并提供内部和外部的监测数据。

（杨大干）

六、改进

【条款原文】

8.6.1　持续改进

a）实验室应不断提高管理体系的有效性，包括如目标和方针中所述的检验前、检验和检验后过程。

b）实验室应识别、选择持续改进的机遇，并制定、文件化和实施任何必要的措施。改进活动应根据风险评估和改进机遇的识别，针对最优先级的领域（见8.5）。

注：改进机遇可以通过风险评估、方针的执行、操作程序的评审、总体目标、外部评审报告、内部评审结果、投诉、纠正措施、管理评审、员工的建议、患者和用户的建议或反馈、数据分析和EQA结果来识别。

c）实验室应评审所采取措施的有效性。

d）实验室管理层应确保实验室参加覆盖患者医疗的相关范围及医疗结果的持续改进活动。

e）实验室管理层应就改进计划和相关目标与员工进行沟通。

8.6.2　实验室患者、用户和人员的反馈意见

实验室应征求患者、用户和员工的反馈。应分析这些反馈，以改进管理体系、实验室活动和用户服务。

应保存收集的信息以及采取措施的记录。实验室应就员工反馈所采取的措施进行沟通。

【条款释义】

（1）持续改进是不断提高管理体系有效性的循环活动，包括如实验室质量目标和方针中所述的检验前、检验和检验后过程。实验室遵循PDCA原理，使实验室管理体系及实验室活动始终处于持续改进的状态。

实验室通过风险评估、方针的执行、操作程序的评审、总体目标、外部评审报告、内部评审结果、投诉、纠正措施、管理评审、员工的建议、患者和用户的建议或反馈、数据分析和EQA结果来识别选择持续改进的机遇，管理者基于风险分析的结果，确定风险的严重程度和风险的等级，识别出待改进措施的优先级别并采取有效措施以达到期望的目标，并将其过程文件化。

实验室应定期评审持续改进措施的有效性，评审是否消除和减少了风险，实验室的质量方针和质量目标是否达到了预期的结果并记录。确保持续改进措施的有效性。

实验室管理层需要确保持续改进活动覆盖患者医疗的相关范围及医疗结果。管理层对患者的医疗相关范围及医疗结果(包括通用要求、结构要求、资源要求、过程要求、管理体系要求、法律法规及认可要求)均需要做出相应的规定并文件化。

实验室管理层应就改进计划和相关目标与员工进行充分沟通、告知,并由相关人员实施。

(2) 实验室应有为患者、用户和员工服务的意识,持续改进提升对患者、用户和员工的服务,这些服务包含:患者及用户的检验申请,患者识别,临床样品采集、运送、保存、处理和检验及结果报告,提供涵盖其各方面活动的咨询服务,包括结果解释和进一步的适当检查的建议,医学实验室工作安全和伦理方面的相关事宜;为员工服务,如提供继续教育机会、工作及生活环境的改善等提升员工福祉的行为。

实验室分析患者、用户及员工的反馈意见(反馈意见的主要形式包括满意度调查、沟通记录及服务协议评审等)并采取持续改进措施,有利于改进实验室的管理水平和技术能力,实验室应保存意见收集及采取措施的有关记录,并将针对员工建议所采取的措施对员工进行反馈和沟通,确保员工的建议和诉求合理解决。

(管仲莹)

七、不符合及纠正措施

【条款原文】

8.7.1　发生不符合时的措施

当发生不符合时,实验室应:

a) 对不符合项作出应对,并且适用时:

1) 立即采取应急措施,控制并纠正不符合项。

2) 处置后果,特别关注患者的安全,进一步包括相关人员。

b) 确定不符合的原因。

c) 通过下列活动评估是否需要采取纠正措施,以消除不符合的原因,减少其再次发生或在其他地方发生的可能性:

1) 评审和分析不符合。

2) 确定是否存在或可能发生类似的不符合。

3) 评估不符合复发时的潜在风险和影响。

d) 实施所需的措施。

e) 审查和评估所采取的纠正措施的有效性。

f) 必要时,更新风险和改进的机遇。

g) 必要时,变更管理体系。

8.7.2　纠正措施的有效性

纠正措施应与不符合的影响相适应,并减轻被识别的原因。

8.7.3　不符合和纠正措施的记录

实验室应保存记录,作为下列事项的证据:

a) 不符合的性质、产生原因和后续采取的纠正措施。

b) 评估纠正措施的有效性。

【条款释义】

8.7.1 条款中，"不符合"即"未满足要求"。

"纠正"是消除已经发现的不符合所采取的行动或措施，是对不符合的一种处置，不分析原因；"纠正措施"是指为消除已经发现的不符合或其他不希望发生情况的原因所采取的措施，以防不符合再次发生，要分析不符合的原因，防止类似问题再次发生所采取的行动。

本条款与"认可准则 7.5 不符合工作"直接相关。识别不符合工作的信息来源可在管理体系及技术能力运行的各个环节，如质量监督、用户的投诉及意见、内部审核、管理评审、内部和外部比对实验、质量控制、对员工的考核、检验报告等。

一旦识别出不符合，进行风险及危害的严重性评估，对于不会再次发生、对实验室管理体系的运行无重大影响的，无须采取纠正措施，仅需纠正即可；若评估后表明不符合可能再次发生或对实验室管理体系的运行及符合性产生异议时必须采取纠正措施。

无论是进行纠正还是纠正措施，过程中实验室要关注与患者有关的疾病进程、患者的生命安全及患者的隐私安全等内容，以人为本，加强员工培训，增强人员相关意识。

采取纠正措施是否有效的关键点在于不符合根本原因调查分析，需要召集有关人员探讨不符合的严重程度（一般不符合、严重不符合）、类型（体系性不符合、实施不符合、效果性不符合），以及是否再次发生或其他层面发生，对不符合的评估和分析要做到举一反三、融会贯通，确保其他领域、实验室活动、人员等不存在此类问题，最大限度地清除同类型的不符合。保证所采取措施与不符合的严重程度相适应，若仅对表象进行纠正，则无法从根本上消除不符合，若采取纠正措施后，不符合仍再次发生，说明纠正措施无效，实验室应对纠正措施的实施情况予以跟踪验证，确保采取纠正措施的有效性。

实验室管理体系的运行涉及实验室活动等一系列动态的过程，针对不同的纠正措施，可能会导致管理体系运行过程中所面临的风险和机遇发生变化，实验室在基于风险思维的管理模式下，确保当风险和机遇发生变化时，能够尽快地识别新的风险和机遇，并确保对更新后的风险和机遇采取合理的应对措施。评估是否需要变更管理体系或对管理体系文件进行修订。

8.7.2 条款中，评价不符合的影响并采取适应的纠正措施，使不符合不发生或少发生，确保纠正措施的有效性。措施应满足以下条件：针对性强、可操作性好、经济有效、无负面效应，并能消除不符合的根本原因。

8.7.3 条款中，实验室对不符合原因进行分析，对不符合的性质、产生原因和后续采取的纠正措施；评估纠正措施的有效性、更新确定风险和机遇、变更管理体系等一系列活动时应保留工作相关的信息和记录。

要保留完整的不符合活动的全部记录，以确保所有活动记录可追溯并可回溯，以利于分析真正的不符合原因，并基于风险评估及改进机遇最大限度关闭不符合。

（管仲莹）

八、评估

【条款原文】

8.8.1 总则

实验室应按策划的时间间隔进行评估，以证明管理、支持和检验前、检验、检验后过程满足患者和实验室用户的需求和要求,并确保符合本文件要求。

8.8.2 质量指标

应策划监控质量指标的过程(见 5.5 d),包括建立目的、方法、解释、限值、措施计划和监控周期。应定期评审质量指标以确保其持续适宜。

8.8.3 内部审核

8.8.3.1 实验室应按照策划的时间间隔进行内部审核,以提供有关管理体系的下列信息:

a) 是否符合实验室自身的管理体系要求,包括实验室活动。

b) 是否符合本文件要求。

c) 是否得到有效的实施和保持。

8.8.3.2 实验室应计划、建立、实施和维护内部评审计划,包括:

a) 优先考虑实验室活动对患者造成的风险。

b) 考虑了已识别风险的计划;外部评审和以往内部评审的结果;不符合、事故和投诉的发生;以及影响实验室活动的变更。

c) 规定审核的目标、准则和范围。

d) 选择经过培训、有资质和被授权评估实验室管理体系运行情况的审核员,且只要资源允许,审核员独立于被审核的活动。

e) 确保审核过程的客观和公正。

f) 确保将审核结果报告给相关人员。

g) 即时采取适当的纠正和纠正措施。

h) 保存记录,作为实施审核方案和审核结果的证据。

注:ISO 19011 提供了内部审核的指南。

【条款释义】

8.8.1 条款中,实验室应按策划的时限对管理体系相关的重要过程进行评估,以证明管理、支持和检验前、检验、检验后过程满足患者和实验室用户的需求和要求(需求和要求包括但不限于舒适的标本采集环境、恰当的标本采集建议、检验结果的解释、检验结果的保存、患者信息的保密、员工的建议等),并确保符合本准则要求。

8.8.2 条款中,实验室建立质量指标评审的程序,依据实验室管理体系运行的特点,建立质量指标的种类(能够体现出检验前、检验及检验后关键环节,实验室不仅要设定质量指标,也要按照专业领域设置分项质量指标),建立质量指标的数据采集方法、计算方式及控制目标,对质量指标定期(时机及频次依据实验室的具体情况制定)进行统计或在各种能影响指标的突发状况发生时进行统计。质量指标被用以评估检验前、检验和检验后过程的关键方面的表现,并监控与目标相关的表现(见 5.5)。

要策划监控质量指标的过程(见 5.5 d),为保证质量指标持续适宜,应定期对其进行评审。

当质量指标未达标时,要进行原因分析及采取相应的措施。

质量指标的评审情况是管理评审的重要输入,实验室管理层做出是否调整质量指标的决策,保证质量指标与管理体系的活动相适应。

8.8.3 条款中,内部审核是管理体系自我修复、自我完善、自我改进的关键环节,是确保实验室活动准确、可靠、高效的重要手段,是实现质量方针和质量目标的重要条件。

　　本版 8.8.3.1 条款中删除了 2012 版中"宜在一年内完成一次完整的内部审核"，改为在策划中体现频次。实验室依据管理体系的运行情况及需求策划内部审核的时机和频次。

　　内审的目的包括"两个符合、一个有效"：通过内部审核来确定管理体系或其一部分是否符合本准则和实验室管理体系要求；实验室活动是否符合本准则、法律法规、行业标准、作业指导书、客户需求、法律法规、实验室承诺的其他要求的能力等；实验室管理体系是否得到有效的实施和保持；检查验证管理体系的实施和实验室活动是否会达到预期的结果，以此识别持续改进的机会，并适时采取纠正措施持续改进和提升管理体系的符合性和有效性。

　　内审需要提供的信息包括了三个方面的问题：一是与实验室自身管理体系的符合性证据；二是与 CLAS-CL02：2022 版文件及其应用要求的符合性证据；三是与管理体系实施与保持的符合性证据。概括起来，就是与管理体系的符合性、与认可准则的符合性、与体系实施与保持的符合性。

　　8.8.3.2 条款中，实验室实施内部审核需明确具体计划方案、程序、方法及步骤。计划方案包括审核的频次、方法、职责、要求及报告。

　　这部分内容主要强调了内审策划及组织实施和要求，进一步明确了内审计划方案的格式。新版准则将在基于风险思维的模式上运行管理体系，内审重点关注实验室活动及管理体系运行对患者造成的风险（包括健康安全的风险、公正性、保密性等）；重点关注风险评估过程中实验室策划的已识别风险所采取的措施，采取措施的有效性如何；关注外部评审及既往内部审核发现、不符合、投诉、事故等问题区域；关注实验室可能产生影响的内外部变化及变化带来的活动及区域。

　　依据管理体系运行的具体情况及特点，内审的开展可一年进行一次或多次，如实验室运行越成熟，则需要内审的频次和时间可能越少、越短；实验室活动越复杂，可变因素多，则内审的频次和时间可能越多、越长。对需要重点关注的区域可能适当增加审核的频次和力度，委派能力较强的审核人员等。

　　在策划内审时要确定内审的目标，确保内审活动中获得的信息公正、有效，内审的目标应与实验室管理体系的方针和目标相一致，审核目标规定每次审核可从以下几方面考虑：实验室是否能够持续有效地识别持续改进的机会；实验室是否能够识别确定风险和机遇，是否能够识别和实施有效措施应对这些风险及机遇；是否符合相关要求，如法律法规、服务协议、管理体系等的要求；评估管理体系的符合性及有效性等。

　　审核准则是内审员可以依据的一组方针、政策、合同、程序及要求等。内审员在审核中将审核证据与审核的准则进行比较以此来确定不符合。审核准则首先是认可准则，其次是行业标准、法律法规、管理体系文件等（适用时）。

　　审核的范围为具体的实验室活动、场所、部门及设施，包括实验室外受实验室管理控制的项目、场所、部门及设施设备，如 POCT。

　　在确定审核人员时，应保证审核的公正性及客观性原则，选择受过培训且被授权的有审核资质的人员，一般情况下，内审员不应该审核自己所负责的工作，但对于小型的实验室或实验室活动需要特定资质及技术人员时，可在有其他内审员、管理层或同事的见证下，完成审核，确保审核的公正性。

　　实验室内部审核小组成员将内审结果报告给实验室管理层及受审部门，依据内审结果适时提出适宜的纠正要求和采取纠正措施。在审核过程中，审核小组可能发现一些现阶段满足需求，但未来可能存在的潜在风险，应在内审报告中体现，为管理层提供信息，管理层通过风险和机遇的评估措施来识别是否需要采取下一步措施。

内审发现不符合时,依据认可准则"7.5 不符合工作"及"8.7 不符合和纠正措施",对不符合的评估和分析要做到举一反三、融会贯通,纠正及纠正措施规定整改的时限,管理层要对整改措施的有效性进行评价,确保其他的领域、实验室活动、人员等不存在此类问题,最大限度地清除同类型的不符合。

实验室应保留内部审核的相关记录,作为审核方案有效实施的证据。相关记录包括:内审的方案计划、审核报告、不符合、首末次会议、内审核查表、采取的纠正及纠正措施、跟踪验证等。内部审核的结果作为管理评审的输入。

(管仲莹)

九、管理评审

【条款原文】

8.9.1　通用要求

实验室管理层应按照策划的时间间隔对实验室的管理体系进行评审,以确保其持续的适宜性、充分性和有效性,包括为满足本准则而声明的方针和目标。

8.9.2　评审输入

实验室应记录管理评审的输入,并应至少包括以下评审:

a) 以往管理评审所采取措施的情况,管理体系内外部因素的变化,实验室活动的量和类型的变化及资源的充分性。

b) 目标实现及方针和程序的适宜性。

c) 近期评审、使用质量指标监控过程、内部审核、不符合分析、纠正措施、外部机构评审等的结果。

d) 患者、用户和员工的反馈及投诉。

e) 结果有效性的质量保证。

f) 实施改进及应对风险和改进机遇措施的有效性。

g) 外部供应者的表现。

h) 参加实验室间比对计划的结果。

i) POCT 活动的评审。

j) 其他相关因素,如监控活动和培训。

8.9.3　评审输出

管理评审的输出应至少是以下相关决定和措施的记录:

a) 管理体系及其过程的有效性。

b) 实现本准则要求相关的实验室活动的改进。

c) 所需资源的供应。

d) 对患者和用户服务的改进。

e) 变更的需求。

实验室管理层应确保管理评审提出的措施在规定时限内完成。

管理评审得出的结论和措施应告知实验室员工。

【条款释义】

1. 通用要求

（1）管理评审：是质量管理体系运行中实验室必须开展的一项工作，是实验室管理层就质量方针和质量目标，对质量管理体系的现状与适应性进行的定期评价，是实验室管理体系中的一个重要概念，在确保质量方针、质量目标和管理体系的持续适用、有效方面有着重要作用。

（2）管理评审的目的：正确认识管理评审的性质是有效开展管理评审的前提，管理评审的目的是通过对质量方针、质量目标及质量体系的适宜性、有效性和充分性评价，找出质量管理体系中需要提高和改进的方面和环节，不断提高实验室的检测质量和能力，但在管理评审实施过程中，如因能力和认识等原因导致管理评审准备不细致、输入不充分、输出不明确、改进措施未得到有效验证，这样的管理评审不能充分发挥其识别、改进作用。

（3）管理评审的组织：实验室的管理层负责策划和组织实施管理体系的评审，负责组织技术运作、负责根据内部审核和外部评审的结果做出决定的管理者应参与管理评审，值得注意的是"管理者职责和作用要履行到位"。

（4）管理评审的频次：实验室应对管理体系及其他相关工作进行评审，管理评审应至少每年开展1次（实验室可根据体系运行情况及成熟状态评估后调整增加管理评审的频次，而不仅限于每年至少1次）。一般情况下，实验室应定期进行管理评审，典型的周期为12个月，也可进行适时评审（法规、标准发生变化，实验室组织机构发生重大调整及出现重大事故和连续投诉现象等）。实验室的管理层对管理体系进行定期或不定期（必要时）的管理评审，有利于质量管理体系持续有效和不断改进，坚持管理评审制度是执行管理质量意识的表现之一，也是实验室对质量管理体系进行动态管理的重要手段之一。

（5）管理评审的范围：对实验室的管理体系以各专业组、职能组及其他岗位和其他相关工作进行评审，从而确保得到管理体系持续适用和有效运行所需要的资源保证等外部条件，并及时进行必要的变动或改进。管理评审是在实验室内部、外部各种信息的基础上，对管理体系本身进行的一种评价活动，也就是说，这些信息都可能是对体系提出改进的需求。通过管理评审，可以得出现行的管理体系是否持续适应内外变化的要求、实验室的质量方针和质量目标是否仍对实验室各项质量活动具有指导性作用的结论。

2. 评审输入　评审输入项至少应当包括以下内容。

（1）由于新设施的投入可能一二年完不成，需要隔年作为管理评审的输入。还可能需要引进一套大型仪器设备，当年完成有困难，需要隔一段时间完成等。因此这些管理评审的输出所采取的措施需要下一年度、二个年度作为管理评审的输入。

（2）管理体系是在某种特定的内外环境条件下建立的，实验室的内外环境总是在不断变化，包括既定的目标、实验室的方针和检测的程序等，因此，在管理评审中需关注并评价已经发生或需要发生关于目标、方针和程序等的变化是否适应体系的建设和发展，如果需要可能需对这些指标进行进一步的改进。

（3）应评估最近进行的评审相关的结果，包括使用质量指标进行检验前、中、后过程的监控，内部审核的结果，不符合的原因分析及采取的纠正措施的效果，对外部机构的评估结果等。

（4）反馈和投诉指来自客户（包括临床医护人员、患者或家属、员工等服务对象）对实验室的服务不满意时，所做的各种形式的表达。投诉及反馈的解决涉及客户的合法权益和科室的信誉，是实现质量方针的重要环节。实验室应建立质量信息反馈系统，收集、分析客户或其他方面满意和不满意的信息，并将此作为评价质量管理体系的方法之一，正确处理客户或其他方面的申诉，找出差距，作为质量改进的依据。

（5）结果有效性的质量保证包括外部质量评价和内部质量控制，也包括检验前、检验后的质量保证；是实验室质量管理中的一项重要活动，是指在实验室规定条件下进行检验以保证检验质量，通过计划和有系统的活动，致力于提供质量要求能得到满足的信任，保证检验结果的可比性和可信性。

（6）检验检测机构的风险从服务协议评审就开始了。因此，作为机构的管理层应预先识别风险、管理风险，针对这些风险采取相应的应对和改进措施，并且定期对措施的有效性进行评价，使风险消除或降低至可控制范围内。

（7）应定期对外部供应商的表现进行评价，评价内容包括设备、试剂、耗材、加工、溯源是否满足实验室的质量要求，供货的实效性、服务能力、价格水平、职业道德等是否符合要求等内容。通过对供应商的服务和供应进行规范，以保证实验室选择及使用合格供应商的服务，从而得到及时、可靠的外部服务与供应，确保检验结果的质量，从而保证检验工作正常，检测数据准确、可靠及管理有序。

（8）对于未开展能力验证/室间质评的检验项目，应通过与其他实验室进行比对来判断检验结果的可接受性，实验室管理层应参与实验室比对工作流程的制定，并对比对结果进行跟踪、监督，从而保证实验室间比对结果的准确性。

（9）这里的即时检验（point-of-care testing，POCT）又称近患检验（near-patient testing），是指在患者附近或其所在地进行的、其结果可能导致患者处置发生改变的检验。换言之，POCT 指在采样现场进行的、利用便携式分析仪器及配套试剂快速得到检测结果的一种检测方式。POCT 含义可从两方面进行理解：空间上，在患者身边进行检验，即"床旁检验"；时间上，可进行"即时检验"。为了确保 POCT 的准确性，有效实现即时检验的全面质量控制，应按照国家标准、规范制定 POCT 的管理制度，对所有开展 POCT 项目的部门定期进行评估，以此保证 POCT 检测结果的准确性和一致性。

（10）实验室管理层应针对科室各部门及各个层级的员工制订培训计划，并按计划进行实施，并且应监督和评价培训及考核的效果。

认可准则中要求的 10 项输入只是最基本的要求，实施中要考虑这些输入是否能充分体现体系运行效果，并从中发现问题。为保证管理评审的全面性和对实验室持续发展的有效贡献，在突出检验全过程的质量管理的同时，也应把组织决策、医院文化、管理信息系统、部门协调和合作、医患满意度等深刻影响实验室管理和未来发展潜力的重要因素的相关资料作为管理评审的输入。即使策划和确定管理评审输入时只考虑这 10 项输入，输入信息及相关资料的翔实程度、深入程度也会有所不同。

3. 评审输出　每次管理评审的输出至少应记录与下列事项相关的决定和措施：① 管理体系及其过程有效性；② 实现本准则要求相关的实验室活动的改进；③ 所需资源的供应；④ 对患者和用户服务的改进；⑤ 变更的需求。实验室管理层应确保管理评审输出的实施，并对评审结果形成评审报告。对提出的改进措施，实验室管理层应确保负有管理职责的部门或岗位人员启动有关的工作程序，提供必要的资源，采纳患者和用户合理的服务措施，在规定的时间内完成改进工作，并对改进结果进行跟踪验证，保留管理评审的记录。

　　管理评审的输出内容是实验室主任通过评审活动，找出问题原因，做出评审正确结论，并形成有关改进的决定。其内容包括管理体系及其过程是否改进、与外界要求有关的检验质量和服务质量的改进、管理体系所需求的资源改善等，以及对管理体系（质量方针和质量目标）做出评价结论和对检测工作符合要求的评价信息。输出内容的形成可促使相关部门和人员清楚认识问题的原因，从而针对部门内体系运行环节举一反三，清除并预防不符合的发生，寻求改进，以期实现整改目标，确保体系有效运行。但我们在开展认可评审工作中发现，有些实验室在输入材料中未对质量方针和目标进行评价，如目标是偏低还是偏高，能否满足顾客期望，体系有效运行能否达到；也未对上次管理评审的改进措施落实情况进行反馈；缺少社会需求、管理体制及检验能力变化情况的信息；各部门对重大预防措施、质量改进，以及由于工作量和工作类型的变化，其资源（包括人员、设施、设备等）能否满足等没有实质性建议。造成上述情况的原因，首先为领导层重形式轻实效，责任部门尽量回避薄弱点的暴露，其次为实验室内部对体系文件的掌握存在理解偏差和经验不足，以至于输出材料中缺少对管理体系的适宜性、充分性和有效性做出总体评价结论；对体系的变更需求、改进机会、质量方针和目标的改进需求、未来资源需求未作说明。致使管理评审流于形式，达不到预期效果。

　　管理评审得出的结论和措施应告知实验室的员工。管评活动后需编制管评报告并进行跟踪验证，确保管理评审提出的措施在规定的时限内完成并达到预期效果。管理评审是否有效主要看通过管理评审是否寻找到改进的需求，改进的领域和切入点是否适宜，改进的措施、方法、手段是否适宜和充分，最终要达到持续改进。

（夏永辉）

第十章
床旁检验（POCT）的附加要求

【条款原文】

A.1 总体要求

本附录是对实验室有关POCT的附加要求，与正文要求有区别或增加。这些要求规定了实验室对组织、部门及其员工的责任，包括设备选择、员工培训、质量保证及完整POCT过程的管理评审。

本附录不包括患者自测，但本准则的要素可适用。

注1："无实验室支持的服务"的指南见ISO/TS 22583。

注2：POCT安全和风险指南见ISO 15190和ISO 22367。

【条款释义】

1. 床旁检验（point-of-care testing，POCT） 是指在采样现场进行的，利用便携式分析仪器及配套试剂，完成标本采集、检测和结果报告等整个流程的检测方式。

2. 人员资质 实验室从事POCT操作的人员应同时满足下列三项条件：① 具备卫生专业技术职称；② 经专门的POCT培训并考核合格；③ 由所在POCT管理委员会认定具有做好相应POCT检测工作的专业能力。

3. 仪器和试剂

（1）选用的仪器、试剂和耗材应当符合国家药品监督管理局的有关规定，并按照要求妥善放置、保存。尽量选用与仪器配套的原装试剂。

（2）为了便于质量管理和售后服务，建议同一医疗机构内同一POCT项目应使用同一个厂家的仪器、试剂。

（3）开设的POCT项目应有仪器、试剂生产厂商提供的性能指标（如精密度、正确度、线性范围等）证明文件，POCT管理委员会应组织专家抽验其主要性能指标，验证记录装入项目档案。

【条款原文】

A.2 管理

组织的管理机构应最终负责确保有适当措施以监督在组织内开展的POCT的准确性和质量。

实验室与所有使用实验室支持POCT的场所之间的服务协议，应确保对职责和权限做出规定并在组织内部传达。

这些协议应获得临床同意，适用时，还应有财务批准。

这些服务协议应包含POCT范围，并可由一个医疗专业团队（如医学咨询委员会）管理。

【条款释义】

1. 组织领导

（1）各级卫生行政部门负责领导、监督和检查辖区内的医疗机构POCT质量管理工作。

（2）开展POCT的二级甲等以上医疗机构应成立POCT管理委员会。POCT管理委员会应至少包括医务处（质控办）、检验科、设备科、护理部、相关临床科室，并指定协调人员。POCT管理委员会应切实承担下述职责。

1）负责制定POCT管理文件。

2）负责受理本单位开展POCT的申请，按照下列原则审批：① 符合国家和本地区的有关法规、政策、标准和伦理；② 符合循证医学原则；③ 应用层次和范围与本单位临床实验室不相互重叠。

3) 对开展的 POCT 进行统一编号管理,并做好详细登记。

4) 负责定期培训和考核 POCT 操作人员,保证其具有做好相应 POCT 检测工作的专业能力。

5) 监督各部门建立相应的质量管理制度,认真执行并保留必要记录。定期组织 POCT 项目的比对,保证同一医疗机构内检验结果的一致性。

6) 受理有关 POCT 的投诉和意见,持续改进工作。

2. 服务协议

(1) 服务协议是规定服务有关各方权利和义务的协议。

(2) 实验室应建立服务协议的程序性文件,应考虑申请、检验和报告,规定所需的信息,以确保在组织内规定并传达各自的责任和权限。

(3) POCT 管理委员会负责服务协议实施情况的监督。

【条款原文】

A.3 质量保证方案

实验室应指定一名接受过适当培训及有经验的人员,负责 POCT 质量,包括评审其与本准则中 POCT 相关要求的符合性。

【条款释义】

(1) 制度:开展 POCT 要建立 POCT 质量管理制度和 POCT 操作人员培训制度。

(2) 标准操作程序文件:每一 POCT 项目均应结合实际建立健全相应的标准操作程序文件,该文件包括:① 患者准备;② 标本留取;③ 检验方法原理;④ 仪器品牌,试剂(纸)保存;⑤ 检测操作步骤;⑥ 结果的分析和报告;⑦ 室内质量控制;⑧ 比对;⑨ 仪器校准和维护;⑩ 干扰因素及注意事项;⑪ 经验证的项目性能指标;⑫ 结果超出可报告范围的处理程序等方面的具体要求。标准操作程序文件必须经 POCT 管理委员会指定的检验专家审核,报委员会主任签字后,方可实施。

(3) POCT 操作人员必须按照下述要求认真做好日常质量控制,填写相关质量控制记录,供 POCT 管理委员会检查和备案。

1) 预防性质量控制:① 医疗机构须要求仪器厂商定期对本院的 POCT 仪器进行巡回质量检查和检测,要求每个月一次,并做好记录;② 做好仪器的校准和使用前后的保养,有内部模拟质控装置的,每次开机后应先确认模拟质控通过后再进行患者标本检测;③ 正确存放和使用试剂。

2) 检测外部质控品,并通过质控图进行室内质量控制:① 使用无内部质控装置的检验系统,质控品检测每 2 日不少于一次;② 使用有内部质控装置的检验系统,质控品检测每周不少于一次;③ 更换操作人员时,应进行质控品检测,以确定检测操作的稳定性。

(4) 比对:每个 POCT 项目均应使用新鲜样本就近与规范化管理的临床实验室的同类项目(该项目必须是室间质评或室间比对合格)进行比对,比对每半年至少进行 1 次,具体比对方法由各省/自治区/市临床检验中心推荐。相同项目要进行全院统一比对。

(5) 室间质量评价:国家卫健委及省/自治区/市卫健委有要求时,按照要求参加。

(6) 记录:每个 POCT 项目均应有项目验证记录、样品检测原始记录、室内质控记录(包括原始数据和质控判断)、比对记录、室间质量评价记录、仪器使用维护校准记录、与质量有关的投诉和处理意见记录,所有记录和资料至少保存2年。

（7）POCT出现质量问题应暂停使用,及时通知负责的检验专家帮助寻找原因进行纠正,并视情况向主管领导作书面汇报。

（8）POCT管理委员会及其办公室应经常性组织专家进行质量控制工作的检查和技术指导。

【条款原文】

A.4 培训方案

应指定一名受过适当培训及有经验的人员,对POCT操作人员的培训和能力评估进行管理。培训人员应为所有POCT人员制定、实施并保持适当的理论和实践培训方案。

【条款释义】

（1）各医疗机构POCT管理委员会负责各自管理范围内POCT检验人员的培训、考核和指导。

（2）POCT管理委员会要认真安排POCT检验人员的培训,培训要规范化、定期化,加强检查,保证培训时间和培训质量,特别重视对非实验室专业背景的操作人员的培训。除一般性培训之外,每个人正式操作某项目和（或）仪器前还应该经过该项目和仪器操作的培训和考核,并写入其个人培训记录。个人培训记录应由培训组织者填写签章,并注明培训内容和考核结论。

（3）培训内容

1）开展POCT的目的、意义、局限性,从检人员的责任心。

2）POCT实验前质量保证：① 影响检验结果的因素,包括临床原因、药物、饮食、采集标本的部位和方式、血浆和全血结果间的差异等;② 对合格标本的要求;③ POCT标本采集的具体步骤和操作,如从指端、新生儿脚跟、静脉埋入管采样等。

3）试剂的正确选用、存放、使用;仪器校准、保养和故障排除方法。

4）POCT标准操作程序文件的编写和执行。

5）误差产生原因和分析处理方法;质量保证具体内容,包括日常室内质量控制及比对的做法和要求、出现差错时的纠正措施。

6）检验对及时性的要求,急诊检验及特定要求的规定。

7）结果规范化报告的程序和相关知识（原始结果、记录、复核、正式报告等）。

8）学习《病原微生物实验室生物安全管理条例》和医疗废物管理的相关知识。

9）上机操作实验。

（4）考核：培训完成后必须有书面考核,同时受训者须通过实际操作考核评估,并对实际样品检测符合要求后,才可以从事相应POCT检测工作。

（郑 伟）

第三篇

质量管理体系文件样例

第十一章
质量手册范例

质量手册的具体样式如下。

医学实验室质量体系文件
质量手册

编 写 人	×××	编写日期	××××.××.××
审 核 人	质量负责人	审核日期	
批 准 人	主任	批准日期	
发布日期		生效日期	
发布部门	检验科		
发放范围	检验科各专业组		
修订历史	文件修订历史记录详见修订记录		

目　　录

第一节　前　言

1. 质量手册说明

1.1　编写目的：对本实验室质量管理体系及所用文件的架构进行描述，明确实验室活动需满足的要求。

1.2　引用标准：CNAS-CL02：2023《医学实验室质量和能力认可准则》。

2. 实验室简介

×××医院检验科成立于×××年，是集医疗、教学、科研、社会服务并重的高度自动化、标准化实验室。拥有符合国际标准的质量管理体系、技术设备及技术能力，本着"质量、效率、服务、改进"的质量方针和"精确检验，精致服务"的服务理念为患者提供高效和优质服务。×××年通过 ISO 15189 医学实验室认可，×××年被评为×××省医学重点专科。

2.1　人员与组织结构

检验科为×××医院一级科室，下设临检组、生化组、免疫组、微生物组和分子组共 5 个专业组。现有专业技术人员××人，其中主任技（医）师××人，副主任技（医）师××人，中级以上专业技术人员占全部员工的××％；博士××人，硕士××人，本科以上专业技术人员占全部员工的××％。检验科注重人才培训和继续教育培训，初步形成了一个组织机构健全、专业设置和人才结构合理的高素质服务团队。

2.2　设备和设施

检验科拥有×××全自动生化免疫分析流水线×套、×××全自动血液细胞分析流水线×套、×××全自动凝血分析仪×台、×××化学发光免疫分析仪×台、×××血培养仪×台、×××荧光定量 PCR 仪×台等价值近×××元的大型仪器设备，配备有功能强大的实验室信息系统、冷链管理系统等，实验室用房约×××平方米，环境优雅，布局合理，是一所初具规模的集信息化和自动化于一体的综合性现代化实验室。

2.3　质量管理与持续改进

检验科全面致力于质量管理工作，为拥有国际先进水平的技术能力和检验质量而不懈努力，于×××年依据国际标准 ISO 15189：2012《医学实验室质量和能力的要求》标准建立了 ISO 15189 质量管理体系，于×××年通过了中国合格评定国家认可委员会（CNAS）的现场评审，目前申报项目涵盖了血液学检验、体液学检验、生化检验、免疫学检验、微生物学检验和分子诊断检验等专业领域。通过多年的认可及持续改进，标志着检验科的质量管理和技术能力水平已经达到国际先进水平，检验科的检验结果得到国际实验室认可合作组织的承认，扩大了检验科乃至医院的社会影响力。

2.4　业务范围

检验科时刻关注检验医学发展，密切与临床学科沟通，及时掌握临床需求，积极引进新项目、新技术，拓宽业务范围，检验科目前已开展涵盖检验各专业领域的各类检验项目×××项，很好地满足临床诊疗需求。

2.5　科研业绩成果

检验科注重学科建设，临床和科研紧密结合，近年来，主持局级以上科研项目×××项，其中国家自然基金课题×××项，省级课题×××项，市重大科技专项×××项，资助经费×××万元；获×××科技进步奖×××项；发表学术论文×××篇，其中 SCI 收录×××篇，中华系列杂志×××篇；主编专著×××部；获国家实用新型专利×××项、国家软件版权证书×××项。

2.6　科室文化

检验科在强化质量内涵建设的同时,不断加强科室文化建设,通过参加文体比赛,组织郊外拓展活动,组织旅游、联欢会等各种活动增加团队合作的力量,打造和谐、勤奋进取、朝气蓬勃的团队。

检验科全体工作人员将一如既往地本着"以患者为中心,精确检验,精致服务"的宗旨,不断提高医学检验诊断水平,为临床和患者提供准确、及时、高效、优质的服务。

科室地址:
邮政编码:　　　　　传真:　　　　　电子邮箱:
联系电话:×××(检验科),×××(微生物组),×××(生化组),×××(免疫组),×××(临验组),×××(分子组)。

3. 授权书

3.1　实验室主任授权书

检验科主任授权书

为有效管理检验科,授权××任检验科主任,主持检验科全面工作;授权××任检验科副主任,协助检验科主任做好实验室管理工作。

授权人:
授权人职务:×××医院院长、法人代表
签字日期:

3.2　实验室管理人员授权书

检验科管理人员授权书

为确保检验科的检验质量和技术工作有效运行,就检验科管理人员作如下授权:

质量负责人:×××
技术负责人:×××
临检组组长:×××
生化组组长:×××
免疫组组长:×××
微生物组组长:×××
分子组组长:×××
质量监督员:×××
文件管理员:×××
设备管理员:×××
试剂耗材管理员:×××
信息管理员:×××
安全员:×××
内审员:×××、×××、×××、×××、×××

授权人:
授权人职务:×××医院检验科主任
签字日期:

4. 批准书

批　准　书

本手册依据 ISO 15189：2022《医学实验室质量和能力的要求》质量标准制定。它阐述了×××医院检验科的质量方针和质量目标，并对×××医院检验科的质量管理体系提出了具体的要求，适用于×××医院检验科的全面质量管理。

本质量手册第××版已经审定，现予批准，并自批准之日起生效。

批准人签名：

批准人职务：×××医院检验科主任

批准日期：

5. 公正性声明

公　正　性　声　明

（1）检验科的一切质量和技术性活动坚持公正性的原则，不受任何干扰，独立对临床送检样本，按照各项技术标准，秉公做出正确的检测和判断。

（2）检验科管理层和全体技术人员将把公正服务作为行动准则，保持业务工作的独立性，不受来自行政、商务、财务等方面的干扰和压力影响。

（3）严格遵守各类文件的管理和保密制度，对客户的有关信息和检验科的有关技术资料负有保密责任，维护客户的合法权益。

上述声明需检验科全体人员严格执行，并请医院管理层和客户给予监督。

检验科主任签字：

签字日期：

6. 修订记录

序　号	文件名称	页　数	需更改内容	修订内容	批准人	批准日期

（黄福达）

第二节　质量方针和质量目标

1. 质量方针

质量　效率　服务　改进

质量：是指检验结果的质量保证，为服务对象提供准确、及时、可靠、优质的检测报告。

效率：是指在保证质量的前提下以最快的速度完成检验过程，在最短的时间内发出检验报告，用最高效率满足服务对象的需要。

服务：是指以人为本，"一切为患者""一切为临床"的服务理念和咨询服务理念。

改进：是以 ISO 15189 的质量体系要求，制定和实施有效的改进措施，确保质量体系得到持续改进，为临床、为患者、为客户提供优质服务，为员工提供适当的学习、培训和继续教育机会，提高员工的技术素质、服务素质、工作素质。

×××医院检验科

主任签名：

签名日期：

2. 质量目标

检验科全面实施 ISO 15189：2022《医学实验室质量和能力的要求》质量管理标准，不断完善质量管理体系；确保检验结果的科学性、公正性、权威性；准确、及时为服务对象提供可靠的检验报告，并达到以下质量目标：

(1) 检验申请单合格率≥95%。

(2) 不合格标本拒收率≤0.2%。

(3) 血液培养污染率≤3%。

(4) 检验前标本周转时间达标率≥90%。

(5) 室内质控项目开展率 100%。

(6) 室内质控不精密度达标率：常规生化、血细胞分析、出凝血检查等定量检验项目在相应的系统上进行检测，日间 CV≤1/3 允许总误差（TEa），达标率≥95%。

(7) 不同检测系统比对达标率：同一检验项目在不同检测系统上检测，相对偏差≤1/2TEa，达标率≥95%。

注：(6)、(7)项指标或符合依据生物学变异导出的检验质量目标，或符合专业学会或专业指南要求的检验质量目标。

(8) 室间质评项目参加率 100%。

(9) 能力验证（PT）/室间质量评价（EQA）：参加国家卫生健康委员会临床检验中心和省临床检验中心组织的 PT/EQA 合格率≥95%。

(10) 实验室间比对率≥90%。

(11) 员工参加培训次数达标率≥80%。

(12) 报告周转时间达标率：一般检验≥95%，急诊检验≥90%。

(13) 检验报告更改率≤0.5%。

(14) 检验危急值报告率 100%。

(15) 检验危急诊报告及时率≥98%。

(16) 仪器、LIS 和 HIS 数据传输符合率 100%。

(17) 患者、临床和员工满意度≥95%。

(18) 年有效投诉次数≤10，及时处理率 100%。

(19) 全年无生物安全事故和医疗安全事故。

(20) 标本类型错误率≤0.01%。

(21) 标本容器错误率≤0.01%。

（22）标本采集量错误率≤0.01％。

（23）抗凝标本凝集率≤0.1％。

（24）检验前周转时间中位数≤50 min。

（25）实验室内周转时间中位数≤50 min。

批准人：

签名日期：

（黄福达）

第三节 术语和定义

1. 偏倚(bias)/测量偏倚(measurement bias)：系统性测量误差的估计值。（注：该定义只适用于定量测量）

2. 生物参考区间(biological reference interval)/参考区间(reference interval)：取自生物参考人群的值分布的特定区间。（注1：参考区间一般定义为中间95％区间，特定情况下，其他宽度或非对称的参考区间可能更为适宜。注2：参考区间可能会取决于原始样品种类和所用的检验程序。注3：某些情况下，只有一个生物参考限有意义，通常是上限×，此时相应的参考区间即是小于或等于×。注4："正常范围""正常值"及"临床范围"等术语意义不清，不建议使用）

3. 临床决定限(clinical decision limit)：表明不良临床结局的风险较高，或可诊断特定疾病存在的检验结果。（注1：治疗药物的临床决定限称为"治疗范围"。注2：用于疾病的风险确定、诊断或治疗）

4. 参考物质的互换性(commutability of a reference material)/互换性(commutability)：对给定参考物质的规定量，表示两个给定测量程序所得测量结果之间关系及其他给定物质所得测量结果之间关系一致程度的参考物质特性。（注1：定义中，给定参考物质通常是校准品，而其他指定物质通常是常规样品。注2：通常不止有两个测量程序可用，理想做法是在所有的适用测量程序之间进行比较。注3：测量结果的一致程度按照适合参考物质预期用途的目的来定义。注4：互换性声明仅限定于在特定比较时规定的测量程序）

5. 能力(competence)：经证实的能够应用知识和技能实现预期结果的本领。

6. 投诉(complaint)：任何个人或组织向实验室就其活动或结果表示不满意，并期望得到回复的行为。

7. 顾问(consultant)：专业地提供专家意见的人。

8. 检验(examination)：以确定一个特性的数值、描述值或特征为目的的一组操作。（注1：一项检验可能是确定值或特征所需的多项活动、观察，或测量的总体。注2：确定一个特性的数值的实验室检验称为"定量检验"；确定一个特性的特征的实验室检验称为"定性检验"。注3：实验室检验也称为"检测"或"试验"）

9. 检验程序(examination procedure)：根据给定方法进行某项检验时所用的被具体描述的一组操作。（注：在IVD医疗器械行业及许多使用IVD医疗器械的实验室，针对生物样品中某一分析物的一种检验程序通常指的是分析方法、分析程序或检测程序）

10. 室间质量评价(external quality assessment，EQA)：利用实验室间比对，按照预先制定的准则评价参加者的能力。（注：也称为能力验证 proficiency testing，PT）

11. 公正性(impartiality)：由医学实验室所实施任务结果的客观性。（注1：客观性可以被理解为没有偏离或无利益冲突。注2：其他可用于表示公正性要素的术语有"独立""无偏""中立""公平""思想开明""不偏不倚""客观""平衡"）

12. 实验室间比对（interlaboratory comparison）：按照预先规定的条件，由两个或多个独立的实验室对相同或类似的材料进行测量或检验的组织、实施和评价。

13. 室内质量控制（internal quality control，IQC）/质量控制（quality control，QC）：监控检测过程以确认系统工作正常且确保可发出足够可信结果的内部程序。

14. 体外诊断医疗器械（in vitro diagnostic medical device）/IVD医疗器械（IVD medical device）：单独或组合使用，被制造商预期用于人体标本体外检验的器械，检验单纯或主要以提供诊断、监测或相容性信息为目的，包括试剂、校准品、质控品、标本容器、软件和相关的仪器或装置或其他物品。

15. 实验室管理层（laboratory management）：对实验室负责，且有管理权的一人或多人。[注1：实验室管理层有权力在实验室内授权及提供资源。注2：实验室管理层包括实验室主任（一人或多人）及代表，还包括被指定保证实验室活动质量的个人]

16. 实验室用户（laboratory user）：申请医学实验室服务的个人或实体。（注：用户可包括患者、临床医生，以及其他送检样品的实验室或机构）

17. 管理体系（management system）：组织中一系列相互关联或相互作用的要素，用于制定方针和目标，以及实现这些目标的过程。（注1：此前被称为"质量管理体系"，与之同义。注2：管理体系要素规定了组织的结构、岗位和职责、策划、运行、方针、实践、规则、理念、目标，和实现这些目标的过程）

18. 测量准确度（measurement accuracy，accuracy of measurement）/准确度（accuracy）：被测量的测得值与其真值间的一致程度。（注1：概念"测量准确度"不是一个量，不给出有数字的量值。当测量提供较小的测量误差时就说该测量是较准的。注2：术语"测量准确度"不宜与"测量正确度""测量精密度"相混淆，尽管它与这两个概念有关。注3：测量准确度有时被理解为赋予被测量的测得值之间的一致程度）

19. 测量不确定度（measurement uncertainty，MU）：根据所用到的信息，表征赋予被测量量值分散性的非负参数。[注1：测量不确定度包括由系统影响引起的分量，如与修正量和测量标准所赋量值有关的分量及定义的不确定度。有时对估计的系统影响未作修正，而是当作不确定度分量处理。注2：此参数可以是诸如称为标准测量不确定度的标准偏差（或其特定倍数），或是说明了包含概率的区间半宽度。注3：测量不确定度一般由若干分量组成。其中一些分量可根据一系列测量值的统计分布，按测量不确定度的A类评定进行评定，并用标准偏差表征。而另一些分量则可根据基于经验或其他信息所获得的概率密度函数，按测量不确定度的B类评定进行评定，也用标准偏差表征。注4：通常，对于一组给定的信息，测量不确定度是相应与所赋予被测量的值的。该值的改变将导致相应的不确定度的改变。注5：所有测量均有偏倚和不精密度。例如，对于同一被测量，在重复性条件下重复测量样品通常会产生不同的值。因为所有不同的值都可以合理地归因于相同量的被测量，所以不确定度宜报告哪个值作为被测量的值。注6：基于给定测量程序的可用分析性能数据，测量不确定度评定得出的是一个数值区间，该区间包含被测量的实际值，并且具有一定的置信水平。注7：给定测量程序的可用分析性能数据一般由校准品赋值的不确定度和内部质量控制物质的长期不精密度组成。注8：在医学实验室中，大多数测量只进行一次，并将所得结果作为可接受的被测量估计值，而测量不确定度区间则表示可能获得的其他结果]

20. 医学实验室（medical laboratory）/实验室（laboratory）：以提供诊断、监测、管理、预防和治疗疾病或评估的相关信息为目的，对来自人体的材料进行检验的实体。（注1：该类实验室也可提供涵盖检验各方面的咨询，包括合理选择项目，结果解释及进一步检查的建议。注2：实验室活动包括检验前、检验和检验后过程；注3：检验材料包括但不限于微生物学、免疫学、生化、血液免疫学、血液学、生物物理学、细胞

学、组织和细胞,以及遗传学材料)

21. 患者(patient):为检验提供材料的个体。

22. 即时检验(point-of-care testing,POCT):在患者附近或其所在地进行的检验。

23. 检验后过程(post-examination processes):检验之后的过程,包括结果复核,检验结果的格式化、发布、报告和留存,临床材料保留和储存,样品和废物处理。

24. 检验前过程(pre-examination processes):按时间顺序自用户申请至检验启动的过程,包括检验申请、患者准备和识别、原始样品采集、运送和实验室内传递等。

25. 原始样品(primary sample)/标本(specimen):从体液、组织或其他与人体有关的样品中取出的独立部分,用于对其一个或多个量或特征的检验、研究或分析,从而确定整体性状。〔注:国际医疗器械监管机构论坛(IMDRF)在其统一的指导文件中使用术语"specimen",指拟由医学实验室检验的生物来源样品〕

26. 质量指标(quality indicator):一个对象的大量特征满足要求的程度的度量。〔注1:度量可表示为,例如,产出百分数(在规定要求内的百分数)、缺陷百分数(在规定要求外的百分数)、百万机会缺陷数(DPMO)或六西格玛级别。注2:质量指标可测量一个机构满足用户需求的程度和所有运行过程的质量〕

27. 受委托实验室(referral laboratory):样品或数据被送检的外部实验室。〔注1:受委托实验室是实验室管理层选择运送样品或分样品供检验,传输数据供分析或者解释,或当无法实施常规检验时,送外检的实验室。注2:受委托实验室不是法规要求送检的实验室,或参考实验室,如公共卫生、法医、肿瘤登记及中心(母体)机构等组织要求送检的实验室〕

28. 样品(sample):取自原始样品的一部分或多部分。

29. 正确度(tureness)/测量正确度(measurement trueness):无穷多次重复测量所得量值的平均值与参考量值间的一致程度。〔注1:测量正确度不是一个量,不能用数值表示。但可根据 GB/T 6379.1/ISO 5725 - 1 测量其一致程度。注2:测量正确度与系统测量误差呈负相关,与随机测量误差无关。注3:术语"测量正确度"不宜用"测量准确度"表示。注4:对于定性检验,测量正确度(一致程度)可以用一致性(例:与参考测量结果的一致性百分比)表示。注5:正确度是检验程序的一项属性,反映了测量值与预期值或靶值的偏倚。它被定性描述为好或坏。如果测量偏倚可接受,则检验程序具有较好的正确度〕

30. 周转时间(turnaround time):经历检验前、检验和检验后过程中的两个指定点之间所用的时间。

31. 确认(validation):通过提供规定要求已得到满足的客观证据,对特定预期用途或应用的合理性予以认定。〔注1:客观证据可通过观察、测量、检验或其他方式获得。注2:"已确认"一词用于表明相应的状态。注3:检验方法的规定要求可包括以下性能规范:测量正确度、测量精密度(包括测量重复性和中间测量精密度)、分析特异性(包括干扰物质)、检出限和定量限、测量区间、临床相关性,诊断特异性和诊断灵敏度〕

32. 验证(verification):通过提供客观证据证明已满足规定要求,确认真实性。〔注1:验证是指实验室在开展人体样品检验之前,确定测量系统的声称性能要求(如正确性、精密度、可报告范围)在实验室复现的过程。注2:验证所需的客观证据可以是检查的结果,也可以是其他的确定形式,如使用替代方法计算或进行文件评审。注3:当检验按照包装说明书指示进行时,新的 IVD 设备通过验证就能确认其可以投入使用。注4:"已验证"一词用于表明相应的状态〕

(黄福达)

第四节 总体要求

1. 公正性

实验室通过制定《公正性程序》确保满足以下要求：

1.1 应公正开展实验室活动,实验室结构设置和管理应保证公正性。

1.2 实验室管理层应作出公正性承诺。

1.3 实验室应对实验室活动的公正性负责,不应允许商业、财务或其他方面的压力损害公正性。

1.4 实验室应监控其活动及其关系,包括实验室员工的关系,以识别公正性威胁。

1.5 如识别出公正性威胁,应消除或尽量减少其影响,以使公正性不受损害。实验室应能够证明如何降低这类威胁。

2. 保密性

实验室通过制定《保密性程序》确保满足以下要求：

2.1 信息管理

2.1.1 实验室应通过作出具有法律效力的承诺,对在实验室活动中获得或产生的所有患者信息承担管理责任。

2.1.2 患者信息的管理应包括隐私和保密。

2.1.3 实验室应将其准备公开的信息事先通知用户和(或)患者,除非用户和(或)患者公开的信息,或实验室与患者有约定(例如：为回应投诉的目的),其他所有信息都作为专有信息并应被视为保密信息。

2.2 信息发布

2.2.1 实验室依据法律要求或合同授权透露保密信息时,应将所发布的信息通知到相关患者,除非法律禁止。

2.2.2 实验室应对从患者以外渠道(如投诉人、监管机构)获取的有关患者信息保密。除非信息的提供方同意,实验室应为信息的来源保密,且不应告知患者。

2.3 人员职责：人员(包括委员会委员、合同方、外部机构人员或代表实验室的能获取实验室信息的个人)应对在实施实验室活动过程中获得或产生的所有信息保密。

3. 患者相关的要求

实验室通过制定《患者相关的要求管理程序》确保将患者的健康、安全和权利作为首要考虑因素,确保建立并实施以下过程：

3.1 患者和实验室用户有途径提供有用信息,以协助实验室选择检验方法和解释检验结果。

3.2 向患者和实验室用户提供有关检验过程的公开信息,包括费用(适用时)和预期得到结果的时间。

3.3 定期评审实验室提供的检验,以确保这些检验在临床上是适当和必要的。

3.4 在适当情况下,向患者、用户及其他相关人员披露导致或可能导致患者危害的事件,并记录为减轻这些危害而采取的措施。

3.5 以应有的谨慎和尊重对待患者、样品或剩余物。

3.6 在需要时获得知情同意。

3.7 在实验室关闭、收购或合并的情况下,确保留存的患者样品和记录的持续可用性和完整性。

3.8 应患者和其他代表患者的医务提供者的要求提供相关信息。

3.9 维护患者不受歧视地获得医疗服务的权利。

4. 支持性文件

4.1 《公正性程序》

4.2 《保密性程序》

4.3 《患者相关的要求管理程序》

（黄福达）

第五节 结构和管理要求

1. 法律实体

×××医院是独立的法人组织机构(代码××××××,登记号××××××),是能为其活动承担法律责任的实体。主要从事医疗、科研、教学、社区医疗服务和妇幼保健等服务;一切医疗、保健活动遵守国家法律、法规,并受法律保护;检验科隶属于×××医院。

2. 实验室主任

实验室通过制定《实验室的组织和管理责任》文件确保实验室主任满足以下要求:

2.1 实验室主任能力:实验室应由一名或多名具有规定任职资格、能力、授权、责任和资源的人员领导,以满足 CNAS-CL02:2023《医学实验室质量和能力认可准则》的要求。

2.2 实验室主任职责:实验室主任负责实施管理体系,包括将风险管理应用于实验室运行的各个方面,以便系统识别和应对患者医疗风险和改进机遇。实验室主任的职责和责任应形成文件。

2.3 职责分派:实验室主任可将选定的职责和(或)责任分派给有资质且有能力的员工,并形成文件。但实验室主任应对实验室的整体运行负有最终责任。

3. 实验室活动

实验室通过制定《实验室活动的管理程序》确保满足以下要求:

3.1 通用要求

3.1.1 实验室应规定实验室活动的范围并形成文件,包括在符合 CNAS-CL02:2023《医学实验室质量和能力认可准则》要求的主要地点以外开展的实验室活动(如 POCT、样品采集)。

3.1.2 实验室应仅在实验室活动范围内声称符合 CNAS-CL02:2023《医学实验室质量和能力认可准则》的要求,不包括外部持续提供的实验室活动。

3.2 要求的符合性:实验室活动应以满足 CNAS-CL02:2023《医学实验室质量和能力认可准则》、用户、监管机构和认可机构要求的方式开展,这适用于已规定且形成文件的实验室活动的全部范围,无论在何处提供服务。

3.3 咨询活动

3.3.1 实验室管理层应确保提供适当的实验室建议和解释,并满足患者和用户的需求。

3.3.2 适用时,实验室应建立协议与实验室用户进行沟通,包括:

3.3.2.1 为选择和使用检验提供意见,包括所需样品类型、检验方法的临床适应证和局限性,以及要求检验的频率。

3.3.2.2 为检验结果的解释提供专业判断。

3.3.2.3 促进实验室检验的有效利用。

3.3.2.4 就科学及事务性工作提供意见,例如样品不符合可接受标准的情况。

4. 结构和权限

4.1　实验室通过制定《实验室的结构和权限管理程序》确保满足以下要求：

4.1.1　通用要求

4.1.1.1　实验室应确定其组织和管理结构、其在母体组织中的位置，以及管理、技术运作和支持服务间的关系。

4.1.1.2　实验室应规定对实验室活动结果有影响的所有管理、操作或验证人员的职责、权力、沟通渠道和相互关系。

4.1.1.3　实验室应在必要的范围内规定其程序，以确保实验室活动实施的一致性和结果有效性。

4.1.2　质量管理：实验室应配备具有履行其职责所需的权限和资源的人员，无论其是否还被赋予其他职责。所履行可分配给一人或多人的职责包括：

4.1.2.1　实施、保持和改进管理体系。

4.1.2.2　识别与管理体系或执行实验室活动的程序的偏离。

4.1.2.3　采取措施以预防或最大程度减少这类偏离。

4.1.2.4　向实验室管理层报告管理体系运行状况和改进需求。

4.1.2.5　确保实验室活动的有效性。

4.2　岗位质量职能：详见本手册《附录1 岗位质量职能分配表》。

5. 目标与方针

实验室通过制定《质量方针、目标及指标管理程序》确保满足以下要求：

5.1　为了满足患者和用户的需要和要求、致力于良好的专业实践、提供满足其预期用途的检验和符合 CNAS-CL02：2023《医学实验室质量和能力认可准则》，实验室管理层应建立并维持目标与方针。

5.2　目标应可测量并与方针一致，实验室应确保该目标和方针在实验室组织的各层级得到实施。

5.3　在策划和实施管理体系变更时，实验室管理层应确保管理体系的完整性。

5.4　实验室应建立质量指标以评估检验前、检验和检验后过程的关键环节，并监控与目标相关的性能。

6. 风险管理

实验室通过制定《风险管理程序》确保满足以下要求：

6.1　实验室管理层应建立、实施和维护过程，以识别与其检验和活动相关的对患者的伤害风险和改善患者医疗的机会，并制定应对风险和改进机会的措施。

6.2　实验室主任应确保对这些过程的有效性进行评估，并在确定为无效时进行修改。

7. 支持性文件

7.1　《实验室的组织和管理责任》。

7.2　《实验室活动的管理程序》。

7.3　《实验室的结构和权限管理程序》。

7.4　《质量方针、目标及指标管理程序》。

7.5　《风险管理程序》。

（黄福达）

第六节　资源要求

1. 总体要求

实验室应获得管理和实施其活动所需的人员、设施、设备、试剂、耗材及支持服务。

2. 人员

实验室通过制定《人员管理程序》确保满足以下要求：

2.1 通用要求

2.1.1 实验室应有足够数量有能力的人员开展其活动。

2.1.2 所有可能影响实验室活动的内部或外部人员,应行为公正、符合伦理、有能力并按照实验室管理体系要求工作。

2.1.3 实验室应向员工传达满足用户需求和要求及满足 CNAS-CL02：2023《医学实验室质量和能力认可准则》要求的重要性。

2.1.4 实验室应有程序向员工介绍组织及其将要工作的部门或区域、聘用的条件和期限、员工设施、健康和安全要求及职业健康服务。

2.2 能力要求

2.2.1 实验室应规定影响实验室活动结果的各职能的能力要求,包括教育、资格、培训、再培训、技术知识、技能和经验的要求。

2.2.2 实验室应确保全部员工具备其负责的实验室活动的能力。

2.2.3 实验室应有人员能力管理程序,包括能力评估方法和频率的要求。能力评估可组合使用以下方法：直接观察活动;监控检验结果的记录和报告过程;核查工作记录;评估解决问题的技能;检验特定样品,例如先前已检验的样品、实验室间比对的物质或分割样品。

2.2.4 实验室应有记录证实其人员能力。

2.3 授权：实验室应授权人员从事特定的实验室活动,包括但不限于：

2.3.1 方法的选择、开发、修改、确认和验证。

2.3.2 结果的审核、发布和报告。

2.3.3 实验室信息系统的使用,特别是患者数据和信息的获取、患者数据和检验结果的录入、患者数据或检验结果的修改。

2.4 继续教育和专业发展

2.4.1 应对从事管理和技术工作的人员提供继续教育计划。

2.4.2 全部人员应参加继续教育、常规专业发展或其他的专业相关活动。

2.4.3 应定期评估计划和活动的适宜性。

2.5 人员记录：实验室应有以下活动的程序,并保存记录：

2.5.1 确定教育、资格、技术知识、技能和经验的要求。

2.5.2 岗位描述。

2.5.3 培训和再培训。

2.5.4 人员授权。

2.5.5 人员能力监督。

3. 设施和环境条件

实验室通过制定《设施和环境管理程序(安全风险管理程序)》确保满足以下要求：

3.1 通用要求

3.1.1 设施和环境条件应适合实验室活动,不应对结果有效性或患者、访客、实验室用户和员工的安全产生不利影响。对结果有效性产生不利影响的环境条件,包括但不限于非特异性扩增的核酸、微生物污染、灰尘、电磁干扰、辐射、照明条件(照度)、湿度、供电、温度、声音和振动。这些要求也适用于在实验室主场所外开展的检验前工作相关的设施与地点,也包括 POCT。

3.1.2 实验室应规定、监控和记录从事实验室活动所必需的设施及环境条件的要求。

3.2 设施控制：应实施、记录、监控、定期评审设施控制,应包括：

3.2.1 访问控制,应考虑到安全、保密性、质量以及医疗信息和患者样品的保护。

3.2.2 防止来自能源、照明、通风、噪声、供水和废物处理对实验室活动造成的污染、干扰或不利影响。

3.2.3 防止来自因检验程序存在风险或不隔离可能影响、干扰工作时造成的交叉污染。

3.2.4 提供适当的安全设施和设备,如应急疏散装置,冷藏或冷冻库中的对讲机和警报系统,便利的应急淋浴、洗眼装置和复苏设备等,并定期验证其功能。

3.2.5 保持实验室设施功能正常、状态可靠。

3.3 储存设施

3.3.1 应提供储存空间,其条件应确保样品、设备、试剂、耗材、文件和记录的持续完整性。

3.3.2 应以防止交叉污染和损坏的方式储存检验过程使用的患者样品和材料。

3.3.3 有害物质和生物废物的储存和处置设施应符合相关法律和法规规定的材料分类要求。

3.4 员工设施

3.4.1 应有足够的盥洗设施、饮水处,以及储存个人防护装备和衣物的设施。

3.4.2 宜提供员工活动空间,如会议室、学习室和休息区。

3.5 样品采集设施

3.5.1 样品采集设施应保证样品采集方式不会使结果失效或对检测质量有不利影响。

3.5.2 在样品采集期间应考虑患者的隐私、舒适度及需求(如残疾人通道、盥洗设施)及陪伴人员(如监护人或翻译)的安排。

3.5.3 提供隔开的患者接待和样品采集区域。

3.5.4 维持患者和员工用急救物品。

4. 设备

实验室通过制定《设备管理程序》确保满足以下要求：

4.1 通用要求

4.1.1 实验室应制定设备选择、采购、安装、验收测试(包括可接受标准)、操作、运输、存放、使用、维护以及停用的程序,以确保其正常运行并防止污染或损坏。

4.1.2 实验室设备包括仪器的硬件和软件,测量系统和实验室信息系统,或任何影响实验室活动结果的设备,包括样品运输系统。

4.2 设备要求

4.2.1 实验室应配备检测活动正常进行所需的设备。

4.2.2 在实验室永久控制之外的场所,或超出设备制造商的性能规格使用设备,实验室管理层应确保 CNAS-CL02：2023《医学实验室质量和能力认可准则》的要求得到满足。

4.2.3 可影响实验室检测的每件设备应有唯一标签,标识或其他识别方式并登记在册。

4.2.4 实验室应根据需要维护和更换设备以确保检验结果质量。

4.3 设备验收程序

4.3.1 当在实验室使用的设备、租借的设备,或在医护点,以及实验室授权的相关或移动设施中使用的设备投入或重新投入使用前,实验室应验证其符合规定的可接受标准。

4.3.2 用于测量的设备应能达到提供有效结果所需的测量准确度和(或)测量不确定度。

4.3.3 如果相关,设备验收试验的核查可基于返回设备的校准证书。

4.4 设备使用说明

4.4.1 实验室应具有适当的防护措施,防止设备意外调整导致检验结果无效。

4.4.2 设备应由经过培训,授权和有能力的人员操作。

4.4.3 设备使用说明,包括制造商提供的说明,应可随时获取。

4.4.4 应按照制造商的规定使用设备,除非经过了实验室确认。

4.5 设备维护与维修

4.5.1 实验室应根据制造商说明书制定预防性维护程序,应记录与制造商的计划或说明的偏离。

4.5.2 设备维护应在安全的工作条件和工作顺序下进行,应包括电气安全、任何紧急停机装置,以及授权员工对有害物质的安全处理和处置。

4.5.3 设备故障或超出规定要求时,应停止使用,并清晰标识或标记为停用状态,直到经验证可正常运行。实验室应检查故障或偏离规定要求的影响,并在出现不合格工作时采取措施。

4.5.4 适用时,实验室应在设备使用、维修或报废前去污染,并提供适于维修的空间和适当的个人防护设备。

4.6 设备不良事件报告

4.6.1 应该调查可直接归因于特定设备的不良事件和事故,并按要求向制造商和(或)供应商及相关部门报告。

4.6.2 实验室应制定响应制造商召回或其他通知,以及采取制造商建议措施的程序。

4.7 设备记录

4.7.1 应保存影响实验室活动结果的每台设备的记录。

4.7.2 记录应包括以下相关内容:

4.7.2.1 制造商和供应商的详细信息,以及唯一识别每台设备的充分信息,包括软件和硬件。

4.7.2.2 接收、验收试验和投入使用的日期。

4.7.2.3 设备符合规定可接受标准的证据。

4.7.2.4 当前放置地点。

4.7.2.5 接收时的状态(如新设备、二手或翻新设备)。

4.7.2.6 制造商说明书。

4.7.2.7 预防性维护计划。

4.7.2.8 实验室或经批准的外部服务提供商进行的维护活动。

4.7.2.9 设备的损坏、故障、改动或修理。

4.7.2.10 设备性能记录,如校准证书和(或)验证报告,包括日期、时间和结果。

4.7.2.11 设备的状态,如使用或运行、停用、暂停使用、报废。

4.7.3 设备记录应按"记录控制"要素规定要求,在设备使用期或更长时期内保存并易于获取。

5. 设备校准和计量学溯源

实验室通过制定《设备校准和计量学溯源管理程序》确保满足以下要求:

5.1 通用要求

5.1.1 实验室应规定对校准和溯源的要求,以保持检验结果报告的一致性。

5.1.2 对分析物测量的定量方法应包括校准和计量溯源要求。

5.1.3 测量表征而不是离散分析物的定性方法和定量方法应规定被评估的特性,及不同时间再现性所需的要求。定性方法和可能无法进行计量学溯源的定量方法的例子包括红细胞抗体检测、抗生素敏感性评估、基因检测、红细胞沉降率、流式细胞仪标记物染色和肿瘤 HER2 免疫组化染色。

5.2 设备校准

5.2.1 实验室应制定程序,对直接或间接影响检验结果的设备进行校准。

5.2.2 程序应该规定

5.2.2.1 使用条件和制造商的校准说明。

5.2.2.2 计量溯源性记录。

5.2.2.3 定期验证要求的测量准确度和测量系统功能。

5.2.2.4 记录校准状态和再校准日期。

5.2.2.5 在重新校准时确保使用的修正因子已更新和记录。

5.2.2.6 校准不合格时的处理,以最大程度降低对服务运行和对患者的风险。

5.3 测量结果的计量学溯源

5.3.1 实验室应通过形成文件的不间断的校准链,将测量结果与适当的参考对象相关联,建立并保持测量结果的计量溯源性,每次校准均会引入测量不确定度。追溯至高级别参考物质或参考程序的校准溯源信息可以由检验系统的制造商提供。只有使用未经修改的制造商检验系统和校准程序,该份文件才能接受。

5.3.2 实验室应通过以下方式确保测量结果溯源到最高可溯源水平和国际单位制(SI):

5.3.2.1 由具备能力的实验室提供的校准。

5.3.2.2 使用具备能力的标准物质生产者提供并声明计量溯源至 SI 的有证标准物质的认定值。

5.3.3 无法依据5.3.1的要求提供溯源性时,应用其他方法提供结果可信性,包括但不限于:

5.3.3.1 明确描述、视为提供符合预期用途且由适当比对保证测量结果的参考测量程序、指定方法或公议标准的结果。

5.3.3.2 用另一种程序测量校准品。

5.3.4 对于基因检测项目,应建立至基因参考序列的溯源性。

5.3.5 定性方法,可通过检测已知物质或之前样品的结果一致性,适用时,反应强度一致性,证明其溯源性。

6. 试剂和耗材

实验室通过制定《试剂和耗材管理程序》确保满足以下要求:

6.1 通用要求

6.1.1 实验室应建立试剂和耗材的选择、采购、接收、储存、验收试验和库存管理过程。

6.1.2 试剂包括商品化的或内部制备的物质、参考物质(校准品和质控品)、培养基;消耗品包括移液器吸头、载玻片、POCT 耗材等。

6.2 试剂和耗材—接收和储存

6.2.1 实验室应按照制造商的说明储存试剂和耗材,并监测相关的环境条件。

6.2.2 当实验室不是接收场所时,应核实接收场所是否具备充分的储存和处理能力,以防止供应品损坏和变质。

6.3 试剂和耗材—验收试验

6.3.1 组分或试验过程改变的每个试剂或试剂盒新配方,或新批号或新货运号试剂,在投入使用前或结果发布前(适用时)应进行性能验证。

6.3.2 影响检验质量的耗材在投入使用前应进行性能验证。

6.3.3　新批号试剂与旧批号试剂的室内质控品结果可比可作为验收证据。不同批号试剂比对首选患者样本，以避免室内质控品的物质互换性问题。

6.3.4　有时可以基于试剂分析证书进行验证。

6.4　试剂和耗材—库存管理

6.4.1　实验室应建立试剂和耗材的库存管理系统。

6.4.2　库存管理系统应将已验收的试剂和耗材与未检查或未接受使用的区分开。

6.5　试剂和耗材—使用说明

6.5.1　试剂和耗材的使用说明，包括制造商提供的使用说明应易于获取。

6.5.2　试剂和耗材的使用应遵从制造商的说明，如果计划他用，应进行检验方法确认。

6.6　试剂和耗材—不良事件报告

6.6.1　应调查可直接归因于特定试剂或耗材的不良事件和事故，并根据要求向制造商和（或）供应商及相关部门报告。

6.6.2　实验室应制订程序，响应制造商召回或其他通知及采取制造商建议措施。

6.7　试剂和耗材—记录

6.7.1　应保存影响检验性能的每一种试剂和耗材的记录，包括但不限于以下内容：

6.7.1.1　试剂或耗材的标识。

6.7.1.2　制造商的信息，包括说明书、名称和批次编码或批号。

6.7.1.3　接收日期和接收时的状态、失效日期、首次使用日期；适用时，试剂或耗材的停用日期。

6.7.1.4　试剂或耗材初始和持续准用记录。

6.7.2　当实验室使用自己配制、再悬浮或组合试剂时，除记录上述相关内容外，还应包括配制人、配制日期和有效期。

7. 服务协议

实验室通过制定《服务协议管理程序》确保满足以下要求：

7.1　与实验室用户的协议

7.1.1　实验室应制定程序建立并定期评审提供实验室活动的协议。

7.1.2　该程序应确保：

7.1.2.1　充分规定了要求。

7.1.2.2　实验室有能力和资源满足要求。

7.1.2.3　适用时，实验室告知用户由受委托实验室和顾问执行的具体活动。

7.1.2.4　应将任何可能影响检验结果的协议变更通知实验室用户。

7.1.3　应保留评审记录，包括任何重大变更。

7.2　与 POCT 操作者的协议：实验室与组织内使用实验室支持的 POCT 的其他部门的协议，应明确规定各自的职责和权限，并告知。

8. 外部提供的产品和服务

实验室通过制定《外部服务管理程序》和《受委托实验室和顾问的管理程序》确保满足以下要求：

8.1　通用要求

8.1.1　实验室应确保由外部提供的、影响实验室活动的产品和服务在以下情况是适宜的，必要时可与组织的其他部门或职能部门合作以满足这些要求：

8.1.1.1　预期纳入实验室自身活动。

8.1.1.2　实验室直接向用户提供部分或全部从外部供应者那里得到的产品或服务。

8.1.1.3　用于支持实验室的运作。

8.1.2　服务包括样品采集服务、移液器和其他校准服务、设施和设备维护保养服务、室间质量评价计划、受委托实验室和顾问提供的服务。

8.2　受委托实验室和顾问

8.2.1　实验室应向受委托实验室及提供解释和建议的顾问告知以下要求：

8.2.1.1　提供的程序、检验、报告和咨询活动。

8.2.1.2　危急结果的管理。

8.2.1.3　所需的人员资格和能力证明。

8.2.2　委托实验室（而非受委托实验室）应负责确保将受委托实验室的检验结果提供给申请者，除非协议中有其他规定。应保存一份所有受委托实验室和顾问的清单。

8.3　外部提供的产品和服务的评审和批准：实验室应制定程序并保存相关记录，用于：

8.3.1　规定、审查和批准实验室对所有外部提供的产品和服务的要求。

8.3.2　规定对外部供应者的资质、选择、表现评价和再评价的标准。

8.3.3　样品委托。

8.3.4　在使用或直接提供给用户之前，应确保外部提供的产品和服务符合实验室规定的要求，或适用时，CNAS－CL02：2023《医学实验室质量和能力认可准则》的相关要求。

8.3.5　根据对外部服务供应者的表现评价结果采取措施。

9.支持性文件

9.1　《人员管理程序》。

9.2　《设施和环境管理程序（安全风险管理程序）》。

9.3　《设备管理程序》。

9.4　《设备校准和计量学溯源管理程序》。

9.5　《试剂和耗材管理程序》。

9.6　《服务协议管理程序》。

9.7　《外部服务管理程序》。

9.8　《受委托实验室和顾问的管理程序》。

（黄福达）

第七节　过程要求

1.总体要求

1.1　实验室应识别在检验前、检验和检验后过程中患者医疗的潜在风险。

1.2　应评估并尽可能降低风险。

1.3　适用时，应将剩余风险告知用户。

1.4　应根据对患者的潜在危害，监控并评估所识别风险和降低风险过程的有效性。

1.5　实验室还应识别患者医疗改进的机遇，并制定方案管理这些机会。

2.检验前过程

实验室通过制定《检验信息和检验申请管理程序》《原始样本采集和处理程序》和《样本运送、接收和检验前处理程序》确保满足以下要求：

2.1 通用要求：实验室应制定涵盖所有检验前活动的程序，并使相关人员方便获取。

2.2 实验室提供给患者和用户的信息

2.2.1 实验室应向用户和患者提供适当的信息。

2.2.2 信息应充分，以使用户全面了解实验室活动的范围和要求。适用时，这些信息应包括：

2.2.2.1 实验室地址、工作时间和联络方式。

2.2.2.2 检验申请和样品采集的程序。

2.2.2.3 实验室活动的范围和预期可获得结果的时间。

2.2.2.4 咨询服务的获得。

2.2.2.5 患者知情同意要求。

2.2.2.6 已知对检验性能或结果解释有显著影响的因素。

2.2.2.7 实验室处理投诉的流程。

2.3 检验申请

2.3.1 通用要求

2.3.1.1 实验室收到的每份检验申请均应视为协议。

2.3.1.2 检验申请应提供足够的信息，以确保：申请单和样品可明确追溯至患者；可识别申请者的身份及联络方式；可识别申请的检验项目；可提供的临床和技术建议及临床解释。

2.3.1.3 检验申请信息可以实验室认为适宜且用户可接受的格式和介质提供。

2.3.1.4 当患者医疗必需时，实验室应与用户或其代表进行沟通，以明确用户申请的内容。

2.3.2 口头申请

2.3.2.1 实验室应制定管理口头申请检验的程序。

2.3.2.2 适用时，包括在规定时限内向实验室提供书面确认检验申请。

2.4 原始样品采集和处理

2.4.1 通用要求

2.4.1.1 实验室应制定采集和处理原始样品的程序，应向样品采集者提供相关信息。

2.4.1.2 应明确记录任何与既定采集程序的偏离。

2.4.1.3 应评估接受或拒绝该样品对患者结果的潜在风险和影响，记录并告知适当的人员。

2.4.1.4 适用时，实验室应定期评审所有类型样品的量、采集器械及保存剂的要求，以确保样品量既不会不足也不会过多，且样品被正确采集以保护分析物。

2.4.2 采集前活动的指导

2.4.2.1 实验室应为采集前活动提供充分的信息和指导，以确保样品的完整性不受影响。

2.4.2.2 采集前活动的信息和指导包括以下内容：

a）患者准备（例如：为护理人员、样品采集者和患者提供的指导）。

b）采集原始样品的类型和量，所用容器及必需添加物的描述，样品采集顺序（相关时）。

c）特殊采集时机（相关时）。

d）提供影响样品采集、检验或结果解释，或与其相关的临床信息（如用药史）。

e）样品标识可明确识别患者和采集部位，以及从同一患者采集的多个样品，包括多块组织或切片。

f）实验室接受或拒收申请的检验所用样品的标准。

2.4.3 患者知情同意要求

2.4.3.1 实验室对患者开展的所有操作均需患者知情同意。对于大多数常规实验室操作,如患者自愿接受样品采集如静脉穿刺,即可表示患者已同意。

2.4.3.2 特殊操作,包括大多数侵入性操作或那些可能增加并发症风险的操作,需有更详细的解释,在某些情况下,需要记录知情同意。

2.4.3.3 当紧急情况下不能得到知情同意时,只要对患者最有利,实验室可以执行必需的操作。

2.4.4 采集活动的指导:为确保样品采集和检验前储存的安全、准确和临床适宜性,实验室应提供以下指导:

2.4.4.1 接受原始样品采集的患者身份的确认。

2.4.4.2 确认并记录(相关时)患者符合检验前要求,例如:禁食、用药情况(最后服药时间、停药时间)、在预先规定的时间或时间间隔采集样品等。

2.4.4.3 原始样品采集说明,包括原始样品容器及必需添加物,以及样品采集顺序(相关时)。

2.4.4.4 以可明确追溯到被采集患者的方式标记原始样品。

2.4.4.5 原始样品采集者身份、采集日期及时间(相关时)的记录。

2.4.4.6 分离或者分装原始样品的要求(必要时)。

2.4.4.7 采集的样品运送到实验室之前的稳定条件和合适的储存条件。

2.4.4.8 采样物品使用后的安全处置。

2.5 样品运送

2.5.1 为确保及时和安全运送样品,实验室应提供以下指导:

2.5.1.1 运送样品的包装方式。

2.5.1.2 确保从样品采集到实验室接收之间的时间适用于所申请的检验。

2.5.1.3 保持样品采集、处理所需的特定温度范围。

2.5.1.4 任何保证样品完整性的特殊要求,如使用指定的保存剂。

2.5.2 如果样品的完整性受到损害并存在健康风险,应立即通知负责样品运送的机构并采取措施降低风险,防止再次发生。

2.5.3 实验室应建立样品运送系统并定期评估其充分性。

2.6 样品接收

2.6.1 样品接收程序:实验室应制定样品接收程序,包括:

2.6.1.1 样品可通过申请单和标识明确追溯到唯一识别的患者和解剖部位(适用时)。

2.6.1.2 接受或拒收样品的标准。

2.6.1.3 记录接收样品的日期和时间(相关时)。

2.6.1.4 记录样品接收者的身份(相关时)。

2.6.1.5 由授权人员对接收的样品进行评估,确保其符合与所申请检验相关的接受标准。

2.6.1.6 急诊样品说明,包括需执行的特殊标记、运送、快速处理方法、周转时间和特殊报告标准等详细信息。

2.6.1.7 确保样品的所有部分均可明确追溯到原始样品。

2.6.2 样品接受特殊情况

2.6.2.1 样品因以下情况受影响时,实验室应制定考虑患者医疗最佳利益的过程:

a) 患者或样品识别不正确。

b) 样品不稳定,如运送延迟等原因导致。

c) 不正确的储存或处理温度。

d) 不适当的容器。

e) 样品量不足。

2.6.2.2 若在考虑到对患者安全的风险后,接受了对临床很重要或不可替代的不合格样品,应在最终报告中说明问题的性质,适用时,在解释可能受影响的结果时给出建议提示。

2.7 检验前的处理、准备和储存

2.7.1 样品保护:实验室应制定程序并有适当设施确保样品的完整性,避免在处理、制备、储存期间遗失或损坏样品。

2.7.2 附加检验申请标准:实验室程序应规定对同一样品申请附加检验的时限。

2.7.3 样品稳定性:考虑到原始样品中分析物的稳定性,应规定和监控从样品采集到检验之间的时间(相关时)。

3. 检验过程

实验室通过制定《检验方法验证程序》《检验方法确认程序》《测量不确定度的评定程序》《生物参考区间和临床决策限的建立与评审程序》《检验程序文件化程序》《室内质量控制程序》《室间质量评价程序》和《检验结果的可比性程序》确保满足以下要求:

3.1 通用要求

3.1.1 实验室应选择预期用途经过确认的检验方法,以确保患者检验项目的临床准确度。首选方法可以是体外诊断医疗器械使用说明中规定的程序,公认/权威教科书、经同行审议过的文章或杂志发表的,国际和国内公认标准或指南中的,或国家、地区法规中的方法。

3.1.2 每一检验程序的性能特征,应与该检验的预期用途及对患者医疗的影响相关。

3.1.3 所有程序和支持性文件,如与实验室活动有关的说明、标准、手册和参考数据,应保持最新并易于人员使用。

3.1.4 人员应遵循规定程序,并记录在检验过程中从事重要操作活动的人员身份,包括 POCT 操作人员。

3.1.5 授权人员应定期评审实验室提供的检验方法,确保其在临床意义上适合于收到的申请。

3.2 检验方法验证

3.2.1 实验室在引入方法前,应制定程序以验证能够适当运用该方法,确保能达到制造商或方法规定的性能要求。

3.2.2 验证过程证实的检验方法的性能指标,应与检验结果的预期用途相关。

3.2.3 实验室应保证检验方法的验证程度足以确保与临床决策相关的结果的有效性。

3.2.4 具有相应授权和能力的人员评审验证结果,并记录验证结果是否满足规定要求。

3.2.5 如果发布机构修订了方法,实验室应在所需的程度上重新进行验证。

3.2.6 应保留以下验证记录:要达到的性能要求;获得的结果;应制定程序并有适当设施确保样品的完整性。

3.3 检验方法确认

3.3.1 实验室应对以下来源的检验方法进行确认:

3.3.1.1 实验室设计或开发的方法。

3.3.1.2 超出预定范围使用的方法(如超出制造商的使用说明,或原确认的测量范围;第三方试剂应用于预期外的仪器,且无确认数据)。

3.3.1.3 修改过的确认方法。

3.3.2 方法确认应尽可能全面,并通过性能要求形式等客观证据证实满足检验预期用途的特定要求。实验室应确保检验方法的确认程度足以确保与临床决策相关的结果的有效性。

3.3.3 具有相应授权和能力的人员评审确认结果,并确认结果是否满足规定要求。

3.3.4 当对确认过的检验方法提出变更时,应评审改变对临床所产生的影响,并决定是否使用修改后的方法。

3.3.5 应保留以下确认记录:使用的确认程序;预期用途的特定要求;方法性能参数的确定;获得的结果;方法有效性声明,并详述其与预期用途的适宜性。

3.4 测量不确定度(MU)的评定

3.4.1 应评定测量结果量值的测量不确定度,并保持满足预期用途,相关时。测量不确定度应与性能要求进行比较并形成文件。

3.4.2 应定期评审测量不确定度的评定结果。

3.4.3 对于不能或者无需进行测量不确定度评定的检验程序,应记录未进行测量不确定度评定的理由。

3.4.4 当用户有要求时,实验室应向其提供测量不确定度的信息。

3.4.5 当用户问询测量不确定度时,实验室的回复应考虑不确定度的其他来源,包括但不限于生物学变异。

3.4.6 当定性检验结果是基于定量输出数据,并根据阈值判定为阳性或阴性时,应用有代表性的阳性和阴性样品估计输出量值的测量不确定度。

3.4.7 对于定性检验结果,产生定量数据的中间测量步骤或室内质量控制结果的不确定度也宜视为此过程中的关键(高风险)部分。

3.4.8 进行检验方法性能验证或确认时,宜考虑测量不确定度(相关时)。

3.5 生物参考区间和临床决定限:当解释检验结果需要时,实验室应制定生物参考区间和临床决定限,并告知用户。

3.5.1 基于患者风险的考虑,实验室应制定反映其服务的患者人群的生物参考区间和临床决定限,并记录其依据。实验室可使用制造商提供的生物参考值,前提是基于这些人群的参考值经过实验室验证并接受。

3.5.2 应定期评审生物参考区间和临床决定限,并将任何改变告知用户。

3.5.3 当检验或检验前方法发生改变时,实验室应评审其对相应参考区间和临床决定限的影响,并告知用户(适用时)。

3.5.4 对于识别某个特征存在与否的检验,生物参考区间即是将鉴别的该特征,如基因检验。

3.6 检验程序文件化

3.6.1 实验室应按需详尽制定检验程序文件,以确保其活动实施的一致性和结果的有效性。

3.6.2 程序应用实验室员工理解的语言书写,且在适当的地点可获取。

3.6.3 任何简要形式文件的内容应与其程序对应。只要有程序的全文供参考,且总结的信息按需更新,与完整的程序更新保持一致,工作台处可使用作业指导书、流程图或总结关键信息的类似系统作为快速参考。

3.6.4 程序可参考包含足够信息的产品使用说明书。

3.6.5 当实验室对检验程序做出经确认的改变,并对结果解释可能产生影响时,应向用户解释其含义。

3.6.6 所有与检验过程相关的文件均应遵守文件控制要求。

3.7 检验结果有效性的保证

3.7.1 通用要求

3.7.1.1 实验室应制定监控结果有效性的程序。

3.7.1.2 记录结果数据的方式应能检查出趋势和漂移,如可行,应采用统计学技术审核结果。

3.7.1.3 实验室应对此监控进行策划和评审。

3.7.2 室内质量控制(IQC)

3.7.2.1 实验室应制定室内质量控制程序,根据规定的标准监测检验结果的持续有效性,以验证达到预期质量,并确保与临床决策相关的有效性。

a) 宜考虑检验的预期临床用途,因为同一被测量的性能特征在不同的临床情况下可能不同。

b) 质量控制程序宜能监测检验方法的试剂和(或)校准品的批号变化;为此,在更换试剂和(或)校准品批号的同一天/批时,宜避免改变室内质控品的批号。

c) 宜考虑使用第三方室内质控品,作为试剂或仪器制造商提供的质控物的替代或补充。

d) 可通过检验结果的定期同行评审,对解释和意见进行监控。

3.7.2.2 实验室应选择符合预期用途的室内质控品。当选择室内质控品时,应考虑以下因素:

a) 相关性能的稳定性。

b) 基质尽可能接近患者样品。

c) 室内质控品对检验方法的反应方式尽可能接近患者样品。

d) 室内质控品满足检验方法的临床适宜用途,其浓度处于临床决定限水平或与其接近,可能时,覆盖检验方法的测量范围。

3.7.2.3 当无法获得合适的室内质控品时,实验室应考虑使用其他方法进行室内质量控制。其他方法的示例包括:

a) 患者结果的趋势分析,例如:患者结果的浮动均值,或结果低于或高于特定值的样品的百分比,或结果与诊断相关的样品的百分比。

b) 按照规定方案,将患者样品结果与另一替代程序检测结果比较,该程序经确认可计量溯源至 ISO 17511 规定的同级或者更高级别的参考标准。

c) 患者样品留样再测。

3.7.2.4 室内质量控制的检测频率应基于检验方法的稳定性和稳健性,以及错误结果对患者危害的风险而确定。

3.7.2.5 记录结果数据的方式应能检查出趋势和漂移,适用时,应采用统计学技术审核结果。

3.7.2.6 应按照规定的可接受标准定期评审室内质量控制数据,在一段时间范围内能够有效提示当前性能。

3.7.2.7 室内质量控制不符合可接受标准时,实验室应避免发布患者结果。

a) 当室内质量控制不符合可接受标准,并提示检验结果可能有明显临床意义的错误时,应拒绝结果,并在纠正错误后重新检验相关患者样品。

b) 实验室应评估最后一次在控的室内质控之后的患者样品结果。

3.7.3 室间质量评价(EQA)

3.7.3.1 实验室应通过实验室间比对监控检验方法的性能,包括参加适于检验和检验结果解释的室间质量评价计划,含 POCT 检验方法。

3.7.3.2 有相应质评计划时,实验室应就其检验方法建立室间质量评价的程序,包括申请、参加和结果评价。

3.7.3.3　室间质量评价样品应由常规执行检验前、检验和检验后程序的人员进行检验。

3.7.3.4　实验室选择的室间质量评价计划应尽可能：

a）具有检查检验前、检验和检验后过程的效果。

b）满足临床适宜用途的可模拟患者样品的样品。

c）满足 GB/T 27043 及 ISO/IEC 17043 要求。

3.7.3.5　在选择室间质量评价计划时，实验室宜考虑靶值设定类型：由参考方法独立设定，或由总体公议值设定，或由方法分组的公议值设定，或由专家组设定。不能获得不依赖方法的靶值时，可用公议值判断是实验室或方法特定的偏倚。室间质量评价物质缺乏互换性会影响某些方法间的比较，但在另外一些方法间具备互换性时，仍可用于这些方法间的比较，而非仅依赖于方法内的比较。

3.7.3.6　当室间质量评价计划不可获得或不适用时，实验室应采取替代方法监控检验方法的性能。实验室应判断所选替代方法的合理性，并提供其有效性的证据。可接受的替代方法包括：

a）参加与其他实验室交换样品。

b）采用相同室内质控品的实验室间进行比对，评估单个实验室的室内质量控制结果与使用相同室内质控品的分组结果进行比较。

c）分析不同批号的制造商终端用户校准品，或制造商的正确度质控品。

d）至少由两人或两台仪器或两种方法对同一微生物样品进行分割/盲样检测。

e）分析与患者样品有互通性的参考物质。

f）分析临床相关研究来源的患者样品。

g）分析细胞库和组织库的物质。

3.7.3.7　应按规定的可接受标准定期评审室间质量评价数据，在一段时间范围内能够有效提示当前性能。

3.7.3.8　当室间质量评价结果超出预定的可接受标准时，应采取相应的措施，包括评估与患者样品相关的不符合，是否造成对临床的影响。

3.7.3.9　如确定影响有临床意义，则应复核受影响的患者结果，考虑修改结果的必要性，并告知用户，适用时。

3.7.4　检验结果的可比性

3.7.4.1　当使用不同方法和（或）设备，或在不同地点进行检验时，应制定临床适宜区间内患者样品结果可比性的程序。进行不同检验方法的比较时，使用患者样品能避免室内质控品互换性不足带来的问题。当患者样品不可获得或不适用时，参见室内质量控制和室间质量评价的全部选项。

3.7.4.2　实验室应记录比对的结果及其可接受性。

3.7.4.3　实验室应定期评审比对结果。

3.7.4.4　如识别出差异，应评估这些差异对生物参考区间和临床决定限的影响，并采取相应措施。

3.7.4.5　实验室应告知用户在结果可比性方面的任何临床显著差异。

4. 检验后过程

实验室通过制定《结果报告程序》和《检验后样品的处理程序》确保满足以下要求：

4.1　结果报告

4.1.1　通用要求

4.1.1.1　每一项检验结果均应准确、清晰、明确并依据检验程序的特定说明报告。报告应包括解释检验结果所有必需的信息。

4.1.1.2 当检验报告延误时,实验室应基于延误对患者的影响建立通知用户的程序。

4.1.1.3 所有与报告发布有关的信息应按照管理体系要求保存。

4.1.1.4 只要满足 CNAS-CL02:2023《医学实验室质量和能力认可准则》的要求,报告可以硬拷贝或电子方式发布。

4.1.2 结果审核和发布

4.1.2.1 结果在发布前应经过审核和批准。

4.1.2.2 实验室应确保检验结果在被授权者发布前得到审核,适当时,应对照室内质量控制、可利用的临床信息及以前的检验结果进行评估。

4.1.2.3 应规定如何发布检验结果报告的职责和程序,包括结果发布者及接收者。

4.1.3 危急值报告:当检验结果处于规定的危急值决定限时。

4.1.3.1 根据可获得的临床信息,尽快通知用户或其他授权人。

4.1.3.2 记录所采取的措施,包括日期、时间、责任人、通知的人员、通知的结果、通知准确性的确认,以及在通知时遇到的任何困难。

4.1.3.3 当无法联系到责任人时,实验室应制定员工的逐级上报程序。

4.1.4 结果的特殊考虑

4.1.4.1 如用户同意,可用简化方式报告结果。未向用户报告的 4.1.6 至 4.1.7 中所列的信息,用户应能方便获取。

4.1.4.2 当结果以初步报告传送时,最终报告应发送给用户。

4.1.4.3 应保留所有口头提供结果的记录,包括沟通准确性确认的细节。口头提供的结果应补发一份书面报告。

4.1.4.4 某些对患者有重要影响(如遗传或某些感染性疾病)的检验结果,可能需要特殊的咨询。实验室管理层宜确保在没有得到充分咨询前,不将结果告知患者。

4.1.4.5 匿名的实验室检验结果可用于流行病学、人口统计学或其他统计分析等目的,前提是降低了对患者隐私和保密的所有风险,并符合相关法律和(或)监管要求。

4.1.5 结果的自动选择、审核、发布和报告:当实验室应用结果的自动选择、审核、发布和报告系统,应制定程序以确保:

4.1.5.1 规定自动选择、审核、发布和报告的标准。该标准应经批准、易于获取并可被授权负责发布结果的员工理解。

4.1.5.2 标准在使用前进行确认和批准,在报告系统发生变化,并可能影响其正常功能及使患者医疗面临风险时,定期评审和验证这些标准。

4.1.5.3 可识别经自动报告系统选择出需要人工审核的报告、选择的时间和日期,以及审核人的身份均可获取。

4.1.5.4 需要时,可实施快速暂停自动选择、审核、发布和报告功能。

4.1.6 报告要求:每份报告应包括下列信息,除非实验室有理由可以省略某些内容并文件化:

4.1.6.1 每页都有患者的唯一标识、原始样品采集日期和报告发布日期。

4.1.6.2 发布报告的实验室的识别。

4.1.6.3 用户姓名或其他唯一识别号。

4.1.6.4 原始样品类型和任何描述样品的必需信息(如来源、取样部位、大体描述)。

4.1.6.5　清晰明确的检验项目识别。

4.1.6.6　相关时,所用检验方法的识别,可能和必要时,包括被测量和测量原理的一致(电子)的识别。

4.1.6.7　适用时,检验结果的测量单位以 SI 单位或可溯源至 SI 单位,或其他适用的单位报告。

4.1.6.8　生物参考区间、临床决定值、似然比或支持临床决定限的直方图/列线图(诺谟图),需要时。

4.1.6.9　作为研发计划的一部分而开展的、尚无明确的测量性能声明的检验项目识别。

4.1.6.10　审核结果和授权发布报告者的识别(如未包含在报告中,则在需要时随时可用)。

4.1.6.11　需要被视为初步结果的识别。

4.1.6.12　危急值提示。

4.1.6.13　将报告中所有部分标记为完整报告一部分的唯一性标识,以及表明结束的清晰标识(如页码和总页数)。

4.1.7　报告的附加信息

4.1.7.1　当患者医疗需要时,应包括原始样品采集时间。

4.1.7.2　报告发布时间(如未包含在报告中),在需要时应可获得。

4.1.7.3　全部或部分由受委托实验室完成的检验,包括不加修改的顾问提供意见的识别,以及实施检验的实验室名称。

4.1.7.4　适用时,报告应包含结果解释和注释:

a) 影响检验结果临床意义的样品质量和适宜性。

b) 采用不同程序(如 POCT)或在不同地点进行检验时产生的差异。

c) 当地区或者国家使用不同的测量单位时,错误解释所产生的潜在风险。

d) 结果随时间产生的趋势性或显著变化。

4.1.8　修正报告结果:修正或修改结果的程序应确保:

4.1.8.1　记录修改的原因并在修改的报告中标识(相关时)。

4.1.8.2　修改的报告应仅以追加文件或数据传输的形式发送,明确标记为修订版,并包括参照原报告的日期和患者识别。

4.1.8.3　用户知晓报告的修改。

4.1.8.4　当有必要发布全新报告时,应有唯一性标识,并注明且追溯至所替代的原报告。

4.1.8.5　如报告系统不能显示修改,应保存修改记录。

4.2　检验后样品的处理

4.2.1　实验室应规定检验后临床样品保存的时限及样品的储存条件。

4.2.2　实验室应确保检验后保存样品的患者和来源识别,明确样品用于附加检验的适宜性,样品保存方式要尽可能确保附加检验的适用性,样品可以被定位和检索,且样品以合适的方式处置。

5. 不符合工作

实验室通过制定《不符合工作的管理程序》确保满足以下要求:

5.1　实验室应制定过程,在实验室活动或检验结果不符合自身程序、质量要求或用户要求时(例如:设备或环境条件超出规定限值,监控结果不能满足规定的标准)实施。

5.2　以上过程应确保:

5.2.1　确定管理不符合工作的职责和权限。

5.2.2　基于实验室建立的风险分析过程采取当下和长期的措施。

5.2.3　当存在对患者造成伤害的风险时,终止检验并停发报告。

5.2.4 评价不符合工作的临床意义,包括在识别不符合工作之前已发出或本来可以发出的检验结果的影响分析。

5.2.5 对不符合工作的可接受性作出决定。

5.2.6 必要时,修改检验结果并通知用户。

5.2.7 规定批准恢复工作的职责。

5.3 实验室应采取与不符合工作再次发生的风险相符的纠正措施。

5.4 实验室应保存不符合工作和5.2中规定措施的记录。

6. 数据控制和信息管理

实验室通过制定《数据控制和信息管理程序》确保满足以下要求:

6.1 通用要求:实验室应获得开展实验室活动所需的数据和信息。

6.2 信息管理的职责和权限:实验室应确保规定信息系统管理的职责和权限,包括可能对患者医疗产生影响的信息系统的维护和修改。实验室最终为实验室信息系统负责。

6.3 信息系统管理:用于采集、处理、记录、报告、存储或检索检验数据和信息的系统应:

6.3.1 在引入前,经过供应者确认及实验室的运行验证;在使用前,系统的任何变化,包括实验室软件配置或对商业现成软件的修改,均应获得授权、文件化并经验证。

6.3.2 适用时,确认和验证包括:实验室信息系统和其他系统,如实验室装备、医院患者管理系统及基层医疗系统之间的接口正常运行。

6.3.3 常用的商业现成软件在其设计的应用范围内使用可被视为已经过充分的确认(例如:文字处理和电子表格软件,以及质量管理软件程序)。

6.3.4 形成文件,包括系统日常运行等文件可被授权用户方便获取。

6.3.5 考虑网络安全,以防止系统未经授权的访问,并保护数据不被篡改或丢失。

6.3.6 在符合供应者规定的环境下操作,或对于非计算机系统,提供保护人工记录和转录准确性的条件。

6.3.7 进行维护以保证数据和信息完整,并包括系统故障的记录和适当的应急和纠正措施;应对计算和数据传送进行适当和系统检查。

6.3.8 "实验室信息系统"中包括计算机化和非计算机化系统中的数据和信息管理。

6.4 宕机预案:实验室应制定经策划的过程,以便在发生影响实验室提供服务能力的信息系统故障或宕机期间维持运行。该情况还包括自动选择和报告结果。

6.5 异地管理:当实验室信息管理系统在异地或由外部供应者进行管理和维护时,实验室应确保系统的供应者或运营者符合CNAS-CL02:2023《医学实验室质量和能力认可准则》的所有适用要求。

7. 处理投诉

实验室通过制定《投诉管理程序》确保满足以下要求:

7.1 过程

7.1.1 实验室应有处理投诉的流程,至少包括:

7.1.1.1 对投诉的接收、确认、调查,以及决定采取处理措施过程的说明。

7.1.1.2 跟踪并记录投诉,包括为解决投诉所采取的措施。

7.1.1.3 确保采取适当的措施。

7.1.2 应可公开获取投诉处理过程的说明。

7.2 接收投诉

7.2.1 在接到投诉后,实验室应确认投诉是否与其负责的实验室活动相关,如相关,则应处理该投诉。

7.2.2　接到投诉的实验室应负责收集所有必要的信息,以确认投诉是否属实。

7.2.3　只要可能,实验室应告知投诉人已收到投诉,并向其提供处理结果和进程报告(适用时)。

7.3　处理投诉

7.3.1　调查和解决投诉不应导致任何歧视行为。

7.3.2　投诉决定应由与投诉事项无关的人员做出或审查和批准。在资源不允许时,任何替代方案都不得损害公正性。

8. 连续性和应急预案

实验室通过制定《实验室突发事件及应急预案管理程序》确保满足以下要求:

8.1　实验室应确保已经识别与紧急情况,或者其他导致实验室活动受限或无法开展等状况有关的风险,并制定协调策略,包括计划、程序和技术措施,以便在中断后继续运行。

8.2　应定期测试预案,并演练响应能力(可行时)。

8.3　实验室应:考虑所有相关实验室人员的需要和能力,制定紧急情况响应方案;向相关实验室人员提供适当的信息和培训;对实际发生的紧急情况作出响应;采取与紧急情况的严重程度和潜在影响相符的措施,预防或减轻紧急情况的后果。

9. 支持性文件

9.1　《检验信息和检验申请管理程序》。

9.2　《原始样本采集和处理程序》。

9.3　《样本运送、接收和检验前处理程序》。

9.4　《检验方法验证程序》。

9.5　《检验方法确认程序》。

9.6　《测量不确定度的评定程序》。

9.7　《生物参考区间和临床决定限的建立与评审程序》。

9.8　《检验程序文件化程序》。

9.9　《室内质量控制程序》。

9.10　《室间质量评价程序》。

9.11　《检验结果的可比性程序》。

9.12　《结果报告程序》。

9.13　《检验后样品的处理程序》。

9.14　《不符合工作的管理程序》。

9.15　《数据控制和信息管理程序》。

9.16　《投诉管理程序》。

9.17　《实验室突发事件及应急预案管理程序》。

(黄福达)

第八节　管理体系要求

1. 总体要求

1.1　通用要求

1.1.1　实验室应建立、编制、实施和保持管理体系以支持和证明实验室持续满足 CNAS - CL02:

2023《医学实验室质量和能力认可准则》要求。

1.1.2 实验室管理体系应至少包括：职责、目标和方针、成文信息、应对风险和改进机遇的措施、持续改进、纠正措施、评估和内部审核、管理评审。

1.2 满足管理体系要求

1.2.1 实验室通过建立、实施和保持质量管理体系满足1.1的要求。

1.2.2 该质量管理体系应支持和证明持续符合"总体要求""结构和管理要求""资源要求""过程要求"要素和本要素中2～9规定的要求。

1.3 管理体系意识：实验室应确保在实验室控制下从事工作的人员理解以下内容：

1.3.1 相关目标和方针。

1.3.2 其对于管理体系有效性的贡献，包括提高绩效的获益。

1.3.3 不符合管理体系要求的后果。

2. 管理体系文件

实验室通过制定《管理体系文件化程序》确保满足以下要求：

2.1 通用要求：实验室管理层应建立、编制和保持实现CNAS-CL02：2023《医学实验室质量和能力认可准则》目的的目标和方针，并确保实验室组织的各层级理解和实施该目标和方针。

2.2 能力和质量：目标和方针应能体现实验室的能力、质量和一致运作。

2.3 承诺的证据：实验室管理层应提供建立和实施管理体系及持续改进其有效性承诺的证据。

2.4 文件：管理体系应包含、引用或链接与满足CNAS-CL02：2023《医学实验室质量和能力认可准则》要求相关的所有文件、过程、系统和记录等。

2.5 员工取阅：参与实验室活动的所有员工应可获得适用其职责的管理体系文件和相关信息。

3. 管理体系文件的控制

实验室通过制定《管理体系文件的控制程序》确保满足以下要求：

3.1 通用要求

3.1.1 实验室应控制与满足CNAS-CL02：2023《医学实验室质量和能力认可准则》要求有关的内部和外部文件。

3.1.2 "文件"可以是政策声明、程序及相关辅助工具、流程图、使用说明、规范、制造商说明书、校准表格、生物参考区间及其来源、图表、海报、公告、备忘录、软件、图纸、计划、协议，以及外源性文件如法律、法规、标准和提供检验程序的教科书，描述员工资质（如岗位说明）的文件等。这些文件可用任何形式或类型的媒介，如硬拷贝或数字形式。

3.2 文件控制：实验室应确保：

3.2.1 文件有唯一性标识。

3.2.2 文件发布前，由具备专业知识和能力的授权人员确定其适用性后予以批准。

3.2.3 定期审查文件，必要时更新。

3.2.4 在使用地点可获得适用文件的相关版本，必要时，控制其发放。

3.2.5 识别文件更改和当前修订状态。

3.2.6 防止未经授权修改、删除或移除。

3.2.7 防止未经授权获取文件。

3.2.8 防止误用作废文件，对因需要而保存的作废文件作适当标识。

3.2.9 规定期限内或按照适用的规定要求，每份废止的受控文件至少保存一份纸质或电子版文件。

4. 记录控制

实验室通过制定《记录的控制程序》确保满足以下要求:

4.1 建立记录

4.1.1 实验室应建立和保存清晰的记录以证明满足 CNAS-CL02:2023《医学实验室质量和能力认可准则》的要求。

4.1.2 应在执行影响检验质量的每一项活动时进行记录。

4.1.3 记录的媒介可采用任何形式或类型。

4.2 修改记录

4.2.1 实验室应确保修改的记录可追溯到之前的版本或原始记录。

4.2.2 应保留原始的和修改后的数据和文档,包括修改的日期,相关时,修改的时间、修改内容和修改人的标识。

4.3 保存记录

4.3.1 实验室应实施记录的标识、存放、防止非授权的获取及修改、备份、归档、检索、保存期和处置所需的程序。

4.3.2 应规定记录保存时间,除要求之外,可基于已识别的风险选择记录保存时间。

4.3.3 报告的检验结果应能在必要或要求的期限内进行检索。

4.3.4 所有记录应在整个保存期间可获取,无论使用何种媒介保存记录,应清晰,并可用于实验室管理评审。

4.3.5 从法律责任考虑,特定类型程序(如组织学检验、基因检验、儿科检验等)的记录可能需要比其他记录保存更长时间。

5. 应对风险和改进机遇的措施

实验室通过制定《应对风险和改进机遇的控制程序》确保满足以下要求:

5.1 识别风险和改进机遇:实验室应识别与实验室活动相关的风险和改进机遇,以:

5.1.1 预防或减少实验室活动中的不利影响和潜在问题。

5.1.2 通过应对机遇实现改进。

5.1.3 确保管理体系达到预期结果。

5.1.4 减轻患者医疗风险。

5.1.5 帮助实现实验室目的和目标。

5.2 应对风险和改进机遇

5.2.1 实验室应对识别出的风险进行分级并应对。应对风险的措施应与其对实验室检验结果、患者及员工安全的潜在影响相适应。

5.2.2 实验室应记录针对风险和机遇所做的决定及采取的措施。

5.2.3 实验室应在其管理体系中纳入并实施针对已识别风险和改进机遇的措施,并评审其有效性。

5.2.4 应对风险的选择可包括:识别和规避威胁,消除某一风险源,降低风险概率或后果,转移风险,为寻求改进机遇承担某一风险,或通过知情决策而接受风险。

5.2.5 改进机遇可导致扩展实验室活动范围、应用新技术或产生其他可能性以满足患者和用户需求。

6. 改进

实验室通过制定《持续改进的管理程序》和《实验室患者、用户和员工反馈管理程序》确保满足以下

要求:

6.1 持续改进

6.1.1 实验室应按方针和目标声明,持续改进其管理体系的有效性,包括检验前、检验和检验后过程。

6.1.2 实验室应识别和选择改进机遇,可通过风险评估、方针应用、评审操作程序、总体目标、外部评审报告、内审发现、投诉、纠正措施、管理评审、员工建议、患者和用户的建议或反馈、数据和室间质量评价结果分析等,识别改进机遇。

6.1.3 针对识别出的机遇,实验室应研究、制定并采取必要措施;改进活动应针对风险评估和识别出的机遇而确定的重点工作。

6.1.4 实验室应评审采取措施的有效性。

6.1.5 实验室管理层应确保实验室参加覆盖患者医疗相关范围和结果的持续改进活动。

6.1.6 实验室管理层应将改进计划和相关目标告知员工。

6.2 实验室患者、用户和员工的反馈

6.2.1 实验室应向其患者、用户和员工征求反馈意见。

6.2.2 应分析和利用这些反馈以改进管理体系、实验室活动和用户服务。

6.2.3 应保存包括所采取措施在内的反馈记录。

6.2.4 应将对其反馈所采取的措施告知员工。

7. 不符合及纠正措施

实验室通过制定《不符合项和纠正措施管理程序》确保满足以下要求:

7.1 发生不符合时的措施:实验室发生不符合时,应:

7.1.1 应对不符合,并且适用时:立即采取措施以控制和纠正不符合;处置后果,特别关注患者安全,包括上报给适当人员。

7.1.2 确定不符合的原因。

7.1.3 评审是否需要采取纠正措施,以消除产生不符合的原因,减少其再次发生或者在其他场合发生的可能性。

7.1.3.1 评审和分析不符合。

7.1.3.2 确定是否存在或可能发生类似不符合。

7.1.3.3 评估若不符合再次发生时的潜在风险和影响。

7.1.4 实施所需措施。

7.1.5 回顾和评估所采取纠正措施的有效性。

7.1.6 需要时,更新风险和改进机遇。

7.1.7 必要时,修改管理体系。

7.2 纠正措施有效性:纠正措施应与不符合产生的影响相适应,并应减轻识别出的原因。

7.3 不符合和纠正措施记录:实验室应保存记录以证明不符合的性质、原因和后续所采取的措施,证明评估纠正措施有效性。

8. 评估

实验室通过制定《质量指标的策划和评估程序》和《内部审核程序》确保满足以下要求:

8.1 通用要求:实验室应按照计划时限进行评估,以证明其管理、支持服务、检验前、检验、检验后过程满足患者和实验室用户的需求和要求,并确保符合 CNAS-CL02:2023《医学实验室质量和能力认可准则》的要求。

8.2　质量指标

8.2.1　应策划监控质量指标的过程,包括建立目的、方法、解释、限值、措施计划和监控周期。

8.2.2　应定期评审质量指标以确保其持续适宜。

8.3　内部审核

8.3.1　实验室应按照计划时限进行内部审核,以提供信息证明管理体系是否:

8.3.1.1　符合实验室自己的管理体系要求,包括实验室活动。

8.3.1.2　符合CNAS-CL02:2023《医学实验室质量和能力认可准则》的要求。

8.3.1.3　有效实施和保持。

8.3.2　实验室应策划、制定、实施和保持内部审核方案,包括:

8.3.2.1　实验室活动对患者风险的优先考虑。

8.3.2.2　日程表,涵盖识别出的风险、外部评审及之前内部审核的输出、不符合的发生、事件、投诉、影响实验室活动的变化等。

8.3.2.3　每次审核的具体目标、准则和范围。

8.3.2.4　经培训、合格并授权的审核员的选择,对实验室质量管理体系的表现进行审核,只要资源允许,审核员独立于被审核的活动。

8.3.2.5　审核过程客观公正的保证。

8.3.2.6　将审核结果报告给相关员工的保证。

8.3.2.7　适当纠正和纠正措施的及时实施。

8.3.2.8　记录的保存,作为审核方案实施和审核结果的证据。

9.　管理评审

实验室通过制定《管理评审程序》确保满足以下要求:

9.1　通用要求:实验室管理层应按照策划的时间间隔对实验室的管理体系进行评审,以确保其持续的适宜性、充分性和有效性,包括为满足CNAS-CL02:2023《医学实验室质量和能力认可准则》而声明的方针和目标。

9.2　评审输入:实验室应记录管理评审的输入,并应至少包括以下评审:

9.2.1　以往管理评审所采取措施的情况,管理体系内外部因素的变化,实验室活动的量和类型的变化及资源的充分性。

9.2.2　目标实现及方针和程序的适宜性。

9.2.3　近期评审、使用质量指标监控过程、内部审核、不符合分析、纠正措施、外部机构评审等的结果。

9.2.4　患者、用户和员工的反馈及投诉。

9.2.5　结果有效性的质量保证。

9.2.6　实施改进及应对风险和改进机遇措施的有效性。

9.2.7　外部供应者的表现。

9.2.8　参加实验室间比对计划的结果。

9.2.9　POCT活动的评审。

9.2.10　其他相关因素,如监控活动和培训。

9.3　评审输出

9.3.1 管理评审的输出应至少是以下相关决定和措施的记录：

9.3.1.1 管理体系及其过程的有效性。

9.3.1.2 实现 CNAS－CL02：2023《医学实验室质量和能力认可准则》要求相关的实验室活动的改进。

9.3.1.3 所需资源的供应。

9.3.1.4 对患者和用户服务的改进。

9.3.1.5 变更的需求。

9.3.2 实验室管理层应确保管理评审提出的措施在规定时限内完成。

9.3.3 管理评审得出的结论和措施应告知实验室员工。

10. 支持性文件

10.1 《管理体系文件化程序》。

10.2 《管理体系文件的控制程序》。

10.3 《记录的控制程序》。

10.4 《应对风险和改进机遇的控制程序》。

10.5 《持续改进的管理程序》。

10.6 《实验室患者、用户和员工反馈管理程序》。

10.7 《不符合项和纠正措施管理程序》。

10.8 《质量指标的策划和评估程序》。

10.9 《内部审核程序》。

10.10 《管理评审程序》。

（黄福达）

第九节 即时检验的附加要求

1. 总体要求

实验室通过制定《即时检验(POCT)的管理程序》确保满足以下要求：

1.1 总体要求：规定实验室对组织、部门及其员工的责任，包括设备选择、员工培训、质量保证及完整 POCT 过程的管理评审。

2. 管理

2.1 组织的管理机构应最终负责确保有适当措施以监督在组织内开展的 POCT 的准确性和质量。

2.2 实验室与所有使用实验室支持 POCT 的场所之间的服务协议，应确保对职责和权限做出规定并在组织内部传达。

2.3 这些协议应获得临床同意，适用时，还应有财务批准。

2.4 这些服务协议应包含 POCT 范围，并可由一个医疗专业团队(如医学咨询委员会)管理。

3. 质量保证方案

实验室应指定一名接受过适当培训及有经验的人员负责 POCT 质量，包括评审其与 CNAS－CL02：2023《医学实验室质量和能力认可准则》中 POCT 相关要求的符合性。

4. 培训方案

4.1 应指定一名受过适当培训及有经验的人员，对 POCT 操作人员的培训和能力评估进行管理。

4.2 培训人员应为所有POCT人员制定、实施并保持适当的理论和实践培训方案。

5. 支持性文件

5.1 《即时检验(POCT)的管理程序》。

（黄福达）

第十节 附 录

附录1 岗位质量职能分配表

序号	职能项目	实验室主任	质量负责人	技术负责人	专业组组长	质量监督员	文件管理员	设备管理员	试剂耗材管理员	信息管理员	安全员	内审员	检验操作人员
1	4.1 公正性	★	☆		☆	○							□
2	4.2 保密性	★	☆		☆	○							□
3	4.3 患者相关的要求	★	☆		☆	○							□
4	5.1 法律实体	★	☆			○							
5	5.2 实验室主任	★	☆			○							
6	5.3 实验室活动	★	☆		☆	○							□
7	5.4 结构和权限	★	☆		☆	○							□
8	5.5 目标与方针	★	☆		☆	○							□
9	5.6 风险管理	★	☆		☆	○							□
10	6.1 资源管理总体要求	★	○	☆	☆	○							□
11	6.2 人员	★	○	☆	☆	○							□
12	6.3 设施和环境条件	★	○	☆	☆	○					☆		□
13	6.4 设备	★	○	☆	☆	○		☆					□
14	6.5 设备校准和计量学溯源	★	○	☆	☆	○							□
15	6.6 试剂和耗材	★	○	☆	☆	○			☆				□
16	6.7 服务协议	★	☆		☆	○							□
17	6.8 外部提供的产品和服务	★	☆		☆	○							□
18	7.1 过程要求总体要求	★	○	☆	☆	○							□
19	7.2 检验前过程	★	○	☆	☆	○							□
20	7.3 检验过程	★	○	☆	☆	○							□
21	7.4 检验后过程	★	○	☆	☆	○							□
22	7.5 不符合工作	★	☆		☆	○							□
23	7.6 数据控制和信息管理	★	○	☆	☆	○				☆			□

（续表）

序号	职能项目	实验室主任	质量负责人	技术负责人	专业组组长	质量监督员	文件管理员	设备管理员	试剂耗材管理员	信息管理员	安全员	内审员	检验操作人员
24	7.7 投诉	★	☆		☆	○							□
25	7.8 连续性和应急预案	★	○		☆	○					☆		□
26	8.1 管理体系要求总体要求	★	☆		☆	○							□
27	8.2 管理体系文件	★	☆		☆	○							□
28	8.3 管理体系文件的控制	★	☆		☆	○	☆						□
29	8.4 记录控制	★	☆		☆	○	☆						□
30	8.5 应对风险和改进机遇的措施	★	☆		☆	○							□
31	8.6 改进	★	☆		☆	○							□
32	8.7 不符合及纠正措施	★	☆		□	○							□
33	8.8 评估	★	☆		□	○						☆	□
34	8.9 管理评审	★	☆		□	○							□
35	即时检验（POCT）的附加要求	★	○	☆	☆	○							□

注：★表示决策职能，☆表示管理职能，○表示监督职能，□表示执行职能

（黄福达）

参考文献

［1］中国合格评定国家认可委员会.医学实验室质量和能力认可准则：CNAS - CL02：2023 ［S/OL］. （2023 - 06 - 01）［2023 - 09 - 26］.https://www.cnas.org.cn/rkgf/sysrk/jbzz/2023/06/911424.shtml.

第十二章
程序文件范例

公正性程序

文件编号：××××××	版本号：×	修订号：×
生效日期：××××年××月××日	发布部门：×××	
编写人：×××	审核人：×××	
批准人：×××	页码：第×页　共×页	

1. 目的

本程序旨在确保实验室所有活动的公正性和科学性。

2. 范围

本程序适用于实验室活动中所有涉及公正性的人员和行为。

3. 职责

3.1・实验室主任负责公正性声明的发布，负责对质量负责人提交的违反公正性事件的处理，保证管理体系的有效运行。

3.2・质量负责人负责监督《公正性程序》的实施，识别影响公正性的风险及制定预防措施，确保管理体系的持续改进。

3.3・技术负责人、各专业组组长负责公正性程序的宣贯及培训。

3.4・质量监督员负责对实验室检验活动中的公正性监督和记录。

3.5・文档管理员负责公正性相关记录的确认及归档。

3.6・实验室所有人员需理解并严格执行本程序的规定。

4. 程序内容

4.1・公正性的管理：实验室主任做出公正性声明，并采取措施确保公正性能够贯穿于实验室活动中。

4.1.1　实验室公正性声明，所有人员必须遵守本声明的要求。实验室一切医疗、检验活动将以法律、法规为准则，并受法律保护，以行业标准为依据，以客观公正、科学准确、公平公正为原则，对所出具的检验报告，确保其准确性、真实性和公正性，特声明如下。

4.1.1.1　实验室隶属于独立法人机构，能够对出具的检验报告承担法律责任，所出具的检验报告具有法律效力。

4.1.1.2　实验室严格执行国家有关法律、法规、技术标准及规范，遵守认可部门的政策和要求，遵守检验工作人员行为准则，确保检验检测数据、结果、报告的真实、客观、准确和可追溯性。

4.1.1.3　实验室秉公办事，客观独立，恪守公正立场，不受行政、商业、财务、内部和外来因素影响干预，不利用职权索贿受贿；信守协议，保证检验工作优质、高效，检验结果实事求是，数据准确可靠。

4.1.1.4　实验室管理体系运行严格遵守体系文件的公正性原则，建立健全识别、消除公正性风险的长效机制。

4.1.1.5　实验室全体员工遵循客观独立、公平公正、诚实守信、接受社会监督、承担社会责任的职业道德和原则。

4.2·公正性的执行

4.2.1　实验室管理层严格遵循公正性声明内容,承诺不给予员工施加压力来影响实验室活动的公正性。

4.2.2　实验室主任发布公正性声明,并对实验室进行全方位的公正性保证,对质量负责人提交的违反公正性事件进行处理。

4.2.3　质量负责人负责组织质量监督员监督整个检验过程中的公正性和诚信性。

4.2.3.1　质量负责人组织质量监督员对实验室公正性行为和诚信性准则、质量方针的执行情况进行不定期的检查,对实验室人员是否严格按照相关标准规范进行检验,确保数据准确可靠,不受行政、经济或其他方面的利益干预和影响进行监督,并把发现的违反情况记录到《公正性检查记录表》中。

4.2.3.2　质量负责人对《公正性检查记录表》进行分析处理并提出改进措施,对识别出的影响公正性的风险提出预防措施,并提交给实验室主任作出最终处理意见。

4.2.3.3　质量负责人负责持续关注认可部门及相关法律法规的要求,协助实验室主任确保实验室管理体系的公正性、有效性和适应性。

4.2.4　技术负责人及各专业组组长应坚持职业操守,不接受检验能力许可范围外的检验工作,确保设备仪器、试剂、耗材等使用符合要求,负责定期或必要时组织实验室人员学习《公正性声明》,并将学习情况记录在《培训效果评价表》中。

4.2.5　质量监督员负责实验室活动公正性的监督,负责每季度监督检查实验室各专业组人员行为公正性,并填写《公正性检查记录表》及时反馈给质量负责人。

4.2.6　实验室所有人员严格执行实验室各项规整制度,保证公正性严格执行。

4.2.6.1　实验室所有人员承诺不参与设备仪器、试剂、耗材等相关的推荐、营销、监制等活动。

4.2.6.2　实验室所有人员坚持客观独立、公平公正、诚实守信原则出具检验报告,不得擅自更改检测结果,出具虚假报告。

4.2.6.3　实验室所有人员有权监督并制止违反公正性和诚实性措施的行为,如遇到任何来自内部或外部的不正当压力,从而影响检测结果,实验室人员可以随时向质量负责人或各专业组组长报告任何内部或外部的技术或非技术因素所产生的压力。

4.2.7　适宜时,实验室只对检验相关的设备仪器、试剂、耗材等提出性能要求,采购由医院统一进行招标,检验项目的收费及支出由医院统一核算,实验室人员不参与其中。

4.3·公正性的奖励措施及违纪处理

4.3.1　实验室主任对坚持原则、忠于职守、自觉维护检验工作公正性和诚实性,从而避免检验科信誉受到损害的行为给予表扬和奖励。

4.3.2　实验室主任对违反公正性和诚实性规定的任何行为,依据影响程度的大小,给予批评教育、警告、经济处罚或行政处分,并记录在本人技术档案中,对于触犯法律的,追究其法律责任。

4.4·公正性的持续改进:实验室对影响检测结果公正性的情况、《公正性程序》的执行和实施情况、相关的处理措施及预防措施,定期进行评审,通过管理评审,实施持续改进,必要时可以组织培训及专题研究。

4.5·公正性的风险控制:实验室需在风险管理中持续不断地识别出影响公正性的风险,如不诚信、不公正,虚假、篡改记录,人员关系等风险,对识别出的风险,按《应对风险和改进机遇的控制程序》执行,组织相关人员采取措施,消除或降低影响公正性的风险。

4.6·公正性的相关记录

4.6.1 实验室所有人员需要在《公正性声明签署记录表》进行签字确认。

4.6.2 质量监督员负责《公正性检查记录表》的填写和记录。

4.6.3 公正性相关的所有学习培训需记录在《培训效果评价表》中。

4.6.4 文档管理员负责将《公正性声明签署记录表》《公正性检查记录表》及《培训效果评价表》等相关记录进行归档保存。

5. 相关文件和记录

《应对风险和改进机遇的控制程序》《人员管理程序》《公正性声明签署记录表》《公正性检查记录表》《培训效果评价表》。

(孙克江)

参考文献

[1] 中国合格评定国家认可委员会.医学实验室质量和能力认可准则:CNAS‐CL02:2023 [S/OL]. (2023‐06‐01)[2023‐09‐26].https://www.cnas.org.cn/rkgf/sysrk/jbzz/2023/06/911424.shtml.

保密性程序

文件编号：××××××	版本号：×	修订号：×
生效日期：××××年××月××日	发布部门：×××	
编写人：×××	审核人：×××	
批准人：×××	页码：第×页　共×页	

1. 目的

为确保实验室所有人员对检测活动中获得或产生的所有信息进行保密，保护客户或患者的所有权而制订本程序。

2. 适用范围

本程序适用于实验室在日常检测活动中获得或产生的所有信息予以保密和保护。

3. 职责

3.1·实验室主任负责保密协议声明的发布，负责违反保密性协议的处理。

3.2·质量负责人负责组织质量监督员对保密协议进行监督，对违反保密性规定的原因调查及提出处理措施。

3.3·技术负责人、各专业组组长负责保密性程序的宣贯及培训。

3.4·质量监督员负责监督保密性规定的执行情况。

3.5·信息管理员负责对保密性相关的信息系统进行权限管理及设置。

3.6·文档管理员负责保密性相关记录的确认和归档。

3.7·实验室所有人员应对在实施实验室活动过程中获得或产生的所有信息保密，严格执行《保密性程序》。

4. 程序内容

4.1·保密协议的内容：实验室保密协议的内容包括但并不局限于以下情况。

4.1.1　患者的隐私，包括个人信息和临床资料。

4.1.2　实验室的所有记录；实验室检验、质控、校准、仪器维修等数据；实验室的电子数据及其传输、存储方式；

4.1.3　国家行政、法律部门规定应保密的信息；临床科室、职能部门、供应商、科学研究、临床试验、委托服务等要求保密的信息；与患者、工作人员、实验室的本身利益等相关机密信息等。

4.1.4　用户以外的途径获得的（如投诉人、监督机构）等获得的相关信息。

4.2·遵守保密协议的人员及机构：遵守保密协议的涉密人员及机构包括但并不局限于以下人员。

4.2.1　实验室内部所有员工，包含保洁、护理服务等外聘人员。

4.2.2　外部机构人员，包含设备安装调修人员、软件维护人员、校准人员、外部评审人员等。

4.2.3　代表实验室的个人，如律师、财务审计人员等。

4.3·保密性工作的执行

4.3.1　实验室主任进行保密协议声明的发布，根据国家相关法律法规、认可部门有关保密性的各种规定确定要求,持续完善保密协议,并对违反保密性协议的作出处理决定。

4.3.2　质量负责人根据实验室主任提出的保密性要求,落实各种保密性措施,定期组织质量监督员对保密协议进行监督,对违反保密性规定的原因调查及提出处理措施,并定期向实验室主任汇报。

4.3.3　技术负责人、各专业组组长对保密性程序向实验室所有人员进行宣贯及培训跟踪效果评价。

4.3.4　质量监督员对日常实验室活动进行监督,确保保密性规定的执行情况,并填写《保密性检查记录》。

4.3.5　信息管理员对保密性相关的信息系统进行权限管理及设置,定期进行权限授权检查,并填写《信息系统授权表》。

4.3.6　文档管理员对《保密协议签署记录表》中所有人员的签字进行确认,并定期将《保密性检查记录》《保密协议签署记录表》及《信息系统授权表》等相关文件进行归档留存。

4.3.7　实验室所有人员需接受保密性的学习培训和监督检查,并在《保密协议签署记录表》上进行签字确认。在参加对外技术交流合作及涉外活动前需向实验室主任报告,发表论文、申请专利、参加学术交流等公开行为前需遵循医院伦理委员会规定及本程序要求,在离岗前需接受医院脱密期保密管理。

4.3.8　实验室的所有资料及信息,如患者的个人资料、检验结果、质量体系文件、能力验证报告、原始数据记录等,均应确保安全管理,对文件的控制按照《管理体系文件的控制程序》执行,未经授权不能翻阅或借用,严禁任何泄漏信息等违纪违法活动。

4.3.9　在发生违反法律、法规的情况下,实验室人员可不遵守本程序规定,及时向相关部门进行报告。

4.4·患者信息及样品信息的保密

4.4.1　实验室不得收集与检验无关的患者个人信息。在未经患者同意的情况下,如需以检验以外的目的使用样品时,只限于以匿名方式提供剩余样品或是已经混合的样品,不得出现患者信息。

4.4.2　实验室在样品的转运过程中应按要求做好保密和安全工作,确保样品的相关信息不被泄露,具体按照《样品运送、接收和检验前处理程序》执行。

4.4.3　实验室人员在检测时应确保患者信息和样品信息的安全性,需对检验过程中的获得的各种资料进行保密负责,不得允许与检验项目无关人员或未授权人员参观,不得将样品资料复印和带离实验室。

4.4.4　实验室在样品检测完成后,应严格按照要求进行样品保存管理,具体流程参照《检验后样品的处理程序》执行。

4.5·原始数据和结果报告的保密

4.5.1　实验室严格执行对患者的检验结果报告进行保密,未经授权不得公开。

4.5.2　实验室的原始数据记录按《记录的控制程序》的要求归档留存。文档管理员对检测的原始数据记录进行保密管理,非授权人员不得随意翻阅。

4.5.3　实验室的检验结果以报告的形式发出,适宜时,结果报告由患者凭取报告单凭证获取,或可通过患者手机端 APP 程序进行查询,住院患者的报告可以通过医生工作站电脑中在线查阅或打印,除此以外,只有经患者同意或按照相关法定的条款才可向其他部门提供检验结果报告,具体按照《结果报告程序》执行。

4.6 · 信息系统的保密

4.6.1 严格执行《数据控制和信息管理程序》,实验室访问信息系统人员皆需经过授权,防止篡改、删除等不良事件发生。

4.6.2 电子数据在传输过程中采取加密处理,与检测数据相关的数据分析时,需要将数据与患者的个人信息进行分离处理。

4.7 · 保密性的违纪处罚

4.7.1 质量负责人组织质量监督员,每半年按照本程序要求对各专业组人员的保密行为进行检查,发现有违反保密协议的现象要及时制止,并提出处理意见,把违反情况和处理意见记录到《保密性检查记录》中,并向实验室主任报告。

4.7.2 实验室主任根据违反情况的轻重和违反人员的态度提出审批处理意见。

4.8 · 保密性的风险控制:实验室需在风险管理中持续不断地识别出影响保密性的风险,如文件或数据泄密、失密、比对实验的串数等风险,对识别出的风险,按《应对风险和改进机遇的控制程序》执行,组织相关人员采取措施,消除或降低影响保密性的风险。

4.9 · 保密性的相关记录

4.9.1 实验室所有人员需要在《保密协议签署记录表》进行签字确认。

4.9.2 质量监督员负责《保密性检查记录表》的填写和记录。

4.9.3 保密性相关的所有学习培训需记录在《培训效果评价表》中。

4.9.4 文档管理员负责将《保密协议签署记录表》《保密性检查记录表》及《培训效果评价表》等相关记录进行归档保存。

5. 相关文件和记录

《管理体系文件的控制程序》《样品运送、接收和检验前处理程序》《检验后样品的处理程序》《记录的控制程序》《结果报告程序》《数据控制和信息管理程序》《应对风险和改进机遇的控制程序》《保密协议签署记录表》《保密性检查记录》《信息系统授权表》《培训效果评价表》。

(孙克江)

参考文献

[1] 中国合格评定国家认可委员会.医学实验室质量和能力认可准则:CNAS - CL02:2023 [S/OL]. (2023 - 06 - 01)[2023 - 09 - 26].https://www.cnas.org.cn/rkgf/sysrk/jbzz/2023/06/911424.shtml.

患者相关要求管理程序

文件编号：××××××	版本号：×	修订号：×
生效日期：××××年××月××日	发布部门：×××	
编写人：×××	审核人：×××	
批准人：×××	页码：第×页　共×页	

1. 目的

本程序旨在强调"以患者为中心"的质量文化和服务理念,围绕提升患者就医感受和实验室用户的满意度建立质量管理体系。

2. 适用范围

本程序适用于实验室服务所涉及的所有患者及实验室用户的相关要求。

3. 职责

3.1·实验室主任或质量负责人负责患者相关要求的管理程序制定。

3.2·医疗咨询组,包括质量负责人、技术负责人和各专业组长负责进行"以患者为中心"服务培训、提供医学咨询和解释服务,以及进行患者相关要求的沟通、调查及定期评审。

3.3·实验室各岗位人员需要熟悉并执行《患者相关要求管理程序》。

4. 程序内容

4.1·患者相关的活动:医学实验室对患者的医疗至关重要,需要在伦理和监管范畴内开展活动,且明确医疗服务提供者对患者的责任。医学实验室的活动范围包括:检验申请的安排,患者的准备,患者识别,样品采集、运送、处理,选择符合预期用途的检验,样品检验,样品储存,以及结果的解释、报告和建议,还包括向患者提供结果、安排急诊检测和通知危急结果等。

4.2·患者相关的咨询及沟通

4.2.1　实验室应建立文件化程序,成立医疗咨询小组,对日常咨询和沟通的工作进行有效管理,应充分了解、理解患者和实验室用户的需求,满足服务用户不同的需求。实验室可通过医务科组织临床医护人员定期开沟通会,也可以通过定期调查咨询问卷等形式,获得患者和实验室用户的建议,以确定实验室目前使用的检验方法是否满足患者和实验室用户的需求,以及结合临床患者的实际情况,对检验结果进行更有效的解释,具体参照《实验室活动的管理程序》。

4.2.2　实验室应通过采访、交流、宣传等多种方式,为患者和实验室用户提供检验整个过程的咨询服务,包括提供正确信息,纠正错误信息,适当时对导致或可能导致患者伤害的情况作出说明,给予有效建议,提出解决措施,并记录下所采取的措施。当患者或其他代表患者的医务提供者要求提供检测相关信息时,在保证不影响患者个人利益及隐私的情况下,实验室可以提供相关信息《实验室活动的管理程序》。

4.3·患者相关的服务:实验室应向患者和实验室用户提供有关检查过程的公开信息,通过网站、微信、小程序、实验室外侧公告栏、提示卡等形式,提供包括检测费用、检验结果报告时间、检验前的留取标本注意事项等,以便更好地为患者和实验室用户提供优质的检验服务,改善患者的就医感受,提升患者的体验,具体可参照《检验信息和检验单申请管理程序》。

4.4·患者相关的检验项目评审：实验室应定期评审所提供的检验项目，可以通过医务科召集各临床科室人员集中进行定期评审，也可以定期走访每个临床科室进行针对不同临床专业的检验项目及服务进行评审，即时根据临床需求调整检验，确保其能满足临床诊疗的需求，具体参照《服务协议管理程序》。

4.5·患者相关的样本管理

4.5.1　实验室应建立文件化程序对患者样本进行全流程的管理，内容包括样本的采集、运送、识别、查询、储存及安全处理等，全面跟踪监督管理。当发生实验室关闭、收购或合并的情况，也要确保留存的患者样品和记录的持续可用性和完整性，具体参照《原始样品采集和处理程序》《样品运送、接收和检验前处理程序》。

4.5.2　实验室应维护患者不受歧视地获得医疗服务的权利，原始样本申请、采集及运送过程等对患者进行的所有操作在需要时要征得患者同意，并确保患者在过程中获得平等的医疗服务权利，具体参照《原始样品采集和处理程序》《样品运送、接收和检验前处理程序》。

4.6·患者相关的记录

4.6.1　实验室可以定期或不定期进行患者的满意度调查，以知晓患者的就医感受，更好地为患者提供检验服务。满意度调查可通过微信小程序收集满意度信息或发放填写《满意度调查表》来进行，最终均记录在《满意度调查表》中，并定期对其进行总结和评审，提出预防措施，更有助于提升患者的就医感受和实验室用户的满意度。

4.6.2　实验室应将所有患者相关的记录保持完整并可追溯，所有记录按《记录控制管理程序》进行控制。

5. 相关文件和记录

《实验室活动的管理程序》《服务协议管理程序》《检验信息和检验单申请管理程序》《原始样品采集和处理程序》《样品运送、接收和检验前处理程序》《满意度调查表》。

（何　菲）

参考文献

[1] 中国合格评定国家认可委员会.医学实验室质量和能力认可准则：CNAS-CL02：2023 [S/OL].（2023-06-01）[2023-09-26].https://www.cnas.org.cn/rkgf/sysrk/jbzz/2023/06/911424.shtml.

实验室组织和管理程序

文件编号：××××××	版本号：×	修订号：×
生效日期：××××年××月××日	发布部门：×××	
编写人：×××	审核人：×××	
批准人：×××	页码：第×页　共×页	

1. 目的
建立承担法律责任的实体，规范实验室主任的职责和职责分派，提升检验质量和能力的信心。

2. 适用范围
检验科及所属各实验室或专业组。

3. 职责
3.1·实验室所属机构负责对实验室主任的资质审核和任命。

3.2·实验室主任负责管理体系的实施，将行政、质量、教育、安全、发展等职责指定给合格的人员。

3.3·实验室管理层负责实验室的日常管理工作。

3.4·文档管理员负责职责和职责分派的文件化和记录。

4. 程序内容
4.1·法律实体

4.1.1　实验室或其所属机构具有明确的法律地位，具有法人证书和医疗机构执业许可证，许可的诊疗科目中应有医学检验科、病理科等。

4.1.2　实验室活动应符合卫医发〔2006〕73号《医疗机构临床实验室管理办法》等法律、法规要求，遵循卫生行业标准等要求。

4.1.3　开展的检验项目应符合国卫医发〔2013〕9号《医疗机构临床检验项目目录》要求。检验/检查项目应用的检测设备、试剂、校准品等应有体外诊断医疗器械注册证/药品注册证，符合国务院令第739号《医疗器械监督管理条例》要求。

4.1.4　开展基因扩增检测项目，应符合卫办医政发〔2010〕194号《医疗机构临床基因扩增管理办法》要求。

4.1.5　建立艾滋病检测筛查实验室，应符合卫疾控发〔2006〕218号《全国艾滋病检测工作管理办法》要求。

4.1.6　开展产前筛查与诊断技术，应符合国家卫生健康委员会令〔2019〕第2号《产前诊断技术管理办法》要求，应符合国卫妇幼函〔2019〕297号《开展产前筛查技术医疗机构基本标准》和《开展产前诊断技术医疗机构基本标准》要求。

4.1.7　开展新生儿遗传代谢病筛查实验室，应符合卫生部令第64号《新生儿疾病筛查管理办法》要求。

4.2·实验室主任能力

4.2.1　医院任命一名或多名的实验室主任。医院依据自身条件规定实验室主任的资格、能力、授权、责任、资源等要求,但应符合相关法律和行业规范要求。

4.2.2 实验室主任任职资格要求。应具有本科及以上学位或副高级及以上专业技术职称,具有 3 年以上岗位工作经历,有较高学术影响力,在教学、科研方面表现突出等。

4.2.3 实验室主任任职能力要求。要有强烈的事业心和责任感,有胜任本岗位工作的组织能力、文化水平和专业技术能力;民主、密切联系群众,具有全局观念和团队合作精神;依法办事,以身作则,廉洁自律。

4.2.4 医院授权实验室主任负责实验室的全面运行及日常管理。

4.2.5 实验室主任承担实验室的最终责任,也是医疗、质量、安全、教育等工作的第一责任人。

4.2.6 医院配置实验室所需的人员、环境设施、仪器设备、试剂耗材、信息系统等资源,使实验室公正、保密、准确地履行职责,以患者为中心,促进患者的健康和提升实验室用户的满意度。

4.3·实验室主任职责

4.3.1 实验室主任贯彻执行国家、医院有关工作方针、法律、法规,执行实验室日常管理任务,负责管理体系的实施,将风险管理应用于管理体系和实验室运行的各个方面,系统地识别和应对患者医疗风险和改进机会,提升医学实验室的质量和能力的信心。

4.3.2 实验室主任依据医院赋予的职能范围,对实验室活动实行有效领导,维护管理层的组织架构并高效运行。

4.3.3 实验室主任与相关方的沟通与联系。应与认可和主管或监管部门、相关行政管理人员、卫生保健团体、所服务的患者人群及相关的协议方保持有效联系并发挥作用。

4.3.4 实验室主任制定发展规划及人才培养计划,确保有适当数量的具备所需的教育、培训和能力的员工,以提供满足患者需求和要求的实验室服务。

4.3.5 实验室主任确保质量方针和质量目标的实施,建立符合良好规范和适用要求的安全实验室环境。

4.3.6 实验室主任确保为新检验项目开展、试验选择、标本采集、病历讨论、利用实验室服务及检验结果解释提供临床建议。

4.3.7 实验室主任选择和监控实验室的供应方,包括仪器、试剂、耗材、服务、信息、后勤等。选择受委托实验室并监控其服务质量。

4.3.8 实验室主任为员工教育和培训提供专业发展计划,为员工提供机会参与技术和学术活动;制定、实施并监控实验室服务绩效和质量改进标准;处理实验室员工和实验室服务用户的投诉、要求或建议。

4.3.9 实验室主任设计和实施应急计划,以确保实验室在服务条件有限或不可获得等紧急或其他情况下能提供必要服务。

4.3.10 实验室主任确保实验室有一个高效的质量、安全、风险管理和监控计划。定期进行对实验室活动进行检查。定期对所有程序或文件进行审查。

4.3.11 实验室主任职责在每个主任的岗位职责中进行文件化,并每年考核其履职成效。

4.4·职责分派

4.4.1 实验室主任以书面的形式把实验室活动、行政、教学、科研、工会、专业组等职责或职能,授权给合格的人员。但实验室主任应对实验室的整体运行负有最终责任。

4.4.2 实验室主任将选定的职责或责任授权给指定人员时,有责任确保被授权人有行使授权职能的资格,提供适当的培训。

4.4.3　将质量管理体系的建立和运行、实验室认可及外部检查、应对风险管理和改进机遇等授权给副主任。应确保对该过程的有效性进行评估,并在确定为无效时进行修改。

4.4.4　将教育教学、实习生和进修生管理、住院医师规范化培训等教学职责授权给教学秘书。将学术交流、学术成果、课题申请和管理等科研职责授权给科研秘书。

4.4.5　将实验室安全生产、消防安全、化学危险品管理、安全巡查、应急演练等授权给安全员。将生物安全、感染管理和监测、督查和改进、职业防护、医源性废物处理、培训和演练等职责授权给感控员。

4.4.6　将信息系统的职责和权限、开发和建设、应用和管理、应急预案等职责授权给信息员。将党支部、工会、团委等相关事宜授权给支部书记或支部委员。

4.4.7　依据医院需要,设置血液和体液、生化、免疫、微生物、分子等专业组,将各专业领域的实验室活动及质量和技术管理等职责授权给专业组组长。

4.4.8　实验室主任授权管理层人员的岗位职责,明确其岗位要求和工作内容。

4.4.9　将职责分派形成授权书等文件,在员工的岗位职责中说明所分派的职责,每年考核其履职成效。

5. 相关文件和记录

《质量方针、目标及指标管理程序》《风险管理程序》《管理评审程序》《授权记录表》《岗位职责表》。

(杨大干)

参考文献

[1] 中国合格评定国家认可委员会.医学实验室质量和能力认可准则：CNAS‐CL02：2023［S/OL］.（2023‐06‐01）［2023‐09‐26］.https://www.cnas.org.cn/rkgf/sysrk/jbzz/2023/06/911424.shtml.

实验室活动管理程序

文件编号：××××××	版本号：×	修订号：×
生效日期：××××年××月××日	发布部门：×××	
编写人：×××	审核人：×××	
批准人：×××	页码：第×页 共×页	

1. 目的

规范实验室活动的管理，保证实验室检验结果质量，为实验室服务对象提供优质服务。

2. 适用范围

适用于本程序规定的实验室活动。

3. 职责

3.1·实验室主任负责规定实验室活动范围和实验室活动的管理要求。

3.2·质量负责人、组长负责实验室活动的组织实施。

3.3·质量监督员负责实验室活动执行情况的监督。

3.4·员工负责按管理要求执行实验室活动。

4. 程序内容

4.1·实验室活动范围：实验室活动范围包括咨询活动、人员管理、设施和环境条件管理、设备管理、试剂和耗材管理、服务协议管理、外部提供的产品和服务管理、实验室为患者和用户提供信息、检验申请、原始样品采集和处理、样品运送、样品接收、检验方法验证或确认、测量不确定度的评定、检验程序文件化、检验结果有效性的保证、结果报告、检验后样品的处理、不符合工作处理、数据控制和信息管理、投诉处理、应急预案管理、管理体系文件的控制、记录控制、风险和改进机遇的识别与应对、改进、质量指标管理、内部审核、管理评审、即时检验（POCT）管理。

4.2·实验室活动的管理要求

4.2.1　实验室仅保证在以上活动范围内符合 ISO 15189 认可准则的要求，不包括外部持续提供的实验室活动。

4.2.2　在以上活动范围内，实验室建立满足 ISO 15189 认可准则及用户、监管机构和认可机构要求的质量管理体系，严格按照已建立的质量管理体系要求实施各项实验室活动。

4.3·咨询活动

4.3.1　咨询服务对象：包括临床医护人员和患者。

4.3.2　咨询服务人员的要求

4.3.2.1　实验室主任组织成立医疗咨询组，成员主要由质量负责人、技术负责人、各专业组组长组成，由质量负责人担任组长，实验室主任负责特殊事宜的临床协调工作。咨询组成员应具备有效实施咨询活动的能力。

4.3.2.2　咨询服务应由适当的专业人员来完成，如生化检验方面的技术问题应由在生化方面有资格和能力的专业人员承担相关的咨询服务。

4.3.2.3　主动咨询人员应对检验医学的相关理论知识和应用技术有较系统和全面的了解，或者已经是检验医学某一专业或某一检测方面的专家。另外,还需对临床医学知识有一定的了解和熟悉,同时具备较强的分析和解决问题的能力,善于沟通和协调,能清楚、流利地表达自己的思想,并有主动服务、尊重别人、思维敏捷、勤学善学、冷静坚强的精神。实验室的主动咨询人员应为医疗咨询组成员。

4.3.2.4 实验室全体工作人员都是被动咨询人员。

4.3.3 咨询服务内容

4.3.3.1 就选择检验和使用检验提供意见,包括检验所需样品类型、临床适应证、局限性、要求检验的频率及相关标本采集要求。

4.3.3.2 为检验结果解释提供专业判断,如同一项目不同检测方法所得结果的判断解释。

4.3.3.3 有效利用实验室检验。

4.3.3.4 就科学及事务性工作提供意见,如样品不符合可接受标准的情况。

4.3.4 咨询服务途径

4.3.4.1 主动咨询:主动咨询是实验室定期或不定期主动联系临床的咨询活动,实验室应由医疗咨询组组长组织实施以下方式的咨询活动。

4.3.4.1.1 《标本采集手册》受控后通过发放纸质版或上传院内网络等方式提供给临床医护人员查阅,同时注意根据实际工作及时更新,更新的内容应在院内网络上公告。

4.3.4.1.2 每年对新招收护理人员进行标本采集相关内容的集中宣贯。

4.3.4.1.3 开展新检验项目时,项目所需标本类型、标本采集要求、临床适应证等有关的信息通过院内网络方式向临床科室发布或由实验室人员到临床科室宣讲。

4.3.4.1.4 拟更改检验程序并可能导致结果及解释出现明显差异,应在更改被采用之前通过院内网络方式向临床医护人员解释其含义。

4.3.4.1.5 定期进行临床服务协议评审,具体要求详见《服务协议管理程序》,临床服务协议评审报告需提交管理评审。

4.3.4.1.6 每年至少组织一次与临床科室的座谈会,了解临床科室的意见或建议并及时处理,共同改进检验工作质量和服务质量。

4.3.4.1.7 定期组织临床医护人员和患者对实验室服务满意度调查活动,了解实验室服务对象的要求,并予以改进,满意度调查结果需提交管理评审。

4.3.4.1.8 参与临床查房或病案讨论,以便让检验医学能对临床的总体病例或个别病例的诊断及疗效发表意见。

4.3.4.2 被动咨询:被动咨询是服务对象通过电话、现场、书面信函等形式的咨询,包括客户投诉的处理,具体的实施要求如下。

4.3.4.2.1 实验室对患者和临床医护人员公布其咨询电话和通信地址。

4.3.4.2.2 实验室接受被动咨询时,实行首问负责制,无论谁接到咨询事件都要热情接待和解答,解答超出业务范围或技术水平,可依次转请相关专业组人员、专业组长、技术负责人或质量负责人解答。

4.3.4.2.3 客户投诉的处理按《投诉管理程序》中的要求执行。

4.3.4.3 咨询服务注意事项:对于检测后咨询,因为检验人员和临床医师对同一检测结果的理解可因角度不同而不同,导致检验人员对结果的解释与临床医师的解释不相符的情况时有发生,容易出现医疗纠纷。所以,在进行该类咨询时,需要注意咨询工作的原则性、科学性、正确性、一致性、及时性、适应性、保密性。

4.3.5　咨询活动记录的保存

4.3.5.1　主动咨询活动需形成记录,除"客户投诉的处理"外的被动咨询活动不作记录。

4.3.5.2　主动咨询活动通过填写《医疗咨询活动记录表》的方式进行记录,同时需整理证明咨询活动已实施的佐证材料作为附件保存,由各次咨询活动的负责人完成。记录的内容包括日期、专业组、咨询活动内容、相关佐证材料名称和负责人。

4.3.5.3　文档管理员定期将相关记录归档保存。

4.3.6　咨询活动的监控:对于实验室提供的咨询活动,实验室应与用户代表(医务科)签订服务协议并定期评审该协议的执行情况,具体要求详见《服务协议管理程序》。

5. 相关文件和记录

《服务协议管理程序》《投诉管理程序》《医疗咨询活动记录表》。

(黄福达)

参考文献

[1] 中国合格评定国家认可委员会.医学实验室质量和能力认可准则:CNAS-CL02:2023 [S/OL]. (2023-06-01)[2023-09-26].https://www.cnas.org.cn/rkgf/sysrk/jbzz/2023/06/911424.shtml.

实验室结构和权限管理程序

文件编号：×××××	版本号：×	修订号：×
生效日期：××××年××月××日	发布部门：×××	
编写人：×××	审核人：×××	
批准人：×××	页码：第×页 共×页	

1. 目的

通过本程序明确实验室的组织和管理结构、其在母体组织中的位置，以及管理、技术运作和支持服务间的关系，规定对实验室活动结果有影响的所有管理、操作或验证人员的职责、权力、沟通渠道和相互关系，以确保实验室活动实施的一致性和结果有效性。

2. 适用范围

适用于实验室全体人员。

3. 职责

3.1·医院领导负责实验室主任、副主任的任命及考核。

3.2·实验室主任负责实验室管理层及各个专业组长的任命及考核。

3.3·实验室管理层负责制定各职能组的组织规划、岗位设置及职责权限。

3.4·医学检验所实验室（即第三方实验室）宜参考本程序，合理组织规划相应的岗位设置及职责权限。

4. 程序内容

4.1·实验室组织结构

4.1.1 总则 实验室开展相关工作需按照 CNAS‐CL02：2023《医学实验室质量和能力认可准则》的要求运行，并根据工作需要，设置相应的岗位，明确人员职责范围，规定各级岗位人员的职责、相互关系，并进行相关授权，同时配备相应的管理资源，以确保实验室活动实施的一致性和结果有效性。

4.1.2 组织结构

4.1.2.1 实验室组织结构是指人员的职责、权限及相互关系的配置，并明确实验室的组织和管理结构、其在母体组织中的位置，以及管理、技术运作和支持服务间的关系，规定对实验室活动结果有影响的所有管理、操作或验证人员的职责、权力、沟通渠道和相互关系。

4.1.2.2 实验室的组织结构一般分为两部分，即实验室内部组织结构及外部组织结构，通常用组织结构图来表述。

4.1.2.3 内部组织结构：是指实验室内部各专业组及各职能管理组，在实验室主任及管理层的领导下，在质量管理体系运行过程中，所负责的职责及相互关系，特别是各种关系中的接口要清晰明确。

4.1.2.4 外部组织结构：主要是考虑实验室在其母体组织中的位置，以及管理、技术运作和支持服务间的关系，如医务处、护理部、设备处、物流转运部门等，此外，还应可反映出实验室与上级相关专业主管部门之间的关系，如 CNAS、国家卫生健康委员会临检中心、省/市临检中心等，各种关系中的接口同样需要清晰明确。实验室内部组织结构图示例如图1，外部组织结构图示例见图2。医学检验所实验室内部组织结构图示例见图3，外部组织结构图示例见图4。

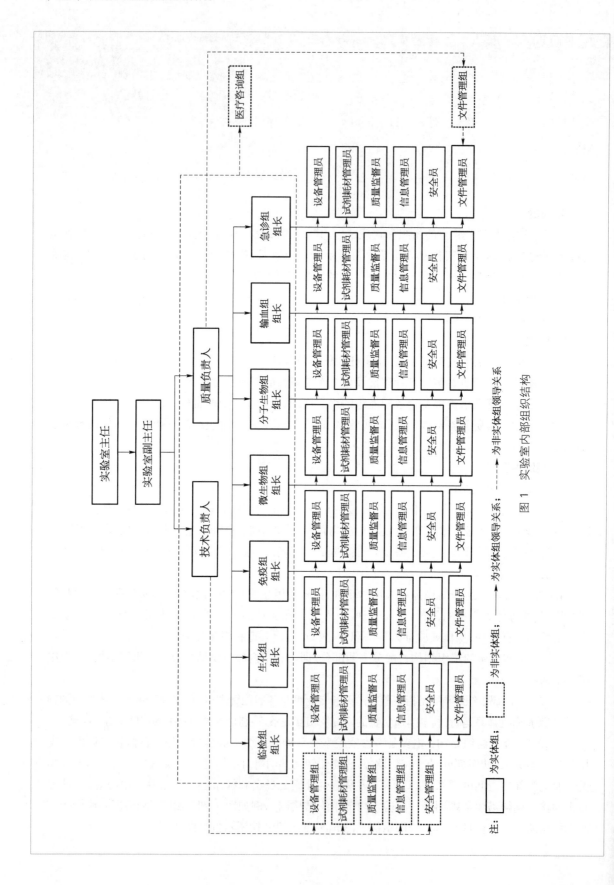

图 1 实验室内部组织结构

注: ▭ 为实体组; ▭ 为非实体组; ━━ 为实体组领导关系; ┅┅ 为非实体组领导关系

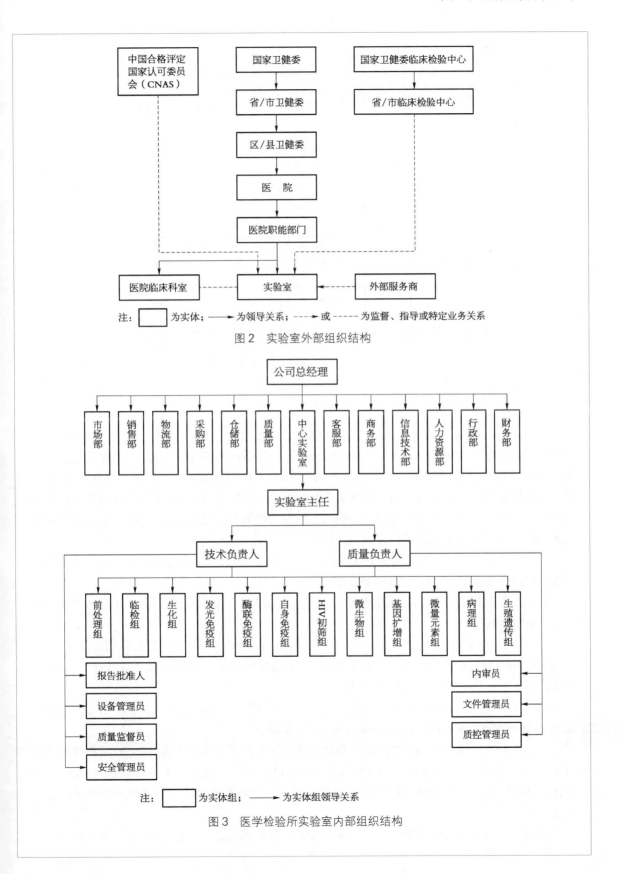

注：☐ 为实体；—→ 为领导关系；--→ 或 ----- 为监督、指导或特定业务关系

图2 实验室外部组织结构

注：☐ 为实体组；—→ 为实体组领导关系

图3 医学检验所实验室内部组织结构

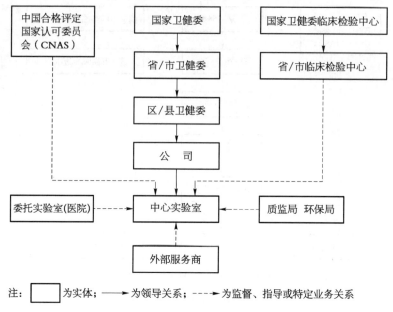

注：□ 为实体；——▶ 为领导关系；---▶ 为监督、指导或特定业务关系

图 4 医学检验所实验室外部组织结构

4.2·管理职责

4.2.1 管理组职责

4.2.1.1 专业组：组织实施并按时完成本专业组的各项工作；执行国家现行有效的标准规范、经确认的检验程序和质量管理体系文件；进行纠正/预防措施的制定和实施；完成相关记录的编制、各项原始记录填写；配合日常质量监督和内审实施，并对发现的问题及时进行整改；负责本专业设备的使用、日常维护、定期维护；完成本专业组的室内质控、能力验证/室间质评及相关性能验证；对本专业组的设施、环境条件进行评估并记录；负责检验结果的报告及发布；负责标本的管理处置，包括标本签收、离心及检验后标本管理等。

（注：标本检测量比较大的实验室，也可设置标本前处理组，负责标本的接收、离心、实验室内部标本的转运及分析前 TAT 的管理等工作）。

4.2.1.2 质量监督组：由技术负责人、各专业组组长及质量监督员组成，组长由技术负责人担任。主要职责如下。

4.2.1.2.1 在实验室副主任、技术负责人的领导下，在科学合理地设置质量指标前提下，监控检验全过程的各种偏离，为实验室持续改进提供客观的数据，包括定期的质量指标统计和分析，为质量目标和质量方针适宜性评审提供材料。

4.2.1.2.2 在日常工作中监督检验全过程的质量控制和技术能力，识别存在的不符合项和潜在风险；各专业组长不在位时，由其质量监督员代理其职责。

4.2.1.2.3 负责监督本组：室内质量控制工作的正常开展和持续改进；能力验证和室间比对（PT/EQA）计划的制定、实施和结果分析总结；未参加 PT/EQA 项目的替代性室间比对；实验室内部比对（仪器、人员、方法学等）完成情况；申请认可项目检测系统的计量学溯源和性能验证完成情况。

4.2.1.3 文件管理组：由质量负责人和各专业文件管理员组成，组长由质量负责人担任。主要职责如下。

4.2.1.3.1　参与文件编写：质量负责人和技术负责人完成体系文件的编写、修订和整理等工作，专业组文件管理员需协助专业组长完成SOP文件及相关技术记录表格的编写、设计。

4.2.1.3.2　维持文件版本现行有效：保证实验室及医院相关部门所用的质量体系文件（包括电子文件等）均为现行有效版本。

4.2.1.3.3　相关记录的监督管理：各专业组文件管理员需监督所在专业组各种记录填写的及时性、真实性、准确性及可追溯性。

4.2.1.3.4　体系文件管理：各种文件的受控、废止、修订、换版、发放、回收等相关管理。

4.2.1.3.5　文件的保存：受控及废止文件的保存，各种记录清单的收集、保存，其他各种咨询、投诉、风险评估、内部审核、管理评审、外部审核及人员档案等资料的保存管理。

4.2.1.3.6　文件评审：对相关体系文件适宜性进行评审，并将评审结果输入管理评审。

4.2.1.4　设备管理组：由技术负责人和各专业组的设备管理员组成，组长由技术负责人担任。主要职责如下：① 负责设备验收及相关标识（唯一性标识、状态标识）的建立和维护；② 设备类SOP文件的编写；③ 相关设备的日常维护保养工作的计划并实施监督；④ 设备故障维修和报修及相关性能验证活动，必要时可请示专业组长、技术负责人或科室管理层协助；⑤ 检测系统的计量学溯源，包括设备的检定、校准及系统校准后的相关验证；⑥ 建立设备档案、设备清单，以及相关资料持续更新；⑦ 评估设备供应商及相关校准服务的表现，并输入管理评审。

4.2.1.5　试剂耗材管理组：由技术负责人、各专业组的试剂耗材管理员组成，组长由技术负责人担任。主要职责如下：① 负责相关试剂、耗材清单的建立和维护；② 试剂和耗材申购计划的制定、领取及库房管理（出库、入库、盘库等）；③ 试剂和耗材的外观验收及技术验收，包括自配试剂的管理；④ 监督试剂和耗材的使用管理，如开瓶有效期等；⑤ 监督各专业组相关试剂使用记录，如试剂批号更换记录、同批号不同瓶上机记录、相关试剂校准记录等；⑥ 负责定期对试剂、耗材生产商和供应商的评价，并将评价结果输入管理评审。

4.2.1.6　信息管理组：由技术负责人和各专业组的信息管理员组成，组长由技术负责人担任。主要职责如下：① 负责实验室信息系统（HIL、LIS及其他信息管理系统）使用人员的权限管理和维护；以及实验室信息系统的运行和维护（包括信息传输正确性的验证）、培训考核、应急预案的制定和演练；② 负责实验室信息系统故障时临时报告模板的维护和保持；③ 协助文件管理员管理电子版本相关体系文件；④ 负责评估实验室信息系统服务商的表现，并将评价结果输入管理评审。

4.2.1.7　安全管理组：由技术负责人和各专业组的安全员组成，组长由技术负责人担任。主要职责如下：① 负责实验室安全管理相关文件的编写及培训、演练和考核，不仅仅限于生物安全，还需包括一般安全如防火、防水、防盗、实验室用电安全及危险化学品管理；② 负责实验室日常安全工作及相关记录的监督检查；③ 负责实施实验室日常安全风险管理，包括但不限于安全风险的识别、评估和控制；④ 定期进行安全风险评估，并将评估结果输入管理评审。

4.2.1.8　医疗咨询组：由实验室主任组织成立医疗咨询组，成员主要由质量负责人、技术负责人和各专业组长组成，组长由质量负责人担任，实验室主任负责特殊事宜的临床协调工作。主要职责如下：① 负责为实验室服务对象提供优质的医学咨询和解释服务；② 参加临床疑难病的会诊和讨论，提供标本采集方法的指导、检验项目选择建议、检验结果分析等方面的服务；③ 推动实验室服务的有效利用；④ 接受客户投诉及建议并处理；⑤ 定期进行客户满意度调查，并将调查结果提交管理评审;⑥ 定期进行临床服务协议评审,并将评审报告提交管理评审。

4.2.2 管理人员职责

4.2.2.1 实验室主任 实验室应由一名或多名具有规定任职资格、能力、授权、责任和资源的人员领导,职责如下:① 负责策划组织建立质量管理体系,制定质量方针、质量目标和承诺,批准检验科质量手册、程序文件等相关文件;② 实验室主任负责管理体系的实施,包括将风险管理应用于实验室操作的各个方面,以便系统地识别和应对患者医疗风险和改进机会,并确保对风险管理过程的有效性进行评估,并在确定为无效时进行修改;③ 为所有实验室工作人员履行其职责时提供所需的适当权力和资源;④ 对关键职位人员的授权;⑤ 对各下级工作人员的监督、考核及奖惩;⑥ 决策实验室提供检验服务的公正性和保密性措施;⑦ 规划指导实验室的研究和发展工作;⑧ 委托检验、供应方、投诉处理、服务协议及采购时的审批;⑨ 确保实验室横向及纵向畅通沟通,组织完成医疗咨询工作;⑩ 确保各级人员、设施环境满足检验工作要求;⑪ 为实验室人员提供继续教育培训机会;⑫ 按计划主持实验室管理评审;⑬ 全面领导实验室的工作,并应对实验室的整体运行负有最终责任。

4.2.2.2 质量负责人:① 建立质量管理体系并负责整个质量管理体系的有效运行;② 负责组织质量手册、各种质量文件的编制、修改和审核;③ 负责对检验科质量管理体系实施监督、核查和评审,确保其持续适用性和有效性,确保其符合质量方针、质量目标、承诺和 CNAS-CL02:2023 标准的要求;④ 负责组织质量体系内部审核,实验室内部审核时按要求建立内审组,并负责科室内部审核的计划、实施和不符合项识别,同时负责跟踪验证内审后制定的纠正措施和预防措施,并进行有效性验证,确保不符合项已关闭;⑤ 协助实验室主任完成管理评审;⑥ 负责组织进行实验室质量风险评估活动;⑦ 组织制定人员培训计划;⑧ 质量负责人不在岗时,可由技术负责人替代其职能;⑨ 主要负责医疗咨询组、文件管理组及各专业组相关质量管理工作。

4.2.2.3 技术负责人:① 全面负责实验室内部管理和技术操作程序;② 指定或审核实验室所使用的检验程序;③ 制定工作计划和程序,并为检验人员提供必要的检验设备和培训,要求实验室操作人员在日常检验中按照程序操作;④ 确保由具备检验能力的人员完成每项检验活动;⑤ 负责新项目开发的技术评估和不确定度的评估;⑥ 组织实施质量控制方案、能力验证、室间质评及方法学性能验证;⑦ 负责组织质量监督员进行日常质量监督管理工作;⑧ 组织对受委方、供应商和服务方评价;⑨ 确保实验室的技术要求持续保持;⑩ 负责教学、科研、继续教育等工作;⑪ 负责进修、实习人员的工作安排和岗位轮换,做好进修、实习人员的培训及临床教学工作;⑫ 负责实验室安全方面工作,包括安全文件的编写、审核,组织安全相关的培训考核及演练,组织实验室安全风险评估;⑬ 技术负责人不在岗时,可由质量负责人替代其职能;⑭ 主要负责质量监督组、设备管理组、试剂耗材管理组、信息管理组及各专业组相关技术管理工作。

注意:技术负责人可 1 人或多人,各专业组均可设置本专业组技术负责人。

4.2.2.4 专业组组长:① 贯彻执行本专业有关技术法规和规章制度,保证检验科质量管理体系在本专业组的正常运行;② 负责安排本专业组检验人员岗位,并保证其符合岗位要求和得到应有的培训;③ 组织编写本专业组关于检验项目、仪器操作、质量控制和性能验证的标准操作规程,切实完成检验方法和分析系统的验证实验,满足质量要求;④ 负责制定仪器比对、人员比对计划并组织实施,通过仪器校准和人员培训,使其满足质量要求;⑤ 负责制定本专业组室内质量控制方案,监督其实施,并主持分析质控数据,撰写分析报告,对失控情况查找原因,提出纠正措施和(或)

预防措施;⑥ 负责本专业组参加各级室间质量评价和能力验证活动,并主持分析室间质评成绩,撰写分析报告,提出改进措施;⑦ 负责区域内的环境和安全,保证其符合要求。

4.2.2.5 质量监督员:① 监督检验工作是否按检验科质量手册、程序文件及标准操作规程的规定进行,检验报告及原始记录是否按要求进行;② 监督客户对服务态度或质量投诉、对服务意见或建议有无得到相应处理,处理后客户是否满意,若不满意有无改进措施;③ 监督是否对新职工培训,是否按培训计划执行和管理,人员业务培训是否按要求进行,对进修实习生是否按计划执行和管理;④ 监督是否按计划进行仪器的检查和校准,是否有未授权人员操作主要仪器,仪器的维修和维护是否有正确标识,仪器的使用有无记录;⑤ 监督设施及环境有无记录,内务管理是否符合相关标准,安全管理是否符合规定;⑥ 监督是否有试剂的采购和验收记录,试剂、校准品、质控品的失效是否按规定处理;⑦ 监督标本交接、查对、检验、保存是否按要求进行;⑧ 监督方法、开展新项目/换用新标准是否依据标准管理;⑨ 监督室间质评回报后有无分析报告等;⑩ 质量监督员不在岗时,可由其所在专业组长或指定人员替代其职能。

4.2.2.6 文件管理员:① 负责接收本组质量管理体系文件;② 协助质量负责人对质量体系文件进行受控等相关管理;③ 确保本专业组文件处于受控状态;④ 负责本专业组文件记录的保管及定期归档。

4.2.2.7 设备管理员:① 负责设备的验收、标识、建档;② 负责制定设备的检定校准计划并监督实施;③ 负责监督仪器设备维护保养工作;④ 负责办理仪器设备的维修、停用、报废手续;⑤ 负责协助科主任制定设备采购申请。

4.2.2.8 试剂耗材管理员:① 本组内所有试剂和耗材的管理;② 收集试剂耗材采购需求,核实试剂耗材存余量,提出采购申请;③ 与专业组组长一起负责试剂耗材的技术验收;④ 负责试剂耗材的核对、领取、保存;⑤ 定期核查,确保库房最小库存量并能满足检验工作需求。

4.2.2.9 信息管理员:① 负责实验室信息系统维护和技术支持;② 负责实验室信息系统使用人员培训考核;③ 负责仪器数据备份;④ 负责信息系统安全及应急预案的有效实施;⑤ 负责协助各专业组制定临时报告模板,并定期监督模板相关内容的有效性;⑥ 定期对检验数据传输的准确性进行验证。

4.2.2.10 安全员:① 在技术负责人领导下全面负责实验室的安全工作;② 负责编写实验室相关安全文件;③ 负责并执行对实验室生物安全风险评估工作,按要求配置相关生物安全工作的设备和必要的实验室环境;④ 负责对本组员工进行生物安全的培训、考核工作,对临时或季节性的传染病的检验诊断、标本的处理等进行控制和培训;⑤ 对实验室日常的消毒、隔离制度及执行情况进行监督检查,对医用废物及检验过的标本的处理进行监督检查;⑥ 负责实验室的安全工作进行监督检查,如水、电、门窗、设备等,及时发现安全隐患,及时纠正,避免安全事故的发生。

4.2.2.11 内审员:① 定期参加质量管理体系内部审核工作,定期对体系运作进行全面监督和评审;② 在内部审核中发现有不符合管理要求时,开具不符合项;③ 负责跟踪验证内审后制定纠正措施和预防措施,并进行有效性验证,确保不符合项已关闭。

注意:① 内审员需经过培训,如相关机构或本实验室组织的内审培训,取得相应资质或考核后符合要求,并对所需审核的专业有相应的工作经验;② 内审的跟踪验证应有内审员完成,而非质量负责人。

4.2.2.12 检验操作人员:① 负责处理交接班内容及日常标本的检验;② 室内质控图的绘制,

并配合组长做好室间质评的检验；③ 确保本组检验系统稳定并有效运行，其中包括仪器设备的维护保养、试剂准备、室内质控及失控的分析与处理；④ 参与本专业组 SOP 文件的编写和更新，确保文件的有效性；⑤ 参与专业组技术人员月度工作量统计并按时上报组长；⑥ 对患者相关的资料保密；⑦ 遵守科室各项规章制度，按规范流程操作，按时完成日常检验，确保标本检验过程中质量；⑧ 监控并记录实验室环境、设备的运行情况，如遇特殊情况（仪器报警、标本不合格、结果疑义等）及时向组长汇报；⑨ 负责专业组日常内务的整理，如实验台面的清洁、试剂及办公用品的领用；⑩ 执行相关质量改进措施，并及时向上级反馈质量体系运行的不符合项；⑪ 负责日常质量记录的整理与归档，包括仪器原始结果的打印和保存、仪器的使用记录、不合格标本记录、迟发标本记录、项目清单记录等，并与文件管理员做好交接工作。

4.3·职责、权限和相互关系

4.3.1　实验室根据内部的组织结构职能要求，配置合适的管理人员、技术人员和监督人员，并分别授予相应的权力、提供相应的资源，以确保其能有效履行实施、保持和改进管理体系的职责；建立人员和绩效的考评体系，接受评价和反馈信息，改进领导和管理体系的效率和有效性。

4.3.2　为保证实验室工作的正常运行，由实验室主任任命各级管理人员，同时为防止实验室在行政、技术、管理上出现真空，设置关键管理人员代理人，当实验室主任、实验室副主任、技术负责人、质量负责人、授权签字人任一或多个不在岗时，由其他人员代行职权。例如，可按以下顺序依次代行职权：

4.3.2.1　实验室主任任职权依次由实验室副主任、技术负责人、质量负责人代行。

4.3.2.2　技术负责人职权依次由实验室副主任主任、质量负责人代行。

4.3.2.3　质量负责人职权依次由实验室副主任、技术负责人代行。

4.3.2.4　授权签字人一人不在岗时，自动由相同专业其他授权签字人或主任指定人员代行职权。

4.3.2.5　上述中指定人员均不在岗时，由实验室主任提前指定其他人员代理行使缺失岗位职权。

注意：医学检验所实验室，宜参照本程序文件合理设置岗位及职责权限关系，在条件允许前提下，可 1 人承担多项职责，但需注意职责权限清晰明确。

5. 相关文件和记录

《实验室的组织和管理责任》《质量方针、目标及指标管理程序》《风险管理程序》《设施和环境管理程序（安全风险管理程序）》《设备管理程序》《试剂和耗材管理程序》《服务协议管理程序》《外部服务管理程序》《样本运送、接收和检验前处理程序》《室内质量控制程序》《室间质量评价程序》《投诉管理程序》《持续改进的管理程序》《实验室患者、用户和员工反馈管理程序》《管理评审程序》。

（邢晓光）

参考文献

[1] 中国合格评定国家认可委员会.医学实验室质量和能力认可准则：CNAS - CL02：2023 [S/OL]. (2023 - 06 - 01)[2023 - 09 - 26].https://www.cnas.org.cn/rkgf/sysrk/jbzz/2023/06/911424.shtml.

[2] 中国合格评定国家认可委员会.检测和校准实验室能力认可准则：CNAS - CL01[S/OL]. (2018 - 03 - 01)[2023 - 09 - 26]. https://www.gdifi.org.cn/u/cms/www/201902/221541044ubw.pdf.

[3] 中国合格评定国家认可委员会.医学实验室质量和能力认可评审工作指导书：CNAS - WI14 - 03D0[S/OL]. (2020 - 08 - 31)[2023 - 09 - 26].https://www.cnas.org.cn/sysrk/sysrkwjxz/sysrkpszlxz/2020/08/903646.shtml.

质量方针、目标及指标管理程序

文件编号：××××××	版本号：×	修订号：×
生效日期：××××年××月××日	发布部门：×××	
编写人：×××	审核人：×××	
批准人：×××	页码：第×页　共×页	

1. 目的

规定医学检验科制定和实施质量管理体系的质量方针、质量目标及质量指标的内容要求、相关人员职责及具体程序，保证质量方针、质量目标及质量指标的管理符合要求。

2. 适用范围

医学检验科制定和实施质量管理体系的质量方针、质量目标及质量指标管理的全过程。

3. 职责

3.1·医学检验科主任负责组织医学检验科管理层按照认可准则要求制定和实施质量管理体系的质量方针、质量目标及质量指标。

3.2·质量主管负责制定和实施质量管理体系的质量方针、质量目标及质量指标的具体工作，按照本程序规定的内容监督相关程序得到严格执行。

3.3·其他职能、专业组管理人员负责组织制定和实施本部门的质量目标、质量指标的具体工作。

3.4·医学检验科所有人员均应遵守本程序的规定，执行相关内容规定。

4. 程序内容

4.1·质量方针

4.1.1　质量方针是医学检验科质量体系总的质量宗旨和质量方向，指引本医学检验科开展质量管理的总原则，是建立质量管理体系的出发点。

4.1.2　医学检验科管理层应在质量方针中规定质量管理体系的目的，并确保质量方针满足：① 与组织的宗旨相适应；② 包含对良好职业行为、检验适合预期目的、符合要求及医学检验科服务质量的持续改进的承诺；③ 提供建立和评审质量目标的框架；④ 在组织内传达并得到理解；⑤ 持续适用性得到评审。

4.1.3　医学检验科主任组织医学检验科管理层讨论制定质量管理体系的质量方针并文件化，确保所有人员知晓质量方针的内容及其含义。

4.1.4　医学检验科质量方针及释义（示例）：医学检验科是为临床诊断和治疗提供客观的检验数据和咨询服务的临床检验科室，质量方针为：准确及时、诚信服务、规范管理、持续改进。

4.1.4.1　准确及时：医学检验科为服务对象提供申报批准开展的检验项目及出具临床检测报告。在规定的检测周期、报告发放等服务承诺范围内，提供临床生物化学检验、临床免疫学检验、临床微生物学检验、临床血液学检验、临床体液学检验、临床细胞学检验、临床分子生物学检验及其他检验工作，并提供相应的咨询和解释服务，最大程度地满足服务对象的需要。

4.1.4.2　诚信服务：医学检验科独立完成同等质量的检测，确保临床检验工作不受内、外不良因素的干扰和影响,确保检验工作的公正性、合法性、客观性和准确性。常规检验工作中遵循诚实守信、实事求是的原则,杜绝伪造、篡改检验数据及出具虚假报告,保证服务质量。

4.1.4.3　规范管理:医学检验科严格按照 CNAS - CL02:2023《医学医学检验科质量和能力认可准则》(ISO 15189:2022)标准建立全面质量管理体系,确保全体人员认真学习、理解、熟悉,并严格遵守该准则及质量体系文件内容,严格按照质量体系文件从事各种质量和技术活动以确保检验工作的质量和安全。确保全体人员遵守国家相关法律和法规及医院、科室各项规章制度,加强质量管理和安全管理工作,严格执行相关文件的规定,规范检验工作行为,确保医疗质量和安全。

4.1.4.4　持续改进:医学检验科严格按照质量体系文件进行工作检查,努力发现体系运行中存在的不符合,制定并严格执行纠正措施,保证体系有效运行和持续改进,确保工作质量持续提高,得到服务对象的认可。

4.2 · 质量目标

4.2.1　医学检验科管理层应在组织内的相关职能和层级上建立质量目标,包括满足用户需求和要求的目标。

4.2.2　质量目标应可测量并与质量方针一致。医学检验科管理层应确保落实质量管理体系的策划以满足要求和质量目标。

4.2.3　医学检验科管理层应确保在策划并改变质量管理体系时,维持其完整性。

4.2.4　质量目标是质量方针的具体化,是在一定的时间范围内或限定的范围内,所规定的与质量有关的预期应达到的具体要求、标准或结果。

4.2.5　质量目标要符合实际情况,不可过高或过低,是预期能达到的,且能反映医学检验科服务能力。

4.2.6　质量目标是与质量有关的目标,它是围绕质量方针展开的,与质量无关的目标不应写入质量目标中。

4.2.7　质量目标应量化、可考核,确定测量和考核周期。

4.2.8　医学检验科主任组织医学检验科管理层围绕质量方针确定质量目标并文件化,确保所有人员知晓质量目标的内容及其测量和考核要求。

4.2.9　医学检验科质量目标(示例)

4.2.9.1　医学检验科所有检验项目在相应的检测系统上完成检测,检验周期及报告发放等相关服务承诺内容的设定符合卫生行政主管部门及医院规定,符合率>98%。

4.2.9.2　为保证检验标本的质量满足检验要求,接收标本合格率>98%,检测标本合格率100%。

4.2.9.3　为保证检验结果的准确性,按相关规定完成室内质控,室内质控努力满足各专业检验项目质量目标,符合率>98.5%。

4.2.9.4　积极参加国家卫生健康委员会及所在省/市临床检验中心组织的室间质量评价、能力验证计划,或进行医学检验科间比对,符合率>98.5%。

4.2.9.5　发放检验报告单差错率控制在0.5‰以下。

4.2.9.6　及时关注服务对象满意度结果,积极制定有效措施予以改进,努力提高服务对象的满意度,最终实现满意度达到96%以上。

4.2.9.7　医学检验科就体系运行中的不符合及时、认真予以整改,在规定时间内完成不符合项整改,及时整改符合率>95%。

4.3·质量指标

4.3.1 质量指标的设立:医学检验科管理层应组织相关人员讨论决定所需设立的质量指标,以有效监控重点过程活动的关键环节,促进质量的保持与改进。质量指标设立至少应满足行业的最低要求,并依据科室自身的要求或需改进的要求,设立和增加质量指标。医学检验科应建立的质量指标包括但不限于以下几类。

4.3.1.1 检验前过程指标,如标本类型错误率、标本容器错误率、标本采集量错误率、血培养污染率、抗凝标本凝集率、检验前周转时间中位数。

4.3.1.2 检验过程指标,如室内质控项目开展率、室内质控项目变异系数不合格率、室间质评项目参加率、室间质评项目不合格率、医学检验科间比对率(用于无室间质评计划检验项目)、医学检验科内周转时间中位数。

4.3.1.3 检验后过程指标,如检验报告不正确率、危急值通报率、危急值通报及时率。

4.3.1.4 非检验程序指标,如医学检验科生物安全事件发生率等。

4.3.1.5 对患者医疗贡献的指标,如患者满意度、临床满意度。

4.3.2 质量指标的监控:对于设立的质量指标,医学检验科管理层应指定人员制定质量指标监控的文件化要求,以策划并监控质量指标。

4.3.3 质量指标的评估:医学检验科管理层应指定人员制定质量指标评估的文件化要求,按要求定期汇总评估质量指标整体监控情况。参见《质量指标的策划和评估程序》。

5. 相关文件

《质量指标的策划和评估程序》。

(王利新)

参考文献

[1] 中国合格评定国家认可委员会.医学实验室质量和能力认可准则:CNAS-CL02:2023［S/OL］.(2023-06-01)［2023-09-26］.https://www.cnas.org.cn/rkgf/sysrk/jbzz/2023/06/911424.shtml.

应对风险和改进机遇控制程序(风险管理程序)

文件编号:××××××		版本号:×	修订号:×
生效日期:××××年××月××日		发布部门:×××	
编写人:×××		审核人:×××	
批准人:×××		页码:第×页 共×页	

1. 目的

通过识别和应对风险及改进机遇,预防或减少实验室活动中的不利影响和潜在问题,确保检验结果的质量,提高用户的满意度。

2. 适用范围

适用于实验室所有活动的风险管理和改进机遇,覆盖检验全过程(包括生物安全、信息系统安全、质量指标监测等),也适用于遇到突发事件后的专项评估。

3. 职责

3.1·实验室主任:提供适当的资源和有能力的人员,系统地识别和应对患者医疗风险和改进机会。批准风险管理计划、实施应对风险和改进机遇措施及风险管理报告。

3.2·实验室管理层:定期策划(评审周期不超过12个月)识别风险和改进机遇的活动,针对风险和改进机遇采取相应的措施。包括:制定和实施风险管理计划;识别风险和改进机遇;制定风险可接受标准;评估和分析风险;采取风险应对和改进机遇的措施;实施风险管理评审;建立风险的监测程序。

3.3·各专业组长:负责结合专业特色,组织专业部门的风险评估的实施,并对识别出的风险点进行监控和对控制计划的具体实施,同时记录评审过程中采取的任何决策和措施。

3.4·实验室员工:参与识别和应对风险和改进机遇,动态监控风险管理过程。

3.5·质量监督员:负责日常风险管理活动的监督,并对控制措施的有效性加以评估。

4. 程序

实验室应建立风险管理程序,用于识别与其检验和服务相关的危险,估计和评价相关风险,同时控制这些风险,并监控控制措施的有效性。风险管理程序应包括:风险管理计划、风险分析、风险评价、风险控制、风险管理评审、风险监控。

4.1·风险管理计划

4.1.1 通用要求。实验室应策划年度的风险管理活动,并制定风险管理计划。风险管理计划应规定风险分析的范围、分配职责和权限,明确风险管理评审,规定可接受风险的准则,明确验证、风险监控和文件化要求。

4.1.2 计划范围。计划范围包括实验室的所有部门、实验室涉及的所有活动、检验所涉及的检测系统,以及检验前、中、后过程。针对某一部门(如生化组),某一检验过程(如标本采集),某一检测系统(如血液分析仪),实施一个或多个风险管理计划。应在已有的管理体系中纳入的风险管理要求。检验相关的风险宜参考:检验质量规范(如 WS/T 406,WS/T 494,WS/T 804,WS/T 805,WS/T 806,WS/T 804,WS/T 661)、医学决定水平和危急值、患者群体特征(如成年人、儿童、孕妇等)、测量系统的可靠性和测量不确定度、性能特征(精密度、偏倚、特异性等)、检验前与患者的接触(如 WS/T 661)、检验结果的临床用途(如筛查、诊断、确认试验)。

4.1.3 计划内容。每个风险管理计划应包括:① 对实验室活动、涉及医疗器械及计划范围内相关检验前、检验后环节的描述;② 主任、组长、员工等参与人员的职责和权限分配;③ 风险管理活动的评审要求(见本程序 4.4 要求);④ 依据政策、制度、行业现况(如适用临床检验标准、当前检验技术水平、调查或研究数据)和历史状态,规定实验室各项活动中风险点的单项风险和总风险的可接受性标准,单项风险一般为低风险,总风险一般为中风险<15 项,高风险<5 项;⑤ 风险控制措施的验证和监控活动。

4.1.4 计划修订。如果发生能影响风险评估的重大变化,应更新计划。影响风险评估重大变化的情况有:实验室环境改造;引入新的制度、程序或工作流程;引进新设备,包括实验室信息系统;引进新的检验或服务;供应商变更;开发实验室自建检验项目;可能影响患者安全相关特性的任何变化;用户期望和机构战略的变化。

4.1.5 风险管理文件。建立并维持风险管理文件。风险管理文件可以是电子文件或软件系统,都应可追溯每个已识别的风险,用以分析风险、评价风险、实施和验证风险控制措施、评估剩余风险的可接受性等内容。

4.2·风险评估:包括风险分析和风险评价的全过程。

4.2.1 风险分析指系统地使用现有信息来识别危险和评估风险。风险分析的信息或数据,可包括但不限于:① 室间质量评价结果;② 不良事件的调查分析;③ 不符合报告;④ 实验室用户的反馈和投诉;⑤ 质量指标监测结果;⑥ 医疗器械的性能和可靠性规范;⑦ 文献、专家共识、实践指南、行业标准。常见风险的识别示例见表1。

表1 典型风险的识别示例

风险类型	实验室活动	危险情况示例
安全相关特性	检验程序性能特征 试剂稳定性 仪器运行环境 医疗器械	检测的假阴性结果,不正确的参考区间 不适当的温、湿度和贮存时间 断电和电源变化的影响,温、湿度和振动的影响 用户界面使用错误,特殊培训要求,操作易受人为因素影响,配件使用寿命影响
危险	对患者的危险 故障状态的危险 正确使用的危险 操作者相关的危险 检测过程的危险 信息系统的危险	错误或延迟的检验结果对患者的危险 批间不一致性,试剂不稳定,仪器故障 样品基质中干扰因素的影响,分析物的异质性,定性检验的假阴性和假阳性 违规操作,试剂加样错误,遗漏样本检测 不合格样本,检测错误,样本量不足 数据传输错误
危险情况	错误和延迟的结果	胸痛患者假的正常水平的肌钙蛋白结果,患者实际低血糖时假性升高的血糖结果,他人结果误为当前患者结果
潜在危险情况	检验前过程 检验过程 检验后过程	患者身份识别错误,患者准备不正确,采血操作不正确,采集时机不正确,运输条件不正确 质控失控,人为差错,报告延迟 结果转录不正确,报告有歧义,缺失结果解释局限性的信息,危急值未报告

4.2.1.1 可采用鱼骨图方式,从人、机、料、法、环、信等方面识别整个检验过程所有潜在的风险因素。通过头脑风暴找出产生风险的所有可能原因或影响因素,并进行归类整理,选取重要因素。

4.2.1.1.1　风险因素识别内容可参考：① 人员：专业能力、学习能力、资质及工作经验、培训效果、岗位胜任情况等；② 仪器：性能变更验证、供应商变更、周期性校准、故障维修、维护保养等；③ 试剂和耗材：厂家工艺变更、供应商变更、质量标准提高、运输条件、验收检验、贮存方式、危化品使用等；④ 环境：温、湿度，区域划分，通风，遮光照明，贮存空间，电磁干扰等；⑤ 检测方法：SOP执行情况、检测流程变更、IQC、EQA等；⑥ 信息系统：职责、权限、系统管理、数据安全等。

4.2.1.1.2　绘制鱼骨图时先填写鱼头，画出主骨及大骨，填写大要因，再画出中骨和小骨，填写中小要因，后用特殊符号识别重要因素，参见图1。

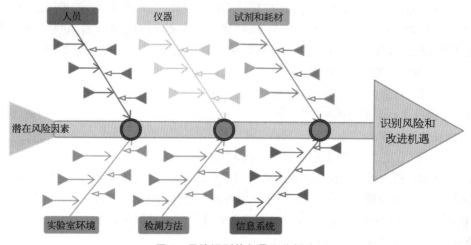

图 1　风险识别的鱼骨图分析法

4.2.1.2　风险分析必须基于事实、理论。提出的风险应该进行分类，并列举出产生这些风险的原因有哪些。参考相关的文献资料、医疗差错、临床和患者投诉等信息得出的具有依据的结论。各个专业进行的风险分析应形成记录，引用的文献资料应能够得到证实。

4.2.1.3　识别危险和评估风险的方法既可以是定量的，也可以是定性的。有适当的数据时，优先进行定量风险评价。如果没有适当的数据，可采用风险评价的定性方法。

4.2.1.4　风险评价，可采用三区域的风险矩阵（表2）。

表 2　三区域的风险矩阵

风险矩阵图		总体危害概率				
		不太可能 (1)	极少 (2)	偶尔 (3)	很大可能 (4)	频繁 (5)
危害的严重程度	致命的(5)					
	严重的(4)					
	显著的(3)					
	微不足道的(2)					
	可忽略的(1)					

▨ =广泛可接受的风险
▧ =如果风险尽可能降低，则可接受风险
■ =不可接受的风险

4.2.1.5 风险评价可利用潜在失效与效应分析方法,确定某一风险的严重度(severity,S)、发生频率(occurrence,O)、检出度(detection,D),计算风险系数(risk priority number,RPN)值。RPN＝S×O×D,通过RPN可进一步确定风险的结果。

4.2.1.5.1 严重度(S):指某项风险发生时产生影响的严重程度。危害的严重程度分为1～10个等级,1代表没有问题,10代表非常严重,如表3所示。

表3 危害严重程度分级

等级	严重程度	检测过程中出现的问题	对疾病诊断的重要性
1	无影响	没有问题	对疾病诊断及辅助诊断没有用
2	很轻微	基本没有问题	对疾病诊断及辅助诊断可有可无
3	轻微	可以被员工解决的小问题	对疾病诊断及辅助诊断有点用
4	较轻微	员工需要费劲解决的问题	对25%及以下疾病有辅助诊断作用
5	一般	可以被资深老员工解决的问题	对25%～50%疾病有辅助诊断作用
6	一般严重	可以被组长解决的问题	对50%～75%疾病有辅助诊断作用
7	较严重	可以被工程师解决的问题	对75%～100%疾病有辅助诊断作用
8	很严重	会影响出检验报告单的问题	对小部分疾病诊断有作用
9	致命错误	出现检验报告单发不了的问题	对大多数疾病诊断的意义很大
10	死亡危险	出现永久或危及生命的问题	对90%以上的疾病有诊断作用

4.2.1.5.2 发生频率(O):指某项风险的发生概率。以1～10级分类,1代表基本未发生过,10代表每日发生几次,如表4所示。

表4 危害发生率分级

等级	可能性	检验结果发生错误检测的概率
1	极低的	基本未发生过
2	较低的	平均发生每年少于一次
3	低的	每年发生一次
4	一般的	每年发生几次
5	中等的	每月发生一次
6	常见的	每月发生几次
7	高的	每周发生一次
8	较高的	每周发生几次
9	很高的	每日发生一次
10	极高的	每日发生几次

4.2.1.5.3 检出度(D):指当某项风险发生时,根据现有的控制手段及检测方法,能准确识别出的概率。根据危害被发现的可能性分成10级,1级代表检出率很高,10级代表基本不能检出,如表5所示。

4.2.1.5.4 风险可接受程度:根据RPN将风险分为3个等级:① 不可接受风险;② 需采取措施降低的风险;③ 可忽略风险。风险分析可由多名人员分别完成,再统计其平均值,最后通过计算判断其风险可接受性。如表6所示。

表5　危害检出率分级

等级	检出度	危害被探测到的概率	等级	检出度	危害被探测到的概率
1	肯定的	0.000 01	6	低的	0.005
2	极高的	0.000 05	7	极低的	0.01
3	高的	0.000 1	8	不可能的	0.05
4	中高的	0.000 5	9	几乎不可能	0.1
5	中等的	0.001	10	几乎不确定的	0.5

表6　风险接受程度判定标准

风险接受描述	图类	RPN
不可接受风险		$100 < R \leqslant 1\,000$
需采取措施降低风险		$50 < R \leqslant 100$
可忽略的风险		$R \leqslant 50$

4.2.1.5.5　风险控制优先级(action priority, AP)。为避免不同风险的 RPN 值等同,无法确定风险控制的优先级,实验室风险评估应引入优先级概念,根据 S、O、D 值的权重来区分优先级,例如可采取 S×O、S×D、O×D 不同模型进行风险评估。通常情况下,相同 RPN 水平时实验室应优先处理严重度较高的风险点。

4.2.2　风险评价

4.2.2.1　将风险分析结果和风险可接受性准则进行比较的过程,以确定风险的可接受性(表7)。从表7中可见,采集技术和标本复检 RPN 值大于 100 不可接受,应采取控制措施。

表7　风险评价示例

实验室活动	可能存在风险的环节	质量、技术或安全风险	严重程度	潜在原因	发生率	预防措施	检出概率	RPN	控制措施
标本采集	采集技术,部分人员采样技术一般、工作责任心不强、服务态度不佳等	影响标本的质量及检验结果,影响患者就医体验	5	培训和考核不到位	4	培训标本采集技术并考核,加强医德医风建设	6	240 不可接受	加强员工培训和考核,记录标本采集人员引起的不合格标本,记录患者投诉或抱怨
	身份确认,未正确识别患者身份	影响检验结果,误导临床诊疗	7	未采用两种方式进行患者信息核对	1	严格落实患者身份查对制度	5	35	无
检验过程	参考区间,适用临床需求,定期进行评审和验证	参考区间可能误导对患者个体的解释	2	设置不正确,影响临床决策。更换试剂、仪器后,应定期评估	2	员工能力水平有限,临床沟通不足	2	8	无

（续表）

实验室活动	可能存在风险的环节	质量、技术或安全风险	严重程度	潜在原因	发生率	预防措施	检出概率	RPN	控制措施
检验后过程	标本复检，根据SOP，对触发复检规则的结果进行复核	工作人员未对异常结果复核，能力有限未正确报告	6	异常结果未复核，影响结果质量	3	员工技术水平不行，责任心不到位	5	150 不可接受	智能审核系统设置自动审核规则，异常结果报警，加强员工培训和考核
	报告时间，承诺时间内报告检验结果	结果报告不及时	2	仪器故障、标本量多可能造成报告不及时，影响患者诊疗	2	工作太忙，责任心不足	4	16	无

4.2.2.2　风险可接受性标准：基于适当的法律及法规要求；适用的安全标准和相关的医学实践标准；基于收益-风险收益制定的实验室程序。

4.2.2.3　如果风险已被最小化，该矩阵可进一步细分为多个区域，显示哪些风险被认为是可忽略的，哪些风险是可接受的。

4.3·风险控制

4.3.1　风险控制选项。实验室应确定、实施和验证风险控制措施，通常包括规避风险、增加风险、消除风险源、改变风险发生的可能性、改变风险发生的可能后果、转移风险、分担风险、保留风险等。依据风险的严重程度，必要时作为改进机遇启动持续改进活动。对于可接受风险，只对其进行监控，将风险降低到可接受的水平，风险控制措施能减轻危害的严重程度，降低发生危害的可能性，或者两者兼而有之。

4.3.2　风险控制验证。应对每项风险控制措施的正确实施进行验证；应验证风险控制措施的有效性；有效性验证可作为确认活动的一部分而进行。

4.3.3　风险控制措施产生的风险。应评审风险控制措施是否会引入新的危害或者危险情况；对之前确定的危险情况估计的风险是否会受风险控制措施引入的影响。任何新的或增加的风险均要求进行再次的风险分析、评价和控制。评审结果应在风险管理文件中记录（表8）。

表8　采取控制措施后的评价示例

采取风险控制措施	可能存在风险的环节	质量、技术或安全风险	风险再评价				
			严重程度	发生率	检出概率	RPN	风险程度
采集人员教育培训计划	培训内容与临床脱节，部分人员参与次数较少，个性化操作指导不足	采集人员技术能力，影响标本采集质量	3	2	3	18	可忽略的风险
样本采集质量指标监测	患者投诉或抱怨记录不全，未定期调查患者满意度，不合格监测数据未及时分析	未及时识别标本采集相关改进机遇	2	3	2	12	可忽略的风险

（续表）

采取风险控制措施	可能存在风险的环节	质量、技术或安全风险	风险再评价				
			严重程度	发生率	检出概率	RPN	风险程度
血液分析仪应用自动审核	规则设置不合理导致错审、漏审，未定期验证规则的有效性，规则更新时未进行测试	影响检验结果审核的质量和效率	5	4	6	120	不可接受风险
人员的形态学培训和考核	未定期进行人员形态学图形和标本的比对考核，未更新专业书籍和图片库	影响形态学复检质量，影响检验结果质量	4	2	3	24	可忽略的风险

4.3.4　剩余风险评价。实施风险控制措施后，应使用批准的风险可接受性准则对剩余风险进行评价，记录评价结果。如果使用这些准则判断剩余风险为不可接受，应考虑采用进一步的风险控制选项，如降低风险不可行，实验室可开展剩余风险的风险-受益分析，以决定是否继续开发或实施该检验或服务。对于被判定为可接受的剩余风险，实验室应确定需要向预期接受者传达的信息，以披露剩余风险。披露剩余风险相关的沟通记录应保留在风险管理文件中。

4.3.5　识别和应对改进机遇。识别改进机遇见 4.5.2 和 4.5.3 部分。如表 8 结果显示，血液分析仪应用自动审核仍然存在不可接受的风险，识别作为改进机遇，启动专项的质量持续改进活动。应对改进机遇可以提高管理体系的有效性，实现改进结果及防止不利影响。例如自动审核的实施路径和改进措施，可包括：① 数据准备，包括项目启动、流程分析、收集数据和规则逻辑；② 软件选择，主要有 LIS、仪器和中间件的选择；③ 成功实施，首先要明确从哪里开始实施，其次是质量管理、测试计划、风险管理和用户培训；④ 持续改进，包括监管要求、细节关注和持续质量改进。通过应对机遇的改进措施，可实现可靠的自动审核功能。

4.3.6　受益-风险分析。可通过对相关临床证据的分析，确定预期用途的医疗受益是否超过剩余风险。该分析可在单个剩余风险或总剩余风险的水平上进行。如证明受益大于剩余风险，则该风险可接受。实验室应确定披露剩余风险所需信息。如果证据不支持医疗受益大于剩余风险，则该风险不可接受。应记录受益-风险分析的结果及向预期接受者披露的信息。

4.4·风险管理评审

4.4.1　风险控制的完成。实验室应定期对整个风险管理过程进行全面评审，将风险评审结果输入到年度的管理评审。应确保风险管理计划已适当实施；已考虑所有已识别的潜在危险情况的风险；总剩余风险可接受；采用适当的方法获取监控风险所需信息。

4.4.2　总剩余风险评价

4.4.2.1　对与检验或服务相关的已知危险情况逐个进行评估，并在确定的风险控制措施得到实施和验证之后，实验室应考虑单个剩余风险的综合影响，并使用风险管理计划中制定的准则确定每项检验或服务的总剩余风险是否可接受。

4.4.2.2　如果根据风险管理计划中确定的准则判断总剩余风险不可接受，实验室可进行风险-受益分析，以确定预期用途的医疗受益是否超过总剩余风险。

4.4.2.3　如果临床证据支持医疗受益大于总剩余风险，则总剩余风险可被判定为可接受。否则，总体剩余风险仍不可接受。

4.4.2.4 对被判断为可接受的总剩余风险,实验室应确定向医务人员披露总剩余风险所需的信息。披露总剩余风险信息的沟通记录应保存在风险管理文件中。

4.4.3 风险管理报告。全面风险管理评审的结果应在风险管理报告中记录,包括:风险管理计划完成情况;确认剩余风险的可接受性。风险管理报告应由实验室主任批准。

4.5·风险监控、分析和控制活动

4.5.1 监督程序

4.5.1.1 实验室应建立、文件化并维持适当的程序,以收集、评审和分析与检验前、检验和检验后过程相关的风险信息。

4.5.1.2 实验室建立监督系统时宜考虑:① 收集和处理由实验室、临床、医疗器械制造商或负责设备安装和维护人员产生的相关信息;② 新的或修订的医疗法规和标准。

4.5.1.3 宜建立基于风险的警报和触发机制,以确保对已确定的不良事件或变化趋势作出及时响应。

4.5.1.4 应对收集的风险监控信息进行评价,以确保风险控制维持有效,风险维持可接受。尤其是实验室应确定是否存在以下情况:可能已经发生意外失效模式、使用错误、危险、危险情况或危害;可能存在以前未被识别的潜在事件发生的可能性;危险情况产生的估计风险已不再可接受。

4.5.1.5 如果出现 4.5.1.4 任何一种情况:① 应评价是否需要应急措施以减少患者或用户面临的风险,如果是,实验室应启动适当措施应对风险;② 应对前期实施的风险管理活动的影响进行评价,并作为风险管理过程的输入;③ 应对检验或服务的风险管理文件进行评审,如果剩余风险或其可接受性发生变化,则应评价对先前实施的风险控制措施的影响。评价的结果应在风险管理文件中记录。

4.5.2 风险监测信息的内部来源,可包括:① 性能评价资料;② 质量控制数据;③ 偶发事件报告;④ 投诉、不符合或纠正措施;⑤ 内部审核。

4.5.3 风险监测信息的外部来源,可包括:① 室间质量评价;② 医生或患者投诉;③ 制造商通告;④ 监管机构;⑤ 不良事件报告;⑥ 文献资料;⑦ 认可机构检查。

4.5.4 降低风险的应急措施。如果发现检验结果对患者的风险不可接受,实验室应根据风险程度采取应急措施。应急措施还可包括调查以确定根本原因和风险再评估。减少风险的措施可包括但不限于:① 警告相关的医务人员注意错误结果;② 如可能,复查并修改报告,对错误结果进行更正;③ 告知医务人员诊断性能的改变;④ 更新并发布修订后的参考区间;⑤ 风险的原因得到纠正前,暂停进一步检验;⑥ 通知制造商有临床影响的故障、使用错误或器械设计或标记缺陷;⑦ 适当时,向管理部门报告不良事件或严重偶发事件。

5. 相关文件和记录

《质量方针、目标及指标管理程序》《室间质量评价程序》《投诉管理程序》《不符合工作的管理程序》《内部审核程序》《管理评审程序》《风险管理计划》《风险评价表》《剩余风险评价表》《风险管理报告》《风险监测表》。

(杨大千　陈　勋)

参考文献

[1] 中国合格评定国家认可委员会.医学实验室质量和能力认可准则:CNAS-CL02:2023 [S/OL]. (2023-06-01)[2023-09-

26].https：//www.cnas.org.cn/rkgf/sysrk/jbzz/2023/06/911424.shtml.

［2］中国合格评定国家认可委员会.实验室风险管理指南：CNAS－TRL－022：2023［S/OL］.（2023－03－20）［2023－09－26］.https：//www.cnas.org.cn/rkgf/sysrk/jsbg/2023/03/910955.shtml.

［3］Jayamani J，Janardan CC，Appan SV，et al. A Practical Tool for Risk Management in Clinical Laboratories［J］. Cureus，2022，14（12）：e32774.

人员管理程序

文件编号：××××××	版本号：×	修订号：×
生效日期：×××年××月××日	发布部门：×××	
编写人：×××	审核人：×××	
批准人：×××	页码：第×页　共×页	

1. 目的

制定程序科学地对人力资源进行合理配置、开发和管理，通过采取培训、评估、授权等一系列手段，为实验室每一位人员找到一个能充分发挥其潜能的岗位。建设一支强有力的学习型的团队，为实验室的服务对象提供高效而优质的服务。

2. 适用范围

适于检验科全科人员。

3. 职责

检验科主任负责岗位设置和人员调配、权限设置和授权；负责新员工岗前介绍、组织实施新员工的岗前培训；负责人员培训及组织能力评估；负责继续教育计划的制定与实施；负责人员档案的建立与管理。

4. 程序内容

4.1·检验科管理层的建立

4.1.1　检验科管理层是全科的领导者和管理者，由主任、副主任组成。检验科主任负责科室全面工作。检验科主任的领导下，副主任、质量管理员、技术负责人各司其职，通过直接管理和相互协作保证科室的质量管理体系有效运行。

4.1.2　检验科主任应依据医院可持续发展的战略目标，对实验室人力资源的总量、素质和结构进行规划，系统配置，确保实验室有足够数量称职及可利用的人员执行实验室活动。同时确保所有可能影响实验室活动的外部或内部人员具备胜任岗位工作的能力，其行为应符合伦理、公正性要求，并遵循实验室管理体系要求。

4.1.3　检验科管理层应向实验室人员传达满足用户需求和准则文件要求的重要性。

4.1.4　检验科管理层应制定计划，向员工介绍实验室的组织架构、即将工作的部门或地区、雇用条件和合约、人员设施、健康和安全要求及职业卫生服务。

4.2·技术负责人应建立各岗位人员资质及能力的要求，包括学历、资质、培训、再培训、技术知识及技能的要求。

4.2.1　实验室主任：由医院人事部门任命，院长授权；熟悉并遵守国家相关法律法规、行业管理政策和条例；较强的组织管理能力和敬业精神；具备相应的专业背景并符合医院相关要求；熟悉医学检验相关的技术规范。

4.2.2　技术负责人：由检验科主任任命、授权；中级及以上专业技术职称；医学检验专业3年及以上工作经历；掌握技术方面的知识；有较强的处理技术问题的能力。

4.2.3　质量监督员：由检验科主任任命、授权；具备医学检验专业背景或相关专业背景经过医学检验培训及工作经历;掌握本专业检验技术、室内质量控制相关知识,具备失控分析、纠正措施的制定及纠正措施有效性验证的能力,熟悉相关标准、规范。

4.2.4 认可项目的授权签字人:具有医学检验专业中级及以上专业技术职称;具有申请授权签字领域 3 年及以上工作经历;熟悉技术及质量管理方面的知识;具备本专业检验技术能力,熟悉相关标准、规范。

4.2.5 专业组长:掌握本专业相关专业知识,熟悉本专业领域的技术规范及 SOP;熟悉本专业各项目的检验操作;熟悉本专业关键设备的校准规范;熟悉本专业设备的维护保养;具备不符合项原因分析及纠正措施制定的能力;具备一定的统筹协调、组织管理能力。

4.2.6 特殊岗位:① 从事 HIV 抗体筛查、产前筛查、新生儿疾病筛查、分子生物学检测等工作的人员应取得相关规范要求的资质;② 从事辨色相关检验项目的人员(如细胞形态学检验、微生物学检验、流式细胞检验、组织病理、细胞病理、免疫组化染色等)不应有颜色视觉障碍;③ 从事基因变异检测报告签发人员应有参加相关领域的培训或学术交流等继续教育活动,熟悉行业规范、指南及专家共识,了解基因突变检测技术和临床应用的最新进展。

4.3·实验室主任应配置足够数量且具备能力要求实验室人员,实验人员数量应与从事的实验活动相匹配。

4.4·无论实验室内部还是外部人员在从事与实验室相关的活动前都应做出书面的公正性承诺,活动期间其行为也应符合伦理要求,其行为应符合实验室的质量管理体系的要求。实验室外部人员包括:LIS 工程师、设备校准工程师、样本运送人员、实验室外的 POCT 操作人员、委托检验人员、顾问等。

4.5·实验室主任应在新员工入职前,传达满足用户需求、要求及满足实验室质量体系的重要性。

4.6·岗前介绍:新员工入职前,应向新员工介绍实验室组织架构、即将就任的工作岗位、聘用条件及聘用期限、工作待遇、请假及辞职程序等合约相关内容,以及人员设施的使用、健康要求、实验室安全要求及体检事宜,并保存记录。

4.7·人员培训与能力评估

4.7.1 岗前培训:新员工入职后,在从事检测工作前,应组织即将工作的岗位所在专业组组长、LIS 管理员、生物安全员、科室秘书等对其进行岗前培训。培训内容包括:医德医风、医院管理制度、科室管理制度、质量方针及质量指标、质量管理体系、所分派的工作(包括操作、设备维护保养、质量控制等)、使用权限内的实验室信息系统的使用及信息系统应急预案、安全风险评估与控制、安全事件的应急预案(包括职业暴露处置程序)、患者信息保密及检后样本用于科研相关的伦理。

4.7.2 人员再培训:新入职员工在进行岗前培训后,经能力评估不合格时,应进行组织对其进行能力不合格部分的再培训及再评估。当检验程序发生变化或使用新的检验技术前,专业组长应组织对所涉及的工作人员进行相应的培训。

4.8·能力评估

4.8.1 能力评估范围:检测操作、设备操作、设备维护保养、LIS 使用、报告审核、质量控制。

4.8.2 能力评估时机:① 新员工入职,在从事检测活动前;② 当岗位变更、使用新方法新技术、检验程序变更、设备变更、检验程序升级时,原岗位员工应进行再培训后。

4.8.3　能力评估频率：新员工能力评估频率,除从事高复杂程度检验外,最好是每年一次,从事高复杂程度检验岗位(如形态学检验、微生物检验、质谱、流式细胞分析)的新员工应在上岗最初的 6 个月内进行 2 次能力评估。

4.8.4　应根据不同的岗位设计能力评估程序及能力评估合格标准。能力评估可以使用以下任何组合方式：① 对测量活动直接观察；② 核查测量结果报告和记录；③ 核查工作记录；④ 评估解决问题的能力；⑤ 检测专门提供的样品,例如以前检查过的样品、实验室间比较材料或分离样品。

4.8.5　能力评估的实施：LIS 的能力评估由 LIS 管理员实施。室内质量控制、检验程序操作、设备操作及维护保养、检验结果审核能力由专业组长实施。职业暴露等安全应急处置能力由安全员实施。专业组长应汇总员工能力评估记录,交给检验科主任审核。

4.9·授权：实验室需要授权的权限包括方法选择、开发、修改、确认及验证,结果审核、发布及报告,检验项目操作及检测设备使用的权限,LIS 的权限等。实验室主任应在员工培训后经能力评估合格,对其进行相应的权限授权。

4.10·继续教育

4.10.1　应在每年年初制定继续教育培训计划,应对不同岗位、不同职称的人员分别进行不同的专业知识要求、标准化知识、质量控制和管理知识的培训,并在每年年底对继续教育实施效果进行评估。继续教育方式可以是：

4.10.1.1　采用本检验科科内培训和外派培训等多种方式对所有人员进行继续教育。

4.10.1.2　安排人员参加医院或大学组织的专题讲座或学术报告。

4.10.1.3　安排人员参加由省/市医学会等单位组织的专题讲座或学术报告。

4.10.1.4　向医院申请并安排人员外出参加各类专业学术交流会、研讨会。

4.10.1.5　向医院申请并安排人员外出专业技术学习、进修培训。

4.10.1.6　业余时间参加与专业有关的培训学习班或成人教育。

4.10.1.7　科内定期举行专题讲座、专项培训或技术交流、座谈会、标准和规程应用研讨会等业务学习活动,互传互授相关知识和技术。

4.10.2　实验室应保存进行各类培训后的考核记录：参加本市医学会和外出学习、培训、进修人员,培训结束后应向检验科负责人汇报并上交相关资料存档,必要时举办讲座传授新知识新进展,并记入个人技术档案；检验科组织的内部培训,按培训计划进行年度考核并记录存档。

4.10.3　检验科应鼓励员工参加本专业或其他专业的相关学术活动,以学习不断发展和更新的医学检验理论和技术。科内培训要求全员参加(除值班者以外)。外出参加学术交流及培训学习班由科主任派遣,派出人填写《检验科人员继续教育记录》,并向技术管理组备案。

4.11·员工记录

4.11.1　应保存全体人员相关教育和专业资质、培训、经历和能力评估的记录。这些记录应随时可供相关人员利用,并应包括(但不限于)以下内容：① 岗位要求；② 教育和专业资质；证书或执照的复件(适用时)；③ 以前的工作经历；④ 岗位描述；⑤ 培训及再培训记录(包括新岗位的岗前培训,能力评估不合格后、检验程序或设备更换后的再培训)；⑥ 所有的能力评估记录；⑦ 岗位授权记录。

4.11.2　以上记录应放置在科室档案室,由文档管理员保管,在需要时可以获取。当记录有新增或有变化,当事人应联系文档管理员变更。

5. 相关文件和记录

《数据控制和信息管理程序》《继续教育计划》《检验科员工能力评估报告》《检验科人员继续教育记录》《授权书》《培训记录表》《表现评估记录表》。

(刁奇志)

参考文献

[1] 中国合格评定国家认可委员会.医学实验室质量和能力认可准则：CNAS‐CL02：2023［S/OL］.（2023‐06‐01）［2023‐09‐26］.https://www.cnas.org.cn/rkgf/sysrk/jbzz/2023/06/911424.shtml.

设施和环境管理程序

文件编号：××××××	版本号：×	修订号：×
生效日期：××××年××月××日	发布部门：实验室	
编写人：×××	审核人：×××	
批准人：实验室主任	页码：第×页 共×页	

1. 目的

本程序旨在确保实验室的设施和环境条件满足实验室工作和安全的活动,不影响工作质量、质量控制程序、人员安全和对患者的医护服务,并维持实验室资源有效及可靠,包括 POCT。

2. 适用范围

本程序适用于所有涉及处理、检验和保存样本等的设施和环境的控制。

3. 职责

3.1·实验室主任负责工作空间和资源的满足。

3.2·安全管理组负责监督与生物安全有关的设施和环境,负责设施和环境条件的监控。

3.3·质量监督组负责实验室环境设施的监督和管理。

3.4·信息管理组负责实验室大型计算机系统的管理和维护。

3.5·专业组负责生物垃圾的清理及生物垃圾的交接处理。

3.6·设备管理组负责科室内部电源插座、电线、UPS、接地等安全检查。

4. 程序内容

实验室应有保证开展工作的空间,且不影响工作质量、质量控制程序、人员安全和对患者的医护服务,实验室的设计与环境应适合所从事的工作,包括 POCT。

4.1·实验室空间布局要求

4.1.1 实验室将样本接收区、检测区、管理区和样本废弃区分开管理。每个区域应有足够的空间方便工作及工作人员通行,包括大型设备周围有空间以便于维护人员工作。工作区邻近(但应有效分隔)设计适宜,以安全、保险地存放样本、化学品、记录及用于垃圾和特定的检测废物在处置前的存放,防止交叉污染。

4.1.2 实验室内缓冲区设有洗手池,水龙头宜为自动感应的,洗手池旁安装烘手器。缓冲区内放置衣柜和挂衣钩,供更换衣物用。工作人员离开工作区域时,不得将工作服和其他物品带出缓冲区,缓冲间通向实验室和洁净区的门不可以同时开启。实验室区域外有供实验室人员休息的场所,有淋浴设施、饮水机、衣柜等,有员工学习的会议室、学习室。

4.1.3 实验室地板和楼梯要防滑,桌面和地面防腐蚀;实验室各出入门和窗应装有自动闭门器,所有进入实验室的门与地面的交接的部分都要有密封装置;实验室配有供电备用系统,重要设备需要配备 UPS,并需要定期检查确认供电系统能否正常使用;实验室要在操作刺激或腐蚀性等物质 30 m 内装洗眼装置,如实验室是开放大实验室,应装有紧急喷淋装置,并需要定期核查维护来保证正常使用。

4.1.4 实验室需提供相应的存储空间和条件以确保样本、文件、档案、设备、试剂、实验室必需品、记录与结果的持续完整性。实验室的试剂冷库、冰箱及检测后样品储存室,满足标本、试剂及耗材的储存需求;对于没有管盖保存的样品,需用保鲜膜封口,直立于保鲜盒中泡沫架保存,避免泄漏及交叉污染。

4.1.5　对于有可能引起机械损伤、造成人身及财产安全的有关仪器设备和检验装置采取有效的防护和隔离措施,并有醒目的警示标志或文字,如 CO_2 钢瓶、乙炔钢瓶等装有气体钢瓶都要有固定装置,防止钢瓶倾倒发生危险;乙炔等气体装上报警装置防止气体大范围泄漏发生危险。操作人员必须严格按照有关设备的标准操作程序进行操作,非有关操作人员未经允许不得进入这些专门的工作区域。

4.1.6　实验室内要有足够的防火设施:在实验室外和实验室内装警报器、各个区域根据要求装烟感器、灭火器、应急灯等,消防器材要有明确的标示便于寻找;实验室安全出口、应急出口等有明确的标示,并有夜明效果,逃生通道及各出口不可堆放杂物。

4.1.7　实验室应根据检验工作的需要,提出有关安全接地、屏蔽接地等接地系统的要求,实验室的仪器在使用之前、后期维修或有问题发生之后要充分确认接地装置和漏电装置,必要时须对系统进行测试,实验室操作人员必须严格按照有关标准操作程序进行操作,使用前须对设备和防触电设施进行检查。

4.1.8　实验室涉及接收、处理、检测、储存等生物危害样本及生物垃圾房,应配备足量的紫外灯,以保证杀菌效果,并定期检测紫外灯的消毒有效性。

4.1.9　实验室设置独立的样本采集区域,每个采血位设置独立隔断,保护患者隐私,空间足够容纳适当的陪护人员,设置残疾人通道,方便患者;等候区与采集区为独立空间,等候区设置采血叫号系统,减少患者排队等待时间;采集区配备用于患者和员工的急救物品,包括除颤仪、晕血、晕针等急救用品。卫生间内设置置物板及留取告知示意图,方便患者尿、便样品留取。

4.2·实验室环境要求

4.2.1　照明:实验室所有区域的照明光线良好,房间和走廊不应有黑暗和照明不良的角落,日光灯与实验室台平行,光线色彩和谐。

4.2.2　温度和湿度:实验室内温度和湿度设置要保证仪器设备的安全正常运行,每个区域根据设备说明书、实验过程要求的规定,确定相应的环境条件,并监测、控制及记录环境条件。填写《环境温湿度记录表》,当环境温、湿度发生失控时,要采取纠正及纠正措施。

4.2.3　通风和有害气体监测:通风管道应与普通工作区隔离,以防止空气传播的感染因子或气味向其他工作区扩散。对可能产生不良气味的操作过程采用局部的自然或人工通风。实验室内湿度应使实验室工作人员舒适和安全。

4.2.4　噪声:在选择和安装设备时要考虑其本身的噪声水平和其对工作区总噪声的贡献。应采取措施将噪声降至最低或减少噪声的产生。

4.2.5　门标:实验室的出口和入口应粘贴标识,标识应选用国际或国家规定的标识。

4.2.6　门禁:实验室入口门应为可解锁的门,进入实验室应仅限于获得授权的人员进入。

5. 相关文件和记录

《环境温湿度控制标准操作规程》《实验室消毒标准操作规程》《环境温湿度记录表》《紫外照射消毒处理记录表》。

(靳　颖)

参考文献

[1] 中国合格评定国家认可委员会.医学实验室质量和能力认可准则的应用要求：CNAS-CL02-A001：2023［S/OL］.(2023-08-01)[2023-09-26].https://www.cnas.org.cn/rkgf/sysrk/rkyyzz/2023/08/912141.shtml.

安全管理程序

文件编号：××××××	版本号：×	修订号：×
生效日期：××××年××月××日	发布部门：实验室	
编写人：×××	审核人：×××	
批准人：实验室主任	页码：第×页　共×页	

1. 目的

本程序旨在指导实验室生物安全管理工作，确保工作人员的安全。

2. 适用范围

本程序适用于实验室各专业在生物安全方面的管理工作。

3. 职责

3.1・实验室技术负责人担任安全管理组组长，负责实验室安全管理相关文件的编写及培训、演练、考核。

3.2・各专业组推选一名安全管理员，负责协助安全管理组长完成实验室内生物安全工作。

3.3・实验室内员工应遵守实验室内规章制度和要求。

4. 程序内容

4.1・识别及评估风险和控制：新开实验室需对可能存在的危险源进行生物安全风险程度评估；每年需要对所从事的实验室活动进行重新评估；各专业组负责人与安全管理员负责列出本组内存在的或可能产生的危险，并进行评估。

4.2・安全要求

4.2.1　实验室入口的门应设置权限，实验室人员可以进入，非实验室人员进入实验区需专业组组长批准后进入。

4.2.2　实验室工作区需整洁有序，出口和出口通道应安装照明应急灯和出口标志，方便指引工作人员或来访人员到达疏散通道。

4.2.3　实验室工作场所内禁止饮水及饮食，在实验室工作区域外，设置物品存储区存放个人物品及休息和饮食区。洗手池设在靠近出口的地方，最好使用自动控制，洗手池仅作为员工入离场时清洁手部用的。

4.2.4　实验室里的所有物品（如移液管、移液枪、吸头、笔、手套等）不得带出实验区，所有个人用品不允许带入实验室。如果有要带出实验室的物品，一定要去污染后再带出实验室。对可能造成血液或体液溅洒、喷洒的操作应在生物安全柜里进行。

4.2.5　实验室内的冰箱（冰柜、冷库）为储藏试剂或样品使用，试剂和样品要分开存放，且不能在同一冰箱（冰柜、冷库）内使用，严禁在试剂冰箱中存放食品或其他物品。

4.2.6　全部样品按照生物传染性物质对待，样品的容器应保持完好无泄漏。接触时要戴手套，手上有伤口时要带两副手套，废弃样品按照医疗废弃物分类处理。

4.2.7　所有参与实验的人员必须按常规预防操作，使用个人防护用具，在缓冲间换好防护工作服，戴口罩、手套、防护帽、鞋套等使实验暴露降到最低限度。有喷溅风险时须佩戴眼罩或面罩。

在处理或接触任何潜在被污染的物体表面时,若手套破裂、被污染、刺破时必须及时更换一副,在任何情况下一次性手套不能重复使用。

4.2.8 在缓冲间设置一个急救箱,急救箱至少(但不限于)包括:消毒用品(如碘伏消毒液)、创可贴、烫伤膏等;紫外灯的开关,张贴"当心紫外线"标识,必要的地方配备定时开关,避免紫外线危害。

4.2.9 所有废弃的样品、试剂、培养物和废弃物作为生物垃圾,消毒后交由有资质的医疗废弃处理公司统一处理;操作人员必须对使用过的所有器具进行消毒;个人防护用具被污染时,工作人员须尽快报告安全管理员。任何人在任何时候不能伸手到存放生物危险垃圾的容器中取物,任何人都不得有折断、敲击等动作对损伤性废弃物进行操作,若必须操作时,则应使用机械器具。

4.2.10 实验室出具的检测报告,在办公区域打印,确保报告单无生物危害性,在污染区出具的报告,需经消毒处理(紫外灯照射 30 min),达到生物安全后方可发出。

4.2.11 实验人员每天结束实验后,需整理现场,并对桌面、地面进行消毒等生物安全处理;保证各种消毒的效果,需要定期进行消毒效果评价;安全管理员定期对各组进行安全监督检查;所有实验人员每年进行体检,预防其可能被接触的生物体感染,并保持免疫记录。

4.3·个人防护

4.3.1 实验室为员工和来访者提供必要的安全防护物品,包括防护衣、一次性手套、口罩、鞋套等。进入实验区域需穿戴防护衣,必要时佩戴防护用品;鞋子不应露出脚趾,鞋底需防滑。

4.3.2 处理样品前须戴好防护用品(口罩、手套等),如果有对乳胶手套过敏的,可先戴一次性PV手套,再戴乳胶手套。手套破裂、被污染时必须及时更换,一次性手套不能重复使用。

4.3.3 实验工作区内禁止饮食、吸烟等。在操作区域检测样品时,不可佩戴戒指、耳环、腕表、项链和其他饰品等。

4.3.4 进入实验区前,长发需稳固在脑袋后面或使用一次性发套固定,使头发远离运转的设备,以免发生危险;出实验室前,所有个人保护用具均要求脱下来并放入指定区域。

4.4·安全培训:实验室新入职员工在试用期结束前接受安全培训;安全管理员依据安全培训计划,对员工进行相关培训。

4.5·危险源管理

4.5.1 危险标识:实验室列出一份危险源的清单,并告知所有员工注意。在实验场所,使用合适的安全警示标识,明确标出被评估出的危险物质,并将其悬挂或张贴在正确的位置。安全标识分为禁止标识、警告标识、指令标识、提示标识和专用标识五大类。

4.5.2 危险品管理

4.5.2.1 对危险品的存放、处理、使用及处置宜独立设置,并符合国家相关标准。安全管理员负责管理危险品,安全管理员必须具备相关专业知识。危险品的贮存应按性质分类存放,并设置明细标识,应注明品名、特性、防火措施和灭火方法。

4.5.2.2 存放危险品的试验场所或房间,严禁吸烟和使用明火,工作人员不应穿铁掌的鞋和化纤衣服,非工作人员严禁进入等。各专业组应按使用计划领取危险品,且由专人管理,集中存放。危险品使用后废弃时,应集中分类存放安全区域,粘贴标签后交由相关部门统一处理。

4.5.3 消防管理

4.5.3.1 在公用通道内张贴逃生图,指定主要的安全出口,并有标示;安装火警系统,包括警铃、烟雾及报警系统。

4.5.3.2　实验室内灭火器应放置醒目位置,便于取用,规格和型号符合灭火需要,应定期检查更换。消防应急照明、灯光疏散指示标志和消防安全标识应完好、有效,不应被遮挡。

4.5.3.3　所有人员每年至少接受一次消防安全培训及消防演练,内容至少包括火险的识别和判断,失火时采取的全部行动。

4.5.4　设备管理

4.5.4.1　实验室仪器设备由设备管理员负责,应经常检修线路,防止老化和漏电;实验室不应随意乱接电线,不能擅自增加用电设备,当工作需要时,应由具有相应资质的人员或机构负责接线、安装。

4.5.4.2　实验室内的大型精密仪器等设备应有静电防护措施。防静电区内不应使用塑料地板、地毯或其他绝缘性好的地面材料。

4.5.5　废弃物管理:实验室内的废弃物均视为医疗垃圾,严格按照国家、地区法规和地方法律规定处理。所有医疗垃圾废弃在专用的和有标记的生物垃圾筒内。利器(包括针头、小刀、金属和玻璃)直接弃置于利器盒内。废弃物在移交给专业处理公司前接受消毒和灭菌的预处理。

4.6·应急预案

4.6.1　实验室通过策划的措施做好响应应急的准备,以预防或减轻潜在的环境和职业健康安全的影响,包括提供急救,并按应急预案的要求,配备相关的设施设备、标识、制度、逃生通道、药品等。

4.6.2　根据紧急情况及潜在环境和职业健康安全影响的程度,采取相适应的措施以预防或减轻紧急情况带来的后果。

4.6.3　发生医疗废弃物流失、泄漏、扩散意外时,立即向专业组组长报告,专业组组长按以下规定采取紧急处理措施。

4.6.3.1　立刻与相关人员确定流失、泄漏、扩散的医疗废弃物的类别、数量、发生时间、影响范围及严重程度,并制订紧急处理方案。

4.6.3.2　组织有关人员尽快按照紧急处理方案,对发生医疗废弃物泄漏、扩散的现场进行处理。对泄漏物及受污染的区域、物品进行消毒或者其他无害化处置,污染或可疑污染处用有效氯含量为 10 000 mg/L 次氯酸钠消毒液喷洒消毒,停留 30 min 后再做处理。必要时封锁污染区域,以防扩大污染。

4.6.3.3　对感染性废物污染区域进行消毒时,消毒工作从污染最轻区域向污染最严重区域进行,对可能被污染的所有使用过的工具也应当用有效氯含量为 10 000 mg/L 次氯酸钠消毒液喷洒或浸泡消毒。

4.6.3.4　工作人员需先做好卫生安全防护后进行处理,戴口罩、帽子和手套,进行紧急处理时避免用污染的手套接触其他物品,以避免污染环境。

4.6.3.5　如果事故造成传染病传播或有证据证明传染病传播的事故有可能发生时,应配合相关部门采取临时控制措施,暂停导致或可能导致传染病传播的作业。

4.6.3.6　处理工作结束后,安全管理组组长组织安全管理员一起对事件的起因进行调查,并采取有效的防范措施预防类似事件的发生,必要时,需向上级领导报告。

4.7·年度安全管理计划

4.7.1　安全管理组组长每年需制定年度安全计划,包括(不限于)以下内容:人员安全培训计划、演习计划（包括泄漏处理、人员意外伤害、设施设备失效、消防、应急预案等）、安全检查及监督计划等。制定好计划后，需要由实验室主任批准执行。

4.7.2　安全设施和设备的定期功能验证

4.7.2.1　应急指示灯、应急淋浴、洗眼装置、冷藏库的对讲系统、急救箱及复苏设备等，各专业组安排岗位人员进行功能检查，并填写《每日安全设施检查表》。

4.7.2.2　高压锅、紫外消毒灯和空气过滤器等消毒装置，由使用部门按照设备的要求定期进行检定及功能性验证。

4.7.2.3　消防栓、灭火器及消防报警装置等，由实验室内安全管理人员按照《生物安全手册》要求每月检查 1 次。

4.8·所有记录均归档保存。

5. 相关文件和记录

《生物安全手册》《实验室生物安全认可准则》《病原微生物实验室生物安全标识》《医疗废物专用包装袋、容器和警示标志标准》《突发公共事件应急预案》《实验室生物安全监督检查》《危险品管理》《生物安全监督检查记录表》。

（靳　颖）

参考文献

[1] 中国合格评定国家认可委员会.医学实验室质量和能力认可准则的应用要求：CNAS－CL02－A001：2023［S/OL］.（2023－08－01）[2023－09－26].https://www.cnas.org.cn/rkgf/sysrk/rkyyzz/2023/08/912141.shtml.

[2] 中国合格评定国家认可委员会.实验室生物安全认可准则：CNAS－CL05：2009［S/OL］.（2009－06－30）[2023－09－26].https://www.cnas.org.cn/rkgf/sysrk/jbzz/2019/12/901307.shtml.

设备管理程序

文件编号：××××××	版本号：×	修订号：×
生效日期：××××年××月××日	发布部门：×××	
编写人：×××	审核人：×××	
批准人：×××	页码：第×页　共×页	

1. 目的

本程序旨在规范实验室在设备的选择、采购、安装、验收测试（包括可接受标准）、搬运、运输、储存、使用、维护和报废流程，以确保设备正常运行并防止污染或损坏。

2. 范围

本程序适用于实验室设备包括仪器、测量系统和实验室信息系统的硬件和软件，或影响实验室活动结果的任何设备、设施；样品运输系统、检验活动所必需并影响结果的仪器、软件、测量标准、参考数据、辅助设备或相应组合装置；固定、临时和可移动的设施设备。

3. 职责

3.1·医院器械科负责实验室设备、设施的配置、采购、验收、维修、报废等审批管理工作。

3.2·专业组长负责制定本组设备的申购、报废、检定/校准计划，实验室管理层负责审核科室全部设备的申购、报废、检定/校准计划，实验室主任批准后并提交医院相关职能部门审批。

3.3·实验室设备管理员负责协助实验室主任、配合各专业组组长做好科室仪器设备的管理，负责对科室各专业组仪器设备使用情况的督导，设备发生较大故障时负责与厂家工程师联系，或上报医院相关职能部门请求协助解决。

3.4·实验室设备管理员协助实验室主任并配合各专业组组长完成设备的验收、标识、维护、维修、校准和档案管理，以及设备供应商和校准服务单位的评价。

3.5·各专业组长负责对设备使用人员进行培训、授权，负责编写仪器标准操作规程，负责仪器设备的定期或不定期性能验证或性能评估。

3.6·经授权的设备使用人员负责设备的日常使用、周期性维护保养并记录，负责设备常见故障解决及去污染，发生无法解决的故障时及时上报组长。

4. 程序

4.1·总则：实验室建立设备的选择、采购、安装、验收测试（包括可接受标准）、搬运、运输、储存、使用、维护和报废流程，确保实验室设备能够正常运行，并防止污染或变质。

4.1.1　实验室设备包括实验室使用的设备、租借设备、护理场所（如必要）使用的设备，或实验室授权的相关或移动设施中使用的设备。

4.1.2　租用仪器设备的管理应纳入本检验检测机构的管理体系。

4.1.3　本检验机构可全权支配使用，即租用的仪器设备由本检验检测机构的人员操作、维护、检定或校准，并对使用环境和贮存条件进行控制。

4.1.4　在租赁合同中明确规定租用设备的使用权。

4.1.5　同一台设备不允许在同一时期被不同检验检测机构共同租赁和资质认定。

4.2·设备要求

4.2.1 实验室有权使用正确开展实验室活动所需的设备。

4.2.1.1 各专业组根据本专业的发展及组内实际业务需求情况提出采购需求。采购的设备需符合国家及相关部门法律、法规的要求,并满足实验室正确开展实验室检验活动的需求,包括且不限于实验室设备性能能符合实验室相关检验的要求等内容。

4.2.1.2 专业组长制定采购计划报实验室管理层审批,采购计划附件中应至少列出三家同类型产品(仅有独家产品等特殊设备除外)的参数及优缺点列表,以供实验室管理层讨论。

4.2.1.3 实验室负责人组织实验室管理层讨论采购计划,确定采购(或租赁等形式)所需仪器设备实验室需求参数,上报相关部门审批。

4.2.1.4 设备厂家需协助提前提供注册证、产品合格证、仪器参数、用户手册(或使用手册等不同称谓)、校准文件、量值溯源及不确定度等相关资料以供实验室使用。

4.2.2 在实验室的永久控制或设备制造商的功能规范之外使用的设备,设备的相关管理要求均需符合本文件的要求,不能因为在实验室永久控制之外或超出设备制造商的功能规范之外而降低管理标准。

4.2.3 影响实验室活动的每台件设备上均需贴上标签标识以确保设备信息的唯一性,设备信息纳入设备管理档案,建立实验室设备管理清单。

4.2.4 实验室应遵循制造商的声明,按照规定的周期进行设备维护和更换,不得超期或超范围使用设备,以确保检查质量后果。如实验室认为设备维护及更换周期与实际使用情况存在差异,应在对设备运行质量及运行情况的相关性能指标进行客观规范的周期性评价分析,形成设备维护和更换周期性能评估报告报管理层审核批准后,可根据评估结论对设备维护和更换周期进行调整并文件化,保留评估记录。

4.3·设备验收程序

4.3.1 设备验收是初步了解仪器设备技术性能满足实验室工作的过程。

4.3.1.1 所有实验室设备资质及管理均应符合国家及本地区相关法律、法规。

4.3.1.2 仪器设备的验收包括核对相关证件信息、实物点验、性能验证、配备标识确认等几个环节。一般由器械科、各专业组组长和实验室设备管理员,以及厂家工程师共同完成。

4.3.2 仪器设备的安装调试

4.3.2.1 仪器设备安装前,厂家工程师、实验室设备管理员协同专业组确认场地准备情况,包括建筑物承压情况、空间场地、上下水、电力供应、照明、环境温湿度、噪声控制、防尘、震动等,并留出合适的空间以备以后维修和放置适当的防护用品。

4.3.2.2 专业组长负责组织厂家工程师进行设备的安装调试工作。专业组仪器操作人员配合仪器的安装调试,并建立设备档案。

4.3.2.3 技术组负责仪器设备的性能参数的确认及必要的比对工作(如实验室有两台及以上设备开展相同检测项目时)。实验室设备管理员负责新安装仪器的设备档案核实。

4.3.3 设备验收程序:实验室应在设备投入使用或重新投入使用前验证设备是否符合规定的可接受标准,可接受标准应符合制造商的声明。用于测量的设备应能够达到提供有效结果所需的测量准确度或测量不确定度,或两者兼而有之。

4.3.3.1 设备使用前的性能验证:实验室应在设备使用前验证其能够达到制造商标称的性

能,并符合相关检验的要求。相应记录由技术负责人审核、实验室负责人审批后存档。

4.3.3.2 当设备脱离实验室的直接控制时,实验室应保证在其返回实验室使用之前验证其性能符合要求。

4.3.3.3 性能验证方法见《检验程序验证和确认管理程序》。

4.4・设备的使用

4.4.1 实验室制订适当的防护措施,以防止设备的意外调整导致检验结果无效。

4.4.1.1 实验室设备设置用户与工程师高级密码,除专业组长及厂家工程师授权使用外,其他人员未经授权不得擅自通过破解密码进入系统修改系统参数导致检验结果无效。

4.4.1.2 其他设备操作,如标本架的放置顺序也应严格按照设备说明书进行,避免标本架放置顺序颠倒导致标本检测结果无效。

4.4.1.3 包括硬件、软件、校准品、质控品、试剂、耗材等构成分析系统要素在内的全部设备均应得到相关的保护,以避免因调整或篡改而使检验结果无效。

4.4.1.4 各组应指定专人保管相关资料,除授权工程师外其他人员不得进行安装限制装置、软件等。

4.4.1.5 其他设备操作,未经授权,严禁私自操作或违反操作规程操作。

4.4.2 设备的操作人员要求。

4.4.2.1 操作人员必须经过培训、考核合格并授权后方可独立操作仪器设备,需严格按照操作规范使用仪器设备;所有检验项目均严格按照相应的操作规程进行。

4.4.2.2 未经培训、授权人员不得使用实验室的仪器设备;外来人员禁止在未经科室授权人员指导下使用实验室的仪器设备。科研设备经实验室负责人批准后可对特定人员开放,但必须经过严格培训考核授权后方可使用。

4.4.2.3 为保障新设备正常投入使用,设备使用初期厂家工程师需参与设备的操作指导。

4.4.3 实验室在工作区域内就近为员工提供设备使用说明,包括制造商提供的说明及设备标准操作规程,以便于工作人员随时可以查阅。相关文件应为最新有效受控版本。

4.4.4 实验室应按照制造商的规定使用设备。除非经过对设备运行质量及运行情况的相关性能指标进行客观规范的验证后,形成验证报告报管理层审核批准后,实验室可根据验证依据及结论对设备使用操作进行调整并文件化,保留相关文件记录,否则应按照制造商的规定使用设备。

4.4.5 设备标识。正常使用的设备使用绿色标签,验证及维修中设备使用黄色标签,停用及报废设备使用红色标签。

4.5・设备的维护和维修

4.5.1 实验室设备预防性维护计划。

4.5.1.1 实验室各专业组长根据制造商说明书制定实验室设备预防性维护计划,操作人员按照设备维护计划周期进行仪器的日常及定期维护,保持设备外观及相关部件的清洁,每次完成设备维护保养后及时填写《实验室设备维护保养记录表》。

4.5.1.2 实验室操作人员未能按照设备维护计划周期进行仪器的日常及定期维护时,应对与制造商计划或说明书的偏差做出说明并进行记录。

4.5.2 设备应保持在安全的工作状态和工作状态。

4.5.2.1 使用人员应经过安全培训并考核通过授权,严格执行《实验室生物安全手册》中在操作中及操作后、维护维修保养及报废前的过程中,对危险材料安全处理和处置等有关降低污染措施的规定。

4.5.2.2 电气安全、紧急停止装置的安全处理和处置,应遵循制造商说明书及实验室仪器设备标准操作规程进行操作。

4.5.3 设备故障的管理。

4.5.3.1 设备使用过程中出现异常响动、异味、故障等时,操作人员立刻停止检验活动并尽快联系维修人员排除设备故障。

4.5.3.2 设备使用过程中出现故障,操作人员能排除的可自行排除,不能排除时及时通知维修人员,如实填写故障登记表。

4.5.3.3 维修人员负责设备的附加、特殊维护(如附加校准、全面维护、易损配件的更换等)和维修工作;维修人员接到维修任务后立即赶往现场,选择最佳方案及时排除故障,不能排除时立刻报告科室负责人。

4.5.3.4 保修期(具体时间依据中标合同约定内容执行)内仪器设备的维修及相关费用全部由仪器厂家负责。原则上所有故障由厂家来解决,但对于专业组人员可以排除的故障,为不影响正常工作,经厂家工程师同意后可在其指导下解决。

4.5.3.5 实验室应检查故障或偏离规定要求的影响,并在工作中出现不符合时及时采取措施,并对故障前的标本检验结果质量进行回顾性抽样评估,如抽样结果提示对结果有影响,在标本质量满足再次检测的条件下,则对故障前的全部标本全部重新进行检测,不具备再次检测条件的标本,通知相关科室重新采样。

4.5.3.6 更换或维修影响检测系统结果准确性的设备配件或耗材(配件或耗材清单由厂家协助提供)后,需进行更换后的检测系统性能验证,以确保检验结果质量准确。

4.5.4 维修空间及个人防护装备的保障。

4.5.4.1 应为维修工程师及实验室人员提供适当的维修空间,足够的维修空间以保证不影响设备性能的修复。

4.5.4.2 实验室管理层须在维修人员维修时提供适当的个人防护装备,包括但不限于乳胶手套、工作服、防护服、护目镜、面屏、帽子、鞋套、靴套、消毒酒精等,防护装备可根据实际需要进行选用。

4.5.5 维修的设备标识。一般不影响检验结果质量的故障,维修中的设备标签注意要切换至黄色标签以示警告。如影响检验结果质量的故障,在验证其性能准确之前,维修中的设备标签注意须切换至红色停用标签。

4.5.6 设备校准和检定:实验室建立直接或间接影响检验结果的设备校准程序,具体见《设备校准和计量学溯源管理程序》。

4.5.7 有缺陷或超出规定要求的设备应停止使用(见 4.6)。

4.6·设备不良事件报告

4.6.1 任何有可能直接归因于实验室设备或其他特定设备引起患者死亡或严重危害或损害患者安全时,或因设备存在质量隐患而影响检验结果准确性时,专业组长应立即汇报实验室负责人,并启动不良事件和事故调查。

4.6.2 由实验室负责人审核后将不良事件通报给器械科、医务科等医疗机构相关行政主管部门,由器械科等相关行政主管部门上报上级主管部门并通知供应商、制造商。

4.6.3 实验室收到制造商发布的正式纸质或电子召回或其他通告后应及时响应,采取制造商建议措施及时进行处置,必要时停止检验活动,并逐级向上报告。如设备召回影响正常检验活动的开展,实验室应立即启动应急预案,以确保患者的检验服务不受影响。

4.7・仪器设备的报废

4.7.1 使用期限达到报废要求时,专业组提请报废申请,经实验室负责人批准后由仪器管理人员负责联系器械科办理报废手续。

4.7.2 未到使用期限的仪器设备需报废时,专业组出具其不符合要求的实测性能参数及必要的比对结果,出具维修成本记录,报设备管理人员审核后提交实验室负责人审批,必要时由实验室负责人组织相关人员讨论后决议。

4.7.3 已经停用或需报废的设备,所属专业组人员须负责将设备标签切换至红色以示提醒。

4.8・设备记录:实验室各专业组须对影响实验室活动结果的每项设备进行记录。这些记录应予以保存,并应在设备寿命期内或相关法律法规规定的更长时间内随时可用。

4.8.1 仪器设备档案:实验室为仪器设备(包括贵重仪器、低值易耗品、办公设备)建有设备档案卡,由专人负责管理;设备管理员负责组织对科室仪器设备建立信息完整的档案,并配合、督导专业组完成建立设备档案,包括以下内容。

4.8.1.1 证明设备纳入实验室时最初可接受使用的性能记录。

4.8.1.2 制造商和供应商的详细信息,包括每台设备的硬件和软件名称、仪器设备型号、序列号或其他唯一性识别信息。

4.8.1.3 设备符合规定可接受性能标准的证据,包括但不限于制造商说明书、国家标准、国际国内标准、行业标准等。

4.8.1.4 制造商或供应商的联系人和电话(适用时);接收、验收测试日期和投入使用日期;当前放置地点;接收时的状态(如新设备、旧设备或翻新设备);制造商的说明书及其存放处。

4.8.1.5 预防性保养和维护计划;实验室或经批准的外部服务提供商进行的任何维护活动;设备损坏、故障、修改或维修记录。

4.8.1.6 确认设备可持续使用的设备性能记录,如检定/校准或性能验证报告或证书或两者均有,其中"4.3.3"中提到的性能记录应包括所有校准和(或)验证报告/证明的复件,内容包括日期、时间、结果、调整、可接受标准及下次校准和(或)验证的日期,在两次维护/校准之间的核查频次。维护、验证、校准程序和频次,均应满足设备使用手册的规定要求。

4.8.1.7 设备的状态,如使用或备用、停用、隔离、报废或过期等。制作统一的设备标识牌,内容包括仪器名称、编号、负责人、仪器状态、技术支持电话、启用日期、下次校准日期等,粘贴在仪器上以便于识别和统一管理。

4.8.2 仪器附带的配件、资料、耗材清单由专业组长负责保管。

4.8.3 仪器操作人员根据实际情况记录冰箱温度,填写工作日志中仪器相关信息、故障处理记录,实验室设备管理员负责监督。

4.8.4 仪器设备脱离实验室控制,如外借、送出维修、校准;仪器设备经过重大维修、维护,在仪器设备重新投入使用前,专业组需要就仪器性能做出必要的验证,以确保其性能符合质量要求,保留相关记录。

5. 相关文件和记录

《检验程序验证和确认管理程序》《设备校准和计量学溯源管理程序》《仪器设备一览表》《仪器设备档案卡》《仪器设备状态标识》《实验室设备维护保养记录表》《仪器设备维修申请表》《仪器设备故障与修复记录表》《仪器设备停用/报废记录表》。

（李　锋）

参考文献

［1］中国合格评定国家认可委员会.医学实验室质量和能力认可准则：CNAS‑CL02：2023［S/OL］.（2023‑06‑01）［2023‑09‑26］.https://www.cnas.org.cn/rkgf/sysrk/jbzz/2023/06/911424.shtml.

设备校准和计量学溯源管理程序

文件编号：××××××		版本号：×	修订号：×
生效日期：××××年××月××日		发布部门：×××	
编写人：×××		审核人：×××	
批准人：×××		页码：第×页　共×页	

1. 目的

为保证实验室检验结果的准确性、一致性和复现性，需对实验室所有定量方法及具有测量特性离散度的定性方法所涉及的仪器设备进行检定、校准，对其计量溯源要求进行规范。

2. 适用范围

2.1·实验室使用的设备、租借设备、护理场所使用的设备，或实验室授权的相关或移动设施中使用的设备，包括设备相关的软件。

2.2·对于被测分析物的定量方法和具有测量特性而非离散分析物的定性方法，均应建立校准和计量溯源要求。

3. 职责

3.1·实验室主任负责科室所有仪器设备校准的统筹安排、组织协调、管理工作。

3.2·技术、质量负责人负责校准计划的审核；专业组组长负责本专业组的设备校准工作；设备管理员协助各专业组负责实施可自行完成的校准。

3.3·需要制造商工程师校准的仪器及全面校准（自校准），由仪器制造商工程师负责实施。

4. 程序内容

实验室通过本文件规定设备校准和溯源性要求以保证检验结果可获得一致的报告。具有测量特性而非离散分析物的定性方法和定量方法均应规定所评估的特性及随时间推移再现性所需的要求。

4.1·设备校准和检定

4.1.1　实验室应具有直接或间接影响检查结果的设备校准检定程序。程序应规定以下内容。

4.1.1.1　需校准的分析、测量仪器及辅助设备必须经校准后方可投入使用，校准应包括但不限于仪器的所有子系统，包括加样系统、检测系统、温控系统等的校准。

4.1.1.2　仪器设备校准检定周期由实验室根据国家法规、实验室实际情况，结合生产厂商推荐时间来确定。

4.1.1.3　各专业组组长每年12月底制定下一年度的相关仪器设备的校准检定计划，设备管理员负责汇总，提交技术负责人审核后，经实验室主任审批后提交设备主管部门。设备管理员协调相关部门组织实施。

4.1.1.4　仪器设备校准检定计划内容包括校准设备、校准内容、校准时间、下次校准时间、校准周期、责任部门及责任人等内容。

4.1.2　由特检院、计量院等机构提供的检定校准服务

4.1.2.1　实验室设备主管根据校准检定计划和校准检定时间提前向主管部门上报设备校准检

定申请,由特检院、计量院等机构进行的检定和校准由其联系实施单位,确定检定校准日期,明确各项准备和要求,比如检定机构资质和授权范围的审核、检定量程的标注和校准参数的要求等。

4.1.2.1.1 计量测试院等权威机构能够提供校准的仪器设备(如分析天平、分光光度计等国家强检设备),由上述机构来校准(检定)。检定设备范围依据国家强制检定设备目录清单中所列的设备执行,其他需校准设备均定期进行校准。

4.1.2.1.2 制造商能提供校准服务的仪器设备,由制造商来校准。校准的环境条件、设备设施、校准项目、校准参数、校准方法、结果处理、校准可接受标准、记录和报告,应满足国家或行业及制造商相关校准规程的要求。对设备外部校准(厂家校准)的基本要求(如参考 YY/T 0654—2008《全自动生化分析仪》)如下。

(1) 加样系统:主要包括样品盘、试剂盘、取样装置(样品针、试剂针)三部分。要求制造商工程师或经制造商培训考核授权的经销商工程师至少对样品针和试剂针加样量的准确度、精密度等进行直接或间接校准检测。

(2) 检测系统:主要包括光源(卤素钨丝灯、氙灯)、比色杯(干化学除外)、单色器(干涉滤光片/光栅)、检测器(光电倍增管/列阵固态光敏二极管)。可根据制造商出厂要求性能进行检测,应能体现光路校准、杂散光、零点漂移(杯空白)、吸光度稳定性等相关检测(适用时)。

(3) 温控系统:主要包括比色杯、反应杯、反应盘、试剂舱等有关恒温装置。要求制造商工程师用已校准的探针式温度计进行现场检测,要有实验室工作人员现场见证并在温度记录单上签字。设备如配置加热恒温模块等,如 PCR 扩增仪,还须监测加热、降温时间,孔间或通道间温度均一性,监测有无边缘效应等。

(4) 冲洗系统:如设备有冲洗系统或装置,还要体现设备冲洗能力,即检测携带污染率,内容涵盖样品针、试剂针、比色杯。

4.1.2.1.3 实验室可自行校准的仪器设备(自校准),由设备制造商工程师协助专业组进行校准。自校准的环境条件、设备设施、校准项目、校准方法、结果处理、记录和报告,应满足国家或行业及制造商相关校准规程的要求。目前国内或行业尚无计量校准规程的,实验室可在参考制造商产品质检报告、产品使用手册等文件的基础上,自行编制满足相关标准的自校准规程,经确认后使用。相关文件由制造商无条件协助提供。

4.1.2.1.4 部分实验室设备的校准,可由经过制造商授权的工程师或由制造商培训考核后授权的供应商工程师进行校准。

4.1.2.1.5 仪器校准由实验室对制造商及供应商提出统一的要求,但校准方案由各专业组根据每款设备的情况结合相关文件、资料具体制定后,提交实验室管理层审批后执行。

4.1.2.1.6 校准信息应该全部记录在案,由计量院、制造商或代理商出具或实验室自校准的校准报告经专业组确认后,提交技术组审核后,技术负责人批准后存档。

4.1.2.1.7 若校准给出一组校准因子,仪器可以自动更新该校准因子,校准操作人员应该严格遵照厂家建议的步骤操作,以确保校准因子得到正确更新。仪器不能自动更新校准因子时,操作人员须在输入校准因子后进一步核对输入的数值是否正确。校准现场记录和校准报告中要如实记录更新后的因子。

4.1.2.1.8 经校准验证确认校准通过后,在仪器标识牌为绿色底纹,需在其上注明本次校准日期及下次待校准日期。

4.1.2.1.9　校准失败的仪器设备暂时停止使用,仪器标识牌设为黄色底纹,待采取措施通过校准后方可恢复使用,仪器标识牌改回绿色底纹。

4.1.2.1.10　仪器校准后相关实验项目是否需要重新校准由专业组长根据实际情况掌握。

4.2·计量学溯源

4.2.1　实验室应通过记录完整的不间断的校准链建立并保持其测量结果的计量可追溯性,每个校准链都应有明确的测量不确定度,并将其与适当的参考值相关联。

4.2.2　检测系统制造商可提供高级别参考物质或参考程序的可追溯性信息。检测系统也被称为配套系统,包括设备、校准品、试剂及制造商提供的经确认过的检验程序。只有在未经修改的情况下使用制造商的检测系统和校准程序时,才可接受此类文件。检测系统包括程序参数在内的任何修改,将被视为系统的完整性被改变,结果的可追溯性在未得到确认前将不能被接受。

4.2.3　当需要利用期间核查以保持设备的可信度时,应建立和保持相关的程序。针对校准结果包含的修正信息或标准物质包含的参考值,检验检测机构应确保在其检测数据及相关记录中加以利用并备份和更新。

4.2.4　实验室通过以下方式确保测量结果可追溯到最高可能的可追溯性水平和国际单位制(SI)。

4.2.4.1　由具备能力的实验室提供的校准,满足 ISO/IEC 17025 要求的校准实验室被认为有能力进行校准。

4.2.4.2　具备能力的标准物质生产者提供的有证标准物质的认定值,并声明可计量溯源至 SI。

4.2.4.3　如果无法提供可追溯性,则应采用其他方法提供结果的可信度,包括但不限于以下内容。

4.2.4.3.1　参考测量程序、指定方法或公议标准的结果,这些结果被明确描述和接受,以提供符合其预期用途的测量结果,并通过适当的比对来确保。

4.2.4.3.2　用另一种方法测量校准品,ISO 17511 提供了关于如何管理被测量物计量可追溯性的更多信息。① 对于基因检测,应建立至基因参考序列的溯源性;② 对于定性方法,可通过对已知材料或以前的样品进行测试来证明其可追溯性,该测试足以显示一致的识别(如阴阳性符合率)和反应强度(如反应滴度)。

4.2.4.3.3　无法溯源到国家或国际测量标准时,实验室应保留检验检测结果相关性或准确性的证据。测量结果应溯源至 RM、公认的或约定的测量方法、标准,或通过比对等途径,证明其测量结果与同类检验检测机构的一致性。当测量结果溯源至公认的或约定的测量方法、标准时,实验室应提供该方法、标准的来源等相关证据。

5. 相关文件和记录

《检验程序验证和确认管理程序》《仪器设备校准记录》《仪器设备特殊(全面)维护记录》《仪器设备校准计划》。

(李　锋)

参考文献

[1] 中国合格评定国家认可委员会.医学实验室质量和能力认可准则:CNAS - CL02:2023 [S/OL]. (2023 - 06 - 01)[2023 - 09 - 26].https://www.cnas.org.cn/rkgf/sysrk/jbzz/2023/06/911424.shtml.

[2] 国家卫生健康委员会.临床实验室试剂用纯化水:WS/T 574—2018[S/OL]. (2018 - 04 - 27)[2023 - 09 - 26]. http://www.nhc.gov.cn/wjw/s9492/201805/1af636d117764728bf857d377c86f406.shtml.

试剂和耗材管理程序

文件编号：××××××	版本号：×	修订号：×
生效日期：××××年××月××日	发布部门：×××	
编写人：×××	审核人：×××	
批准人：×××	页码：第×页　共×页	

1. 目的

实验室通过建立试剂和耗材的选择、采购、接收、储存、验收测试和库存管理流程，进一步规范实验室的试剂耗材管理，以保证检验结果质量。

2. 范围

本程序适用于实验室所有的检测试剂(包括商业供应或内部制备的试剂、辅助试剂、参考物质、校准品和质控品等)和耗材(包括移液器吸头、载玻片、POCT 耗材、培养基等)。

3. 职责

3.1·实验室主任负责科室所有试剂、耗材的统筹管理。

3.2·试剂耗材管理人员负责协助实验室主任制订实验室的全部试剂、耗材年度采购计划；负责试剂、耗材的订购、领取、入库、出库、质量跟踪等具体管理工作。

3.3·各专业组组长负责专业组的试剂使用管理，指定组内专人具体负责本组试剂采购计划的制定，试剂、耗材的申请、领取、管理、质量检查及评价、不良事件上报等工作。

4. 程序

4.1·试剂、耗材接收和储存

4.1.1　实验室所有试剂由主管部门库房(一级库)入库验收，合格后配送实验室试剂库(二级库)入库。

4.1.2　试剂、耗材管理人员负责定期检查试剂库环境设施，查看是否存在漏水、冷链监控系统运行是否正常等情况。每天记录试剂常温库和冷库、试剂冰箱温度(非工作日由冷链系统监控试剂常温库和冷库、试剂冰箱温度)，确保试剂安全存放，严格按照包装上注明的条件保存试剂。

4.1.3　试剂库管理人员负责定期清洁试剂库卫生，随时注意试剂库安全(防火、防盗)；并严格执行出、入库制度，使用试剂管理软件管理试剂批号、生产日期、有效日期等相关信息。

4.2·试剂验收试验

4.2.1　试剂耗材管理人员负责入库试剂质量的初步检查，包括包装是否完好、运输是否符合要求(如要求冷藏的是否有冰袋)，有效期、批次是否符合要求(如有效期是否过短、批号过多)等，如实填写试剂入库验收记录。

4.2.2　应保存影响检验性能的每一试剂和耗材的记录，包括但不限于以下内容：① 试剂或耗材的标识；② 制造商名称、批号或货号；③ 供应商或制造商的联系方式；④ 接收日期、失效期、使用日期、停用日期(适用时)；⑤ 接收时的状态(如合格或损坏)；⑥ 制造商说明书；⑦ 试剂或耗材初始准用记录；⑧ 证实试剂或耗材持续可使用的性能记录；⑨ 当实验室使用配制试剂或自制试剂时，记录除上述内容外，还应包括制备人和制备日期。

4.3·试剂库存管理

4.3.1　专业组试剂耗材管理人员每当发现试剂盒的试剂组分或试验过程改变,或使用新批号或新货运号的试剂盒之前,应对其进行性能验证;影响检验质量的耗材批号和(或)货号发生变化,原则上应在使用前进行性能验证。性能验证的方式根据需要选择以下方式。

4.3.1.1　试剂盒的试剂组分或试验过程改变,专业组针对变动试剂完成性能验证,性能验证可包括精密度、正确度、线性及可报告范围等指标。

4.3.1.2　新批号和(或)新货号试剂到达时,专业组需完成试剂批间验证。

4.3.1.3　影响质量的耗材发生变动时,专业组针对变动耗材完成所需性能验证。

4.3.2　专业组在试剂批间验证、项目定标、质控等过程中,发现试剂质量存在问题的,及时向试剂库反馈并做好记录,试剂库向实验室主管汇报试剂质量问题,经实验室主任批准后向主管部门提交书面材料反馈,并同时向代理商及生产商通报相关问题要求其予以解决。

4.3.3　试剂库管理人员负责试剂库存的实时监控,及时把库存信息反馈给专业组。每月组织一次试剂盘库并将盘库结果及时反馈给专业组及实验室主管。

4.3.4　外部供应品的让步接收:① 不符合要求但属实验室急需的供应品,供应商必须提供该供应品质量能满足实验室要求的证据,待专业组进一步验证其质量(如确认室内质控是否在控)后方可决定是否使用。固定资产组负责填写外部服务、供应品投诉记录;② 专业组就验证经过及结论形成记录。

4.3.5　耗材在库房内要摆放整齐;个别专用、贵重耗材由使用人员妥善保管。

4.3.6　试剂的订购与领取

4.3.6.1　专业负责人做好组内试剂使用计划:以年度计划采购的试剂由管理人员根据年度计划按月进行订购。其他无年度计划的试剂订购应提前至少一个月提交试剂订购申请表(个别特殊情况除外),经实验室主任批准后由试剂耗材管理人员协调相关部门统一订购、领取、入库。

4.3.6.2　各专业负责人根据组内试剂消耗量,于每月集中提交下月试剂订购单,提交至试剂库管理员汇总后,提交至实验室主管审批,审批无误后进行订购。

4.3.6.3　专业组提前填写调拨申请,在规定的时间段到试剂库领取试剂。各专业组组长指定专人负责本组的试剂管理工作。领取人须在试剂领取清单(出库单)上签字确认后方可出库。

4.3.6.4　各专业组协助试剂耗材管理人员制定年度采购计划并上报实验室主任批准。该计划送相关职能部门备案。

4.3.7　特殊试剂的管理

4.3.7.1　专业组内的易爆、易燃试剂,氧化剂,有毒试剂,腐蚀性试剂,专业组要分类作好登记并分类保存;试剂库的易爆、易燃试剂,氧化剂,有毒试剂,腐蚀性试剂试剂,管理员要分类作好登记并分类保存。相关试剂应按规定放入专用试剂防爆柜中贮存,各部门试剂管理员应每月检查并记录试剂防爆柜的状态是否良好。

4.3.7.2　有毒试剂应放入专用试剂柜中保存;剧毒试剂领用申请经实验室主任签名后方可出库;其他有特殊要求的试剂严格按照医院及国家的相关规定保管。

4.3.7.3　试剂耗材管理人员每月核算各组试剂的用量以供实验室主任参考,试剂库管理实行双人制管理,试剂库库管主要负责试剂出入库管理,试剂耗材管理人员负责试剂库出入库账目。

4.3.7.4　耗材领取要做到有计划、按需领取;各专业组日常耗材,根据使用情况提前写出订购、领取申请,由试剂耗材管理人员安排耗材管理人员统一订购、领取、入库;一次性耗材主管人员签字确认后方可发放;耗材管理人员根据实际情况汇总耗材的使用情况并报实验室主任审阅。

4.4・试剂的使用

4.4.1 各专业组按计划领取试剂,合理使用,避免浪费;使用人员发现试剂、耗材有质量问题,及时报告试剂管理人员,由试剂管理人员与相关部门或试剂供应商协调解决。试剂耗材管理人员根据处理情况填写外部服务、供应品投诉记录。

4.4.2 专业组合理安排组内试剂的使用,就使用情况形成记录。

4.4.3 不同批号、相同批号不同试剂盒、同一试剂盒内的不同组分不应混用,如果混用,实验室则应提供混用的方法及确认程序和结果。

4.4.4 试剂的报废:过期无法使用的试剂,专业组提供其详细清单并注明事由,经实验室管理层审批后按国家和医院的政策、规定予以销毁。

4.4.4.1 低值易耗品建有档案,使用人员领取新耗品时将旧品交管理人员,办理报废手续。贵重、耐用耗材作为固定资产管理,建有档案卡,不能使用时要上交并办理报废手续。

4.4.4.2 超过有效期的易耗品,专业组如果要继续使用,必须有证据证明其可以满足质量要求。过期无法使用的耗材,专业组提供其详细清单,经实验室管理层审批后按国家和医院的政策、规定予以销毁。

4.4.5 禁止将实验室一次性试剂、消耗材料挪作他用。所有试剂、耗材由实验室统一调配,以避免重复订购。

4.4.6 使用人员就影响检验质量的耗材质量进行性能验证,形成记录。性能验证方式可参照试剂性能验证方式进行,或其他适用方式进行。

4.5・试剂、耗材不良事件报告

4.5.1 试剂接收时不能满足上述要求的供应品试剂耗材管理人员须予以拒收,并就拒收情况如实填写外部服务、供应品投诉记录;试剂耗材管理人员发现质量问题,如有效期不符合要求,包装不符合要求,包装破损、渗漏等现象,原则上不予以入库,并填写外部服务、供应品投诉记录。专业组在使用过程中发现试剂质量问题须及时反馈给试剂耗材管理人员,管理人员负责就具体情况上报相关职能部门协调解决,并填写外部服务、供应品投诉记录。试剂耗材管理人员负责定期检查各种试剂的有效期以防试剂过期。

4.5.2 专业组按照实验室相关规定完成试剂的批间验证工作,做好记录,发现不符合质量要求的试剂应立即停用,并及时将信息反馈给试剂耗材管理人员,试剂耗材管理人员协调相关职能部门、供应商予以解决,并将处理结果记录在外部服务、供应品投诉记录上。

4.5.3 影响检验质量的耗材入库之前,管理人员检查其质量情况,包括包装是否完好、生产日期、有效期等,如有可能进行抽检,做好相关记录。发现质量问题(如有效期不符合要求,包装不符合要求等)原则上不予以入库,填写外部服务、供应品投诉记录。

4.6・试剂和耗材记录:应保存影响检验性能的每一试剂和耗材的记录,包括但不限于以下内容。

4.6.1 试剂或耗材的标识;制造商名称、批号或货号;供应商或制造商的联系方式;制造商说明书。

4.6.2 接收日期、失效期、使用日期、停用日期(适用时);接收时的状态(如合格或损坏)。

4.6.3　试剂或耗材初始准用记录；证实试剂或耗材持续可使用的性能记录。

4.6.4　当实验室使用配制试剂或自制试剂时，记录除上述内容外，还应包括（但不限于）试剂名称、制备人和制备日期、失效期等。

4.6.5　试剂和耗材的使用说明包括制造商提供的说明书，应易于获取。

5. 相关文件和记录

《性能验证程序》《设备管理程序》《外部供应控制程序》，以及《供应商（外部服务）评价调查表》《外部服务投诉记录》《设备配件及耗材使用记录表》《外部供应品入库验收记录》。

（李　锋）

参考文献

［1］中国合格评定国家认可委员会.医学实验室质量和能力认可准则：CNAS－CL02：2023［S/OL］.（2023－06－01）［2023－09－26］.https://www.cnas.org.cn/rkgf/sysrk/jbzz/2023/06/911424.shtml.

［2］国家卫生健康委员会.临床实验室试剂用纯化水：WS/T 574—2018［S/OL］.（2018－04－27）［2023－09－26］.http://www.nhc.gov.cn/wjw/s9492/201805/1af636d117764728bf857d377c86f406.shtml.

服务协议管理程序

文件编号：×××××	版本号：×	修订号：×
生效日期：××××年××月××日	发布部门：实验室	
编写人：×××	审核人：×××	
批准人：实验室主任	页码：第×页　共×页	

1. 目的

本程序旨在规范服务协议的签署、评审、执行、修订等相关过程，满足协议双方的合理要求。

2. 适用范围

本程序适用于所有与实验室用户及POCT运营商的服务协议。

3. 职责

3.1·质量负责人组织各专业组负责人对服务协议进行达成能力的评审，并组织专人对服务协议进行财务风险的评审。

3.2·实验室主任负责对服务协议的批准。

4. 程序内容

实验室制定《服务协议管理程序》规定服务协议书的起草、评估、签署、执行、修订等过程，以规范其相关过程。服务协议：指实验室与实验室用户及POCT运营商签署的服务协议。实验室定期对该程序进行评审。

4.1·服务协议的建立

4.1.1　实验室与有合作意向的实验室用户及POCT运营商，通过商讨的方式建立服务协议。

4.1.2　服务协议中明确法律责任、用户的要求，包含申请、检验和报告等过程的内容。服务协议书对申请所需的信息予以规定，如向用户列明可提供的检测申请服务，对检验前患者准备和要求进行详细的描述，以确保实验室提供适宜的检验和结果解释服务。服务协议书包括实验室收到的每份检验申请。

4.1.3　与POCT运营商的服务协议，应明确实验室对组织、专业组及人员在设备选择、人员培训、操作者水平、质量保证、检验费用和完整POCT过程等管理方面的责任和权限，并在组织内部传达。

4.2·协议的评审

4.2.1　评审依据：服务协议的评审以用户要求和实验室所拥有的能力和资源为依据，同时参照《受委托实验室和顾问管理程序》对实验室需委托检验的过程进行评审。服务协议评审的时机，实验室每年开展一次对服务协议的评审活动。

4.2.2　服务协议的审核：实验室指定人员对实验室具备的资源和承担的责任进行评审，以确保实验室可以提供的服务情况。评审包括与用户协议及POCT运营商相关的所有内容，对其进行任何修改和相关讨论，均形成评审记录。

4.3·协议的签署：实验室与用户及POCT运营商签署协议，按约定期限生效执行。

4.4·协议的执行：实验室执行服务协议时，满足以下要求。

4.4.1　将用户的要求形成相应文件,包括使用的检验过程,贯彻到相关人员操作执行;同时,将对实验室人员的要求形成相应文件和规定,以约束其行为,保证服务质量。

4.4.2　实验室配置充足的仪器、设备、试剂和资源,以满足用户的要求;由具备完成检验所需技能和专业知识的人员进行操作。

4.4.3　实验室使用适宜并满足用户需求的检验程序;若出现偏离影响到检验结果的情况,及时通知客户。

4.4.4　实验室能够准确及时地反馈客户所需要的申请、检验、报告的软硬件系统。

4.4.5　当协议的偏离影响到检验结果时,实验室应及时通知客户,沟通解决相关问题。

4.4.6　如有实验室不能完成的检验操作服务,实验室应向用户说明委托给其他公司或顾问的工作内容,并征得用户的同意。当发现与用户的合作影响对患者最佳利益时,实验室将不予或停止与其的合作。

4.5·协议的修订:实验室开始提供服务后,如需修改协议将重新进行协议评审过程,经双方协商变更的内容签订书面协议,并将全部修改内容通知所有受影响方。

4.6·协议违约及纠纷的处理:发生违约或纠纷后,实验室与用户协商解决方式。

4.7·协议的相关记录

4.7.1　为用户提供检验的书面或口头协议作为服务协议的评审内容,进行详细记录。

4.7.2　服务协议执行期间,与用户或 POCT 运营商进行的涉及要求或工作结果的决定、与用户之间的相关讨论,形成记录并与协议一同保存。

5. 相关文件和记录

《受委托实验室和顾问管理程序》《即时检验(POCT)管理程序》《服务协议评审记录表》。

(靳　颖)

参考文献

[1] 中国合格评定国家认可委员会.医学实验室质量和能力认可准则的应用要求:CNAS－CL02－A001:2023 [S/OL].(2023－08－01)[2023－09－26].https://www.cnas.org.cn/rkgf/sysrk/rkyyzz/2023/08/912141.shtml.

外部提供产品及服务管理程序

文件编号：××××××	版本号：×	修订号：×
生效日期：××××年××月××日	发布部门：×××	
编写人：×××	审核人：×××	
批准人：×××	页码：第×页　共×页	

1. 目的

规范选择及评价外部提供的产品及服务,确保检验质量能满足用户的需求。

2. 适用范围

2.1·外部提供产品包括：质控品、试剂、耗材、设备、校准品。

2.2·外部提供的服务包括能力验证/室间质评机构、设备校准机构、样品运送机构、LIS、样本运送轨道车供应商等。

2.3·委托实验室或顾问提供的服务。

3. 职责

3.1·实验室主任负责不合格外部服务机构或供应商的约谈,适当时会同医院相应的职能科室选择或变更外部服务机构及供应商。

3.2·技术管理层负责制定外部服务机构或供应商的选择标准,包括资质、技术要求及实验室的服务要求。

3.3·技术负责人负责组织设备管理员、试剂管理员、LIS管理员、各专业组长等技术管理层人员制定外部服务或供应商的选择标准及对外部服务或供应商的服务评价。

4. 程序内容

4.1·外部提供产品及服务选择标准的制定

4.1.1　技术负责人应组织技术管理层制定外部提供产品的选择标准,选择标准可根据产品的技术参数(如精密度、正确度、测量区间、抗干扰能力、产品稳定性等)、产品的稳定性、产品合格证书、产品注册证、产品批号、售后服务、价格来制定。

4.1.2　技术负责人应组织技术管理层制定外部提供服务的选择标准,选择标准可根据服务机构的资质、服务人员资质与专业经验、服务及时性等。

4.1.3　技术负责人应组织技术管理层制定委托实验室和顾问的选择标准,委托实验室包括人员资格和能力证明、检验程序、检验项目、报告时间及报告方式、咨询活动、危急结果报告途径等。顾问悬着标准包括学历、职称、专业工作经历、资质等。

4.2·外部服务及供应商的选择

4.2.1　实验室技术管理层会同设备科应根据实验室制定的选择标准选择合格的外部提供的产品。

4.2.2　实验室技术管理层应根据实验室制定的选择标准选择合格的外部提供的服务,并根据实验室制定的选择标准选择合格的委托检验及顾问。

4.3·建立合格产品或服务的供应商目录：实验室技术管理层在选择、确定外部提供的产品及服务时,应建立一份提供合格产品或服务的供应商及服务机构的名单,并通过定期评审,维持合格供应商及服务机构的目录。

4.4 · 外部产品及服务的评价:技术管理层应针对不同外部服务供应商制定不同的服务评价方案并规定合格标准,并由技术负责人定期(宜每年 1 次)组织技术管理层根据评价方案对供应商的服务进行评价。

4.4.1 产品的服务评价内容包含但不限于:产品或服务质量与稳定性、售后服务质量与及时性、产品价格、供货及时性、产品运输是否符合要求、供货批号有效期是否符合要求。

4.4.2 服务的评价内容应根据服务的性质进行规定,例如,对于校准服务机构,应对校准公司的校准资质、校准程序、校准溯源性、校准报告的充分性及校准参数是否符合实验室规定的要求进行评价。对于样本运送服务机构,应评价其运送样本及时性、运送样本是否符合生物安全、运送条件是否满足要求等。

4.4.3 委托实验室及顾问的评价内容包括:样本丢失率、申请信息转录的准确率、结果的准确性、报告的及时性、报告丢失率、危急值通报率、危急值通报及时率等。

4.5 · 外部服务供应商的维持与淘汰:技术负责人每年组织技术管理层根据服务评价结果维持合格供应商目录,并存档。对不合格供应商由科主任负责约谈、训诫,并给予一段时间的观察后再次组织技术管理层对其服务进行评价,如仍不合格,将其名单上报相关的采购科室,会同相关部门做出淘汰决定。

5. 相关文件和记录

《受委托实验室和顾问的管理程序》《检验科服务机构和供应商评价记录》《检验科合格服务机构和供应商名录》。

(刁奇志)

参考文献

[1] 中国合格评定国家认可委员会.医学实验室质量和能力认可准则:CNAS - CL02:2023 [S/OL]. (2023 - 06 - 01)[2023 - 09 - 26].https://www.cnas.org.cn/rkgf/sysrk/jbzz/2023/06/911424.shtml.

受委托实验室和顾问管理程序

文件编号：××××××	版本号：×	修订号：×
生效日期：××××年××月××日	发布部门：×××	
编写人：×××	审核人：×××	
批准人：×××	页码：第×页　共×页	

1. 目的

制定对委托实验室和（或）顾问的准入标准，选择合格的委托实验室/供应商。维持对他们的服务评价，以保证委托检验的服务质量及顾问建议的准确性。

2. 适用范围

本科室所有受委托实验室和顾问。

3. 职责

3.1·实验室主人负责批准受委托实验室和顾问的准入标准，对委托实验室和顾问调查及服务协议的初审，对不合格委托实验室或顾问的约谈，以及协同医院职能部门对受委托实验室和顾问的评选。

3.2·技术负责人负责组织拟定受委托实验室和顾问的准入标准、委托实验室和顾问调查及服务合同拟定，并负责组织对委托实验室和顾问服务的准入调查及服务期间服务质量的评价。

4. 程序内容

4.1·受委托检验和顾问的准入标准的制定、审核与批准：技术负责人负责组织实验室管理层制定受委托实验室和顾问的准入标准，报实验室主任审核批准。

4.2·受委托实验室和顾问的选择与评价程序

4.2.1　受委托实验室和顾问的评价时机：① 受委托实验室和顾问首次与实验室签约前；② 已与实验室签约并在履行合约期间，至少1年进行1次服务评价。

4.2.2　受委托实验室和顾问的选择

4.2.2.1　技术负责人对将采用委托检验的项目征求服务对象的意见，提出需委托的工作及委托方，填写《委托检测项目申请审批表》，并报检验科主任审批。

4.2.2.2　技术负责人对受委托方能力进行调查。调查内容包括：受委托方实验室的仪器设备状况；环境条件及人员素质；是否通过了实验室认可；其质量管理体系和受委托项目的质量保证情况；是否有能力在规定时间内完成受委托检测任务。如果受委托方是对形态学等相关学科提供诊断建议的顾问，则应对顾问的资格进行调查，包括顾问的教育水平、在本专业从事的年限及地位等，技术负责人将确认的《受委托方能力调查表》上报检验科主任初次审核后报医务部审核。

4.2.2.3　医务部根据审核的受委托方能力调查表进一步审核确认受委托方的能力，然后报医院管理层审批。

4.2.2.4　医院管理层审批后，技术负责人负责与受委托方共同拟定《委托检测协议》，协议内容包括：项目名称、内容、整个委托检验过程（包括检验前和检验后）中双方的要求及检测依据（执行的检测标准）、协议有效期、收费规定及各自对检验结果的解释责任等，报实验室主任初次审批。

4.2.2.5　审计部确认受委托方收费标准是否符合国家收费标准后,医院管理部门与具体受委托实验室签订委托检验协议。协议由双方管理层代表签字生效,协议书一式四份,双方各执两份。受委托实验室能力调查表、委托检验协议等资料检验科应归档保存。

4.2.2.6　委托检验项目的实施

4.2.2.6.1　检验科负责与受委托实验室根据协议进行样品及报告单交接及登记,登记内容包括受委托实验室的名称、地址、所属机构、所委托的需进行补充检验或确认检验程序和报告的检验项目和时间、样品的来源、样品量、样品收集时间、样品运送人员、样品接收人员及时间、样品质量一般性描述等。

4.2.2.6.2　检验报告可由受委托实验室或本检验科填写,但无论由哪方填写,报告均由本科负责向服务对象发布,并将对检验结果负责的实验室名称和地址提供给实验室服务对象。

4.2.2.6.3　如委托检验报告由本检验科出具,则报告中应包括由委托实验室报告结果的所有必需要素,不得做出任何可能影响临床解释的改动,但不要求检验科按委托实验室的报告原字原样报告,如有必要,检验科可根据患者具体情况及本地区医学环境,选择性地对委托实验室的检验结果做附加解释性评语,但应有评论者的签名,且评论者应是在本科室相关领域里有较权威地位的专业技术人员。检验科还应将受委托方出具的原始检验报告原件永久性地保存于检验科档案中。

4.2.2.6.4　如委托检验报告由受委托实验室出具,则受委托实验室应出具检验报告一式二份,一份由本检验科保存存档,另一份发布给检验科服务对象。

4.2.3　受委托实验室和顾问的评价程序:技术负责人负责至少每年1次对受委托实验室或顾问的服务进行评价,确保受委托实验室持续符合实验室的要求。评价内容可包括:检测过程各种原始记录、室内质控及室间质评情况、仪器设备状态、人员素质状况等,并随机抽查检验报告单,确保检验报告单的准确性及可溯源性。对于顾问,可通过其诊断意见与临床诊断符合性及对患者诊断、治疗和预后的贡献进行评价。

5. 相关文件和记录

《外部服务管理程序》《检验科受委托实验室和顾问能力评价表》《检验科受委托实验室或顾问一览表》。

(刁奇志)

参考文献

[1] 中国合格评定国家认可委员会.医学实验室质量和能力认可准则:CNAS‐CL02:2023[S/OL].(2023‐06‐01)[2023‐09‐26].https://www.cnas.org.cn/rkgf/sysrk/jbzz/2023/06/911424.shtml.

检验信息和检验申请管理程序

文件编号：××××××	版本号：×	修订号：×
生效日期：××××年××月××日	发布部门：×××	
编写人：×××	审核人：×××	
批准人：×××	页码：第×页　共×页	

1. 目的

规范临床医师检验项目申请程序。

2. 适用范围

检验科所有检验项目。

3. 职责

申请临床检验项目的医生应遵守本程序，实验室人员应遵守本程序。

4. 程序内容

4.1·实验室应向用户和患者提供适当的信息。信息应足够详细，使用户全面了解实验室活动的范围和要求。适用时，这些信息应包括以下内容。

4.1.1　实验室地址、工作时间和联络方式。

4.1.2　实验室提供的检验，包括样品所需的信息、原始样品的量、特殊注意事项、周转时间（可在总目录或检验组合中提供）、生物参考区间和临床决定值。

4.1.3　检验申请填写说明和样品采集的程序，包括患者准备说明、患者自采样品的说明，样品运送说明（包括特殊处理要求）。

4.1.4　实验室应告知客户和患者接受和拒收样品的标准。

4.1.5　实验室活动的范围和预期可获得结果的时间；实验室提供的临床服务种类，包括委托给其他实验室的检验。

4.1.6　获得咨询服务；实验室应向患者和用户提供包括需进行的临床操作的解释等信息，以使其知情并同意。需要时，应向患者和用户解释提供患者和家庭信息的重要性特殊项目（如基因检验）；实验室保护个人信息的政策。

4.1.7　患者知情同意要求，如需要委托检验时，同意向相关医疗专家公开临床信息和家族史。

4.1.8　已知对检验性能或结果解释有显著影响的因素，检验申请和检验结果解释方面的临床建议。

4.1.9　实验室处理投诉的流程。

4.2·实验室可应用信息系统程序性规范申请单信息。当信息系统故障，应急申请单应比照电子申请单规范填写。

4.2.1　实验室收到的每份检验申请均应视为协议。

4.2.2　检验申请应提供足够的信息，以确保：申请单和样品可明确追溯至患者；患者身份识别，包括性别、出生日期、患者地点、详细联系信息、唯一标识。

4.2.3　可识别申请者的身份及联络方式；检验申请信息的格式和介质可由实验室视情况而

定,并为用户所接受。

4.2.4 可识别申请的检验项目;原始样品的类型及原始解剖部位(适用时)、原始样品采集日期及采集时间。

4.2.5 检验申请应明确临床诊断。

4.2.6 当患者医疗必需时,实验室应与用户或其代表进行沟通,以明确用户申请的内容。

4.2.7 与患者和申请项目相关的临床资料,用于检验操作和解释检验结果。

4.2.8 样品接收日期和时间。

4.3·口头申请:实验室应制定管理口头申请检验的程序。适用时,包括在规定时限内向实验室提供书面确认检验申请。

注意:申请单的格式(如电子或纸质)及申请单送达实验室的方式宜与实验室服务用户讨论后决定。实验室应制定针对口头申请检验的文件化程序,包括在规定时限内提供申请单(或电子申请单)进行确认。实验室在澄清用户的申请内容时,应有意愿与用户或其代表进行沟通合作。

(邹桂玲)

参考文献

[1] 中国合格评定国家认可委员会.医学实验室质量和能力认可准则:CNAS-CL02:2023[S/OL].(2023-06-01)[2023-09-26].https://www.cnas.org.cn/rkgf/sysrk/jbzz/2023/06/911424.shtml.

[2] 国家卫生健康委员会.临床实验室试剂用纯化水:WS/T 574—2018[S/OL].(2018-04-27)[2023-09-26].http://www.nhc.gov.cn/wjw/s9492/201805/1af636d117764728bf857d377c86f406.shtml.

原始样品采集和处理程序

文件编号：××××××	版本号：×	修订号：×
生效日期：××××年××月××日	发布部门：×××	
编写人：×××	审核人：×××	
批准人：×××	页码：第×页　共×页	

1. 目的

对原始样品的采集和处理进行控制，以保证检验前样品的质量。

2. 适用范围

适合于原始样品的采集与处理。

3. 职责

3.1 · 实验室主任负责组织人员编制原始样品采集程序及提供给医护和患者的必要信息。

3.2 · 临床医护人员、实验室检验操作人员负责指导患者留取样品。

3.3 · 门诊采血中心和各病区护士负责原始样品采集，特殊样品由临床医生进行采集。

3.4 · 实验室检验操作人员负责采样程序偏离时的处理。

3.5 · 实验室技术负责人负责定期组织人员对样品要求的适宜性进行评审。

4. 程序内容

4.1 · 采集前活动的信息：为确保样品的完整性，实验室应为采集前活动提供详细的信息与指导，所提供内容应包含以下几点。

4.1.1　患者准备相关信息：为了使检验结果有效地应用于临床，临床医护人员和检验人员应了解样品采集前影响检验结果的非病理性因素，如饮食、采集时间、运动及情绪激动、药物等。要求患者予以配合和服从，采取切实措施，保证采集的样品符合疾病发生和发展的实际情况。

4.1.1.1　饮食的影响：多数检验尤其是血液化学的测定，采血前应禁食 8 h，以 12～14 h 为宜，但不宜超过 16 h，因为脂肪食物被吸收后可能形成脂血而造成光学干扰；同时食物成分也可能改变血液成分，影响测定结果的准确性。采血前 24 h 内不宜饮酒。

4.1.1.2　采集时间的影响：血液中不少有机物、无机物存在周期性变化，因此应该掌握样品采集时间，才能对每次结果进行比较。最好在同一时间采集样品，推荐上午 7:00～9:00 采集样品，以减少因不同时间采集样品所造成的结果波动。

4.1.1.3　运动及情绪激动的影响：运动会引起人体代谢及血液组分的变化，导致部分检测项目升高或降低。因此要嘱咐患者在安静状态下或正常活动状态下收集样品。采血前 24 h 应避免剧烈运动（超过日常活动量），采血当天患者宜避免情绪激动，采血前应有 15 min 休息时间。

4.1.1.4　药物的影响：药物对血、尿等成分的影响是一个复杂的问题。某些药物可使体内某些物质发生变化，有些药物则干扰实验，因此为了得到正确结果，必须事先停止服用某些影响实验结果的药物。临床医师在选择与解释结果时也必须考虑到药物的影响。

4.1.2　原始样品采集的类型和数量、采集容器、样品采集顺序：不同检验项目样品采集的要求不尽相同，要根据检验项目规定原始样品的采集类型、采集数量、采集容器、采集容器中必需的添加物(如防腐剂的种类等)。采集静脉血液样品时,要根据采血针和真空采血管的不同制定正确的采集顺序。

4.1.3　特殊的采集时间:某些检验项目对采集时间有特殊要求,例如:血培养在寒战或发热初起时、抗生素应用之前采集最佳;女性性激素在生理周期的不同阶段有显著差异,采血日期需遵循医嘱,采血前应与患者核对生理周期;血液疟原虫检查的最佳采血时间为寒战发作时等。

4.1.4　影响样品采集、检验或结果解释的临床信息:包括患者的过敏史及禁忌信息,如患者是否有乳胶过敏、禁用含碘制剂等情况;采取的诊疗手段,如外科手术、输液或输血、穿刺或活检、透析等;患者服用药物信息等。

4.1.5　样品标签:样品容器上粘贴样品标签,其内容可包括:登记号、姓名、性别、年龄、申请科室、送检实验室名称、检验医嘱、样品类型、病床号、标识打印日期及时间、检验号及条形码等,用来识别患者及采集样品的来源或部位。当从同一患者采集多个样品时(包括多个组织或载玻片)都要分别进行标记。

4.1.6　实验室接受和拒收样品的标准:不合格样品将直接导致检验结果不准确,严重影响检验结果的质量,最终影响患者的诊断、治疗和健康状况的评估。因此,实验室拒绝接受不合格的检验样品。送检样品不合格的常见原因如下。

4.1.6.1　患者识别错误:送检样品患者身份信息与申请信息不符。

4.1.6.2　采集时机不正确:需要在特定时间采集或满足特定条件下采集,但实际采集时间不正确或条件不满足。如需空腹采血的项目,受试者未空腹;糖耐量试验未按规定时间采血等。

4.1.6.3　样品类型错误:样品类型与检测项目不匹配,如凝血检测使用血清样品。

4.1.6.4　样品采集量错误:送检样品的量过多或过少,不能满足要求样品量。如血培养样品采集量没有达到规定要求,导致结果假阴性。

4.1.6.5　样品与抗凝剂比例不当:送检样品中的血液量与抗凝剂比例不符合规定要求。如血常规管中抗凝剂浓度没有达到规定要求、血凝管中抗凝剂与血液体积比例不符合1∶9。

4.1.6.6　样品标识错误:送检样品标签缺失、标签粘贴错误、标签信息错误、标签信息不完整、标签无法识别、标签在系统中已登记使用等情况。如标签将采血管全部环绕无法进行信息读取等。

4.1.6.7　样品运输途中损坏:样品从采集地点送至实验室途中发生损坏,如样品溶血、样品溢出等。

4.1.6.8　样品运输时间过长:样品运输时间超过规定要求,如急诊心肌酶检测标本运输时间超过实验室要求。

4.1.6.9　样品运输温度不适当:对运输温度有特定要求的标本,在运输过程中温度过高或过低,如氨、乳酸、甲状旁腺激素相关蛋白、胃泌素等检测项目需要冷藏运输,但却未冷藏运输,冷球蛋白检测样品运输过程中温度未保持在37℃等。

4.1.6.10　抗凝样品凝集:应使用抗凝剂抗凝的样品由于某种原因完全或不完全凝固。

4.1.6.11　样品溶血:样品采集、运输过程中操作不当,造成红细胞破坏,血红蛋白及细胞内容物释放入血清或血浆,当样品中游离血红蛋白含量>0.5 g/L时称为溶血,超过10 g/L时为严重溶血,可通过样品溶血比色卡肉眼判断或使用仪器判断。

4.1.6.12　血培养污染:临床实验室应按照自身情况制定标准。

4.1.6.13　样品丢失:各种原因导致的实验室没有接收到患者样品。

4.1.7　采集前活动指导信息具体详见《样品采集手册》和《检验项目手册》。

4.2·患者知情同意

4.2.1　对患者执行的所有操作需患者知情同意。对于大多数门诊常规检验患者,如患者携带申请单自行到门诊采血中心并愿意接受普通的采集如静脉穿刺,即可推断患者已同意。

4.2.2　特殊程序,包括大多数的侵入性操作程序或者有可能增加并发症风险的操作,需对患者进行详细的解释,特殊情况下需要患者签署书面知情同意。

4.2.3　紧急情况下(如抢救、病情危重、患者昏迷等)若无法得到患者同意时,以对患者最有利为首选,可以直接采取必需的操作程序。

4.3·采集活动的信息与指导:为确保样品安全、准确、适当的采集和贮存,实验室应对采集活动提供指导,指导信息包含以下内容。

4.3.1　患者身份的确认:采集者应核对患者的姓名、性别、年龄、住院号、诊疗卡、身份证等信息,确保患者为被采血者本人。

4.3.2　患者准备情况确认:例如禁食、用药情况、采集时间要求等。

4.3.3　原始样品的采集要求:包括采集容器的规定、采集容器中必需添加物的说明、采集顺序等。例如常规凝血检测项目需使用柠檬酸钠抗凝采血管;用于分子检测的采血管宜置于肝素抗凝采血管前采集,避免可能的肝素污染引起 PCR 反应受抑;诊断成人不明原因发热、血流细菌感染时宜在不同部位抽血 2 套,每套 2 瓶(需氧、厌氧各一瓶等)。

4.3.4　可追溯到被采集患者的原始样品标记方式的说明:例如通过唯一性的条形码进行标记与识别。

4.3.5　原始样品采集者身份及采集日期、时间的记录:例如扫描原始样品条码即可记录采集者、采集日期、采集时间等信息,详见《数据控制和信息管理程序》。

4.3.6　分离或分装原始样品的要求:例如脑脊液采集后需分别收集于 3 个无菌试管(或小瓶)中,每管 1～2 mL。第一瓶由于穿刺操作可能带入少量红细胞,因此可用于细菌学检查;第二瓶用于生化检查及免疫学检查;第三瓶用于细胞计数。

4.3.7　采集的样品运送到实验室之前的正确储存条件的说明:例如血培养样品采集后血培养瓶应在 2 h 之内送至实验室孵育或上机,如不能及时送检,应将血培养瓶置于室温下,不得冷藏或冷冻。

4.3.8　采样物品使用后的安全处置:例如消毒物品、锐器的处置等。上述内容具体详见《样品采集手册》。

4.4·偏离采样程序的控制:采样人员在采样过程中偏离了采样程序时,须记录并通知检验操作人员。检验操作人员得知偏离采样程序的信息时,应评估、记录所接受或拒收样品对患者结果造成的潜在风险和影响,并联系临床医护人员进行告知,记录于《实验室与临床沟通联络记录》。若选择接受样品,需在检验报告中注明该情况。

4.5·样品要求适宜性的定期评审:为确保采样量既不会不足也不会过多、采集活动的正确实施,技术负责人每年定期组织科室各专业组检验操作人员对样品采样量、采集器械及保存剂进行评审,填写《样品采集评审记录表》,评审的内容提交科室年度管理评审。

5. 相关文件和记录

《样品采集手册》《检验项目手册》《数据控制和信息管理程序》《管理评审程序》《实验室与临床

沟通联络记录》《样品采集评审记录表》。

（王德成）

参考文献

［1］中国合格评定国家认可委员会.医学实验室质量和能力认可准则：CNAS－CL02：2023［S/OL］.（2023－06－01）［2023－09－26］.https://www.cnas.org.cn/rkgf/sysrk/jbzz/2023/06/911424.shtml.

［2］中华医学会检验医学分会.不合格静脉血标本管理中国专家共识［J］.中华检验医学杂志,2020,43(10)：956－963. DOI：10.3760/cma.j.cn114452-20200615-00551.

样品运送、接收和检验前处理程序

文件编号：××××××	版本号：×	修订号：×
生效日期：××××年××月××日	发布部门：×××	
编写人：×××	审核人：×××	
批准人：×××	页码：第×页 共×页	

1. 目的

对样品运送、接收及检验前的处理进行规范，以控制各环节中可能出现的错误和差错，保证样品符合检验项目的要求。

2. 适用范围

适合于实验室受理的样品。

3. 职责

3.1·门诊采血中心和各病区护士负责原始样品运输（各病区样本由气动物流传输系统和物业送检员运送）。

3.2·实验室样品接收人员负责样品的接收及样品在实验室内部的流转。

3.3·实验室检验操作人员负责样品的检查、前处理等。

3.4·实验室技术负责人负责定期组织人员对样品运送系统的充分性进行评估。

3.5·实验室信息管理员负责样品周转时间及不合格样品原因的统计分析。

4. 程序内容

4.1·样品的运送

4.1.1 样品运送人员根据送检样品的特性和送检目的，采取适宜的转运工具和方法确保送检样品的完好性、有效性。病房采集的所有临床检验样品必须置于贴有"生物安全"标识的样品转运箱中，由护士通过气动物流传输系统传送到实验室样品接收处或者由物业送检员立即送到实验室样品接收处。门诊患者样品留取后，直接送到实验室样品接收处。对于特殊样品（有时间、温度限制的，或使用指定保存剂的），应按规定要求送检。如果样品要在医院外部传送（若需市内运输），则须使用密封容器以专车送达。对怀疑有高致病性病原微生物样品的运送须执行《病原微生物实验室生物安全管理条例》。

4.1.2 为确保样品及时、安全运送，实验室应对样品的运送、运输过程进行质量监控：① 对样品采集到实验室接收之间的时间（检验前 TAT 时间）进行监控，保证样品运送的时间符合检测项目的要求；② 对样品运送过程的温度进行监控，保证样品运送温度处于样品采集和处理的规定温度范围内，保证样品的稳定性；③ 对样品的完整性进行监控，按照样品的特定要求进行运送，例如使用特定的防腐剂，保证样品的完整性。

4.1.3 如样品在运送过程中出现容器损坏、样品溢洒等影响样品完整性的意外情况时，运送人员必须主动向采样人员、检验操作人员报告，不得隐瞒，同时按照《安全手册》的要求进行处理，并提出改进措施，避免再次发生。

4.1.4 实验室技术负责人每年定期组织人员对样品运送系统的充分性进行评估，保证样品运送的安全、及时。评估内容输入科室年度管理评审。

4.2·样品的接收

4.2.1 接收样品严格实行核对制度。样品送至实验室后,样品接收人员要对样品进行检查,主要核实送至的样品是否在本实验室接收范围之内、样品是符合实验室接受标准还是达到拒收标准(见《原始样品采集和处理程序》)。对于符合的样品执行 4.2.2 程序;对于不符合要求的样品执行 4.2.4 程序。

4.2.2 对于符合的样品,样品接收人员凭个人唯一性工号登录 LIS 系统,可以在 LIS 系统中通过扫描样品条码进行样品的签收、分类,也可以直接将样品放入分拣机,由分拣机进行签收、分类。而后由各专业组检验操作人员进行领取。经 LIS 系统签收后的样品由 LIS 系统自动记录样品接收者的姓名、样品接收的日期与时间。通过样品条码应可以明确追溯到唯一患者和患者的采集部位。

4.2.3 急诊样品按照规定流程进行接收、处理。实验室样品接收人员对急诊样品进行特殊标记,放置于急诊样品专用架了中,立即送至相关专业组的急诊样品专区,专业组检验操作人员选择优先处理、优先检测、优先结果报告。

注意:每个月初实验室信息管理员要对上个月包括急诊样品在内的所有送检样品的检验前 TAT 时间及实验内周转时间进行统计分析,统计结果在科室质量例会上进行公布,针对未达标的项目要查找原因采取纠正措施,必要时与护理部、医务处沟通共同采取措施进行干预。

4.2.4 不合格样品的处理

4.2.4.1 常规不合格样品的处理:① 对于常规不合格样品,由于其可能影响检验结果的准确性,实验室正常情况下拒绝接收。对于拒收样品,样品接收人员和检验操作人员可以直接在 LIS 系统中通过扫描样品条码进行样品退回,被退回样品所在科室护士或医生可以通过护士站 LIS 系统的提示及时发现并进行处置;② 拒收无法通过 LIS 系统实现时,样品接收人员和检验操作人员可通过电话通知的形式进行样品退回,同时在《不合格样品拒收记录》中进行记录。

注意:每个月初实验室信息管理员要对上个月退回的样品信息进行统计分析,形成不合格样品分析报告反馈至护理部,必要时实验室须配合护理部采取措施进行干预。

4.2.4.2 执行让步检验:实际工作中,有的样品可能因为患者或样品识别不正确、样品不稳定(如因运送延迟导致)、贮存或处理温度不正确、容器不适当、样品量不足而被识别为不合格样品,但是该样品对临床诊疗很关键(一般指其具有重要的临床应用价值,如急诊抢救状态下患者的样品),或者不可替代(不可再次获得,如患者特殊病理状态下采集的样品),检验操作人员应与临床医生沟通后,在考虑到对患者安全的风险后选择先处理此类不合格样品,并在报告中加入必要说明。

4.3·样品的前处理、准备和贮存

4.3.1 对于合格样品检验操作人员按检验项目的要求对样品及时进行前处理,包括离心、标识、分发等。如需分杯,通过分杯样品的标识应可追溯到原始样品。

4.3.2 对检验前样品的储存条件和时间进行监控。各专业组检验操作人员应该按照标准操作规程的要求将检验前样品保存于适宜的条件和地点,如冷藏柜、冷冻柜、恒温恒湿、防光照等,避免样品在处理、准备、储存期间发生变质、遗失或损坏。同时各专业组检验操作人员还应对样品采集到检验之间的时间进行监控,保证储存时间满足要求,进而保证检测结果的准确性。

4.4·特殊样品的登记:临床医师有权根据患者病情和检验结果提出对同一样品进行附加检验。检验操作人员接到附加检验申请后填写《附加检验项目记录表》,并对样品状态和检验时限是否满足附加检验的要求进行判断,如满足则进行样检测,如不符合要求则立即通知申请者,并在《附加检验项目记录表》中进行记录。进行附加检验的样品,申请人须在检验报告发出之前,在规定的样品保存时限内提出电子申请,并电话告知检验操作人员,将正式条形码送至实验室,样品接收人员进行登记,否则报告不能发出。

5. 相关文件和记录

《安全手册》《原始样品采集和处理程序》《数据控制和信息管理程序》《管理评审程序》《不合格样品拒收记录》《附加检验项目记录表》。

(王德成)

参考文献

[1] 中国合格评定国家认可委员会.医学实验室质量和能力认可准则:CNAS - CL02:2023 [S/OL]. (2023 - 06 - 01)[2023 - 09 - 26].https://www.cnas.org.cn/rkgf/sysrk/jbzz/2023/06/911424.shtml.

[2] 中国中西医结合学会检验医学专业委员会. 临床检验样本转运及保存规范化专家共识[J].中华检验医学杂志,2023,46(3):259 - 264.DOI:10.3760/cma.j.cn114452-20221208-00725.

检验方法验证和确认程序

文件编号：××××××	版本号：×	修订号：×
生效日期：××××年××月××日	发布部门：×××	
编写人：×××	审核人：×××	
批准人：×××	页码：第×页　共×页	

1. 目的

规范检验程序的验证、确认相关工作流程，以保证所有检验程序达到预期用途并满足临床医师和患者的需求。

2. 适用范围

适用于对实验室所有检验程序的验证、确认工作。

3. 职责

3.1·检验科主任负责本医学检验科检验程序的验证与确认结果的批准。

3.2·技术负责人负责计划并组织各专业组检验程序验证与确认报告的实施与审核。

3.3·专业组组长负责组织与实施本专业检验程序验证与确认，并负责组织撰写验证与确认报告、提交技术负责人审核、科主任批准。

3.4·具有相应授权和能力的人员评审验证结果，并记录验证结果是否满足规定要求。

4. 程序内容

4.1·定义

4.1.1　精密度：指在规定条件（重复性测量条件、期间精密度测量条件或复现性测量条件）下，对同一或类似被测对象重复测量所得示值或测得值间的一致程度。精密度通常用不精密度表示。

4.1.2　正确度：无穷多次重复测量所得量值的平均值与一个参考量值间的一致程度。

4.1.3　准确度：检验结果与被测量真值之间的一致程度，包括正确度和精密度。

4.1.4　不确定度：根据所用到的信息，表征赋予被测量量值分散性的非负参数。

4.1.5　分析特异性：测量系统的能力，用指定的测量程序，对一个或多个被测量给出的测量结果互不依赖于接受测量的系统中的任何其他量。

4.1.6　分析灵敏度：测量示值变化除以相应的被测量值变化所得的商。

4.1.7　检出限和定量检出限：① 检出限（LoD）：由给定测量程序得到的测量值，对于此值，在给定声称物质中存在某成分的误判概率为 α 时，声称不存在该成分的误判概率为 β；② 空白检出限（LoB）：指在规定的可能性条件下，空白样品被观察到的最大检测结果；③ 定量检出限（LoQ）：指在规定的可接受精密度和正确度条件下，能定量测出样本中分析物的最小量。即方法的偏差加 2 倍标准差在满足允许总误差质量目标的条件下，样品中分析物的含量。即分析物的最低实际浓度，在这个浓度下，分析物被可靠地检出（LoB＜LoD≤LoQ）。

4.1.8　分析测量范围：指患者样本未经任何处理（稀释、浓缩或其他预处理），由检测系统直接测量得到的可靠结果范围，在此范围内一系列不同样本分析物的测量值与其实际浓度（真值）呈线性比例关系。

4.1.9　诊断特异性：体外诊断检验程序可以识别特定疾病或状态相关的目标标志物不存在的能力。

4.1.10　诊断灵敏度：体外诊断检验程序可以识别与特定疾病或状态相关的目标标志物存在的能力。

4.1.11　临床可报告范围（clinical reportable range，CRR）：为患者标本经稀释、浓缩或其他处理后，向临床所能报告的结果范围。

4.1.12　验证：通过提供客观证据对规定要求已得到满足的认定。

4.1.13　确认：通过提供客观证据对特定的预期用途或应用要求已得到满足的认定。

4.2・检验程序验证的时机

4.2.1　在新项目开展检验程序常规应用之前；或已验证的检测方法更新（试剂盒升级换代）；或已验证的检测方法更换设备。

4.2.2　原则上检验程序验证通过后，分析系统组成没有发生变化可不进行全面验证，但可通过室内质控、能力验证/室间质评、留样再测及人员比对等方式证实检验程序持续保持并满足预期用途。

4.3・检验程序的验证

4.3.1　检测分析系统未加修改的已经确认的检验程序可以进行性能特征的验证；通过验证数据证明检验程序的性能满足行业标准的要求或试剂说明书声明；验证所选性能指标应与检验结果的预期用途相关，保证检验方法的验证程度足以确保与临床决策相关的结果的有效性。

4.3.2　验证内容

4.3.2.1　临床化学检验领域（定量项目）：定量检验程序的分析性能验证内容至少应包括正确度、精密度和可报告范围。

4.3.2.2　临床免疫学定性检验领域（定性项目）：定性检验程序的分析性能验证内容至少应包括符合率，适用时，还应包括检出限、灵敏度、特异性等。

4.3.2.3　临床血液学检验领域：血液分析仪至少包括正确度、精密度、可报告范围、生物参考区间等。

4.3.2.4　体液学检验领域：尿液干化学分析仪至少包括阴性和阳性符合率等；尿液有形成分分析仪性能验证的内容至少应包括精密度、携带污染率和可报告范围等。

4.3.2.5　临床微生物检验领域：适用时，宜包括准确度、分析灵敏度、分析特异度、生物参考区间；一般对厂家声明的内容进行验证即可。

4.3.3　各专业组在技术负责人指导下编写本专业的程序验证标准操作规程，作为检验程序验证的指导依据。

4.3.4　专业组组长负责组织依据程序验证标准操作规程对检测系统在常规应用前进行独立验证，验证过程及数据分析进行记录，由具有相应授权和能力的人员评审验证结果，实验室主任批准后使用。

4.3.5　需要保留的记录文件包括但不限于：要达到的性能要求；获得的结果；性能要求是否达到的声明，如果没有，所采取的措施。

4.4・检验程序的确认

4.4.1　检验科对以下来源的检验程序进行确认：① 实验室自行设计或开发的检验方法；② 超

出预定范围使用的方法[如超出制造商的使用说明,或原确认的测量范围;第三方试剂应用于预期外的仪器,且无确认数据可用,如 A 家仪器＋B 家校准品＋B 家试剂(其中 B 家校准品及 B 家试剂未经过厂家确认)];③ 修改过的确认方法。

4.4.2　方法确认应尽可能全面,确认的性能特征宜包括:测量正确度、测量准确度、测量精密度(含测量重复性和测量中间精密度)、测量不确定度、分析特异性(含干扰物)、分析灵敏度、检出限和定量限、参考区间、诊断特异性和诊断灵敏度。确认的性能可通过性能要求的形式等客观证据证实该检验方法满足预期用途的特定要求。实验室应考虑样本类别、性别、年龄、医学决定水平等因素,确保在临床决策时检验结果所在区间已经得到验证。

4.4.3　由具有相应授权和能力的人员评审确认结果,确定确认结果是否满足规定要求并建立相关记录,科主任或及技术负责人负责批准使用。

4.5·如确认过的方法发生任何变更前,应立即评审其对临床产生的影响,并决定是否可以使用修改后的方法。如决定使用则需要对该方法重新进行方法确认。

4.6·实验室应保留确认记录,包括但不限于:使用的确认程序(包括确认方案、确认的性能指标、引用的标准、规范或指南等)、预期用途的特定要求(该要求要满足临床预期用途)、方法性能参数的确定(包括但不限于原始数据、统计数据、数据分析)、确认后获得的是否满足规定要求的结果,以及方法有效性声明,并详述其与预期用途的适宜性。

4.7·检验程序验证和确认过程中的原始记录由各专业组文档管理员保存。

4.8·性能验证方案指导文件:检验程序的验证宜参考相关国家/行业标准。

4.8.1　行业标准:WS/T 403—2012《临床生物化学检验常规项目分析质量指标》;WS/T406—2012《临床血液学检验常规项目分析质量要求》;WS/T407—2012《医疗机构内定量检验结果的可比性验证指南》;WS/T492—2016《临床检验定量测定项目精密度与正确度性能验证》;WS/T 494—2017《临床定性免疫检验重要常规项目分析质量要求》;WS/T505—2017《定性测定性能评价指南》等。

4.8.2　CNAS规范文件:CNAS-GL028《临床微生物检验程序验证指南》;CNAS-GL037《临床化学定量检验程序性能验证指南》;CNAS-TRL-001:2012《医学实验室—测量不确定度的评定与表达》;CNAS-CL07《测量不确定度的要求》;CNAS-GL038《临床免疫学定性检验程序性能验证指南》;CNAS-GL039《分子诊断检验程序性能验证指南》等。

4.8.3　其他文件(供参考):美国国家临床实验室标准化委员会(NCCLS)的 EP5-A《定量测量程序的精密度性能评估》,EP9-A《用患者样本进行方法比对及偏倚评估》,EP6-A《定量测量方法的线性评价统计方法》,EP17-A《确定检测低限和定量检测限的方案》等。

4.9·未达到性能要求的处理:如某个项目的性能验证或确认实验未能达到预期要求,应立即上报技术负责人或科主任,确定是否暂停开展该项目检测或采取相应的预防措施或纠正措施,做好相关记录并留档保存。

5. 相关文件和记录

《记录的控制程序》《×××专业组性能验证标准操作规程》《实验室室间及实验室内部比对标准操作规程》《室间质量评价管理程序》《室内质量控制管理程序》《性能验证计划表》《性能验证结果评审记录表》。

(陈　凯)

参考文献

[1] 中国合格评定国家认可委员会.医学实验室质量和能力认可准则：CNAS-CL02：2023 [S/OL]. (2023-06-01)[2023-09-26].https://www.cnas.org.cn/rkgf/sysrk/jbzz/2023/06/911424.shtml.

[2] 中国合格评定国家认可委员会.医学实验室质量和能力认可准则的应用要求：CNAS-CL02-A001：2023 [S/OL].(2023-08-01)[2023-09-26].https://www.cnas.org.cn/rkgf/sysrk/rkyyzz/2023/08/912141.shtml.

测量不确定度评定程序

文件编号：××××××	版本号：×	修订号：×
生效日期：××××年××月××日	发布部门：×××	
编写人：×××	审核人：×××	
批准人：×××	页码：第×页　共×页	

1. 目的

为规范、控制检验过程中用于报告患者样品被测量值的每个测量程序的测量不确定度的评估过程，以确保测量不确定度评估的可靠性和科学性。

2. 适用范围

医学实验室所有测量程序的测量不确定度的评估活动。

3. 职责

3.1·各专业组组长负责明确本专业需进行测量不确定度评估的测量程序，负责制定本专业组各测量程序的目标不确定度，制定不确定度评定计划，并上报技术负责人。

3.2·技术负责人负责审批各专业组确定的测量程序、目标不确定度；负责审批测量不确定度的评估报告。

4. 程序内容

4.1·开展测量不确定度评定的时机

4.1.1　检测实验室在采用新的检测方法时，应按照新方法重新评估测量不确定度。

4.1.2　检测实验室对所采用的非标准方法、实验室自己设计和研制的方法、超出预定使用范围的标准方法及经过扩展和修改的标准方法重新进行确认，其中应包括对测量不确定度的评估。

4.1.3　当定性检验结果是基于定量输出数据，并根据阈值判定为阳性或阴性时，应用有代表性的阳性和阴性样品估计输出量值的测量不确定度。

4.1.4　对于定性检验结果，产生定量数据的中间测量步骤或室内质量控制结果的不确定度也宜视为此过程中的关键（高风险）部分。

4.1.5　对于某些广泛公认的检测方法，如果该方法规定了测量不确定度主要来源的极限值和计算结果的表示形式时，实验室只要按照该检测方法的要求操作，并出具测量结果报告，即被认为符合本要求。

4.2·测量不确定度的评定的实施

4.2.1　实验室技术负责人负责组织各专业组组长及技术骨干，确定需要开展测量不确定度及不能或者无需进行测量不确定度评定的检验程序，建立清单。确定开展测量不确定度评定的检验程序的性能要求，以保证其满足预期用途，对于不能或者无需进行测量不确定度评定的检验程序，应记录未进行测量不确定度评定的理由。

4.2.2　技术负责人组织各专业组制定各专业组的不确定度评定标准操作规程。

4.2.3　实验室技术负责人负责组织开展测量不确定的评定，对于不同的检测项目和检测对象，可以采用不同的评估方法。

4.2.4 技术负责人负责组织各专业组对测量不确定度评定结果与性能要求进行比较,并形成评定报告,并负责制定并实施对测量不确定度评定结果的评审计划,评审周期不宜超过 12 个月。

4.3·测量不确定度的提供

4.3.1 当用户有要求时,实验室应向其提供测量不确定度的信息。

4.3.2 当用户问询测量不确定度时,实验室的回复应考虑不确定度的其他来源,包括但不限于生物学变异。

4.3.3 进行检验方法性能验证或确认时,宜考虑测量不确定度(相关时)。

5. 相关文件和记录

《检验方法验证、确认程序》《结果报告程序》《性能验证计划表》。

(陈 凯)

参考文献

[1] 中国合格评定国家认可委员会.测量不确定度的要求:CNAS - CL01 - G003:2021[S/OL].(2021 - 11 - 30)[2023 - 09 - 26]. https://www.cnas.org.cn/images/rkgf/jcjgrk/rkyyzz/2023/01/09/1673247313026062350.pdf.

[2] 中国合格评定国家认可委员会.医学实验室—测量不确定度的评定与表达:CNAS - TRL - 001:2012[S/OL].(2012 - 11 - 08)[2023 - 09 - 26].https://www.cnas.org.cn/extra/col23/1353394138.pdf.

生物参考区间和临床决定限建立与评审程序的管理程序

文件编号：××××××	版本号：×	修订号：×
生效日期：××××年××月××日	发布部门：×××	
编写人：×××	审核人：×××	
批准人：×××	页码：第×页　共×页	

1. 目的

本程序旨在规范实验室生物参考区间和临床决定限的确认、验证及评审过程，以确保实验室检验工作满足要求。

2. 适用范围

适用于实验室开展的全部定量检验项目。

3. 职责

3.1·各专业组组长负责组织参考区间的确认、验证，并实施评审工作；实验室管理层负责审核科室参考区间的确认、验证，评审工作；实验室主任批准参考区间确认、验证、评审工作。

3.2·实验室操作员负责协助实验室主任、配合各专业组组长做好参考区间的确认和验证。

3.3·信息管理组负责组织和维护实验室信息系统及与信息系统对接的医院各系统参考区间数据的核对及参考区间的更新。

3.4·医疗咨询组负责为客户提供参考区间临床意义需要时候的解释，定期进行临床服务协议评审，并将评审报告提交管理评审，定期进行客户满意度调查，并将调查结果提交管理评审。

4. 程序内容

4.1·生物参考区间和临床决定限的定义及区别

4.1.1　生物参考区间同参考区间（reference interval, RI）：是指在健康人群中，一般为中间95%健康参考个体某一检测指标测量值所在的区间。采用美国临床和实验室标准协会（clinical laboratory standards institute, CLSI）推荐的非参数法来计算参考区间限值时，表达为下限 2.5%分位数至上限 97.5%分位。特定情况下，其他宽度或非对称定位的参考区间，某些情况下，只有一个生物参考限，如上限×，此时相应的参考区间即使小于或等于×，也可以表示为下限值（5%分位数）至上限值×。

4.1.2　临床决定限又称为临床决定值（clinical decision limit, CDL）是指在疑似患者或者确诊人群中，当某一检测指标测量值高于或低于特定"阈值"时，可以对特定疾病进行明确诊断，或与不良临床结局发生风险显著相关，这一阈值即为临床决定限。根据不同的临床决策目的，CDL 主要包括诊断截点值（diagnostic cutoff）和危急值（critical value），诊断截点值是用于诊断的阈值，而危急值是实施临床干预的阈值。

4.1.3　参考区间与临床决定限的区别：临床决定限的临床意义不同于参考区间，如果一个个体的某指标化验结果高于或低于临床决定限，意味着该个体已患某种疾病，或该患者的病情发生恶化，如果不及时采取临床处理的话，发生不良临床结局的风险会显著升高。

4.2·生物参考区间和临床决定限的来源确认：实验室参考区间的常规获取方式有：① 试剂

生产商或标准实验室提供的参考区间;② 国家权威机构发布或权威刊物出版的适合检验科检验项目的参考区间;③ 实验室自己建立的符合本室要求的生物参考区间和临床决定限。

4.3·参考区间和临床决定限的验证:首先进行主观评定,即通过认真审查原始参考值研究的有关因素来主观评价生物参考区间转移的可接受性。包括参考总体中个体的地区分布和人口统计学、分析前和分析过程中的细节、分析方法的性能、评估方法等。实验室对开展的项目参考区间进行验证。不管采用何种来源(如卫生行业标准等),在用于临床之前均要进行验证,验证通过后方可引用,临床决定限需定期进行临床服务评审。

4.3.1　验证方法:检验科在开展参考区间验证前,若已知科室所在地与提供参考区间原始人群所在地存在地理分布、人口统计学方面有差异,应直接考虑建立新的符合所在地人群特征的参考区间。

4.3.1.1　小样本验证:按照筛选标准,从本地参考人群中选出 20 人,采样剔除离群值后继续补足 20 人,然后将 20 个检验结果与准备验证的参考区间比较,若落在参考限外的测定值不超过 2 个,则可以判断验证通过;若 3 个或 3 个以上的检验结果落在参考限外,则需要重新筛选 20 人,重复上述验证,若仍然不通过,则检验科需要考虑建立自己的参考区间。

4.3.1.2　大样本验证:按照筛选标准,从本地参考人群中选出 60 人,将检验结果与需要验证的参考区间比较判断他们之间差异是否显著。若无显著差异,可以引用;若有显著差异,则检验科应考虑建立新的符合本地人群特征的参考区间。

4.4·验证不通过时,考虑参考区间的建立,可以参考"4.5 参考区间建立过程"。当检测系统使用非配套试剂或使用配套试剂验证不通过时,检验科要建立新的符合本地人群特征或检测对象的参考区间。检验员记录全过程,协助专业组长填写《参考区间建立报告》,交实验室管理组审核,实验室主任批准。

4.5·参考区间建立过程

4.5.1　参考个体的选择

4.5.1.1　按照检验项目在临床使用中的要求,确定参考个体的选择原则或排除非参考个体的原则,填写《健康调查表》。针对某些特殊项目,参考个体的筛选标准由专业组根据行业或文献的标准确立。

4.5.1.2　选择的参考个体尽可能涵盖各年龄组内不同年龄,并尽可能接近使用该检验项目的临床患者的分布组成。选择参考个体时,确保在地理区域的选择上具有代表性,并考虑是否有分组的必要(表 1)。

表 1　常见的分组因素

年龄	采样姿势	人种差异	妊娠
性别	采样时间	种族	锻炼
血型	禁食禁水情况	吸烟	生理周期
日常饮食	地理环境	饮酒	气候

4.5.2　检验前准备:检验人员对照表 2 列举的各个因素进行参考,完善标本采集,做好检验前的标本预处理。同时,做好受检者采样前的准备工作,并应对受检者事前做认真解释,要求予以配合,符合伦理政策法规要求。同时,标本的采集、处理和储存符合相关管理程序。

表 2 检验前准备因素

准 备 部 分	标 本 收 集	标 本 存 储
先前的食物	采集时周围环境	运送方式
禁食或非进食	时间	标本状态
用药节制	身体姿态	血浆/血清的分离
吸毒	标本类型	储存量
取样时间和生理节律	采集地点	检验准备
身体活动状态	采集准备	试剂
采集前的休息时期	血流	检测系统
压力或情绪	器材及采集技术	

4.5.3 参考数据的检测和分析

4.5.3.1 检验科检测系统的要求：参加室间质评,成绩合格;进行室内质控,变异系数(CV)在允许的范围内;条件允许时,应对使用的检测系统进行精密度、正确度的验证;配套系统要求厂家提供校准品溯源性证明材料;非配套系统应与配套系统进行比对试验,偏倚在允许的范围内;仪器操作步骤应严格按照生产厂商的要求或标准操作规程进行,并准确无误地记录检测所得数据。

4.5.3.2 离群值的剔除:判断离群值,将疑似离群点和其相邻点的差值 D 和数据全距 R 相除,若 D/R≥1/3 考虑为离群值。若有 2 个或以上疑似离群值,可将最小的疑似离群点作以上处理,若都大于 1/3,则所有疑似离群点都剔去;若都小于 1/3,则保留所有数据。如用非参数法估计标本的参考区间,至少需要 120 例,若需要分组则每组至少 120 人。若有离群值,则在剔除离群值后补足。

4.5.3.3 绘制分布图:若呈正态分布,或数据经转换后呈正态分布,可按 $\overline{X} \pm 1.96S$ 表示 95％数据分布范围,或者 $\overline{X} \pm 2.58S$ 表示 99％数据分布范围。检测数据若不呈正态分布,可用非参数法处理。最常见的是以百分位数法确定 2.5％和 97.5％位数的参考限,以此确定 95％的参考区间。

4.5.4 确定参考区间:专业组根据检验与临床的专业知识确定检验项目的参考区间,检验员详细记录参考区间的建立过程,填写《参考区间建立报告》,交实验室管理组审核、批准。通过审批的参考区间由各专业组负责统计,填写《参考区间一览表》,由文件管理组主管汇总后报实验室管理组审批使用。有明确临床决定值的检验项目也填入《参考区间一览表》中。

4.5.5 参考区间的类型及分组:参考区间有单侧参考限和双侧参考限。专业组根据检验与临床的专业知识确定检验项目的参考区间是单侧参考限还是双侧参考限。如果是单侧参考限,用百分位数法选取 95％处的数据作为参考区间的上限,此即为 95％的参考区间。如果是双侧参考限,用百分位数法选取 2.5％和 97.5％处的数据分别作为参考区间的下限和上限,此即为 95％的参考区间。专业组根据临床意义确定参考值数据是否需要分组,如需要则作 Z 检验,以确定分组后的均值间有无统计学意义上的差异显著性。分组进行 Z 检验时参考《Z 值检验表》。

4.6·参考区间的评审

4.6.1 如果改变检验程序或检验前程序,实验室应评审相关的参考区间和临床决定值(适用时)。检验程序评审时,生物参考区间评审是其必须输入的内容,具体参见《检验程序的选择、验证和确认程序》。生物参考区间评审内容应包括:参考区间来源、检测系统一致性、参考人群适用性等。此外,医疗咨询组负责每年对现用参考区间征求临床医生的意见,并填写《参考区间征求意见表》进行汇总,该汇总意见也作为评审内容。临床需要时,宜根据性别、年龄等划分参考区间。

4.6.2 当检验科的某个变化影响参考区间时,专业组长组织评审参考区间的适宜性。包括以下变化：在检测系统中加入新的分析物、分析使用的检测方法改变、检验项目的检验前程序改变、参考群体改变、健康标准的评估改变及参考标本的排除和区分标准改变。

4.6.3　检验人员填写《参考区间评审表》交组长审核，再由技术负责人批准后交文件管理员保存。

注意：专业组发现参考区间不适宜时应采取相应纠正活动，采取的纠正活动有：重新验证参考区间、重新建立参考区间。

4.7·记录的保存：参考区间的验证或建立过程中产生的记录和相关有效报告由各组文件管理员保存。

4.8·临床决定限的确立参见服务协议评审程序，其中临床诊断截点值与危急值的确立须参见评审程序。

5. 相关文件和记录

《检验科用户手册》《检验程序的选择、验证和确认程序》《临床实验室检验项目参考区间的制定》《参考区间建立报告记录表》《健康调查表》《参考区间一览表》《Z值检验表》《参考区间征求意见表》《参考区间评审表》。

（赵卫华）

参考文献

[1] 中国合格评定国家认可委员会.医学实验室质量和能力认可准则：CNAS－CL02；2023［S/OL］.（2023－06－01）［2023－09－26］.https://www.cnas.org.cn/rkgf/sysrk/jbzz/2023/06/911424.shtml.

检验程序文件化程序

文件编号：××××××		版本号：×	修订号：×
生效日期：××××年××月××日		发布部门：×××	
编写人：×××		审核人：×××	
批准人：×××		页码：第×页 共×页	

1. 目的

本程序旨在确保实验室的检验活动在实施过程中保持一致性、规范性，并保证检验结果的有效性。

2. 适用范围

本程序适用于实验室的检验活动，包括样品检验、设备操作，同时包括检验科所涉及的各专业组或使用部门相关标准操作规程的编写。

3. 职责

3.1·各岗位检验人员必须按照相应受控的标准操作规程进行操作。

3.2·专业组文件管理员需协助专业组长完成 SOP 文件及相关技术记录表格的编写、设计。

3.3·各专业组长组织标准操作规程的编写及修改，设备管理组负责设备类 SOP 文件的编写。

3.4·技术负责人负责审核技术类标准操作规程。

3.5·实验室主任负责对标准操作规程进行批准和发布。

4. 程序内容

4.1·检验程序文件化总体要求

4.1.1 检验程序文件化可以称为操作规程或作业指导书，用实验室员工通常理解的语言编写，且在适当的地点可以获取；实验室应按需详尽制定检验程序文件，内容全面；实验室可以根据需要制定相应简要形式的文件（简易操作规程、流程图或总结关键信息），同时要求与完整文件保持更新一致。

4.1.2 程序文件化编写的操作规程可以包括足够信息的产品使用说明书；所有与检验过程相关的文件化编写都要遵循文件控制的要求；当实验室对检验程序做出确认的改变，并对结果解释可能产生影响时，应向用户解释影响的含义；每个检测试验均应编制相应的标准操作规程，操作规程的格式参照本实验室的《文件控制管理程序》。

4.1.3 实验室不能直接用产品说明书作为操作规程，但可将产品说明书作为操作规程的一部分，也可直接附在操作规程后面作为参照。不能随意变动和修改产品说明书中操作规程和要求，任何变动和修改均需经过验证可行后方能执行，并用文字清楚说明。

4.1.4 存放于计算机的操作规程（电子版操作规程）若能被工作人员方便地得到，则不使用打印的操作规程亦完全可行。但电子版操作规程亦应受控，如明确谁有权修改、修改日期和人员、当前有效的版本、定期回顾等。

4.2·标准操作规程主要指从事某一检验方法、校准方法、仪器设备操作和维护工作时的规程、规范类的操作规程。它是规定具体作业活动方法的文件，直接指导操作人员进行各种质量控制活动,是执行性文件。标准操作规程一般应包括检验目的、检验程序的原理和方法、程序性步骤、质量控制程序等要求。编写标准操作规程时应把实施该项活动的经验、要领及技巧总结进去,成为纯技术性的细节。

4.3·标准操作规程大致可分四类,即设备类标准操作规程、检验项目类标准操作规程、仪器设备简易操作卡、其他类。其中各种检验项目的标准操作规程及主要检测仪器的标准操作规程是最重要的。

4.4·标准操作规程的编写原则

4.4.1　所有开展的检验项目及与检验质量紧密相关的仪器设备都要建立标准操作规程,相关操作人员可以随时找到并随时查阅。

4.4.2　仪器设备简易操作卡供操作人员在工作台上快速查阅,同时有对应完整的仪器设备标准操作规程供检索,其作为文件控制系统的一部分,但操作卡不能代替操作规程。

4.4.3　试剂和仪器的说明书(尤其外文说明书)也不能简单代替操作规程,除非说明书的内容符合操作规程编写的内容和要求,外文说明书必须译成中文。

4.4.4　无论是操作规程,还是操作卡的内容,都必须和所使用的试剂、仪器的说明书相一致,不应矛盾。

4.5·仪器设备标准操作规程按具体情况应包括以下内容(适用时)。

4.5.1　仪器名称及型号;应用范围;仪器简介、主要结构(系统组成)、测试原理;仪器的运行环境;授权操作人。

4.5.2　开机前准备工作;试剂准备与检查;开机操作;校准;质控操作;常规样本检测;检测结果查看、审核、复检与修改;急诊样本检测;关机操作。

4.5.3　特殊操作程序(适用时);仪器维护保养;报警/故障及处理;仪器使用注意事项;参考文献;相关记录。

4.6·仪器操作卡按具体情况应包括以下内容(适用时):开机程序;工作前检查;仪器的校准;质控操作;常规标本检测;急查标本检测;保养及维护;关机程序。

4.7·检验项目标准操作规程除文件控制标识外,按具体情况应包括以下内容(适用时)。

4.7.1　检验目的、检验程序的原理和方法、性能特征,以及样品类型[如血浆、血清、尿液,以及样本来源、需求样本量(包括最少量)、拒收标准及拒收后的处理]、患者准备、容器和添加剂类型(样本容器或无菌要求、样本稳定性和贮存要求等)。

4.7.2　仪器和试剂;所用仪器厂商的名称、型号、FDA 和(或)NMPA 注册号(若有)、本项目仪器使用具体要求和校准程序;试剂厂商名称、FDA 和(或)NMPA 注册号、试剂清单或组分、试剂名称或化学式、所需试剂等级、生物安全要求、试剂准备步骤、贮存要求、试剂质量控制、其他供应品如吸水纸和试管等。

4.7.3　环境和安全控制;设施要求如生物安全柜、个人保护设施如手套和面罩、工作流程控制等。

4.7.4　校准程序(计量学溯源):日、周、月、年的校准计划,校准验证计划,校准材料说明,校准物准备和贮存,校准步骤,问题指引,数据保存要求等。

4.7.5　操作步骤:每一步的操作步骤,直至报告结果。

4.7.6　质量控制程序:质控材料类型、准备和处理质控品的过程、运行质控品的频率、不同浓度质控品数、位置及控制范围、接受或拒绝标准等。

4.7.7　干扰(如脂血、溶血、黄疸、药物)和交叉反应。

4.7.8　结果计算程序的原理,包括被测量值的测量不确定度(相关时)。

4.7.9　生物参考区间或临床决定值:与样本类型、年龄、性别、种族等相关的参考范围。

4.7.10　检验结果的可报告区间:当结果超出测量区间时,对如何确定定量结果的说明。

4.7.11　警示或危急值及实验室临床解释:正常值,异常值和临界值,临界值的处理措施、超出报告范围的理解、方法的限定性说明、超出危急值的处理、相关法律的特殊要求、特殊项目按相关要求进行解释。

4.7.12　变异的潜在来源及参考文献。

注意:当实验室拟改变现有的检验程序,而导致检验结果或其解释可能明显不同时,在对程序进行确认后,应向实验室服务的用户解释改变所产生的影响。根据当地情况,本要求可通过不同方式实现,包括直接邮寄、实验室通信或作为检验报告的一部分。

4.8·本程序可能不适用于某些特殊专业(如微生物)或某些项目、仪器等,建议在参考本程序要求的基础上结合自身特点编写标准操作规程。

4.9·如有电子版标准操作规程要以 PDF 格式出现,内容与书面形式标准操作规程要一致。

4.10·标准操作规程的编写、发放、修改都要符合《文件控制管理程序》的要求。

4.11·部门/科室负责人至少每年组织一次对标准操作规程进行评审性审核,并填写《文件评审表》,上交技术负责人,提交至管理评审。

5. 相关文件和记录

《医学实验室质量和能力认可准则》《临床检验操作规程编写要求》《临床实验室操作规程编写要求》《文件控制管理程序》《文件评审表》。

(赵卫华)

参考文献

[1] 中国合格评定国家认可委员会.医学实验室质量和能力认可准则:CNAS-CL02:2023 [S/OL].(2023-06-01)[2023-09-26].https://www.cnas.org.cn/rkgf/sysrk/jbzz/2023/06/911424.shtml.

室内质量控制程序

文件编号：××××××	版本号：×	修订号：×
生效日期：××××年××月××日	发布部门：×××	
编写人：×××	审核人：×××	
批准人：×××	页码：第×页　共×页	

1. 目的

规范室内质量控制程序的设计、质控物选择和检测及质控数据的分析与处理，根据规定的标准监测检验结果的持续有效性，以验证达到预期质量，并确保与临床决策相关的有效性。

2. 适用范围

检验科各专业的室内质量控制活动。

3. 职责

3.1·科室管理层负责审核和批准检验过程的质量控制程序，负责相关质量指标的定期评审以及相关质量目标的修订。

3.2·各专业负责人负责本专业室内质控程序的设计、质控品的选择、人员分工，以及失控处理、质控小结的审核确认，并对本专业室内质控实施情况进行日常核查。

3.3·一般工作人员应严格按照要求正确实施质控操作，包括质控品的准备和检测，参与失控情况的分析和处理，保证失控时不能发出检验报告。

4. 程序内容

4.1·基本概念

4.1.1　室内质量控制（internal quality control，IQC）：简称质量控制（quality control，QC），监控检测过程以确认系统工作正常且确保可发出足够可信结果的内部程序（来源：ISO/TS 22583：2019，3.9，有修改——"决定"被替换为"确认"。删除了注1）。

4.1.2　真值、靶值、均值、控制限

4.1.2.1　真值：用确切的、最理想的决定性方法测得的值，称为真值。真值一般是测不到的。

4.1.2.2　靶值：通过可靠的决定性方法测出的值，称为靶值，通常用靶值来表示真值的大小。

4.1.2.3　均值：在一定条件下进行多次测定时，所测定结果的（算数或几何）平均值。

4.1.2.4　控制限：判断质控品测定允许范围的上、下限，通常以标准差（SD）的倍数表示。

4.1.3　系统误差：在重复条件下，对同一被测量进行无限多次测量所得结果的平均值与被测量的真值之差。系统误差的出现是有规律的，一般有一定的方向性。系统误差的出现有因可循，应尽量设法消除其影响，不能消除时要设法估计出其值的大小以便校正。增加检测次数不能减少系统误差，对某些系统误差的复杂规律掌握不好时，往往把它们当作随机误差来处理。

4.1.4　随机误差：测量结果与在重复性条件下，对同一被测量进行无限多次测量所得结果的平均值之差。常以偶然的、不可预料的形式出现，误差大小或正负不固定，无重复性但有正态分布的规律。随机误差变化复杂，波动性大，以致无法掌握其具体规律。常见原因有：实验室环境原因、操作人员原因、仪器和试剂原因和标本原因等。就总体而言,由于单个随机误差的无规性,导致它们的总和有正负相消的机会,而且随着测量次数的增加,其平均值趋近于零。因而,多次测量平均值的随机误差要比单个测量值的随机误差为小。

4.1.5 正确度/测量正确度:无穷多次重复测量所得量值的平均值与参考量值间的一致程度。

注意:① 测量正确度不是一个量,不能用数值表示,但可根据 GB/T 6379.1 及 ISO 5725 - 1 测量其一致程度。② 测量正确度与系统测量误差呈负相关,与随机测量误差无关。③ 术语"测量正确度"不宜用"测量准确度"表示。④ 对于定性检验,测量正确度(一致程度)可以用一致性(例如,与参考测量结果的一致性百分比)表示。⑤ 正确度是检验程序的一项属性,反映了测量值与预期值或靶值的偏倚。它被定性描述为好或坏。如果测量偏倚可接受,则检验程序具有较好的正确度(来源:ISO/IEC 指南 99:2007,2.14,有修改——增加④ 和⑤)。

4.1.6 精密度:是指在一定条件下进行多次测定时,所测定结果之间的符合程度。表示测量结果中随机误差大小的程度。精密度无法直接衡量,往往以不精密度(imprecision)表达(SD 或 CV)。

4.1.7 准确度/测量准确度:被测量的测得值与其真值间的一致程度。

注意:① 概念"测量准确度"不是一个量,不给出有数字的量值。当测量提供较小的测量误差时就说该测量是较准确的。② 术语"测量准确度"不宜与"测量正确度""测量精密度"相混淆,尽管它与这两个概念有关。③ 测量准确度有时被理解为赋予被测量的测得值之间的一致程度(来源:ISO/IEC 指南 99:2007,2.13)。

4.1.8 测量偏倚:系统性测量误差的估计值。注意:该定义只适用于定量测量(来源:ISO/IEC Guide 99:2007,2.18,有修改——增加了"注意")。

4.1.9 总误差和允许总误差:在常规测定中每个标本测定结果都有误差,这个误差包括了各种类型的随机误差和系统误差,因此测定结果与真值的差异是随机误差和系统误差的总和,即总误差(total error,TE),也可用 $TE = 1.96S + |Bias|$ 表示(95% 允许误差限)。总误差代表了"最坏情况"下的误差,即当方法的偏移与不精密度所致的误差在一个方向时的预期最大误差。所选用的检测方法的总误差必须在临床可接受的水平范围内,也就是允许总误差(allowable total error,TEa),这种检测方法才能用于临床常规检查。也就是说,TEa 是没有妨碍最终结果的解释或在患者保健和治疗上医学实用性所能耐受的分析误差的大小,是质量控制的核心指标。

4.2·质量要求:实验室应制定室内质量控制程序,根据规定的标准监测检验结果的持续有效性,以验证达到预期质量,并确保与临床决策相关的有效性。宜考虑检验的预期临床用途,因为同一被测量的性能特征在不同的临床情况下可能不同。比如同一检验项目,既存在常规检验,也存在 POCT 方法,常规检验强调准确性,同时兼顾时效性,而 POCT 方法则优先强调时效性,同时兼顾准确性,两者的质量要求(如 TEa)应该有所不同。如果均按照常规检验的质量标准来要求,POCT 方法的性能就可能因不满足要求而无法使用(表1)。

表1 CLSI C24 - A4 关于规定的质量要求的模型

	来 源	优 点	缺 点	评 价
模型 1	基于对临床结果影响的研究	质量目标与医疗决定和临床结果存在密切关系	只适用于相对较少的检测项目	首选模型,但适用的被测量有限

（续表）

	来　源	优　点	缺　点	评　价
模型2	基于被测量的生物学变异	许多项目可以基于生物学变异计算出适宜的TEa	缺乏对临床需求和疾病结局的关注；一些生物学变异数据不一定可靠，没有考虑到正常人和疾病状态的不同；某些项目数据目前难以获得，比如无法确定某些受生理因素调节的检测项目的生物学变异	次选模型，适用的被测量较多
模型3	基于现有技术所能达到的最佳水平，或类似于同行最佳水平的测量程序的性能	可以通过内部质控数据或通过PT/EQA获得相关信息	没有评估在测量结果中观察到的差异可能导致的临床解释的可能差异；由于基质效应，室间质评样品和临床样品并不完全一致	备选模型，容易获得

4.2.1　应按照规定的可接受标准定期评审室内质量控制数据，在某一时段内能够有效提示当前性能。比如，虽然不宜直接引用1/3TEa作为控制限，但定期（如每年或每半年）评估其实际CV%是否高于规定要求（一般为1/3TEa），以及所有常规开展室内质控且有质量要求的检验项目，实际CV%高于规定要求项目所占比例（目前暂定质量目标为<5%），是利用日常检验和质控数据进行性能评估的重要方式之一。也可以采用六西格玛质量评价$[\delta = (TEa - |Bias|)/CV\%]$和Westgard-6西格玛质控规则。

4.2.2　确定质量管理的控制限

4.2.2.1　检测系统不精密度要求：重复性精密度<1/4TEa；中间（室内）精密度<1/3TEa，或小于规定的不精密度（规定室内质控的最大变异）。

4.2.2.2　留样再测判断标准：$n \geqslant 5$，样品浓度覆盖测量范围并考虑医学决定水平，至少4份样品测量结果的偏差<1/3TEa。

4.2.2.3　实验室内部比对要求：① 启用前（包括初评实验室）/发生变更后的可比性验证：样品数$n \geqslant 20$，浓度应覆盖测量范围，包括医学决定水平，进行相关分析（计算斜率和r^2），以及在医学决定水平下的系统误差（偏倚%应<1/2TEa）。② 常规使用期间的定期比对：每年2次，至少5份，包括正常和异常水平，至少4份样品测量结果的偏差<1/2TEa，或小于规定的偏倚。

4.3·质控物

4.3.1　质控物选择的基本原则

4.3.1.1　应使用与检验系统响应方式尽可能接近患者样品的质控物（基质效应）。

4.3.1.2　应至少使用2个浓度水平的质控物。只要可能，实验室宜选择临床决定值水平或与其值接近的质控物浓度，以保证决定值的有效性。在可能的情况下要覆盖检验方法的测量范围。

4.3.1.2.1　关于定值质控品，是由不同常规检测系统分别赋值（非参考方法赋值），因此定值绝非真值，应由实验室重复测定确定实际的均值和标准差。通常实验室确定的质控物均值宜在配套定值质控物的允许范围内。实验室均值对原有标定值的偏离多是由于检测系统的差异造成，不能用来评价分析性能。

4.3.1.2.2　定性或半定量检验项目对质控物浓度的要求：① 分子：定性检测项目，每次实验应设置阴性、弱阳性和（或）阳性质控物；定量检测项目，每次实验应设置阴性、弱阳性和阳性质控物。② 免疫定性：弱阳性质控物浓度宜在2～4倍临界值左右，阴性质控物浓度宜0.5倍临界值左右。③ 体液学：尿液有形成分分析仪红细胞、白细胞计数检验项目应至少使用2个浓度水平（正常和异常水平）的质控物；定性体液学检验项目应至少使用阴性和阳性质控物进行室内质控。④ 微生物：应贮存与诊断相配套的质控物，以便在染色、试剂、试验、鉴定系统和抗菌药物敏感性试验中使用；药敏用标准菌株种类和数量应满足工作要求，保存其来源、传代等记录，并有证据表明标准菌株性能满足要求。

4.3.1.3　宜考虑使用独立的第三方质控物，作为试剂或仪器制造商提供的质控物的替代或补充。免疫定性、分子定性试验等试剂盒自带的内对照，是用于监控试剂的有效性和 cut off/检出限的计算，应使用外部质控品，用于监控实验的有效性。

4.3.1.4　质控物的均一性和稳定性。① 实验室应得到足够均一、稳定且可至少可供一年使用的质控品；质控品的瓶间差应远低于监控的检测程序的预期变异。② 自制质控品要进行均一性和稳定性的评价。自制质控品可参 CNAS-GL05《实验室内部研制质量控制样品的指南》。

4.3.1.5　如果没有适宜的质控物，实验室应考虑使用其他方法进行 IQC。如何进行 IQC 包括但不限于以下内容。

4.3.1.5.1　患者结果的趋势分析，例如患者结果的移动均值，或结果低于或高于特定值的样品的百分比，或结果与诊断相关的样品的百分比。相关指南（《医学实验室基于患者数据实时质量控制方法建立及评估指南》）正在制定中，目前在实验室的某些流水线上厂家已有相应程序可供选择，可作为常规质控的重要补充。

4.3.1.5.2　按照规定方案，将患者样品结果与另一替代程序检测结果比较，该程序经确认可计量溯源至 ISO 17511 规定的同级或者更高级别的参考标准。

4.3.1.5.3　患者样品留样再测。

4.3.2　关于质控品的位置

4.3.2.1　用户应确定每批内质控品的位置，原则是在报告一批患者检测结果前，应对质控结果作出评价。日常工作中，实验室习惯将每天的质控样本检测放在第一的位置，但可能会导致不能满足精益化管理要求（产生不必要的样本检测等待时间），或由于质控品准备不充分导致的假失控（是日常室内质控失控常见原因之一，对患者样本检测结果无影响，因此为假失控）。为此，如果患者样本已经完成上机前准备但质控品准备并不充分，可以先检测患者样本但不能审核发布，待质控品准备完全并检测控后法可确认发送。

4.3.2.2　确定质控品的位置还须考虑分析方法的类型及可能产生的误差类型。例如，在用户规定批长度内，进行非连续样品检测，质控品放在标本检验结束前，可监测偏倚；如将质控品平均分布于整个批内，可监测漂移；若随机插于患者样品中，可检出随机误差。在任何情况下，都应在报告患者检测结果前评价质量控制结果。

4.3.2.3　适用时，如 ELISA 或 PCR 试验用质控物应随机放置且应覆盖检测孔位。

4.4·质控均值和 SD 的设定：质控品的均值和标准差应建立在实验室常规使用方法对质控品反复测定的基础上。质控品均值可评估方法性能保持稳定状态下的预期分布的集中趋势。任何正确度的改变，如系统偏移（shift）或漂移（drift），都会在质控品均值的变化上反映出来，即均值是集中趋势的指标，与正确度或系统误差有关。标准差是对分布宽度的度量，与精密度或随机误差有关。

4.4.1　设定中心线（均值）：实验室应对新批号质控品自行确定均值。

4.4.1.1 稳定性较长的质控品

4.4.1.1.1 暂定均值的设定：新批号质控品应与当前使用的质控品一起进行平行测定。根据20个或更多独立批获得的至少20次质控测定结果(剔除异常值或离群值)，计算出平均数，作为暂定均值。

4.4.1.1.2 累积均值的设定：以此暂定均值作为下一个月室内质控图的中心线进行室内质控；一个月结束后，将该月的在控结果与前20个质控测定结果汇集在一起，计算累积平均数(第一个月)，以此累积的平均数作为下一个月质控图的均值。重复上述操作过程，连续3～5个月，或逐月不断进行累积。

4.4.1.1.3 常用均值的设立：以最初20个数据和3～5个月在控数据汇集的所有数据计算的累积平均数作为质控品有效期内的常用均值，并以此作为以后室内质控图的均值。对个别在有效期内浓度水平不断变化的项目，则需不断调整均值。

4.4.1.2 稳定性较短的质控品

4.4.1.2.1 在3～4天内，每天分析每水平质控品3～4瓶，每瓶进行2～3次重复。收集数据后，计算平均数、标准差和变异系数。对数据进行异常值检验。如果发现异常值，需重新计算余下数据的平均数和标准差。以此均值作为质控图的中心线。

4.4.1.2.2 血细胞计数质控物的测定应在每天的不同时段至少检测3天，至少使用10个检测结果的均值作为质控图的中心线；出凝血检验的质控物至少检测10天，至少使用20个检测结果的均值作为质控图的中心线。

4.4.2 设定控制限(SD)：对新批号质控品应确定控制限，控制限通常以标准差(SD)倍数表示。

4.4.2.1 室内质控使用的均值和SD值应依据一段时间内的结果，这段时间的长度应足以代表造成测量程序的长期在控不精密度的各类影响因素，如来自电子噪声、温控-加样-检测系统性能等的影响可以通过适当时间段(数周)内的数据得到充分代表。但是，系统定期校准、试剂瓶变化、试剂或校准品批次变化、维护程序等发生频率更低，因此需要更长时间段(数月或更长时间)才能在SD值上充分反映出来。使用的数据量越大，其标准差估计值将更好。因此，对于新批号的质控品，需考虑初始设定值的可靠性，尽量使用累积值。

4.4.2.1.1 对于长期稳定运行的质控项目，新批号质控品与原质控品浓度相似时可以使用原来的SD代替暂定值，累积数量足够时(如3个月以后)可将累积值设定为新的常设SD(不能一直使用原来的SD)，浓度相差较大时，可用公式(新SD＝新均值×旧CV/100)纠正后作为暂定值，累积数量足够时可将累积值设定为新的常设SD。

4.4.2.1.2 稳定期短，无法获得3～5个月的质控数据时，可根据以往批号质控品的SD来确定控制限。

4.4.2.2 需要说明的是：TEa仅用于评价检测程序的性能，与均值和实验室内CV％的建立无关，不能直接使用1/3TEa作为室内质控的控制限。

4.4.2.3 不同批号试剂对质控SD的影响

4.4.2.3.1 在某些测量程序中，试剂批号改变可能导致质控结果发生变化。这种变化是由于特定批号试剂与质控品的基质效应引起的。一般而言SD不太会受到试剂批号改变影响，然而当QC数据来源于不同批号试剂，这种影响会逐渐累积造成了SD的偏移。因此SD最好通过一个批

号试剂计算,或者有多个批号试剂时,利用以下公式计算合成 SD(SD_{pooled}):

$$SD_{pooled} = \sqrt{\frac{(n_1 - 1)SD_1^2 + (n_2 - 1)SD_2^2 + \cdots + (n_k - 1)SD_K^2}{n_1 + n_2 + \cdots + n_k - k}}$$

4.4.2.3.2　室内质控程序可以检测到检验方法的试剂和(或)校准品批次间的变化,为此,当试剂和(或)校准物更换批号时,实验室宜避免在同一天或同一批试验中更换质控物批号。

4.5·质控规则和质控频次

4.5.1　质控规则选择的一般原则

4.5.1.1　一般定量检验项目:使用恰当的质控规则,检查随机误差和系统误差。至少使用 1_{3s} 和 2_{2s} 规则。

4.5.1.2　定性(肉眼判断结果)检验项目:阴、阳性质控物的检测结果分别为阴性和阳性即表明在控,相反则为失控。

4.5.1.3　半定量(滴度/稀释度)检验项目:阴性质控物必须阴性,阳性质控物结果在上下 1 个滴度(稀释度)内为在控。

4.5.1.4　定性检验,但用数值或量值判定结果,或中间测量步骤产生定量数据的项目:ISO 15189:2022 7.3.4 测量不确定,要求当定性检验结果是基于定量输出数据,并根据阈值判定为阳性或阴性时,应用有代表性的阳性和阴性样品估计输出量值的测量不确定度。对于定性检验结果,产生定量数据的中间测量步骤或室内质量控制结果的不确定度也宜视为此过程中的关键(高风险)部分。基于此,应参照定量项目进行室内质控,使用统计学质控规则,至少利用一个偶然误差及一个系统误差规则。

4.5.1.5　趋势性变化要关注,必要时采取措施。

4.5.2　室内质控频率的选择策略:室内质量控制的检测频率应基于检验方法的稳定性和稳健性,以及错误结果对患者危害的风险而确定。

4.5.2.1　默认的室内质控频率:实验室必须每 24 h 至少检测一次 2 个水平质控品(N = 2,R = 1)。对每天只检测一批患者样本的情况下有效,但对样本量更大的实验室或连续报告检测结果的检测系统是不够的。

4.5.2.2　个性化的室内质控:不同的运行情况对批长度及何时检测质控品具有重大影响,因此可引入"Westgard - 6 西格玛规则",适用时。

4.5.2.3　基于风险管理的室内质控:从关注仪器是否在控,转变为关心每个检测患者结果是否在控。分析批时间可长可短,具体取决于测量程序的稳定性和(或)测量标本数量。一般情况下临床化学检测最大批长度为 24 h,血液学和血气检测为 8 h,凝血检测每 8 h 和每次更换试剂。每个分析批应检测质控品以评价该批次的性能。其他可供选择的模式有:① 批量测量的质控模式:将质控样本放在测量序列的头尾,并根据测量程序的稳定性考虑在其他位置放置质控样本,又称"闭环式质控"。② 连续质量控制模式:随患者标本定期测量质控样本,又称"插入式质控"。③ 关键控制点(测量条件发生改变时)的质量控制:包括校准、某些维护保养程序、同一批试剂更换试剂瓶(备用瓶)、更换试剂批次、更换校准品号。

4.6·质控记录:记录结果数据的方式应能检查出趋势和漂移,适用时,应采用统计学技术审核结果。

4.6.1 质控图：应包括质控物名称、浓度、批号和有效期，质控图的中心线和控制界线，分析仪器名称和唯一标识、方法学名称、检验项目名称，试剂和校准物的生产商、批号及有效期，每个数据点的日期和时间，质控结果、结论，失控时的分析处理程序和纠正措施，质控人员及审核人员的签字等。

4.6.2 质控数据的管理：按质控物批次或每月统计 1 次，至少保存 2 年；实验室负责人或指定人员应至少每月对室内质量控制记录进行审查并签字。

4.7·失控的分析与处理

4.7.1 基本要求

4.7.1.1 实验室应制定程序以防止在质控失控时发出患者结果。

4.7.1.2 当违反质控规则并提示检验结果可能有明显临床错误时，应拒绝接受结果，并在纠正错误情况并验证性能合格后重新检验患者样品。实验室还应评估最后一次成功质控活动之后患者样品的检验结果。

4.7.1.3 应按照规定的可接受标准定期评审室内质量控制数据，在某一时段内能够有效提示当前性能。

4.7.2 失控分析和处理的基本流程

4.7.2.1 失控处理的一些坏习惯

4.7.2.1.1 重复检测质控品：单纯重复检测不能消除系统误差，除非能够确认失控是随机误差导致的。重复检测通常呈现"刚好通过"的假象，只会拖延排查故障和解决问题。

4.7.2.1.2 新开一瓶质控品：当失控发生在同一批 2 个不同浓度的质控物时，不可能是质控物本身的问题。复合质控品所有项目都发生类似变化，才可采取这一方法进行验证。IQC 程序中应当包含关于质控品如何小心复溶、混匀、操作、保存和稳定性的明确说明，并纳入培训和考核内容。习惯性复测质控品，或者归咎于质控品本身，其潜意识通常是想规避发现和消除失控的真正原因带来的麻烦和时间延误。多次出现这一现象是常见的不符合项来源。

4.7.2.1.3 随意修改靶值或扩大 SD：危险做法，IQC 失去价值。

4.7.2.2 养成失控处理的好习惯：解决问题或排查故障不但是一个技术问题，还是一个态度问题，它有赖于操作者的知识和经验，还取决于操作者对探究未知原因的信心和承受压力的能力。失控能够得到正确排查和处理，是我们每个人应该养成的职业态度。

4.7.3 失控分析和纠正

4.7.3.1 基本原则：首先要根据违反的质控规则，结合质控图判断是系统误差还是偶然误差：对发生的系统误差必须找到根本原因并予以纠正和追溯，对明确为偶然误差的则尽可能分析原因并评估可能产生的影响，对原因不明的偶然误差可以记录为"偶然误差，原因不明"，但要注意避免两种情况：一是总是简单归因为"偶然误差，原因不明"；二是总是归因为某一个原因，比如质控品有气泡等，说明纠正措施无效。违背的规则并不是发生误差类型的绝对指征，仅提示调查问题的最初方向，统误差非常大时，也可能违反 1_{3s}，甚至 R_{4s}。最常见的系统误差类型如下。

4.7.3.1.1 "突然的漂移"：均值突然从一个值变化到另一个值，并在新的均值上保持稳定。常源于某个近期事件，如更换试剂、启用新批号试剂、近期的一次校准或更换了校准品批号等。一旦发现漂移，应检查试剂使用和校准记录，以确定问题线索。

4.7.3.1.2 "系统趋势或系统偏移"：是均值的逐渐的改变。可能比单一漂移更难解决，因为趋势的问题是在很长一段时间内发生。趋势可能源于试剂的缓慢变质、校准可能过期、滤光片或灯泡的老化等。

4.7.3.1.3 其他趋势性变化，如循环等。

4.7.3.2 失控原因分析：① 查找共性因素是发现问题的重要手段：是同一检测项目单一设备还是多个设备都失控，（如果为复合质控品）是单一项目还是多个项目失控，是多个水平失控还是只有某一水平失控；② 注意回顾最近一段时间设备维护维修、试剂/质控品/校准品更换和使用（种类、批号、批次、换瓶等）、人员变动、环境温度和电压等的变化来确定根本原因。

4.7.3.3 做好、用好相关记录非常重要，包括：① 试剂：新批号试剂验收记录；开瓶试剂标识；② 校准品和定标：校准品更换记录；校准品使用记录（开瓶标识）；校准记录；定标参数修改记录；定标周期延长评估记录；③ 质控品：质控品批号更换记录；配制、分装、取用记录；④ 设备档案：仪器使用记录；仪器维护保养记录；设备维护、维修，包括验收记录；⑤ 设施、环境记录：储存环境（冰箱、冰柜、冷库、常温仓库）温湿度控制记录；实验室环境（包括实验室、水浴箱、孵育箱等）温湿度控制记录；水质日常检测记录等；⑥ 人员：培训考核记录；能力评估记录。

4.7.3.4 可能导致随机误差的原因：① 试剂或试剂管道中出现气泡、试剂未充分混匀。仔细检查试剂，以及吸样、加样，吸试剂和加试剂的动作，通常能够发现问题原因；② 温度和孵育不稳定、供电不稳定；③ 检验人员操作不熟练，重现性差（表现在加样、计时上的差异等）。

注意：发现并解决随机误差增大的原因更难，因为随机误差不像系统误差那样可以预测或量化。仔细检查试剂和加样中的吸样、吸试剂和加样、加试剂的动作，通常能够发现问题原因；如果未发现问题，可查阅故障排查指南和厂家建议。

4.7.4 验证解决方案并记录纠正措施。

4.7.4.1 采取纠正措施后重做质控品，确认失控问题是否已经解决。

4.7.4.2 必须将失控事件和纠正措施一起记入文件，并为不常见问题撰写故障排查报告。

4.7.4.3 不同分析系统误差来源不尽一致，尤其注意经验的积累和总结，为每一系统建立故障排查指南，以此帮助全体操作人员能够发现问题并采取恰当的纠正措施。

4.7.5 失控前检测结果的追溯：当违反质控规则并提示检验结果可能有明显临床错误时，应拒绝接受结果，在纠正错误情况并验证性能合格后重新检验患者样品。偶然误差的原因难以发现，一般不需要对失控前检测结果进行追溯，而系统误差，无论是"漂移"还是"偏移"，均都需要对之前的检测结果进行追溯。一般可采用以下方法追溯。

4.7.5.1 反推法：从失控发生时标本往前追溯，每 5 个一组重新检测，至少 4 份样品测量结果的偏差＜1/3TEa，如不满足则继续回溯。

4.7.5.2 抽样法：随机或有规律地抽检（如抽检 1、11、21……号样本）本次失控到上次在控这一时间段内的样本，至少 5 个样本为一组重新检测，其中不少于 4 份样品测量结果的偏差＜1/3TEa。抽样还应考虑不同浓度水平样本的因素。一般适用于突然发生的偏移。

4.7.5.3 全部重做：对检测结果有重大影响时，应找出本次失控到上次在控这一时间段内的所有样本重做。

4.7.5.4 结果分析法：这通常针对样本量比较大的综合性医院，且发生的是系统性偏移，可将这一时间段的结果分布，与之前的结果分布进行比较。

4.7.6 评估是否需要修正报告结果并通知临床：如果可能，规定针对每个检验项目需纠正报告的具有医学意义的偏倚。考虑到检测结果的临床应用主要在于疾病诊断和病情监测,因此:① 重新检测,结果未发生显著变化,不需要修订结果;② 重新检测,结果发生变化,但评估认为不影响临床诊疗过程,仅需修正报告;③ 重新检测,原来临床决定水平附近样本的检测结果发生了影响临床诊疗的变化,应修正报告并及时通知临床。

4.8·室内质控的持续改进:应定期评审质控数据,以发现可能提示检验系统问题的检验性能变化趋势,识别风险和改进机遇。

4.8.1 失控小结:各专业负责人应定期汇总分析失控情况,包括失控检验项目、设备,以及失控原因和纠正措施等,针对性地制定持续改进措施,如文件修订、人员培训等。

4.8.2 检测系统性能评价:见 4.2.1。

5. 相关文件和记录

相关文件为《检验方法验证程序》《室间质量评价程序》《检验结果的可比性程序》。记录表格为《质控品及其有效期》《开瓶有效期一览表》《室内质控品批号更换记录表》《室内质控失控处理记录表》《每月室内质控失控原因分析及纠正措施汇总》《室内质控数据每月汇总分析记录》等。

(公衍文)

参考文献

[1] 中国合格评定国家认可委员会.医学实验室质量和能力认可准则:CNAS-CL02:2023 [S/OL]. (2023-06-01)[2023-09-26].https://www.cnas.org.cn/rkgf/sysrk/jbzz/2023/06/911424.shtml.

[2] 中国合格评定国家认可委员会.医学实验室质量和能力认可准则的应用要求:CNAS-CL02-A001:2023 [S/OL].(2023-08-01)[2023-09-26].https://www.cnas.org.cn/rkgf/sysrk/rkyyzz/2023/08/912141.shtml.

[3] 国家卫生健康委员会.临床检验定量测定室内质量控制:WS/T 641—2018[S/OL].(2018-12-11)[2023-09-26].http://www.nhc.gov.cn/old_file/uploadfile/20190107102354742.pdf.

[4] 卫生部.临床生物化学检验常规项目分析质量指标:WS/T 403—2012[S/OL].(2012-12-25)[2023-09-26].http://www.nhc.gov.cn/ewebeditor/uploadfile/2013/01/20130109170530580.pdf.

室间质量评价程序

文件编号：×××××	版本号：×	修订号：×
生效日期：××××年××月××日	发布部门：×××	
编写人：×××	审核人：×××	
批准人：×××	页码：第×页 共×页	

1. 目的

规范检验科实验室间比对，包括能力验证和室间质量评价(PT/EQA)的全过程，包括计划的制定、质评样品接收、分发、检测、结果报送，以及室间比对结果的分析及不合格项处理等，通过实验室间比对监控检验方法的性能，包括 POCT 检验方法。

2. 适用范围

适用于检验科参加的所有室间比对活动，包括且不限于能力验证和室间质量评价(PT/EQA)。

3. 职责

3.1·科主任批准年度室间比对计划，授权相关人员审核室间比对结果，批准室间比对总结报告。

3.2·科室管理层负责室间比对计划的制定，审核各专业室间比对结果分析报告。

3.3·各专业负责人负责组织本专业人员进行室间比对样品接收、分发、检测、结果报送及室间比对报告的分析和总结。

4. 程序内容

4.1·基本概念

4.1.1 实验室间比对(interlaboratory comparison)：按照预先规定的条件，由两个或多个独立的实验室对相同或类似的材料进行测量或检验的组织、实施和评价。

［来源：GB/T 27043 - 2012(ISO/IEC 17043：2010，IDT)，3.4，有修改——用"检验"代替"检测"。用"材料"代替"物品"。用"独立的实验室"代替"实验室"］。

4.1.2 室间质量评价(external quality assessment，EQA)：利用实验室间比对，按照预先制定的准则评价参加者的能力(注 1：也称为能力验证 proficiency testing，PT)。

(来源：ISO/IEC 17043：2010，3.7，有修改——将注 2 中的术语"室间质量评价"用作了主术语。删除了注 1 和注 2，并增加了新的注 1)。

4.1.2.1 室间质量评价提供者或其所在组织，应是一个具有法律地位和能够承担法律责任的实体。有责任确保所提供室间质量评价活动符合本标准要求，并满足参加者、法定管理机构和对其提供承认的组织的需求。PT/EQA 的一个典型特征是向参加者提供教育机会并促进质量改进，比如在给参加者的报告中包括了咨询和教育性评议。

4.1.3 正确度验证计划：属于定量计划的一种，其特点：① 质评物为新鲜(如血细胞计数正确度验证计划)或新鲜冰冻样本(如小分子代谢物、脂类正确度验证计划等)，与常规临床样本性质接近，无基质效应；② 采用参考方法确定靶值，而非公议值。对参加者不分组，实验室不能通过串通结果获得合格成绩；③ 验证参加者测量结果的正确度和量值溯源性。

4.1.4　分割样品检测计划：通常用于少量参加者(通常只用 2 个参加者)数据的比较,某种产品或材料的样品被分成 2 份或多份,每个参加者检测其中的一份。该类计划的用途包括识别不好的准确度、描述持续偏倚及验证纠正措施的有效性。该类计划中,如果其中一个参加者由于使用了参考方法或更先进设备的能够,或通过参加承认的实验室间比对计划获得满意结果而证实了自身能力,可认为其测量具有较高的计量水平(即较小的测量不确定度)。该参加者的结果可用作该类比对的指定值,其他参加者的结果与之比对。分割样品程序可每半年执行 1 次,每次检测 5 份患者样品(包括正常水平和异常水平),定量项目 5 份,样品中至少 4 份样品结果的偏差在规定的范围内。

4.2·实验室间比对的选择

4.2.1　室间质评反映实验室参加室间质评计划进行外部质量监测的情况,体现实验室检验结果的可比性和同质性,同时为临床检验结果互认提供科学依据。实验室应满足卫生行政管理部门对能力验证/室间质评的相关规定,应按照 CNAS - RL02 的要求参加相应的能力验证/室间质评。

4.2.2　医学实验室能力验证子领域的划分等同采用 CNAS 医学认可领域分类。实验室申请认可和获准认可的每个项目每年至少参加 2 次能力验证活动。优先选择参加获认可的能力验证提供者的能力验证计划;当无获认可提供者提供的能力验证计划时,优先参加卫生系统权威机构(省部级)提供的实验室间比对(室间质评);当没有可供利用的能力验证和 EQA 项目时,实验室应采取其他方式评价该检验项目,由 CNAS 组织技术评估(如现场评审)后可予承认。

4.2.3　当实验室所用检验方法有可获得的 PT/EQA 计划时,如 NCCL 组织的 PT,实验室管理层与各专业负责人负责组织和制定下一年度的室间比对计划,并报科室主任审核批准。实验室选择的室间质量评价计划应尽可能具有检查检验前、检验和检验后过程的效果;满足临床适宜用途的可模拟患者样品的样品;满足 GB/T 27043/ISO/IEC 17043 要求(PT)。

4.2.4　在选择室间质量评价计划时,实验室还须考虑靶值设定类型,例如,由参考方法独立设定(如正确度验证计划),或由总体公议值设定,或由方法分组的公议值设定,或由专家组设定。

注意：① 不能获得不依赖方法的靶值时,可用公议值判断是实验室或方法特定的偏倚;② 室间质量评价物质缺乏互换性会影响某些方法间的比较,但在另外一些方法间具备互换性时,仍可用于这些方法间的比较,而非仅依赖于方法内的比较。

4.2.5　对于多场所合格评定机构,其每个场所均应分别满足要求。

4.3·室间质评样品的接收和管理

4.3.1　各实验室应明确质评样品的接收、检测、记录、结果上报及分析评价等事项的责任人。接收质评样品时,仔细检查包装是否完整、有无破损,并记录接收时间和接收者,保存于要求的储存条件。

4.3.2　原则上检测后的 EQA 和(或)PT 样本须有备份储存,供 EQA 和(或)PT 结果返回后问题查询时用,也可作为检测系统性能验证等情况下使用。

4.4·室间比对样品的检测

4.4.1　室间质量评价样品应由常规执行检验前、检验和检验后程序的人员进行检验。不得特殊对待。

4.4.2　室间质评样品或能力验证样品应跟临床样本的检测次数一致。对于形态学检查(如细胞的识别、微生物的鉴定及电泳分布特点等),如果实际患者样本中的疑难结果是由多人审查时,室间质评或能力验证样品方可进行多人识别和审查。

4.4.3　为了达到能力验证的教育目的,各实验室应让所有人员轮流参加能力验证计划或室间质评计划。室间质评和能力验证计划的记录可以作为能力和继续教育的证明。

4.4.4　在提交数据的截止日期前,不应与其他参加者沟通数据,不应将质评样品转至其他实验室进行确认检验。实验室主管应对本实验室所有人员培训并强调此点。

4.5·室间比对结果的记录和上报

4.5.1　检测完成后,打印或保存原始试验结果和 LIS 传输结果,并按相关质评机构的要求填报结果,并审核签名,送报结果。

4.5.2　各实验室应妥善保存与能力验证和替代评估相关的原始记录材料,保存期限为 2 年(除非对特殊分析物或学科有更长的留存要求)。相关记录还包括评估报告、审核证据和跟进/纠正措施的证明文件。

4.6·室间比对回报结果的分析和总结:实验室按规定的可接受标准定期评审室间质量评价数据。每轮次活动某一检验项目室间比对成绩未能达到 80%(血型未达到 100%)可接受结果,则本轮次活动该检验项目室间比对评价成绩不合格(微生物学专业除外,微生物检验项目必须包括细菌的分离、鉴定、革兰染色和药敏试验质评物)。

4.6.1　各专业组长负责及时向实验室所有人员汇报室间比对结果,总结经验教训。如未达到预定标准(即存在不符合时),应分析失控原因,实施并记录纠正措施,监测纠正措施的有效性。还应评估与患者样品相关的不符合,是否造成对临床的影响。如确定影响有临床意义,则应复核受影响的患者结果,考虑修改结果的必要性,并告知用户(适当时)。

4.6.1.1　按照以下步骤和内容进行问题原因调查。

4.6.1.1.1　审核所有文件记录:审核检验人员的操作,如不正确的仪器或方法标识,结果单位错误;审核室内质控记录及状态;审核仪器状态和性能;重复测定和计算。

4.6.1.1.2　方法学问题:仪器功能(如温度、空白读数、压力),报告结果是否在仪器可接受范围;仪器维护和校准;校准品或试剂不正确的组成或储存;试剂或标准品生产厂家的问题;标本交叉污染;室间质评检测结果的靶值靠近检测系统的极限导致不精密;室内质控物不正确的储存、超过效期使用、不在相关的分析浓度内;微生物特异的,如孵育条件不恰当、鉴定错误等。

4.6.1.1.3　技术问题:形态学错误,如细胞病理学筛选错误、血液学临床解释错误;免疫血液学特异的错误,如悬浮不均匀、试剂加错、直接抗人球蛋白试验阳性造成干扰;微生物学特异的错误,如培养基选择错误、染色反应不敏感、不恰当的平板划线技术、培养出的菌落选择错误、培养基操作不恰当。

4.6.1.1.4　样品原因:基质效应;非均质的样本;细菌污染;溶血;微生物学特异的错误,如样本本身不稳定、样本没有代表性;免疫学特异的错误,如弱反应性、抗体可检测不可鉴定、直接抗人球蛋白试验阳性造成干扰。

4.6.1.1.5　室间质评的问题:分组不当;靶值确定不当;评价标准不当;室间质评提供者数据输入不当。

4.6.1.1.6　所有的可鉴定的错误来源均被排除,单一的不可接受的室间质评结果视为随机误差。

4.6.1.2　应将质评物处理、准备、方法、检测、审核等每一步骤形成文件化的记录。必须保存所有记录至少 2 年。

4.6.2　室间比对结果的趋势分析：如室间比对结果显示存在趋势行变化,应采取预防措施

4.6.2.1　室间比对结果的趋势性分析：① 如果 5 份样本均为正或负偏差,提示存在系统误差;② 如果 5 份样本中低浓度为负偏差,高浓度为正偏差,提示此项目线性存在问题;③ 如果 5 份样本的偏差有正有负无规律可循,提示该项目精密度不理想;④ 如果只有单一不满意结果,检查是否有填写错误,分析项目本身是否存在上升或下降的趋势性误差。

4.6.2.2　EQA 质量控制多规则(表 1):标准差指数(standard deviation index,SDI)=(实验室测定值－同组均值)/同组 SD。同组的标准差可登录检验医学信息网查询(进入室间质评页面,点击"室间质评相关数据分析",选择需要查询的质评项目,选择年份、次数,选择"除外均值加减 3 倍标准差"查询所在组的每个批号的标准差,计算 SDI)。表 1 中 1、2 是系统误差,需要采取预防措施;3、4 需要进一步分析,必要时采取纠正措施或预防措施;5、6 为警告规则,提示需引起注意,无需采取措施。

表 1　EQA 质量控制多规则

序号	规则表达式	控制规则解释	意　义
1	$X_{1.5SDI}$	5 份 EQA 样本平均 SDI 绝对值超过 1.5	系统误差
2	$5x + 1_{50\%TEa}$	5 份 EQA 样本测定结果均在均值一侧,其中 1 份结果偏差超过 TEa 的 50%	系统误差
3	$1_{75\%TEa}$	5 份 EQA 样本 1 结果偏差超过 TEa 的 75%	不确定
4	R_{4SDI}	5 份 EQA 样本任何 2 份样本 SDI 之差大于 4	随机误差
5	X_{1SDI}	5 份 EQA 样本平均 SDI 绝对值超过 1	系统误差
6	R_{3SDI}	5 份 EQA 样本任何 2 份样本 SDI 之差大于 3	随机误差

4.6.3　室间质量评价数据在某一时段内能够有效提示当前性能。NCCL 室间质评参加率和通过率既是等级医院绩效考核指标,也是检测程序性能评价的重要依据:通过单个项目室间质评数据评价该项目的准确度;通过相关质量目标的设置和质量指标监测,也是评价实验室检测程序整体性能的重要依据。

4.7·替代方案

4.7.1　当室间质量评价计划不可获得或不适用时,实验室应采取替代方法监控检验方法的性能。实验室应判断所选替代方法的合理性,并提供其有效性的证据。可接受的替代方法包括:① 与其他实验室交换样品;② 采用相同室内质控品的实验室间进行比对,评估单个实验室的室内质量控制结果与使用相同室内质控品的分组结果进行比较;③ 分析不同批号的制造商终端用户校准品,或制造商的正确度质控品;④ 至少由两人或两台仪器或两种方法对同一微生物样品进行分割/盲样检测;⑤ 分析与患者样品有互换性的参考物质;⑥ 分析临床相关研究来源的患者样品;⑦ 分析细胞库和组织库的物质。

4.7.2　CNAS‐CL02‐A001 中 5.6.3.2 推荐了第一种方法(分割样本检测计划,见本程序 4.1):能力验证/室间质评不可获得的检验(检查)项目,可通过与其他实验室(如已获认可的实验室或其他使用相同检测方法的同级别或高级别实验室)比对的方式确定检验结果的可接受性,并规定比对实验室的选择原则、比对样品数量、比对频次、判断标准等,且应满足以下要求。

4.7.2.1　比对实验室的选择：如已获认可的实验室或其他使用相同检测方法的同级别或高级别实验室。

4.7.2.2　样品数量：取至少5份新鲜样本，其浓度尽可能分布于检测项目的整个分析检测范围内，并有50％的标本浓度超出生物参考区间。

4.7.2.3　仪器准备：分别按照标准操作规程对两个实验室不同的分析仪进行分析前准备。

4.7.2.4　标本检测：各自用相同的样品进行测定，至少每年2次。

4.7.2.5　判定标准：应有≥80％的结果符合要求。

4.7.2.6　数据处理：记录测定结果，观察不同系统、不同浓度时测定结果的偏倚，并记录于《实验室间比对报告》。

4.7.3　如果与其他实验室的比对不可行，实验室应制定评价检验（检查）结果与临床诊断一致性的方法。例如，病理实验室可参加省/市或地区的读片会，判断检验结果的可接受性，并记录。

4.7.4　实验室应有需要进行替代评估试验的清单。常见需要替代方案的申请认可项目有尿液有形成分分析、粪隐血试验、微生物形态学检查项目、少见菌种及血清学试验等。

5. 相关文件和记录

《检验方法验证程序》《室内质量控制程序》《检验结果的可比性程序》；以及《×年度实验室间比对计划表》《×年度PT-EQA成绩汇总表》。

（公衍文）

参考文献

［1］国家质量监督检查检疫总局，中国国家标准化管理委员会.合格评定能力验证的通用要求：GB/T 27043—2012［S/OL］.（2012-12-31）［2023-09-26］.https://www.doc88.com/p-7448871071514.html.

［2］国家卫生和计划生育委员会.室间质量评价结果应用指南：WS/T 414—2013［S/OL］.（2013-06-03）［2023-09-26］. http://www.nhc.gov.cn/wjw/s9492/201409/84973354d9a0417a8c7f305b5baa2ef6.shtml.

［3］国家卫生健康委员会.临床检验室间质量评价：WS/T 644—2018［S/OL］.（2018-12-18）［2023-09-26］. http://www.nhc.gov.cn/wjw/s9492/201812/1f123163631d4d5097183d4c2f86e6a8.shtml.

［4］中国合格评定国家认可委员会.能力验证规则：CNAS-RL02：2018［S/OL］.（2018-03-01）［2023-09-26］. https://www.cnas.org.cn/fwzl/nlyzzl/nlyzxgzcyzl/875650.shtml.

检验结果可比性程序

文件编号：×××××	版本号：×	修订号：×
生效日期：××××年××月××日	发布部门：×××	
编写人：×××	审核人：×××	
批准人：×××	页码：第×页 共×页	

1. 目的

通过实验室内部比对，验证检验结果的可比性或符合性。

2. 适用范围

实验室使用不同方法和（或）设备，和（或）在不同地点对相同被测量进行检测时，要在临床适宜区间内验证患者样品结果的可比性或符合性。

3. 职责

3.1·实验室管理层负责实验室内部比对方案、比对结果和结论的审核和批准。

3.2·各专业的负责人负责本专业内部比对的计划和实施，并对结果进行评价。

3.3·检测人员负责实验室内部比对样本的准备、保存、检测，并记录，撰写实验室内部比对报告。

4. 程序内容

4.1·实验室内部比对的基本要求

4.1.1　对于具有计量学可比性的检测系统结果，实验室可合理应用修正值或修正因子建立检测系统间结果的可比性，并保留相关记录。对于不具有计量学可比性的检测系统（通常表现为没有可获得的有证标准物质，或检测方法学原理不同，或参考区间不同）、不同样本类型（如血清、血浆、全血）及经过纠正或调整，不同测量系统间的可比性仍不满足判断标准时，实验室应采取有效措施避免向临床发出具有不同临床意义或解释的结果，或与用户讨论不可比结果对临床活动的影响，以及如何正确应用不同测量系统的检测结果（包括结果偏倚情况），并记录。也就是说，实验室用多个方法、程序、系统在多个地点对相同被测量检测出具结果时要进行比对：

4.1.1.1　一致性：相同检测系统进行系统间的比对，有明确的一致性要求（偏差80％＜1/2TEa）。

4.1.1.2　可比性：量值溯源相同的不同检测系统间，可合理应用修正值或修正因子建立检测系统间结果的可比性，并保留相关记录；或使用各自不同的生物参考区间。

4.1.1.3　符合性：量值溯源不一样的不同检测方法，不具有计量学可比性，生物参考区间不同，实验室可按照定性检验项目进行符合性验证，并在报告单中清楚标识检测方法和检测系统，避免影响临床诊疗。

4.1.2　实验室应定期评审比对结果，如识别出差异，应评估该差异对生物参考区间和临床决定限的影响，并采取措施。实验室应告知用户结果可比性的临床显著差异。

4.2·定量检验项目内部比对的实施

4.2.1　验证条件：对于同一分析物(检验项目)，实验室存在以下情况时，应验证不同检验程序在临床适宜区间(指对临床诊断、管理、预防、治疗或健康评估有意义的测量结果区间)内患者样品检验结果的可比性。

4.2.1.1　检测的样品类型不同但临床预期用途相同，且测量单位相同或可换算时，如血清葡萄糖物质的量浓度与血浆葡萄糖物质的量浓度(注意：检测的样品类型不同且临床预期用途不同时，不宜进行比对，如动脉血气检验项目与生化常规检验项目)。

4.2.1.2　使用不同的检测系统；使用多套相同的检测系统；使用同一检测系统的多个分析模块；多地点或场所使用的检测系统，如中心实验室、急诊实验室、发热门诊实验室。

4.2.2　验证时机

4.2.2.1　检测系统启用前，应进行全面的检测系统间可比性验证。

4.2.2.2　现用检测系统的任一要素(仪器、试剂、校准品等)变更，如仪器品牌或型号、试剂原理或成分、校准品溯源性等改变，应分析这些改变对检测系统间结果可比性的影响，需要时，采用适宜的方案，重新进行检测系统间可比性验证。

4.2.2.3　常规使用期间，实验室可利用日常工作产生的检验和质控数据，或临床医生反馈的意见，定期对检测系统间结果可比性进行评审，如不再满足检验结果预期用途的要求，应根据评估结果，采用适宜的方案，重新进行检测系统间可比性验证。也可采用少量样本的定期比对。

4.2.3　实验前准备

4.2.3.1　人员：实验操作人员应熟悉检测系统的方法原理与日常操作，包括样本处理、校准、维护程序、质量控制等，确保检测系统工作状态正常。

4.2.3.2　仪器设备：所用检测系统的关键性能指标应经过验证满足性能要求，对测量结果有重要影响的辅助设备的性能指标应与标称值相符。

4.2.3.3　试剂和校准品：验证过程中，试剂或校准品不宜更换批号。

4.2.3.4　样本：进行不同检验方法的比较时，使用患者样品能避免室内质控品互换性不足带来的问题。当患者样品不可获得或不适用时，参考室内质量控制和室间质量评价的全部选项。尽可能使50%的实验标本分析物的含量在参考区间外、可报告范围内，标本分析物含量范围越宽越好。不要使用对任一方法有干扰的标本，如做血细胞分析的标本，不应有小红细胞、破碎红细胞、巨大血小板等的影响。最好使用当天采集的标本。

4.2.3.5　质控品：验证过程中应使用适宜的质控品做好室内质量控制。

4.2.4　验证方案

4.2.4.1　采用患者样本进行全面比对或定期比对的方案(表1)：① 实验室可根据实际使用情况，选择使用与参比系统比对的方法或均值法进行可比性验证。② 实验室应根据检测系统分析性能的确认或验证结果、室内质控(IQC)和室间质评的表现、不确定度评估等情况，综合评估后，确定实验室内的参比系统。通常以参加PT/EQA且成绩合格的仪器或方法为靶机或参考方法，其他检测系统或方法与之比较。实验室使用的其他检测系统检测结果与参比系统的测量结果进行比对，计算每个检测系统结果与参比系统检测结果的偏差，并依此评价可比性验证结果。③ 实验室使用检测系统数量>4时，可以选用均值法。以全部系统结果的均值为参考值，计算全部检测系统结果的极差，并依此评价可比性验证结果。

表 1 采用患者样本进行全面比对或定期比对的方案

类 型	可比性验证方案	适 用 情 况
全面比对	样品数 $n \geq 20$，浓度应覆盖测量范围，包括医学决定水平，计算回归方程，计算在医学决定性水平下的系统误差（偏倚％），应 $<1/2$TEa	新系统，包括初评实验室，以及系统变更评估需要时
定期比对	样品数 $n \geq 5$，浓度应覆盖测量范围，包括医学决定水平，至少 4 份样品测量结果的偏差 $<1/2$TEa，或小于规定的偏倚	常规使用期间

4.2.4.1.1　参比系统比对方案：① 使用不同检测系统检测符合要求的样本，按要求进行校准和室内质控，记录检测结果。② 分别计算不同检测系统结果与参比系统结果的偏差，并与实验室的判断标准进行比较。③ $\geq 80\%$ 的检验结果的偏差符合实验室制定的判断标准，即为可比性验证通过。④ 必要时，可适当增加检测样本量，如果 90％ 以上的样本检测结果偏差符合实验室制定的判断标准，即为可比性验证通过。若比对样本量达到 20 份或以上时，比对结果仍不符合判断标准，实验室应对其他影响结果可比性的因素进行分析并采取相应措施。

4.2.4.1.2　均值法比对方案

（1）使用不同检测系统检测符合本程序 4.2.3.4 要求的样本，按要求进行校准和室内质控，记录检测结果。

（2）按下式计算所有检测系统结果的均值（$\bar{X}$）：

$$\bar{X} = (X1 + X2 + X3 + \cdots \cdots Xn)/n \cdots\cdots\cdots\cdots\cdots\cdots\cdots\cdots\cdots\cdots (1)$$

式中：$X1$、$X2$、$\cdots\cdots Xn$ 为不同检测系统的结果。

（3）按下式计算所有检测系统结果的相对极差（R）：

$$R = \left[(X_{max} - X_{min})/\bar{X} \right] \times 100\% \cdots\cdots\cdots\cdots\cdots\cdots\cdots\cdots\cdots\cdots (2)$$

式中：X_{max} 为检测系统结果中的最大值；X_{min} 为检测系统结果中的最小值。

（4）将相对极差（R）与实验室的判断标准进行比较。

（5）若 R 值符合实验室制定的判断标准，即为可比性验证通过。

（6）若 R 值不符合实验室制定的标准，表明结果差异最大的两个检测系统结果可比性不符合要求，分析并剔除偏差较大的检测系统的结果，按上述公式重新计算 R 值，直到剩余检测系统结果符合可比性要求。

4.2.4.2　利用日常工作产生的检验和质控数据的可比性评审

4.2.4.2.1　实验室内使用相同质控品的多套相同检测系统或同一检测系统多个分析模块常规使用期间的可比性评审：选择质控品、试剂和校准品批号均未发生变化的月份的不同检测系统或检测模块的均值，计算偏差并与 $1/2$TEa 比较以判断可比性。比对不能通过时，需用患者样本再次进行室内比对，如仍未能通过，需及时联系工程师。

4.2.4.2.2　使用不同质控品的检测系统常规使用期间可比性验证仍采用患者样本比对方法，见前述。

4.2.4.2.3　可尝试作图：直接将使用相同质控品的相同检测系统或同一检测系统多个分析模

块的相同项目同一水平质控结果纳入一个质控图来日常管理,同时保留各自质控图用于单系统或单模块性能评估。中心线(实线)是参比系统每天的质控品检测值,上下限(实线)是±1/2TEa,看非参比系统质控品检测值(虚线)是否落在上下限范围内,以及有无趋势性变化。

4.2.5　其他注意事项

4.2.5.1　实验时间长一点更好,比如分 3 天完成。

4.2.5.2　开始检测的时间应相近,且都应在 2 h 内检测完毕。由专人对所有实验数据进行统计分析,填写比对实验分析报告,并将结果反馈给参加比对的人员。技术负责人负责审核比对实验报告,必要时对不具可比性项目提出整改意见。

4.2.5.3　比对实验分析报告、原始数据及采取的纠正措施均应记录并归档保存。

4.3·定性和形态学检验项目内部比对的实施

4.3.1　基本方案:对于定性或形态学检验项目,一般每半年一次,每次不少于 5 个样本,符合率应>80％。

4.3.2　不同专业定性和形态学检验内部比对方案见表 2。

表 2　定性和形态学检验内部比对方案

领域	比 对 方 案	仪器比对	人员比对	方法学比对
体液学	检验同一项目的不同方法、不同检测系统应至少 6 个月进行结果的比对:至少使用 5 份临床样品(含正常和异常水平)进行比对;定性检测偏差应不超过 1 个等级,且阴性不可为阳性,阳性不可为阴性;尿液干化学分析仪、尿液有形成分分析仪若型号不同,则不宜进行比对	尿液干化学,尿液有形成分(型号不同可以不比)	尿沉渣镜检	
	应定期(至少每 6 个月 1 次,每次至少 5 份临床样品)进行形态学检验人员的结果比对、考核,并记录			
血液学	使用不同生物参考区间的出凝血分析仪间不宜进行比对,或仅进行符合性验证,均应进行医疗安全风险评估	全血细胞计数,白细胞分类	外周血细胞形态学分析	
	应定期(至少每 6 个月 1 次,每次至少 5 份临床样品)进行形态学检验人员的结果比对、考核,并记录			
	应定期进行仪器法间白细胞分类计数正常标本的结果比对			
免疫学定性	至少每年 1 次进行实验室内部比对,包括人员和不同方法/检测系统间的比对,至少选择 2 份阴性标本(至少 1 份其他标志物阳性的标本)、3 份阳性标本(至少含弱阳性 2 份)进行比对	同一项目,多台/套检测设备时	仅手工项目	适用时,比如同一检验项目存在 2 种或 2 种以上检验方法
微生物学	应制定人员比对的程序,规定由多个人员进行的手工检验项目比对的方法和判断标准,至少包括显微镜检查、培养结果判读、抑菌圈测量、结果报告,定期(至少每 6 个月 1 次,每次至少 5 份临床样品)进行检验人员的结果比对、考核,并记录	如果存在多套鉴定或药敏检测设备	多人操作的手工项目,如镜检、培养结果判读、抑菌圈测量、血清学分型等	如果同一种抗生素存在仪器和手工两种方法,或某一抗生素的 MIC 测定采用两种或以上方法时

5. 相关文件和记录

《检验方法验证程序》《室内质量控制程序》《室间质量评价程序》；以及实验室内使用相同质控品的多套相同检测系统或同一检测系统多个分析模块常规使用期间的可比性评审记录表。

（公衍文）

参考文献

[1] 卫生部.临床生物化学检验常规项目分析质量指标：WS/T 403—2012[S/OL].(2012-12-25)[2023-09-26].http://www.nhc.gov.cn/ewebeditor/uploadfile/2013/01/20130109170530580.pdf.

[2] 中国合格评定国家认可委员会.医学实验室定量检验程序结果可比性验证指南：CNAS-GL047：2021[S/OL].(2021-04-25)[2023-09-26].https://www.cnas.org.cn/rkgf/sysrk/rkzn/2021/05/905335.shtml.

结果报告程序

文件编号：××××××		版本号：×	修订号：×
生效日期：××××年××月××日		发布部门：×××	
编写人：×××		审核人：×××	
批准人：×××		页码：第×页　共×页	

1. 目的

为规范对检验报告的控制，制定本程序。保证每一项检验结果准确、清晰、明确，并能依据检验程序的特定说明报告。

2. 范围

适用于实验室所有检验项目的结果报告。

3. 职责

3.1·检验科主任负责对本程序文件的批准实施，并对工作人员报告审核、发布和咨询等相关职责进行授权。

3.2·质量工作组负责组织制订结果报告程序，并就检验报告格式的形式和内容组织与临床进行沟通。

3.3·检验人员负责转录报告和手工检验报告结果的录入和填写，负责对复查后报告的修改，以及相关记录的填写。

3.4·各专业组审核人员负责检验结果报告的审核和签发。

3.5·门诊检验报告由患者自助打印，或由门诊服务中心人员和检验科窗口打印、发放；病区检验报告通过管理系统传输到各病区医生工作站。

4. 工作程序

4.1·通用要求

4.1.1　实验室应建立结果报告程序，规定检验报告的流程。检验结果应准确、清晰、明确，并依据检验程序的特定说明报告。这是对结果报告的总体性要求，准确是指数据准确；清晰指文字清晰；明确指依据的标准明确。此外，检验报告中应包含具有影响报告解读的关键要素和解释检验结果所必需的信息内容。

4.1.2　如报告单使用认可标识，应符合 CNAS - R01 的要求。认可标识应放于检验报告单上方的适宜位置，且需能够明确区分 CNAS 认可项目和非认可项目。

4.1.3　检验项目的检验报告周期（TAT）应遵守行业和地区的相关规定和要求，由技术负责人与各专业负责人共同制定，并经服务协议评审征求用户意见后发布。实验室应定期评估检验报告周期达标情况。

4.1.4　实验室应明确特殊原因下出现报告发布延迟情况的处理流程，在结合患者当前情况和已获得信息的基础上做出综合评估，若报告延迟发布将对患者诊疗产生重大影响，应及时通知临床和患者。同时，相应处理措施应形成记录。具体处理流程参见本程序 4.4.8 和 4.4.9。

4.1.5　所有与已发布报告相关的信息应按照管理体系要求进行保留。

4.1.6 检验报告可采用纸质报告或电子报告形式,但应保证每份检验报告的唯一性。若同时使用纸质报告、网络客户端和移动端的电子报告,应有防止数据传输错误的程序文件和记录,并定期核查各报告形式检验报告结果与原始输入数据的一致性。当信息系统出现变更时,如 HIS 和 LIS 软件升级或者更换数据中心服务器等,应再核查。

4.1.7 免疫实验室要求:特殊检验项目的结果报告应符合相关规范及标准要求,如《全国艾滋病检测技术规范》《感染性疾病免疫测定程序及结果报告》等。

4.1.8 输血实验室要求:对所有出现血型定型困难、疑难配血的样品应制定立即报告及记录程序。稀有血型、不规则抗体阳性及配血不相合等应及时报告。

4.1.9 LIS 要求:应有程序能在计算机发出报告前发现危急值结果并发出预警。应通过相关程序及时通知临床(如医师、护士工作站闪屏)并记录(包括患者相关信息,危急值的接收者、接收的日期和时间,以及实验室通知者、通知的日期和时间)。

4.1.10 微生物实验室要求

4.1.10.1 血液、脑脊液样品的培养鉴定应及时发送分级报告,如样品直接涂片或湿片直接镜检、培养结果的判读等阳性发现。

4.1.10.2 其他无菌部位来源样品宜报告直接涂片镜检的阳性结果。

4.1.10.3 应保存抗菌药物敏感性试验资料,至少每年向临床医师报告流行病学分析结果。

4.1.11 分子诊断实验室要求:适用时,应定期评审并更新基因变异检测报告中提供给用户参考的分子变异临床意义和用药信息,确保其准确性。

4.2·结果的审核和发布

4.2.1 报告审核人员需具备检验技师及以上医学检验的资质要求,并对其进行能力评估、培训和考核,考核合格人员方可批准审核报告,并持续评估被授权人员的报告审核能力。

4.2.2 复核标准应基于行业规范、标准、指南或专家共识,结合实验室检验项目的类型、所采用的试验方法和工作条件等因素合理制订。如 HIV 检测的复核标准应参照《全国艾滋病检测技术规范》文件要求制订。

4.2.3 制订的复核标准需经过实验室确认,相应记录应保存。当服务人群出现变化,检测系统和检测环境发生改变,实验室应重新验证或确认复核标准。

4.2.4 检验人员根据实验原始记录,按规定要求填写报告后,由审核人审核无误后发布。计算机填写的报告,操作者录入报告,由签发者进入审核程序,审核无误后发出报告。

4.2.5 输血实验室要求:ABO 血型、RhD 血型和抗体筛查结果应与患者或者献血者以前的结果进行比较,如存在差异,实验室应分析原因,采取相应措施,确保结果准确,并记录相关情况。

4.2.6 报告审核签发者应注意以下信息。

4.2.6.1 核对检验项目是否遗漏。核对该项目的室内质控情况。若室内质控出现失控,则该批次检验结果不能发出。

4.2.6.2 结合临床资料分析检验结果,核对结果与诊断是否相符。对实验中出现的异常结果,与患者的年龄、性别、临床诊断等有关临床信息进行系统性评价,看是否从临床角度加以解释,若出现危急值结果应及时与临床医师联系。

4.2.6.3 同一标本不同项目结果的相关性分析。许多检验项目或不同参数之间存在内在联系,分析它们之间的关系,判断结果是否可靠。

4.2.6.4　同一患者同一时间不同检验目的结果的相关性分析。如肝硬化腹水患者同一时间血液和尿液胆红素升高，凝血时间延长，粪便可见胆红素结晶，血液 AFP 可能异常；如血气和电解质结果之间存在的关系。

4.2.6.5　结合既往检验结果分析，在可能的情况下，观察患者该检验指标历史结果的动态变化。通过 LIS 系统与以往的结果进行对比分析，与病情变化的累积结果趋势分析，排除偶然误差或差错。

4.2.6.6　可在报告备注中对检验结果提供适当的解释和说明。报告结果的解释原则上由医疗咨询小组提供服务。相应专业检验技师及其以上职称人员为便于用户对检验结果的理解，可为检验报告的结果提供具备说明性作用的文字描述，而实习生和进修人员不能提供解释和说明。

4.3·危急值报告

4.3.1　危急值是指某项或某类检验异常结果，表明患者可能正处于生命危险的边缘状态，如果不给予及时有效治疗，患者有可能错过最佳的治疗时机，患者的生命安全将受到威胁。

4.3.2　当检验结果出来后，经授权的当值检验报告审核人员应尽快审核和发布报告。如遇检验项目出现危急值情况，按实验室建立的危急值报告流程上报并记录。同时，建立的危急值项目、报告区间及报告方式应充分征求临床科室意见，并形成沟通记录。相应危急值报告程序应交由医务部门审核、批准后向临床发布。

4.3.3　危急值报告流程

4.3.3.1　当出现危急值报告，LIS 软件通过发出报警提示信息或闪屏等方式预警提醒。

4.3.3.2　当值工作人员首先要确认仪器、设备和检查过程是否正常，操作是否正确；核查标本、仪器传输、查对患者是否有误；检验项目质控、定标、试剂是否正常，必要时做好检验项目复查。

4.3.3.3　当值工作人员在确认检验过程各环节无异常的情况下，发布检验报告。若遇到无法确认的情况，可请求上级工作人员或专业组长协助解决。

4.3.3.4　工作人员应通过 LIS 危急值相关程序提醒、移动信息或电话通知等方式，及时告知临床（适用时，医师和/或护士工作站的电脑可闪屏提醒），记录危急值处理相关信息。记录的信息包括患者相关信息，危急值的接收者、接收的日期和时间，以及实验室通知者、通知的日期和时间、接收者的回读确认、通知过程中遇到的困难等。

4.3.3.5　使用 LIS 危急值管理系统或短信等通信方式时，检验科未能在规定时间内（如 10 min）收到回复"危急值"接收的确认信息，应启动备用方案，包括由检验科负责电话联络接诊医生，并逐项做好"危急值"报告登记。电话通知时，为防止出现沟通错误，接收者需对报告者进行信息复述，即回读患者信息和检测结果信息，确认无误后方可将此结果提供医师诊疗使用。

4.3.3.6　建立危急值报告失败时的逐级上报处理程序。如遇接诊医生的电话不能接通的，检验科采取逐级报告制度。对于病房科室，检验科若无法第一时间联系到接诊医生，则告知护士工作站协助联系接诊医生或相关医生处理。而相对于门诊科室，其中有相应病房的门诊科室，检验科将联系病房医生办公室联系值班医生报告"危急值"；若为无相应病房的门诊科室，检验科将向相应科主任电话报告"危急值"；若接诊医生为离/退休医生，检验科在工作时间将向门诊办公室电话报告"危急值"，在非工作时间将向医院总值班报告"危急值"。由总值班人员负责继续联系接诊的医生或处理危急值结果。在联系接诊医生的同时，及时联系患者尽快就医。

4.3.4　若临床认为危急值报告与患者临床症状不相符，可要求检验科在规定时限内对标本进行复查,必要时重抽标本复查。危急值报告标本的保存方式和复检要求参见《检验后样品的处理程序》。

4.3.5 危急值项目和报告区间的初始建立,可参照国家卫生健康委员会临床检验中心全国实验室危急值调查、行业指南、专业共识和临床建议而制订。实验室宜定期(评估周期建议不超过 12 个月,但当相应检测系统变更时应及时评估)评估危急值项目、报告区间及报告方式的临床适用性,将危急值通报及时率、临床处理率等作为质量指标监控。

4.4·结果的特殊考虑

4.4.1 检验结果的报告方式,可通过服务协议评审等沟通方式征求临床意见,并最终由医务处和检验科共同讨论来决定公布检验项目及报告时间,在规定的检验周期内送达适当的人员。原则上,门诊患者的检验报告由患者在自助终端打印或到门诊服务中心查取,体检中心的检验报告由 LIS 系统将结果发送给体检系统,住院患者的检验报告由临床各科室通过信息系统查阅或自行打印。

4.4.2 在严格按照相关操作规程的基础上,应尽可能地缩短检验周期,满足临床需要。管理层应对检验周期及临床医师对该周期的反馈意见监控、记录,并评审,必要时对所识别出的问题采取纠正措施。

4.4.3 如遇从患者角度出发,可能不宜将检验结果直接发给患者的情况,可由患者家属以代领方式领取检验报告。

4.4.4 特殊检验结果如 HIV 初筛有反应性,应由确认实验室用确认方法复核后再报告,并为患者及其家属保密。

4.4.5 特殊情况下,若有需要用电话、电传、图文传真和其他电子设备传送报告时,应仔细询问患者姓名、性别、年龄、检验项目、检验时间、申请者姓名、标本类型及与患者的关系等信息,确认对方身份后发布报告。口头报告检验结果后应随后提供正式报告。

4.4.6 对申请单或样品上有"急或急查"标记的检验报告,特别是"绿色通道"的标本,应优先于所有的标本进行处理,检验结果及时通知临床医护人员阅读或领取报告。

4.4.7 检验报告若存在分级报告的情况,如微生物报告、HIV 抗原和抗体有反应的初筛报告等,可在初步检验报告中加以说明,适用时,告知下一级或最终报告的发布时间。并且,始终保证最终报告发送给用户。

4.4.8 实验室如因停水、停电、仪器设备故障无法短时间内修复等特殊情况或因不可抗力等因素,在规定的时间内不能完成检验工作,不能发出报告时,应立即报请专业组组长,必要时报请科主任处理。具体操作流程可参见《实验室突发事件及应急预案管理程序》。

4.4.9 当不能按检验周期规定的时间报告检验结果,延迟报告又可能影响患者诊治时(主要是绿色通道和紧急标本),应按以下程序通知申请者。

4.4.9.1 以电话或书面的方式通知申请者,说明延迟报告的原因及可能发出报告的时间。

4.4.9.2 若在短时间内延迟报告的原因不能解除,应送至委托实验室检验,检验完成后及时通知申请者。

4.4.9.3 若某一项目经常发生延迟报告,应与申请者协商,对检验周期进行重新评审。

4.4.10 实验室应建立因 LIS 或 HIS 故障导致检验结果无法通过网络发布时的应急预案。如医师急需知道患者的检验结果时,实验室可采用预先编制的临时报告单传递检验结果,待信息系统恢复后再向临床发布最终正式报告，但需注意临时报告的结果应与正式报告保持一致，并保留相应的记录。

4.4.11 实验室若采取电话或其他通信途径发出口头方式的临时报告，应确保沟通结果的准确性，可通过让报告接收者回读结果或采用通信设备发送图片的方式加以确认。经口头提供的结果应跟随一份书面形式的最终报告。所有口头提供的结果应形成记录。

4.4.12 对患者有严重影响的检验结果（如遗传性疾病或某些传染性疾病），可能需要特殊咨询。实验室管理层应确保在未经充分咨询之前，不直接将这些结果告知患者。实验室医疗咨询组应评估自身所能提供的检验服务能力，明确对患者诊疗会产生严重影响的检验项目和结果，并授权特定人员发布报告。

4.4.13 检验结果若用于医学统计或科学研究，应满足国家法律法规或者医院伦理委员会对患者隐私保护的要求，对外发布科研成果或研究论文需隐藏或删除可以识别出患者身份的信息。实验室人员应经过伦理相关培训，并保留训练记录和保护患者隐私的声明。

4.4.14 微生物实验室：血液、脑脊液、国家规定立即上报的法定细菌性传染病显微镜检查及培养阳性结果应按规定立即报告科主任及医院行政管理部门，并通知相关临床科室。

4.5·结果的自动选择、审核、发布和报告

4.5.1 在使用 LIS 或中间件软件进行检验结果的自动审核功能前，需建立相应的程序文件。实验室在制定程序时可参考 WS/T 616《临床实验室定量检验结果的自动审核》。

4.5.2 自动审核程序包含自动选择、复核和发布的标准，以及明确授权发布人员的资质要求和权限。规定自动选择和报告的准则应易于被授权人员所理解并经过科室负责人批准后发布。工作人员需经过相应培训授权后使用。

4.5.3 实验室建立的自动审核程序在投入正式使用前应经过确认，可建立评判标准，并选择 2 名以上具有丰富经验的高年资专业人员进行确认。投入使用后，也应定期对自动审核程序进行审核和验证，尤其是在变更检测系统或新增检验项目和审核规则时。

4.5.4 实施自动选择和报告时，需考虑与患者历史数据比较有变化时需复核的结果，以及需要实验室人员进行干预的结果，如不合理结果、不可能的结果或危急值。

4.5.5 检验项目审核限值（范围）的建立规则可依据：检测性能参数（尤其是分析范围和检出限）、医学决定水平或对临床诊疗有关键指导意义的检测值、危急值、逻辑性不符合或严重异常结果或组合项目不常见的结果模式等（如数值出现负值、TBIL＜DBIL、TP＜ALB 等）、存在与临床诊断明显不相符结果、存在可能改变检验结果的样品干扰（如溶血、黄疸、脂血等）、存在分析设备的警示信息、科室的质量管理要求。

4.5.6 LIS 应能够识别出经过自动审核的检验报告，宜包含审核人员和审核时间的信息，并能显示患者检验结果修改前的原始数据。LIS 应具备快速暂停自动审核报告的功能。LIS 中应能显示患者的历史数据。

4.6·报告要求

4.6.1 检验结果报告的要求

4.6.1.1 每一项检验结果均应准确、清晰、明确。报告的格式和介质（即电子或纸质）及其发布方式需经审核并批准。实验室应定期对检验报告单格式和内容进行审核。

4.6.1.2 确保下述报告特性能够有效表述：① 对可能影响检验结果的样品质量的评估；② 按

样品接受/拒收标准得出的样品适宜性的评估;③危急值或临床决定值(适用时);④结果解释,适用时可包括最终报告中对自动选择和报告结果解释的验证。

4.6.2　检验结果报告单内容:检验科应规定报告的格式和介质(即电子或纸质),结果报告中应包括(但不限于)以下内容。

4.6.2.1　发布报告的实验室名称,可于标题处标明"×××医院检验报告单"。同一医疗机构若存在多个检验场所时,应能明确区分发布报告的实验室,可用名称和地址加以区别。

4.6.2.2　患者及样品检测相关信息:唯一性标识(ID号或住院号等)、姓名、性别、年龄、就诊科室、送检医师姓名、样品流水号或条码号、样品类型、样品来源、原始样品的采集日期、报告页数和总页数等。

4.6.2.3　报告单主体

4.6.2.3.1　报告描述语言应使用专业术语,检验项目名称应规范(可参照 CNAS AL09《医学实验室认可领域分类》文件)。

4.6.2.3.2　应标记所使用的检验方法,尤其当存在不同检测原理的同一检验项目时,如分别使用酶法和苦味酸法检测血清肌酐。

4.6.2.3.3　应包含结果增高、降低的提示信息或标识,必要时提供生物参考区间和临床决定值。结果宜使用 SI 单位或可溯源至 SI 单位,数值的有效位数宜与生物参考区间保持一致。可能时,实验室应向用户提供检验项目清单和生物参考区间列表。

4.6.2.3.4　作为实验室自建方法的检验项目、初步报告的说明、区域结果互认项目及其危急值结果,均应在报告中明确标识。检验报告若使用 CNAS 标识,也应明确区分 CNAS 认可项目和非认可项目。

4.6.2.3.5　备注说明:可包括检验方法的局限性、检测结果临床意义的简要解读、进一步检测的建议、相关咨询人员姓名及联系方式。此外,当收到的原始样品质量可能影响到检验结果、存在让步检验项目或其他对检验结果可造成影响的需声明的事项等均可在备注中加以说明。

4.6.2.3.6　落款:检验人员和报告审核人员、检测日期和时间、报告发布日期。

4.6.2.3.7　注明"本检验结果仅对此标本负责"字样。

4.6.3　血液实验室要求

4.6.3.1　检验结果应使用规范的测量单位,尽可能使用 SI 单位,如白细胞绝对计数的单位为 $\times 10^9/L$。

4.6.3.2　口服华法林抗凝治疗监测时,凝血酶原时间(PT)的报告方式使用国际标准化比率(INR)。

4.6.3.3　血涂片检验疟原虫阳性时,应同时报告鉴定结果。

4.6.3.4　检验报告中的形态学检验项目,应只报告确认后的正确结果,必要时可另附相关说明。

4.6.4　体液实验室要求

4.6.4.1　尿液沉渣显微镜检查宜以每高/低倍视野中的不同种类有形成分数量报告结果。

4.6.4.2　检验报告中的形态学检验项目,应只报告确认后的最终唯一结果,必要时可另附相关说明。

4.7·报告的附加信息

4.7.1 当同一检测日出现多次样品采集和报告的发布，或是检验项目存在昼夜节律性差异等情况（如 OGTT 试验、皮质醇检测等），则原始样品的采集时间和报告的发布时间应被纳入检验报告。

4.7.2 实验室可将委托检验报告和经过特殊咨询顾问获得的信息备案后直接转发给用户。但若对委托检验报告和咨询获得的信息进行转录，则需保证转录的准确性，并且应在报告中对委托项目进行明确标记，同时说明检测委托项目的实验室名称或提供咨询服务的顾问信息。委托检验报告转录时，先由转录人员将受委托实验室的检验结果输入计算机，转录为本实验室的报告格式，再经审核人员将转录结果逐项核对，确保准确无误后签发报告。

4.7.3 当接收到的原始样品质量不适于检验或可能影响检验结果时，应拒收样品，如若样品不易获得、采集困难或患者情况紧急时，可酌情进行让步检验，但需告知临床，并应在报告中加以描述和说明。

4.7.4 当实验室同一检验项目存在多种不同检测系统或多个不同检测地点时，应定期实施设备比对。若因方法学原因，多种检测系统间不可比时，应在报告中明确标注当前报告所使用的检验方法或检测地点，防止检验报告被不适当地比较。

4.7.5 检验报告单在不同国家或不同地区使用，若检验项目使用的单位不同可能会造成结果误读或误解时，应考虑提供同一项目多种不同单位的结果，必要时提供单位换算的公式。

4.7.6 若检验结果存在显著的趋势性变化，能对临床诊疗提供指导性帮助，应在检验报告中备注说明。

4.7.7 流式细胞检测要求：报告内容应包括异常细胞群（如确定）的百分率、免疫表型信息，并提供可能的专业判断。

4.7.8 分子诊断要求：适用时，报告内容还应包括方法的局限性、检测结果临床意义的简要解读、进一步检测的建议。

4.8·修正报告结果

4.8.1 实验室应明确报告修改的流程和报告修改权限。修改报告人员需经科主任授权。

4.8.2 修改报告时，应同时记录修改原因。修改记录应能显示修改日期和时间，以及修改人的姓名或唯一性标识。

4.8.3 对于各种原因导致检验仪器出现故障引起的错误结果，由仪器操作人员进行修改并报告该项结果签发人员，在征得其同意后，可将修改后内容输入检验结果报告中，经报告签发者签字后发出。

4.8.4 对于纸质报告的更改，核验人员应将每一处错误注明，不得涂改，将原数据或结论双线划去，在其上方加注修正数据或结论，并签名。

4.8.5 已经审核发布的检验报告需做修改时，应通知用户防止误用，并将原检验报告收回存档，重新发出经确认无误的报告。应评估更改可能的影响并采取相应的措施。

4.8.5.1 如报告尚未打印发出，更改并记录在《报告更改记录表》或在系统中自动记录该项改动。

4.8.5.2 如报告已打印发出，应电话联系检验申请者，当申请者还未看到报告，或看到报告单尚未采取措施时，应告知更改情况及原因，追回原先发出的检验报告，并登记在《报告更改记录表》或在系统中自动记录。

4.8.5.3 对已用于临床决策的检验结果,如果发现其需修改,应立即通知临床部门或患者,告知更改情况及原因,防止再次误用。追回原先发出的检验报告,报告质量负责人,遵循《不符合工作的管理程序》处理。

4.8.6 报告发出后发现的采样偏离标本,或因操作者失误导致的报告偏离,对报告的更改按照《不符合工作的管理程序》进行。

4.8.7 对已用于临床决策的检验结果及对其修改,应将原报告及更改后的报告一并保留在后续的总结报告中,并清楚地标明其已被修改。

4.8.8 审核后发生报告更改,应记录(可采用电子方式)改动日期、改动时间和更改者姓名,保存原始电子记录并利用适当的编辑程序将改动添加入记录,以清楚地标明对报告所做的改动。

4.8.9 结果修改后,LIS中应能保留原始报告的条目。若LIS不能显示修改、变更或更正的数据,实验室应采用其他方式保存原始修改记录。

4.8.10 已用于临床决策且被修改过的结果应保留在后续的累积报告中,并清晰标记为已修改。无论电子还是纸质的结果报告,出现错误而导致更改时,均能识别出所做的改动。

5. 相关文件和记录

《检验后样品的处理程序》《实验室突发事件及应急预案管理程序》《不符合工作的管理程序》《报告更改记录表》《延迟报告及处理登记表》。

(陈 勋)

参考文献

[1] 中国合格评定国家认可委员会.医学实验室质量和能力认可准则:CNAS-CL02:2023[S/OL].(2023-06-01)[2023-09-26].https://www.cnas.org.cn/rkgf/sysrk/jbzz/2023/06/911424.shtml.

[2] 中国合格评定国家认可委员会.医学实验室质量和能力认可准则的应用要求:CNAS-CL02-A001:2023[S/OL].(2023-08-01)[2023-09-26].https://www.cnas.org.cn/rkgf/sysrk/rkyyzz/2023/08/912141.shtml.

[3] 中国疾病预防控制中心.全国艾滋病检测技术规范(2020年修订版)[S/OL].(2020-03)[2023-09-26].https://ncaids.chinacdc.cn/zxzx/zxdteff/202005/W020200522484711502629.pdf.

检验后样品处理程序

文件编号：××××××	版本号：×	修订号：×
生效日期：××××年××月××日	发布部门：×××	
编写人：×××	审核人：×××	
批准人：×××	页码：第×页　共×页	

1. 目的

规范检验后临床样品保存的时限及样品的储存条件。

2. 范围

适用于对标本保存的时限及样品的储存条件的管理。

3. 职责

3.1·检验科主任负责对本程序文件的批准实施。

3.2·技术负责人负责组织各专业组人员编写检验后临床样品保存的时限及样品的储存条件的标准。

3.3·检验科各专业检验人员负责检验过程中的储存、处理等管理。

4. 工作程序

4.1·标本的保存

4.1.1　检验后样品分为血样品、微生物样品和体液样品。根据样品类型的不同采取相应的保存方式。对临床科研项目标本，各专业组应考虑研究者的需要并按照方案要求进行贮存、处理。若无特殊要求，常用检验样本可参照《临床检验样本转运和保存规范化专家共识》，结合本实验室具体情况设置保存时限。过存贮期标本由各个岗位的检验人员放入医用垃圾箱内，由医用垃圾专职运送人员收集后，按生物安全管理规范要求集中处理。

4.1.1.1　样品入库保存时需记录入库时间及样品数量。

4.1.1.2　已完成检验的样品应与未检测样品明确区分，防止漏检。储存后待检的标本，使用前应评估标本的完整性和有效性。

4.1.1.3　保存的样品应包含可溯源至患者的唯一性标识，并易于被查找。可以使用样品后处理(库存管理)系统或按特定规则(如样品完成的检测日期)放置。

4.1.1.4　检验后样品的保存还应依据分析物的稳定性确定适宜保存条件和保存时间，特殊检验如组织标本检测、基因检测及产前检测等应考虑法律责任适当延长保存时间。

4.1.1.5　对样品保存条件进行有效监控并记录。

4.1.2　有关附加检验的项目和时限要求，结合待附加项目相关的行业标准、指南、厂家说明书、文献研究等资料加以特别规定。样品保存条件应经过实验室验证，以求最有效地保证已完成检验样品能够实施附加检验。超出待附加项目允许规定标准的附加项目申请，予以拒绝并告知其拒绝原因。

4.1.3　感染疾病筛查项目阳性标本，按国家、行业相关规定进行登记、上报。冷藏贮存到期后，应将阳性标本移至专用低温冷冻箱保存，保存期1年以上。

4.1.4 有留样要求的标本,专业组按环境条件要求在规定的时间保存在指定的区域。如果患者或临床医护部门认为检验结果有差错存在,可在标本保存时限内申请复查;超过时限或影响检测质量,检验科可拒绝复查。

4.2·临床科室或科研部门需要已检测完成的日常标本、科研标本用于其他项目的检测或需外部送检,必须提供科研管理部门的批复及伦理委员会批件,并向检验科提交书面申请,填写《检验后标本外部留存记录表》,经检验科主任批准实施。

4.3·废弃的标本及时清理,微生物废弃标本需做高压灭菌处理,并在《废弃标本登记表》上登记。具体执行《医疗机构废物管理条例》和《医疗机构医疗废物管理办法》的规定。

4.4·安全处置检验后样品检验后的样品应按医疗废弃物处理,其安全处置应符合地方法规或有关废物管理的建议。

4.4.1 已到保存期的检验后样品应当及时处置,并按照医疗废物类别分置于防渗漏、防锐器穿透的专用包装物或者密闭的容器内。医疗废物专用包装物、容器,应当有明显的警示标识和警示说明。内容物不能超过包装物或容器体积的 2/3。

4.4.2 涉及传染病患者或者疑似传染病患者的样品或体液分泌物,应当按照国家规定严格消毒。收集后样品可使用高压蒸汽灭菌方式处理(温度 121℃,时间 30 min)。

4.4.3 不得露天存放检验后样品,若需暂时贮存则贮存时间不得超过 2 天。应定期与医疗机构的医疗废物处理人员交接,并记录医疗废物交接数量、类别、交接人员、交接时间等。交接记录至少保存 2 年。

4.4.4 医疗废物运送宜采用固定路线,并采取有效措施防止在运送过程中医疗废物流失、泄漏和扩散。实验室应当建立一旦出现上述情况时的紧急处理措施,对致病人员提供医疗救护和现场救援,并及时通知行政主管部门。

4.5·应当按照环境保护行政主管部门和卫生行政主管部门的规定,定期对医疗废物处置设施的环境污染防治和卫生学效果进行检测、评价。

5. 相关文件和记录

《安全风险管理程序》《废弃标本登记表》《检验后标本外部留存记录表》。

(陈　勋)

参考文献

[1] 尚红,王毓三,申子瑜.全国临床检验操作规程[M].4 版.北京:人民卫生出版社,2015.

[2] 中国中西医结合学会检验医学专业委员会.临床检验样本转运及保存规范化专家共识[J]中华检验医学杂志,2023,46(03):259-264.

不符合工作管理程序

文件编号：×××××	版本号：×	修订号：×
生效日期：××××年××月××日	发布部门：×××	
编写人：×××	审核人：×××	
批准人：×××	页码：第×页　共×页	

1. 目的

本程序旨在识别和监督实验室管理体系运行中的不符合工作,及时采取纠正、纠正措施或预防措施,确保实验室管理体系的有效运行和持续改进。

2. 适用范围

本程序规定了对不符合工作的识别、描述及控制流程等内容,适用于实验室管理体系运行和技术操作中出现不符合工作的控制。

3. 职责

3.1·科主任负责处理严重不符合及不符合工作发生后取消和恢复检验工作的批准。

3.2·质量负责人是检验科不符合工作的管理者,对质量监督员或各专业组长提出的不符合工作做出处理决定,审核和批准纠正措施,对纠正措施的实施情况进行监控,并组织对纠正效果进行跟踪验证评价。定期组织评审,发现潜在不符合或趋势,提出预防措施。

3.3·质量监督员或内审员负责协助质量负责人做好不符合工作的管理,填写《不符合工作整改记录》,通知相关专业组组长,并负责追踪不符合工作纠正措施的实施情况。

3.4·各专业组长负责所在部门不符合工作的调查和原因分析,提出纠正、纠正措施,并实施和监督纠正措施完成情况等。

3.5·检验科所有人员均有识别不符合工作的职责,并应熟悉《不符合工作的管理程序》及《不符合项及纠正措施管理程序》。

4. 程序内容

4.1·不符合工作的识别:实验室管理体系建立的依据和运行的依据都是不符合和观察项的判定依据。

4.1.1　识别途径:一般为日常工作、质量监督、内部审核、管理评审、外部审核等进行识别。

4.1.2　识别依据:实验室管理体系是依据相关标准、规范、法律法规及患者及实验室用户需求而建立,而运行是以建立的管理体系为指导,所以通常的识别判定可依据以下几方面。

4.1.2.1　管理体系文件的判定依据:认可规则、认可准则、认可要求、专门要求等。

4.1.2.2　管理体系运行过程、运行记录、人员操作的判定依据:管理体系文件(包括质量手册、程序文件、作业指导书等)、检测标准/方法和(或)校准规范/方法等。

4.1.2.3　实验室活动涉及的相关法律、法规。

4.1.3　识别来源:不符合工作不只针对检验前、检验和检验后过程中的程序或围绕其所制定的管理体系的要求,可存在于管理体系及其运作的各个方面,具体来源可以包括质量指标、检验程序、患者的投诉和意见、医生的投诉和建议、员工内部的沟通和建议、环境设施条件、试剂和耗材的使用、仪器设备的校准及使用、比对试验、人员的差错、信息数据的传输和处理、报告和证书的核查、内部和外部的审核及管理评审等。

4.1.4　识别职责：管理体系体现的是全员积极参与，所以检验科所有人员都有识别不符合的职责。检验科所有人员（包括管理人员、技术人员和辅助人员等）应能识别并及时纠正发现在管理体系任何之处的不符合，不同岗位的人员在不符合识别和处理中体现不同的职责和分工。检验科应明确规定处理不符合的人员职责和权限，谁负责发现、谁报告、向谁报告、谁确认、谁分析、谁审核、谁负责批准、谁负责整改（包括纠正及纠正措施）、谁负责跟踪及验收不符合整改、谁归档等。

4.2·不符合工作的描述

4.2.1　不符合的描述分类

4.2.1.1　体系性不符合：主要是指检验科建立的质量管理体系中没有相应规定，不符合标准要求。

4.2.1.2　实施性不符合：是指体系中有规定但没有执行，规定的要求没有遵循，实际工作与规定不符合。

4.2.1.3　效果性不符合：是指体系中有规定，也按照规定实施了部分程序，但最终的效果不佳，未实现目标或达到要求。

4.2.2　不符合的风险分级：不符合严重程度决定了纠正与纠正措施的力度。依据不符合对实验室能力和管理体系运作的影响，不符合的风险分级可分为严重不符合和一般不符合。

4.2.2.1　严重不符合：指影响实验室诚信或显著影响技术能力、检测或校准结果准确性和可靠性，以及管理体系有效运作的不符合。严重不符合与实验室的诚信和技术能力有关，举例如下：① 原始记录与报告不符；② 不做试验直接出报告；③ 人员能力不足以承担检测或校准活动；④ 检测或校准活动未实施有效的质量控制；⑤ 管理体系某些环节失效，例如，某一不符合在同一部门/组或不同一部门/组重复或多次出现；⑥ 超范围使用认可标识，涉及报告数量较大；⑦ 在能力验证活动中串通结果，提交的结果与原始记录不符，或不能提供结果的原始记录。

4.2.2.2　一般不符合：是指偶发的、独立的对检测或校准结果、质量管理体系有效运作没有严重影响的不符合。如果一般不符合反复发生，则可能上升为严重不符合。常见的一般不符合，举例如下：① 设备未按期校准；② 试剂或标准物质已过有效期；③ 内审中发现的不符合采取的纠正措施未经验证；④ 检测或校准活动中某些环节操作不当；⑤ 原始记录信息不完整，无法再现原有试验过程等。

4.2.3　不符合的描述方式：不符合应事实确凿，其描述应严格引用客观证据，如具体的检测记录、检测报告、检测和（或）校准的标准/方法及具体活动等，在保证可追溯的前提下，应尽可能简洁，不加修饰，不做主观判断，明确指出不符合的内容。观察项的描述与不符合一样，开具的观察项应将事实描述清楚，以便实验室进一步调查和落实。开具时应关注以下几点：① 针对不同条款的不符合/观察项应按条款分别列出；② 对于多个同类型的不符合，可汇总成一个典型的不符合；③ 不符合/观察项应尽量对应至最小的条款。

4.3·不符合工作的控制流程

4.3.1　识别不符合和观察项：不符合发生时，当实验室人员识别出不符合工作后，应立即记录并汇报给相关部门负责人。对已确认的不符合工作填写《不符合工作整改记录》，不符合工作发生部门和质量负责人均应在报告上签字确认，由×××部留存（不符合工作发生部门可复印留存）。

4.3.2　采取纠正或纠正措施

4.3.2.1　相关部门负责人确认后,应立即制定或采取相应的纠正(应急措施)。不符合工作发生时,不一定必须采取纠正措施,而应先采取应急措施进行纠正。防止不符合危害的延伸或扩大或持续,从而避免形成更大的(严重的)或系统性的不符合。

4.3.2.2　不符合工作被纠正的同时或纠正后,质量负责人责成不符合工作发生的部门负责人,即专业组组长,组织有关人员对不符合工作进行调查,分析产生不符合的原因,确定不符合的严重程度,从风险性和危害性进行评价,例如:产生这种情况会出现什么后果,以及再发生这种情况的概率等,以便对不符合纠正的可接受性进行评估。具体纠正措施的实施详见《不符合项及纠正措施管理程序》。

4.3.3　其他补救措施

4.3.3.1　当发现的不符合工作对检验结果有影响时,应终止检验,停发报告;对已经发出的不符合检测报告进行评审,如检验结果会影响临床诊疗时,需收回报告或对已发出的不符合检验结果进行标识,在不符合工作被纠正后重发报告,并记录。

4.3.3.2　如果不符合工作有可能误导患者的诊治并会导致一定临床后果,不良影响较轻时由各专业组组长通知申请检验的临床医师,并填写检验结果的临床沟通记录。影响严重时,由实验室主任决定如何处理,可以通过发布通知、邮件等沟通方式通知用户。

4.3.3.3　当检验过程出现不符合工作并采取纠正后,要恢复所停的检验时,应经科主任和质量负责人批准。

4.3.4　跟踪验收实施情况

4.3.4.1　实验室应对纠正措施的实施进行监控,保证在执行中按要求实施,并解决实施过程中出现的其他问题,还需对实施完成后是否达到预期要求或目标进行评价,以判断该不符合的整改是否有效,不符合整改是否可关闭。跟踪方式可以在实施完成后立即进行跟踪验收,也可以通过执行内部审核判断有效性。

4.3.4.2　实验室应明确验收或监控人员,对纠正措施的跟踪验证从根本下手,主要验证纠正措施是否落实,是否能防止不符合再次发生或能有效减少再次出现。当发现无效时,应重新进行分析,进入下一个 PDCA 循环(质量环)。若无再度发生,就可关闭该不符合。否则,应重新分析原因或重新采取纠正措施,直到无类似问题再发生,才能最终关闭不符合。

4.3.5　形成不符合工作整改记录:不符合工作整改记录内容要全面,至少包括责任组/人、不符合项事实描述、不符合条款、不符合项的类型、不符合项的提出者及确认者、建议的纠正措施、完成时间、完成情况及跟踪验证等方面,形成记录。工作中需及时填写不符合项识别与纠正措施记录,无论严重与否都必须记录。

4.4·定期评审不符合工作:定期评审不符合工作整改记录,通过对包括不符合描述、不符合程度判断、不符合分布与来源等情况的分析,发现其中存在的问题或趋势,识别改进机会。不能对发现的不符合只进行不符合工作整改结束,应对各不符合工作的分布情况进行简单说明。同时,宜通过连续几次的定期分析结果的比对,发现更多的改进机会,可以在每年管理评审中进行。具体如下。

4.4.1　质量负责人负责每年组织一次不符合项评审,以便发现某一不符合项发展的趋势。当发现不符合项存在趋势时,应针对其可能的趋势发展的潜在原因采取预防措施,具体见《应对风险和改进机遇的控制程序》。

  4.4.2 各专业组组长应定期对当年所在部门出现的所有的不符合工作整改记录进行分析评审,并提交分析评审报告或记录。

  4.4.3 质量监督员协助质量负责人定期对当年所有的不符合工作整改记录进行分析评审,并提交分析评审报告或记录。

  4.5·记录:对不符合工作的确认、调查分析、处理结果和所采取的纠正措施、跟踪验证等均应记录,并将记录结果写入《不符合工作整改记录》。所有记录按《记录的控制程序》进行控制。文档管理员对不符合工作相关记录进行定期归档。

5. 相关文件和记录

  《不符合项及纠正措施管理程序》《应对风险和改进机遇的控制程序》《记录的控制程序》《不符合工作整改记录》。

(何 菲)

参考文献

[1] 中国合格评定国家认可委员会.医学实验室质量和能力认可准则:CNAS‑CL02:2023［S/OL］.(2023‑06‑01)［2023‑09‑26］.https://www.cnas.org.cn/rkgf/sysrk/jbzz/2023/06/911424.shtml.

数据控制和信息管理程序

文件编号：×××××	版本号：×	修订号：×
生效日期：××××年××月××日	发布部门：×××	
编写人：×××	审核人：×××	
批准人：×××	页码：第×页　共×页	

1. 目的

建立实验室数据、信息的管理程序，保证信息系统的正常运作，以确保数据的采集、处理、记录、报告、存储或检索过程安全，保持数据和信息的完整性和安全性。

2. 适用范围

实验室数据、信息的管理全过程。

3. 职责

3.1·实验室主任、技术负责人、质量负责人负责科室信息系统的管理和协调。

3.2·信息系统主管负责对实验室信息系统的日常管理，组织信息系统组完成相关工作。

3.3·医院信息中心负责信息系统的技术支持和管理。

3.4·实验室所有人员均应知晓并遵守本程序的规定，执行相关规定。

4. 程序内容

4.1·总则：实验室应建立文件化的信息系统，应能获得为提供满足用户的需要和要求的服务所需的数据和信息，确保客户或患者资料在任何时候的安全性和保密性。制定数据安全性的政策以防止计算机系统故障而造成的客户数据发生丢失或者未授权改动。

4.2·职责和权限

4.2.1　对计算机程序充分保护，以防止无意的或非授权用户对其的改动或破坏。

4.2.2　对计算机系统的授权使用制定严格政策。该政策应对以下人员工作明确授权：访问患者数据和信息、录入患者数据和检验结果、更改患者数据和检验结果、授权发放检验结果和报告。

4.2.3　实验室应当明确信息系统管理的权限和责任，包括对信息系统可能影响患者医护的维护和修改。

4.3·信息系统管理

4.3.1　实验室的信息系统（用于收集、处理、记录、报告、存储或检索的检验数据和资料的系统）应当：① 在引进前被供应商确认，并经本实验室证实其功能，对系统的任何改变都有授权、文件化，并在应用前验证；② 记录和文件，包括用于系统日常运作的，应随时提供给授权用户；③ 保护其不受未经授权的访问；④ 防止篡改和丢失的防护措施；⑤ 在符合供应商规定的环境中运行，至于非电脑系统，应提供条件保障人工记录和转录的准确性；⑥ 维护的方式应保证数据和资料的完整性，包括系统故障和适当的立即采取的纠正措施的记录；⑦ 符合国家或国际有关数据保护的要求。

4.3.2　实验室应当验证检验结果、相关信息和注释应能以相应的电子或硬拷贝的方式被预期直接获得信息的本实验室以外的信息系统准确再现（如计算机系统、传真机、电子邮件、网站、个人上网设备等)。

4.3.3 当应用新的检测或自动解释时,实验室应验证其变化可被预期直接获得信息的本实验室以外的信息系统准确再现。

4.3.4 数据检索与存储

4.3.4.1 存储的患者结果数据和信息应在符合患者、医护所需的一定时期内易于随时检索。

4.3.4.2 数据和信息的保存时限和检索查询方式通过服务协议评审的方式征求医护人员意见,并符合相关法律法规的要求。

4.3.4.3 计算机应可完全复现已存档的检验结果,包括为某项检验最初给定的生物参考区间和结果所附的任何警示、脚注或解释性评注,及实施测量时的测量不确定度。

4.3.4.4 宜有效备份以防硬件或软件发生故障时丢失患者结果数据。

4.4 应急方案:实验室制定文件化的信息系统突发事件处理方案,以解决当计算机系统发生故障时的服务问题,保证及时有效地报告患者的结果。

4.4.1 实验室应有文件化的意外事件应对计划,在影响本实验室提供服务能力的信息系统发生故障或无法工作的时候,维持相关服务。

4.4.2 按照《实验室信息系统及计算机应急预案》来处理其他系统停机情况(如医院信息系统等),以确保患者数据的完整性。

4.4.3 在信息恢复正常后,信息系统管理员负责检查系统有无意外改变,并记录。对系统硬件及软件的更改进行准确识别和验证,确保可以接受并记录。

4.5 当信息系统的管理和维护在异地或分包给其他供应商时,实验室管理层应负责确保系统的供应商或操作者符合本手册的所有适用要求。

4.6 每年制定一次信息系统使用及信息系统应急预案的培训和考核计划,实施并记录。根据信息系统的变动情况,临时增加培训和考核计划,实施并记录。

4.7 根据每年的培训和考核情况,对使用信息系统的人员每年进行 1 次评估,评估依据当年的考核成绩,并记录。

5. 相关文件和记录

《人员管理程序》《设备管理程序》《结果报告程序》《管理体系文件的控制程序》《应对风险和改进机遇的控制程序》《信息系统标准操作规程》《培训和考核登记表》《信息系统故障登记表》《信息系统数据一致性评估登记表》。

(王利新)

参考文献

[1] 中国合格评定国家认可委员会.医学实验室质量和能力认可准则:CNAS - CL02:2023 [S/OL]. (2023 - 06 - 01)[2023 - 09 - 26].https://www.cnas.org.cn/rkgf/sysrk/jbzz/2023/06/911424.shtml.

投诉管理程序

文件编号：×××××	版本号：×	修订号：×
生效日期：××××年××月××日	发布部门：×××	
编写人：×××	审核人：×××	
批准人：×××	页码：第×页　共×页	

1. 目的

为满足实验室服务对象（临床医生、患者或其他方）需求，及时、正确处理实验室服务对象及实验室员工对实验室服务不满意时所做的各种形式的表达。找出工作差距，提高综合服务水平，并根据实验室服务对象反馈的意见改进本科室的工作质量。

2. 适用范围

适用于本实验室所有与检测或服务有关的投诉的受理、处理过程。

3. 职责

3.1·科主任授权质量负责人负责各种投诉的受理，科主任是服务对象投诉的最终解决者。

3.2·各专业组组长负责解决组内投诉。

3.3·质量监督员负责记录投诉内容并跟踪投诉全过程。

3.4·科室所有人员均有接受并转达投诉的义务和责任。

4. 程序内容

4.1·投诉信息来源

4.1.1　实验室服务对象通过各种途径（如上门、来信、电子邮件、电话等）向本科室的上级部门（医院管理层）提出对实验室服务质量、服务态度等不满的意见，即投诉成立。

4.1.2　实验室服务对象通过上门或来信等方式，向本科室的负责人或其他人员提出服务质量质疑，在得不到实验室圆满解答时表达的不满意见，也形成投诉。

4.1.3　实验室员工或其他方的投诉或反馈意见。极个别情况，如重大质量事故时媒体的报道。

4.2·投诉的受理

4.2.1　科室内任何员工均有责任接受服务对象以任何方式（上门、电话、传真、电子邮件、书信或通过医院管理层转达等形式）向本科室提出的投诉，并立即转达质量负责人，质量负责人不在时，转达技术负责人。

4.2.2　无论何时何地，无论哪位员工，遇到有服务对象提出投诉，都要热情接待，尽可能详细问明情况并做好记录，及时填写《服务对象投诉报告单》。

4.3·投诉的处理：投诉受理后，质量负责人和（或）技术负责人应及时与相关责任组负责人和（或）相关责任人员联系，通过调查核实，分析研究，确定投诉性质是有效投诉或是无效投诉，然后依据情况采取具体相应措施。质量负责人或技术负责人不能解决的投诉，立即报告检验科主任。参与投诉的调查、解决、审查和批准等活动的人员原则上应该是本投诉不涉及的人员，以免在处理过程中有失公允。如果不能避免，应在处理过程中注意行为的公正性，必要时应接受监督。

4.3.1 有效投诉

4.3.1.1 有关对检测结果有异议或要求复查的投诉,要在报告发出之日起2~7天内(视标本保留时间不同而定)提出。受理后必须在2天内对投诉做出答复;紧急投诉必须在1 h内做出答复。

4.3.1.2 要求复查的结果如果同一份标本与原结果一致时口头回复,不再发报告单;如果同一份样本与原结果不一致时收回原报告单,发出更改检测报告单,并向投诉者道歉。

4.3.1.3 当实验室与服务对象对检测结果的正确性有异议,并各执己见时,可通过双方共同协商选择有资格的第三方进行仲裁测试,以求得共识。

4.3.1.4 由于仪器故障等导致检验结果延误时(各专业组应在第一时间通过 HIS 系统向临床医生发出信息,提前告知延误的原因),超过报告期限而引起的投诉,责成责任人或责任专业组向投诉人说明原因,并承诺最迟报告时间,设法尽快为其进行检测。

4.3.1.5 属检验项目不符,漏做项目或错做指标,责成责任人或责任专业组立即为其补做,收回原报告单,发出更改检测报告单,并向投诉者道歉。

4.3.1.6 属实验室服务态度或其他不满导致客户向医院管理层提出的投诉,实验室第一受理人按检验科处理投诉流程执行。科室管理层依据投诉性质(有效或无效投诉)及时与服务对象沟通,做出相应处理;并将沟通情况、对当事人的处理意见和改进措施等内容反馈医院主管部门。科室管理层、相关责任人对投诉事件进行分析,吸取教训、总结提高。

4.3.1.7 当投诉是针对或涉及本科室质量管理体系的适应性、有效性,甚至提出质量体系与认可准则不符,经查证质量体系确实存在重大问题时,要组织附加审核。及时采取相应的纠正措施,完善质量体系。

4.3.1.8 重大过失所致投诉(如媒体报道)的受理,首先报告院办公室,必要时请院领导批示后,科主任按批示执行。

4.3.2 无效投诉:对于经调查属于非本科室失误造成的投诉,或是来自服务对象其他方面的期望、要求时,实验室本着有则改正、无则加勉的原则,耐心向投诉者解释,并表示欢迎以后能多提宝贵意见。

4.4·满意度调查:医院定期进行门诊、住院患者意见调查,检验科认真落实有关检验科的调查意见和建议。检验科定期(建议不超 12 个月)派专人主动到临床科室收集意见并填写《医院检验科与临床/患者联系记录表》,认真落实反馈意见。在检验科设立患者意见箱,请患者填写《医院检验科患者满意度调查表》,检验科认真落实调查表的意见和建议。

4.5·记录的保存:所有投诉的受理资料或其他反馈意见,由责任组长记录整理归档,交文档管理员保管,切实做好申诉、投诉处理的记录和保存工作。

5. 相关文件和记录

《结果报告程序》《仪器设备管理程序》《服务对象投诉报告单》《检验科与临床/病人联系记录表》《检验科患者满意度调查表》。

(王柏山)

参考文献

[1] 中国合格评定国家认可委员会.医学实验室质量和能力认可准则:CNAS－CL02:2023［S/OL］.(2023－06－01)［2023－09－26］.https://www.cnas.org.cn/rkgf/sysrk/jbzz/2023/06/911424.shtml.

实验室突发事件及应急预案管理程序

文件编号：××××××	版本号：×	修订号：×
生效日期：××××年××月××日	发布部门：×××	
编写人：×××	审核人：×××	
批准人：×××	页码：第×页　共×页	

1. 目的

为有效预防、及时控制和妥善处理在检验过程及与之有关的活动中发生的突发情况，提高反应能力和应急处理能力，在确保实验室人员和财产安全的基础上，尽可能减少对检验工作的影响。

2. 适用范围

适用于实验室检验实施过程中及与之有关的活动中出现的突发情况（火灾、生物安全事件、实验室仪器故障、断网、断电、断水等）的处理。

3. 职责

3.1·实验室组建突发事件处理小组并负责对本程序执行情况的检查工作。

3.2·实验室突发事件处理小组定期组织检验人员对本程序的培训和演练。

3.3·实验室在场人员均有突发情况的紧急处理及安全技术措施实施的责任。

4. 程序内容

4.1·总则

4.1.1　组建实验室突发事件处理小组，包括组长×××（一般由主任兼或指定其他人负责），组员×××（质量负责人）、×××（技术负责人）、×××（各组组长）等。

4.1.2　实验室突发事件处理小组定期组织检验人员进行本程序的培训和演练，预防和控制不良事故的发生，减轻或杜绝事故后果的恶化。

4.1.3　在检验过程中因发生突发情况（火灾、生物安全事件及实验室仪器故障、断网、断电、断水等），导致检验工作不能正常进行时，应立即终止检验工作，及时填写《突发情况处理记录》并报告实验室突发事件处理小组。

4.2·实验室突发火灾：实验室每年开展实验室消防安全培训和演练，使每一位员工均能熟练掌握消防基本常识、消防器材使用方法及逃生自救技能。不断增强员工"四个能力"，即检查消除火灾隐患的能力、组织扑救初起火灾的能力、组织人员疏散逃生的能力、消防宣传教育培训的能力。做到"防患于未然，遇事不慌乱，适当应急处置，及时报警119"。

4.2.1　突发火灾时，在场的检验人员一定要冷静。首先应迅速地切断火源和电源，并尽快采取有效的灭火措施。

4.2.2　如果火势较小，应迅速组织扑灭；如果火势较大，或现场有易爆物品存在，有可能发生爆炸危险的，应迅速组织人员撤离现场。

4.2.3　有机物或能与水发生剧烈化学反应的化学药品着火时，应用灭火器或沙子扑灭，不得随意用水灭火，以免因扑救不当造成更大损害。

4.2.4　用电仪器设备或线路发生故障着火时，应立即切断现场电源，将人员疏散，并组织人员用灭火器进行灭火。

4.3·实验室生物安全事件：实验室如出现化学危险品及标本溢洒、人员职业暴露等生物安全事件，参照《生物安全手册》相关流程处理。

4.4·实验室仪器故障

4.4.1 检验人员使用实验设备发生故障时，应立即按照操作规程停止使用，填写设备运行记录，同时报告组长，通知设备科或厂家工程师对设备进行维修。

4.4.2 能够及时维修的设备，维修后按需进行验证，验证合格方可继续进行检验工作。

4.4.3 如果设备暂时无法修复时，可使用相同等级、满足实验要求的设备重新检验或分包处理。详见《仪器设备管理程序》。

4.5·实验室突发停水、停电

4.5.1 发生突然停水、停电时，应及时切断仪器、设备电源开关，关闭水源阀门。由此对检验结果造成影响的数据全部作废。

4.5.2 当恢复供水、供电后，应及时检查纯水电阻率及 UPS 是否处于正常状态，填写《水质监测记录》《UPS 检查记录》。只有工作状态正常时，方可进行标本检测，并对数据作废的标本重新进行检验。

4.6·实验网络中断

4.6.1 发生断网时，应立即联系 LIS 管理组或网络工程师，查找原因。

4.6.2 必要时启动备用服务器，注意检查检验报告数据的正确性。备用服务器启动过程及要求详见《数据控制和信息管理程序》。

4.6.3 网络恢复后，必须核查各端口数据的正确性，填写《LIS 数据核查表》。

5. 相关文件和记录

《仪器设备管理程序》《数据控制和信息管理程序》《生物安全手册》《突发情况处理记录》《水质监测记录》《UPS 检查记录》《LIS 数据核查表》。

（王柏山）

参考文献

[1] 中国合格评定国家认可委员会.医学实验室质量和能力认可准则：CNAS - CL02：2023［S/OL］.（2023 - 06 - 01）［2023 - 09 - 26］.https://www.cnas.org.cn/rkgf/sysrk/jbzz/2023/06/911424.shtml.

[2] 国家卫生健康委员会.临床实验室试剂用纯化水：WS/T 574—2018［S/OL］.（2018 - 04 - 27）［2023 - 09 - 26］.http://www.nhc.gov.cn/wjw/s9492/201805/1af636d117764728bf857d377c86f406.shtml.

管理体系文件化程序

文件编号：××××××	版本号：×	修订号：×
生效日期：××××年××月××日	发布部门：×××	
编写人：×××	审核人：×××	
批准人：×××	页码：第×页 共×页	

1. 目的

规范实验室内部制定和来自外部的文件，确保质量管理体系文件的有效使用，及时对质量管理体系的文件进行更新，防止误用、错用作废文件和无效文件，并保证文件能够传达至所有相关人员。

2. 适用范围

本程序适用于实验室体系文件的管理与控制。

3. 职责

3.1·检验科主任负责文件管理相关制度、程序的审批。

3.2·文件管理工作组主管负责文件的整理、发放、改版等管理工作。

3.3·各专业组长负责本专业组范围内文件的起草、修订及保管。

3.4·每位员工对文件的内容有提出建议和意见的权利。

4. 程序内容

4.1·文件概述：构成检验科质量体系的所有文件和信息（来自内部或外部的）均需进行控制，并确保避免误用废止文件，规定其保存期限。受控文件可以任何适当的媒介保存，不限定为纸张。国家、区域和地方的有关文件保留的法规适用。

4.1.1 内部受控文件：即内部质量管理体系文件，包括质量手册、程序手册、安全手册、信息手册、作业指导书、各种质量记录及技术记录、人员档案和设备档案。还包括政策声明、使用说明、流程图、程序、规程、表格、校准表、生物学参考区间及其来源、图表、海报、公告、备忘录、软件、画图、计划书、协议等。

4.1.2 外来受控文件：法规、标准、提供检验程序的教科书、出版物、上级下发的规范性文件及临床医生提供的资料等。

4.2·管理体系文件架构：管理体系文件由四个层次的文件组成，其结构图见图1。

4.3·文件管理制度：检验科建立文件管理程序，规范质量管理体系文件的编写、发布、实施、修订和废止，确保质量管理体系文件的现行有效性。

4.3.1 文件的批准：组成质量管理体系的所有文件，包括计算机系统中维护的文件，由主任或授权人组织编写，在发布前必须经质量负责人审核后由科主任批准。

4.3.2 文件状态的识别：所有文件均进行识别，包括标题、每页均有唯一识别号、当前版本的日期和（或）版本号、页码及页数、授权发布。

4.3.3 文件控制记录：对所有的制度文件、程序文件和工作记录实行统一管理，维持一份清单或称文件控制记录，以识别文件版本的现行有效性及其发放情况。

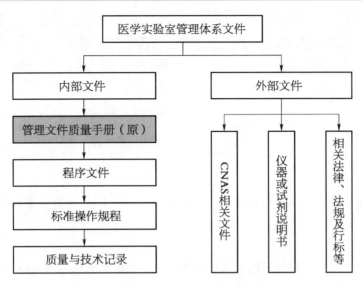

图 1 管理体系文件架构

4.3.4 文件的现行有效：实验室内，只有经授权的现行文件版本可供使用。

4.3.5 文件的修改：文件管理程序中应规定文件修改的程序和权限，修改之处清晰标记、签名并注明日期，修订的文件经相应文件负责人审核、主任审批后，应在规定期限内发布。

4.3.6 外来文件的识别：文件管理员对科室/专业组的外来文件进行识别和控制，外来文件的发放要及时记录。

4.3.7 文件编写：文件内容应尽量体现"5W1H"，即做什么事、为什么做、何时做、何地做、什么人做及如何做，按照文件管理程序的规定书写。

4.3.8 文件审核：主任或授权人负责组织对现有体系文件进行年度审查以确保其持续适用。

4.3.9 文件的废止：对受控的废止文件标日期并做"作废"标识，在规定期限或按照适用的规定要求，至少保留一份受控的废止文件。

4.3.10 文件的发放、更新和修订由文档主管统一管理。

4.3.11 科主任更换时，新主任应按计划审阅所有文件，并提出继续执行或修改批示。

5. 相关文件和记录

《管理体系文件的控制程序》。

（曹艳菲）

管理体系文件控制程序

文件编号：××××××	版本号：×	修订号：×
生效日期：××××年××月××日	发布部门：×××	
编写人：×××	审核人：×××	
批准人：×××	页码：第×页　共×页	

1. 目的

本程序旨在规范实验室质量管理体系文件的编写、发布、实施、修订和废止，确保质量管理体系文件的现行有效性。

2. 范围

本程序适用于实验室质量管理体系文件的所有文件和信息的控制，包括对内部文件的编写、审核、批准、发布、培训、生效、发放、管理、应用、修订、废止、回收、保存、销毁等要求进行控制，以及对外来文件的识别、管理、应用、废止等要求进行控制。

3. 职责

3.1·科主任：负责批准文件的生效和发布。

3.2·质量负责人：上级为科主任，下级为科室文件管理员，负责组织文件编写、文件评审、文件换版，负责体系文件的质量要素文件的审核，负责审核科室文件的适宜性，关注法规符合性、操作可行性和其他文件相关性。

3.3·技术负责人：上级为科主任，负责体系文件的技术要素文件的审核，负责审核科室文件的适宜性，关注法规符合性、操作可行性和其他文件相关性。

3.4·科室文件管理员：上级为质量负责人，下级为部门文件管理员，负责管理实验室所有的文件，包括文件的编号管理、发布、生效、回收、保存、销毁及外来文件的管理等工作。

3.5·部门文件管理员：上级为科室文件管理员，负责所在部门文件的管理，包括：文件及记录表单的日常监督管理，指导和审核文件的格式，提交文件的生效流程、制定和跟进文件的培训计划及外来文件的管理等工作。

3.6·文件编写人：负责组织文件的编写，保证文件的有效性，适时对文件的有效性进行评审。

3.7·每一位工作人员对文件内容有提出建议和意见的权利，每一位工作人员都应遵守文件管理规定。

4. 程序内容

4.1·文件的唯一标识：即为文件编号。体系建立初期，由质量负责人拟定文件编号原则，并写入《管理体系文件的控制程序》。建立/新增文件时，由科室文件管理员对科室文件遵循文件编号原则给予文件编号，部门文件管理员遵循文件编号原则给予文件编号。当文件编号原则变更时，在保证文件编号唯一性的前提下，允许旧编号文件在其后一次修订中对文件编号进行更新，无需立即对编号更改。

注意：文件版本号以数字表示，修订号以字母表示，如第二版，第1次修订，简写表示：2A。质量体系内部文件版本号与《质量手册》的版本号一致。文件审核时审核员应对文件编号进行唯一性审核。

4.1.1　内部文件的唯一标识：内部文件指实验室或室内各组编写的制度、程序文件或记录表格，文件编写人按本文件及文件模板的要求编写文件。

4.1.1.1　文件编号原则

文件类型	文 件 编 号
质量手册	实验室字母代码- QM 流水号，如×××LAB - QM001
程序文件	实验室字母代码- PF 流水号，如×××LAB - PF001
安全手册	实验室字母代码- LS 流水号，如×××LAB - LS001
信息手册	实验室字母代码- IM 流水号，如×××LAB - IM001
项目手册	实验室字母代码- LT 流水号，如×××LAB - IM001
样品采集手册	实验室字母代码- SC 流水号，如×××LAB - IM001
规章制度	实验室字母代码- RF -流水号，如×××LAB - RF001
专业组 标准操作规程 （组织管理要求）	实验室字母代码-部门代码- MSD 流水号，如×××LAB - SHZ - MSD001，表示生化组管理第一个 SOP 文件
专业组 标准操作规程 （仪器、设备 SOP）	实验室字母代码-部门代码- SOP 流水号，如×××LAB - SHZ - SOP001，表示实验室生化组第一个 SOP 文件
记录表	所属文件编号- QR 流水号，如×××LAB - QM001 - QR001，表示文件×××LAB - QM - 001 所属第一份记录表

4.1.1.2　标准操作规程（作业指导书）部门代码

部 门	代 码	部 门	代 码
生化组	SHZ	临检组	LJZ
免疫组	MYZ	分子生物组	MPZ
微生物组	WSW	输血组	SCZ
急诊组	JZZ		

4.1.2　外部文件的唯一标识：外来文件的分类包括以下内容。

4.1.2.1　与实验室相关的法律、法规、标准、规范，如国家和地方的法律、法规，国家和行业标准、指南等。

4.1.2.2　供方及其他相关方提供的相关技术资料，如仪器操作说明书、试剂使用说明书、技术规程、流程图等。

4.1.2.3　外来参考资料（如国内外相关的文献资料、工具书等）编号原则

文件类型	文 件 编 号
外来文件	实验室字母代码-EP-类别 + 流水号，如×××LAB - EP - A001 注：A 为法规和行业标准类、B 为参考文献、C 为仪器说明书、D 为试剂说明书。

4.2·文件的发布：新增、修订及废止文件时，由文件管理员遵循表 1 向相应审核人、批准人提交生效申请。

表1 文件审核和批准授权一览表

文件类型	负责人	审核人	批准人
质量手册	科室文件管理员	质量负责人	实验室主任
程序文件	科室文件管理员	质量负责人和(或)技术负责人	实验室主任
安全手册	科室文件管理员	安全主管	实验室主任
信息手册	科室文件管理员	信息主管	实验室主任
项目手册	科室文件管理员	各专业组长	实验室主任
样品采集手册	科室文件管理员	各专业组长	实验室主任
科室层面记录表单	科室文件管理员	质量负责人和(或)技术负责人	实验室主任
专业组标准操作规程及记录表单	部门文件管理员	部门主管	实验室主任
规章制度	职能部门	职能责任人	实验室主任
外部文件	文件管理员	质量负责人	实验室主任

4.2.1 由文件审核人、批准人评审文件,评审内容应确认:文件规定是否符合法规、标准等要求;文件规定能否满足保证质量的要求;文件规定是否符合真实工作流程,且能完全执行;确认职责、工作交接是否清楚、明确;与其他文件相关性。

4.2.2 文件审核和批准授权:见表1。

4.2.3 内部文件的发布

4.2.3.1 内部文件的审核批准:文件内容经审核、批准后,科室文件管理员审核文件的格式、基本信息(包括文件编号、文件名称、版本号、修订号等)、审批流程、生效原因等内容是否正确,如无误,进行文件发布。

4.2.3.2 文件控制清单:批准文件生效的同时,由科室文件管理员将文件生效信息登记至《文件控制清单》并发布文件生效通知。发布内容应包括文件编号、文件名称、版本号、修订号、生效和发放信息等。如不符合要求,将意见反馈给部门文件管理员,由其通知文件编写人修改后再提交生效申请。

4.2.3.3 文件的培训:新文件和修订文件(实质性内容修订)生效发布后,由编写人提供培训试题,所在部门文件管理员设置培训计划,涉及部门员工在文件生效日前参加培训,以确保文件的有效传达。培训情况记录于《员工培训记录表》。文件编写人、审核人、批准人已参与文件创建过程,不需要参加培训。一般情况,表格无需进行培训。

4.2.3.4 内部文件的发布:文件生效日当日,科室文件管理员将文件发布在文件管理系统,并通知相关人员文件生效。

4.2.4 外来文件的发布

4.2.4.1 外来文件的收集:文件管理组通过各类官方网站、标准化委员会等收集到与实验室管理、实验室技术及质量管理体系相关的外部文件,也可以从供方及其他相关方处获取相关技术资料,统一汇总至部门文件管理员。

4.2.4.2 外来文件的识别:科室文件管理员负责提交外部文件或资料至质量负责人,由其评审外部文件或资料的有效性和适宜性后,识别是否作为外来文件受控管理。

4.2.4.3 外来文件的培训:外来文件引用部门根据管理的需要适时对外来文件进行培训,便于员工的有效学习、引用和参考。

4.2.4.4　外来文件的发布：部门文件管理员负责将已识别的外部文件或资料，提交至科室文件管理员，其遵循文件编号原则和规则给予外来文件内部的文件编号，版本号使用外部版本号/修订号。将外来文件的信息登记至《文件控制清单》。

4.3·文件的评审：质量负责人负责组织文件的评审，文件评审结果需输入管理评审。

4.3.1　文件评审的时机

4.3.1.1　初次制定阶段：在初次建立体系文件时，需要进行评审，包括确定体系文件的结构、内容和目标。

4.3.1.2　定期评审：体系文件应该每12个月且在每年度内部审核前进行文件评审，以确保其持续有效和符合组织的要求。这样可以检查是否需要对体系文件进行更新和修订。

4.3.1.3　重大变更时机：当发生重大变更时，例如组织的战略目标、法规要求或内部流程等方面发生变化时，需要对体系文件进行评审和更新。

4.3.1.4　需求变更时机：当组织内部或外部的需求发生变化时，例如客户需求、利益相关者关注点或技术创新等方面发生变化时，也需要对体系文件进行评审和更新。

4.3.2　文件评审程序：文件评审程序是一种经过系统化和规范化的流程，用于对包括内、外部文件在内的体系文件进行审查、讨论和批准。对文件的内容、格式、准确性、合规性、现行有效性等进行评估和审查。

4.3.2.1　确定评审目的：质量负责人明确评审的目的、文件范围和时间节点。由文件管理组组长于每年1月15日前制定文件评审年度计划，建议每月审核全部文件的1/12，并按计划完成文件审核。填写"文件审核计划"表。所有文件每年至少进行一次全面审核。

4.3.2.2　收集文件：文件管理小组收集需要评审的文件，确保所有相关材料都齐全。

4.3.2.3　成立评审小组：根据文件评审的范围确定评审小组成员。

4.3.2.4　分发文件：将文件分给评审小组成员，以便他们在规定的时间内进行独立的评估。

4.3.2.5　文件评估：评审小组成员根据事先确定的标准和要求对文件进行评估，包括内容的准确性、合规性、格式规范等方面。①评估内容包括：文件要求是否与现行上级规章制度文件要求一致、参考资料的相关信息是否有变动、人员职责是否与现行一致、操作程序是否与现行一致；②项目操作程序特别要审核以下内容：仪器是否有变动、试剂是否有更改、线性范围是否有变动、参考值范围是否有变动、适用样本类型是否有变动、样本处理要求是否有变动、结果报告单位是否有变动、定标及室内质控操作频次和水平是否有变动、室内质控判断标准是否有变动、其他内容及操作程序是否与厂家要求一致（不一致时是否有充足的证明资料）。

4.3.2.6　讨论和审议：评审小组就评估结果进行讨论和审议，讨论可能存在的问题、改进意见和建议等。

4.3.2.6.1　文件审核完全符合，不需要任何修正，文审授权人在文件审核记录的审核人列签字，在日期列注明日期。

4.3.2.6.2　文件审核时发现要求与实际不符，实际操作需要根据文件调整时，文审授权人在文件审核记录审列签字，在日期列注明日期，并把改进操作列入下一步工作计划。

4.3.2.6.3　文件审核时发现要求与实际不符，文件需要根据实际操作进行完善时，文审授权人根据改动范围的大小决定原版手工修改或重新改版，手工修改时需在改动位置签字，签署改动日期，在文件修订页中做相应记录。

4.3.2.7 提出修改建议：根据讨论结果，评审小组成员可以提出修改建议，以改善文件的质量和准确性。

4.3.2.8 确定批准流程：遵循《文件审核批准授权一览表》，完成文件批准流程，以确保文件的最终版本得到批准。

4.3.2.9 完成文件评审报告：由文件管理小组组长将评审结果整理成文件评审报告，报告中可以包括评审发现、建议修改内容等。

4.3.2.10 外部文件的评审：外来文件(除仪器说明书、试剂说明书)，每12个月由实验室管理层组织各部门进行文件查新，可以和文审同时进行，以保证引用的外来文件现行有效。

4.4・文件的分发

4.4.1 文件发放的基本模式是电子发放，员工登录文件管理系统查阅所有现行文件，不允许员工打印和下载文件。

4.4.2 质量、技术记录表单和行政规章制度记录表单，员工必须至×××系统中下载打印，以保证其使用最新有效版本。

4.4.3 纸质科室文件由文件管理员管理，存放于资料室；纸质专业组文件由专业组组长保管，存放专业组内。纸质发放只限于员工使用电脑不方便的部门，科室文件管理员负责识别纸质文件发放的范围(部门)。

4.4.4 外来文件发放的基本模式是局域网电子发放。如需发放纸质文件或者书籍，必须加盖红色外来文件受控章，以识别其受控状态，科室文件管理员负责登记文件发放和回收记录。

4.4.5 文件发放要保证唯一文件发放号，纸质文件首页盖"受控文件"专用章，并填写实验室受控文件发放及回收记录。

4.5・文件的修改与修订

4.5.1 内部文件的修改：文件实质内容未变时的修改要求，包括纠正文字、语法、逻辑、排版错误或调整语句等，经部门负责人批准后，由部门文件管理员实施手写修改，修改之处要求有清晰的标注并签名，注明日期和修改原因，修改后原文可识别，在文件最近一次再版修订时加入手写修改的内容。

4.5.2 内部文件的修订：根据(但不限于)以下条件对文件进行修订：外来文件(规则/标准)修订；检验系统/方法更改；纠正和预防措施更改，来源包括内审、外审、质量监督、咨询投诉、部门主动改进等；组织架构变动；文件年度评审；其他。另外，文件修订遵循条款要求编写、审核、批准文件。文件修订后新文件生效的同时，前一版本文件自动失效废止。

4.5.3 外来文件的更改与更新：各部门应保持与文件来源处的联系，保证文件的有效性。如文件有更新时，由引用部门文件管理员提交最新版本至××管理组，加盖外来文件受控章，科室文件管理员更新《文件控制清单》及保存纸质或电子文件。

4.6・防止非授权修改、任何删除或移除文件

4.6.1 科室文件管理员保存所有文件的纸质或电子文件。电子文件加密、加权、加备、防病毒。纸质文件必须要加盖红色受控章，以便于文件的识别和控制。

4.6.2 科室文件管理员负责保存现行有效电子版文件，最新电子版文件备份3份，分别由科室文件管理员、质量主管和部门负责人保管。

4.6.3 在用质量体系相关文件纸质版一律加盖"受控文件"专用章；网络版文件由文件管理员

负责,唯一地点上传,保证与纸质文件一致性。

4.6.4　文件管理系统为加密,对人员进行权限设置,科室文件管理员具有文件修改、删除或移除权限,专业组文件管理员具有专业组文件修改、删除或移除权限。

4.7·防止非授权获取文件

4.7.1　各部门领用的纸质文件,科室文件管理员应建立和维护纸质文件的发放和回收记录,记录中应包括:文件编号、文件发放号、文件名称、版本号和修订号、领用日期、接收人、废止文件处置方式等。

4.7.2　纸质文件丢失、破损影响使用时,部门文件管理员至科室文件管理员领用补发文件。丢失时发放的文件给予新的发放号,并在发放记录中注明丢失文件的发放号废止;破损文件的发放号与原文件相同,破损文件销毁处理。

4.7.3　员工借阅纸质文件时,由申请人提交借阅申请,科室文件管理员负责借阅和归还时的确认及登记工作,并填写《文件借阅记录表》。

4.8·文件的废止、回收

4.8.1　内部文件的废止、回收:文件修订生效后,××管理组按《记录管理程序》的要求保存废止保留文件的电子文件,在废止保留文件上加盖废止章,并标注废止日期和废止人。如有发放纸质文件,领用部门文件管理员将废止文件交至××管理组,由××管理组负责撕毁文件,并登记纸质文件的发放、回收情况。

4.8.2　外来文件的废止、回收

4.8.2.1　废止文件经主任批准后,停止使用。

4.8.2.2　科室文件管理员按《记录管理程序》的要求保存一份电子文件或纸质文件,在废止保留文件上加盖废止章,并标注废止日期和废止人。

4.8.2.3　废止的纸质文件加盖"作废"专用章后,科室文件由文件管理员保存,专业组文件由专业组长保存,网络版文件由文档工作组及时撤销;填写"文件管理记录"。

4.8.2.4　废止文件超过规定保留期限后,统一销毁。

4.8.2.5　存放在存储室的记录资料按要求保存至有效期后,由各相关责任人定期清理过期存储资料,填写"资料保存及销毁记录",并联系保洁人员清理。

4.9·文件的存档及备份:在规定期限或按照适用的规定要求,至少保留一份每个废止的受控文件的纸质版或电子版拷贝。

4.9.1　科室需保留每一版管理体系文件的纸质版和电子版。

4.9.2　文件管理员负责电子文件的存档及备份,至少每6个月拷贝一次。

4.9.3　专业组长负责组内纸质文件的存档及备份,至少每6个月拷贝一次。

4.10·内部文件的应用

4.10.1　内部文件用于以下用途时,不要求对其修订进行控制,作为非受控文件管理:认可提交资料或整改资料;提供 GCP 客户(或其他相关方);质量监督整改资料;内审整改资料;其他特殊发放的文件等。

4.10.2　文件摘页、摘要张贴管理,此条款仅必要时使用。

4.10.2.1　摘页张贴只需要对摘页页面上加盖受控章。

4.10.2.2　摘要张贴由部门文件管理员节选受控文件的内容,原文件的批准人签名确认后方可张贴于操作现场,张贴页必须注明其母体文件的文件编号、版本号和修订号。

4.10.2.3　部门文件管理员确保摘页、摘要张贴内容与母体文件同步更新。

4.10.2.4　科室文件管理员将摘页、摘要张贴信息登记至《文件控制清单》。

4.10.3　各专业组文件应便于工作人员取阅,于固定位置摆放。仪器操作文件应放在仪器旁边,记录表格应跟随目标对象。

4.10.4　文件适用范围内的所有工作人员应及时了解文件要求和改动内容。

4.10.5　工作人员必须严格按照文件要求操作,但有对文件内容提出不同见解的权利。

4.10.6　实验室文件及记录资料保存时限见《记录控制管理程序》。

4.11·实验室对外文件管理程序

4.11.1　实验室对外文件包括各种向临床发放的采集手册、说明、通知及张贴宣传画等内容,各专业组需要向临床发放的文件、传达的信息都应经过主任批准,进行统一编号后才能发出。对外发放的文件需填写"对外发放文件记录"。

4.11.2　引自内部文件的宣传材料应标注引用文件名称、编号、版本号及投入使用日期。对外文件编号采用"实验室字母代码-XC-年-编号"格式,如×××LAB-XC-2023-001。

4.12·文件管理流程

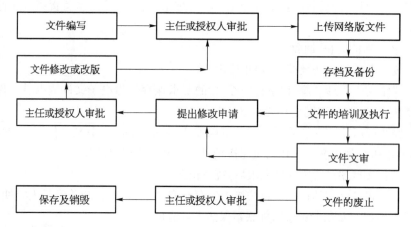

4.13·文件基本版式要求

4.13.1　文件页眉:统一采用内容格式,应至少包括标题、编号、版本号、修订号、编写人、审核人、批准人、生效日期、发布部门、页码,其中页码为本页在本文件中的页码信息,页码格式第×页,共×页。字体为中文宋体,数字为宋体,英文为 Times New Roman,小五号,左对齐,表格行高 0.5 cm。

4.13.2　页脚为本页在整本手册中的页码信息,以便于目录中索引、定位,字体为宋体,小五号,格式为第×页。页面布局,上下为 2.54 cm,左右为 3.18 cm,页眉 1.75 cm,页脚 1.75 cm。

4.13.3　正文内容:中文为宋体,数字为宋体,英文为 Times New Roman,小四号,左对齐,行间距 1.25 倍行距。表格内容:中文为宋体,数字为宋体,英文为 Times New Roman,小四号,行间距 1.25 倍行距。

4.13.4　内容编号规则:采用 4 级编号形式,如 1.、1.1、1.1.1、1.1.1.1,左对齐。

5. 相关文件和记录

《质量手册》《管理体系文件化程序》《记录的控制程序》《文件控制清单》《文件借阅记录表》《外

部文件管理记录》《对外文件发放记录》《文件新增、修订、作废申请表》《文件审核计划》《资料保存与销毁记录》。

（曹艳菲）

参考文献

［1］中国合格评定国家认可委员会.医学实验室质量和能力认可准则：CNAS－CL02：2023［S/OL］.（2023－06－01）［2023－09－26］.https://www.cnas.org.cn/rkgf/sysrk/jbzz/2023/06/911424.shtml.

记录控制程序

文件编号：××××××	版本号：×	修订号：×
生效日期：××××年××月××日	发布部门：×××	
编写人：×××	审核人：×××	
批准人：×××	页码：第×页　共×页	

1. 目的

为确保有足够的信息重现检验活动，证明检验工作和质量管理体系运行的符合性、有效性提供证据，实验室制定并保持实施《记录控制程序》，对记录管理人员的职责、记录的管理、识别、格式、书写、范围、类别、修改、收集、编目、归档、存取、存放、维护和处理、计算机信息化等进行详细要求和控制。

2. 适用范围

本程序适用于实验室进行检验活动时，对质量和技术记录的识别、索引、查取、存放、维护，以及安全处理的实施和管理。

3. 职责

3.1·实验室负责人负责各类记录的批准。

3.2·质量管理层负责质量记录格式的审核，技术管理层负责技术记录格式的审核。

3.3·记录控制主管负责涉及全科或多个部门质量活动的质量和技术记录的管理，负责实时记录执行情况的监督。

3.4·各专业组组长组织本组人员负责各自岗位质量和技术记录的实施。

3.5·相关的岗位责任人负责各自记录的填写，在执行影响检验质量的活动时进行记录，确保记录清晰明确。

3.6·各实验室主管负责各种质量管理记录的保存，各专业组组长负责本组内技术记录的保存。

4. 程序内容

4.1·记录表格的编制、批准及控制发放

4.1.1　质量管理层和技术管理层分别组织通用质量记录表格和技术记录表格的编制工作，指定的编制人员应依据《文件编写与控制程序》及相应工作内容编制，完成后交质量管理层和技术管理层审核批准。

4.1.2　各实验室主管负责编写相应领域的通用记录表格，各专业组组长负责组织本组人员根据本专业特殊要求编写本组其他相关技术记录表格。

4.1.3　文件控制主管要制定相应的《记录控制清单》，记录表格的编号严格按照《文件编写与控制程序》中相应规定执行。

4.1.4　质量和技术记录表格经质量管理层和技术管理层分别批准后使用。

4.1.5　如记录表格不能充分满足实验需要，可使用实验室工作记录簿/登记本，经技术管理层批准后，由文件控制主管加盖"受控"图章并编号，按《文件编写与控制程序》执行。

4.2·记录的填写

4.2.1　各类质量和技术记录由相关岗位责任人用签字笔填写，禁用红色或铅笔填写。

4.2.2　记录必须真实反映质量体系的运行状况，要求及时、规范，内容真实，信息充分，字迹清晰，用词准确，记录上必须有记录人签名和记录日期，有审核、批准要求的，应按规定要求审核批准签字。

4.2.3　质量和技术记录的标识遵循唯一性原则，记录需保持原始性、真实性，不得杜撰、篡改，未经授权不得修改。

4.2.4　填写电子记录，不得更改记录的格式。

4.3·记录管理

4.3.1　质量记录填好后交各实验室主管保存和归档，技术记录由各专业组自行分类并及时保存和归档，所有记录应方便记录人员阅读、记录和检索。归档记录应做到齐全、完整、标识正确、卷面整洁。

4.3.2　质量和技术记录主管定期对质量和技术记录进行抽查，对不符合项限期整改，并跟踪验证。

4.3.3　质量和技术记录未经批准，不得外借、转抄、复印。本科室人员如需访问其他专业组记录，须经该专业组组长批准；本科室外部人员须经质量负责人或技术负责人批准（法律要求除外），在《文件借阅登记表》上登记并如期归还，严格按照《文件编写与控制程序》执行。

4.4·记录的安全防护和保密

4.4.1　质量记录和技术记录应采取安全防护措施，存放在一个专用和适宜的环境，并采取防火、防盗、防蛀、防潮等措施（热敏打印记录应保留副本，防止蜕变），防止损坏、变质或丢失；电子形式存储备份的记录按《实验室信息系统管理程序》执行。

4.4.2　相关责任人应对各类质量和技术记录上的信息保密，未经批准，严禁借阅、转抄和复印。

4.5·记录的修改

4.5.1　当记录有必要修改时，授权人员应采用本科室统一规定的《文件控制程序》执行，即在原始记录上进行杠改（双删除线"＝"），在旁边写上正确的记录，并签上修改人姓名或签章及修改时间。禁用橡皮擦改原始记录或用涂改液涂改。原始记录上应留下修改过的痕迹，应确保能看到原来的记录。

4.5.2　对计算机中电子记录的修改，按《实验室信息系统管理程序》执行。

4.5.3　原始的观察结果、数据和计算应在观察到或获得时予以记录，并应按特定任务予以识别。原始数据不允许日后修改，只能当时修改并记录。

4.5.4　归档的记录内容不允许再修改。

4.6·记录的保存

4.6.1　实验室应明确规定与质量管理体系相关的各种记录的保存时间。保存期限应符合法规、满足客户和上级机构的标准要求，根据检验的性质或每个记录的特殊情况来决定。

4.6.2　一般情况下，本科室质量记录和技术记录保存时间不少于24个月，特殊记录如需延长，各专业组应根据本组实际情况在作业指导书中明确规定。

4.6.3　电子形式记录的保存需遵守医院的管理制度，实验室操作人员根据授权权限，按《实验室信息系统管理程序》执行。

4.7·记录的归档管理

4.7.1 记录经各实验室主管或专业组长整理编目后,每月或按规定的时间期限及时交文件控制主管存档,并认真履行交接手续。

4.7.2 存档的记录未履行审批手续不得更改、查阅。

4.7.3 归档存放记录的场所应干燥整洁,具有防盗、防火设施,区域严禁吸烟或存放易燃和易爆物品,外来人员未经许可不得进入。

4.7.4 文件控制主管应及时登记存档记录,填写《记录归档、销毁登记表》,以方便检索查阅。

4.8·记录的借阅

4.8.1 检验科员工因工作需要,借阅记录须经质量管理层或技术管理层批准。

4.8.2 外单位人员一般不得借阅记录,确因需要须经实验室负责人批准和医院管理部门同意。

4.8.3 借阅记录应办理登记手续,填写《文件借阅登记表》,借阅人需保证不得泄密,不得在记录上涂改、划线,阅后及时交还,并办理归还手续。

4.8.4 借阅人员未经许可不得复制、摘抄或将记录带离指定场所,不得查阅其他无关记录。

4.9·记录的销毁:记录超过保存期限或其他特殊原因需要销毁时,经质量管理层或技术管理层批准,填写《记录归档、销毁登记表》,按《文件编写与控制程序》进行销毁处理。

5. 相关文件和记录

《文件编写与控制程序》《实验室信息系统管理程序》《记录控制清单》《文件借阅登记表》《记录归档、销毁登记表》。

(朱国庆)

参考文献

[1] 中国合格评定国家认可委员会.医学实验室质量和能力认可准则:CNAS - CL02:2023 [S/OL]. (2023 - 06 - 01)[2023 - 09 - 26].https://www.cnas.org.cn/rkgf/sysrk/jbzz/2023/06/911424.shtml.

持续改进管理程序

文件编号：××××××	版本号：×	修订号：×
生效日期：××××年××月××日	发布部门：×××	
编写人：×××	审核人：×××	
批准人：×××	页码：第1页　共3页	

1. 目的

识别质量管理体系的任何改进机会，及时制定和实施全面有效的改进措施，以持续改进质量管理体系的有效性，为服务对象提供更多更好的服务，为员工提供适当教育和培训机会，确保质量管理体系得到持续改进，满足服务对象的需求。

2. 适用范围

适用于实验室质量管理体系和检验全过程等各方面的持续改进。

3. 职责

3.1·实验室主任全面负责质量管理体系的持续改进工作。

3.2·技术负责人负责质量管理体系中技术要素的持续改进工作。

3.3·质量负责人策划、批准和验证质量管理体系中质量管理要素的持续改进工作。

3.4·各专业组组长制定相应措施并实施质量管理体系的持续改进工作。

3.5·质量监督员负责监督和验证质量指标的改进工作。

3.6·相关领域主管协助质量负责人和技术负责人做好持续改进的评估工作。

3.7·全体工作人员有义务和责任发现并提出改进措施，促进持续改进。

3.8·实验室管理层负责将改进计划和相关目标告知员工。

4. 程序内容

4.1·持续改进机会的来源

4.1.1　在质量管理体系文件审核、内部审核、管理评审过程中，严格按输入输出的要求做好评审工作。将实验室在评估与审核活动、纠正措施和预防措施中显示出的实际表现与其质量方针和质量目标中规定的预期进行比较，持续改进其管理体系的有效性，包括检验前、检验和检验后过程。

4.1.2　实验室应通过服务协议评审、识别改进各领域的外部信息，可包括（但不限于）：评审操作程序、检测项目的应用范围、模板组合是否合适、是否出现新的局限性，申请、程序和样品要求适宜性的定期评审的情况，结果报告方式、危急值的建立与报告流程、检验报告周期是否合适，检验结果参考区间是否合适，检测方法的干扰因素，检验过程的安全性等。另外，也可以从供应商那里获取新产品、新技术的信息，以及仪器、试剂使用的经验和技术支持等。

4.1.3　实验室应通过咨询服务及客户满意度调查，综合了解用户对实验室服务的评价；收集服务对象对实验室的意见与建议；收集员工的合理化建议；提高服务质量，持续满足客户的需求和要求。

4.1.4　实验室建立并施行关键质量指标监控，系统地监测、评价实验室对患者医护的贡献，及时掌握实验室的服务质量情况。实验室可以建立《质量指标监测程序》,对服务质量进行外部评价及内部评价的监测,监测的内容范围要广,可通过医疗咨询组每年一次回顾性地评价检验指标对患者的贡献;通过临床医师对检验科的检验指标在患者的确诊、辅助诊断、排除诊断及其疗效和预后等方面的贡献,以及其与临床的符合性等做出评价。

4.1.5 实验室可通过风险评估、方针应用、评审操作程序、总体目标、外部评审报告、内审发现、投诉、纠正措施、管理评审、员工建议、患者和用户的建议或反馈、数据和室间质量评价结果分析等,识别改进机遇。

4.1.6 质量监督员定期对检验工作的人员、设备、材料、方法、场所和环境、样品等各方面进行监督,发现潜在的不符合项,由质量负责人/技术负责人组织讨论分析,初步分清问题产生的原因,提出持续改进措施。

4.1.7 技术负责人定期分析评审检测方法、检测系统、质量控制环节、质量管理方式等方面的改进建议;定期分析评审客户投诉情况,提出投诉问题集中的领域,组织分析问题产生原因,提出持续改进措施。

4.1.8 质量负责人定期分析评审不符合的识别与控制情况、纠正措施/预防措施实施情况,对不符合整改效果进行评价,确保其不再发生。

4.1.9 其他可识别改进机会方面:培训效果的评估情况及继续教育计划有效性评估情况等。

4.2·改进措施的制定和实施

4.2.1 实验室管理层应根据质量管理体系的规定对所有的操作程序定期进行系统的评审,通过定期对一定时期内管理体系运行过程中产生的资料、数据,进行汇总、分析、评价、评估等,识别所有潜在的不符合项来源和对质量管理体系或技术操作的改进机会,识别和选择改进机遇,研究、制定并采取必要措施持续识别改进机会,改进活动应优先针对风险评估中得出的高风险事项。

4.2.2 实验室管理层应确保实验室参加覆盖患者医疗的相关范围及医疗结果的持续改进活动。如果持续改进方案识别出了持续改进机会,则不管其出现在何处,实验室管理层均应着手解决。实验室管理层应就改进计划和相关目标与员工进行沟通。实验室管理层应为所有员工和检验科服务的相关服务对象提供适当的教育和培训机会,提高员工的素质,增加用户的检验常识,改进实验室的工作。

4.2.3 实验室在质量方针和质量目标的建立与实施中,应充分考虑客户变化的要求,预见实验室发展计划和长远质量目标,对发现的改进机会提出并实施改进措施,经确认后,按《纠正措施管理程序》和《预防措施管理程序》执行。

4.2.4 相关专业组组长接到持续改进任务后,应立即组织本组人员对问题产生原因进行分析,制定改进具体实施方案并指定专人负责,按期完成整改。

4.2.5 质量监督员对持续改进措施的执行情况进行跟踪验证,并将落实情况报技术负责人/质量负责人;对效果不理想的改进措施,管理层应重新提出改进要求,最终达到预期效果。

4.3·改进措施有效性的评价

4.3.1 实验室管理层应组织制定改进措施的方案,文件化并实施改进措施方案,应将改进计划和相关目标告知员工。实验室管理层应通过针对性评审或审核相关范围的方式确定采取措施的有效性。实验室持续改进措施效果应提交管理层评审,确定质量改进目标是否实现,并落实其对质量管理体系的必要的改变。

4.3.2 质量监督员/相关领域主管对实施的持续改进措施进行全过程跟踪、监督。在持续改进措施实施完成后,质量监督员/相关领域主管对改进措施的效果进行评价,召开持续改进有效性评价会,评价改进的有效性,并记录,提交质量负责人/技术负责人验证。对效果不理想的重新发出《持续改进记录表》,直到效果达到预期要求。

4.3.3 涉及质量管理体系文件改动的改进措施,则需制定和落实工作计划,由质量负责人组织并根据《文件控制管理程序》要求,对质量管理体系文件进行修订,报检验科主任审批。以上工作每年循环一次。

4.4·记录

质量管理体系改进措施的实施、评审等过程由相关责任人记录《持续改进记录表》,质量监督员监督,文档管理员归档保存。

5. 相关文件和记录

《纠正措施管理程序》《预防措施管理程序》《评估与审核管理程序》《管理评审程序》《持续改进记录表》。

(宋志荣)

参考文献

[1] 中国合格评定国家认可委员会.医学实验室质量和能力认可准则:CNAS-CL02:2023 [S/OL].(2023-06-01)[2023-09-26].https://www.cnas.org.cn/rkgf/sysrk/jbzz/2023/06/911424.shtml.

实验室患者、用户和员工反馈管理程序

文件编号：××××××		版本号：×	修订号：×
生效日期：××××年××月××日		发布部门：×××	
编写人：×××		审核人：×××	
批准人：×××		页码：第×页 共×页	

1. 目的

为提高实验室综合服务能力，实验室应向其患者、用户和员工征求反馈意见。找出不足之处，并根据反馈的意见优化工作流程，更好地满足各方合理需求。

2. 适用范围

适用于本实验室与检测或服务相关的反馈意见的受理和处理过程。

3. 职责

科室设置反馈受理部门，由科主任、质量负责人、技术负责人、各专业组组长、质量监督员、文件管理员组成，具体职责如下。

3.1·科主任授权质量负责人和（或）技术负责人负责各种反馈的受理，科主任是各种反馈的最终审核者和解决者。

3.2·各专业组组长负责解决与组内工作相关的反馈意见，记录反馈内容，调查事情经过，提出处理意见和预防措施。

3.3·质量监督员负责监督各项反馈有无得到相应处理，处理后反馈人是否满意，若不满意有无改进措施。

3.4·文件管理员负责相关记录的保存及定期归档。

3.5·科室所有人员均有接受和转达反馈信息的责任和义务。

4. 程序内容

4.1·反馈的来源

4.1.1 服务对象（患者和用户）的反馈信息：服务对象通过各种途径（如上门、来信、电子邮件、电话等）向医院管理层或者科室人员提出对实验室服务质量、服务态度等不满的反馈。

4.1.2 员工建议：实验室管理层应鼓励员工对实验室服务任何方面的改进提出建议，应评估并合理实施这些建议，并向员工反馈。

4.1.3 极个别情况，如重大质量事故时媒体的报道。

4.2·反馈的分类：① 按反馈内容分类，可分为有关质量和服务态度两方面；② 按性质分类，可分为有效反馈和无效反馈两种。

4.2.1 有效反馈为接收到患者或用户反馈信息后，经调查确认被反馈人确实存在检验质量或服务态度等方面的差错，或者员工提出的建议准确合理时，属有效反馈。

4.2.2 无效反馈为接收到患者或用户反馈信息后，经调查事实与反馈人陈述的内容严重不符，而且不属于实验室检验质量或服务态度等内容引起的，或者员工提出的建议不具有建设性时，属无效反馈。

4.3·反馈的处理：反馈受理后,质量负责人和(或)技术负责人应及时与相关专业组组长和(或)相关责任人员联系,收集反馈信息,调查核实,分析研究,积极与反馈人沟通,确定反馈性质。专业组组长制定纠正措施,经科主任审核通过,相关科室执行解决方案,并有相应记录。质量监督员及时监督反馈有无得到相应处理,处理后反馈人是否满意,若不满意有无改进措施。质量负责人和(或)技术负责人不能解决的反馈,立即报告科主任。

4.4·反馈的记录与保存：在实验室设立意见箱,定期进行患者、用户和员工的满意度调查。从反馈的受理到调查取证、实验室处理意见、采取的纠正或预防措施等,均由各专业组组长记录整理归档,交文件管理员保管。质量监督员定期对反馈内容进行审核总结,确保反馈的解决持续有效。

5. 相关文件和记录

《实验室患者、用户和员工反馈管理程序》《实验室患者、用户和员工满意度调查表》《反馈调查及处理记录表》《服务协议评审表》。

(李宏峰)

参考文献

[1] 中国合格评定国家认可委员会.医学实验室质量和能力认可准则：CNAS‐CL02：2023 [S/OL]. (2023‐06‐01)[2023‐09‐26].https://www.cnas.org.cn/rkgf/sysrk/jbzz/2023/06/911424.shtml.

[2] 庄俊华,徐宁,陈茶,等.医学实验室质量管理体系文件范例[M].2 版.北京：人民卫生出版社,2015.

不符合及纠正措施管理程序

文件编号：××××××	版本号：×	修订号：×
生效日期：××××年××月××日	发布部门：×××	
编写人：×××	审核人：×××	
批准人：×××	页码：第×页　共×页	

1. 目的

为确保质量体系有效运行及检验程序的质量，特制定本程序对不符合工作进行识别和控制。保证被识别的质量管理体系运行各方面，所发生的不符合工作得到及时的控制、纠正和可能的改进，包括检验前、检验和检验后。对已确认的不符合的检验活动、偏离质量体系或技术运作的政策和程序，采取切实可行的与问题的严重性及风险程度相适应的纠正措施，并举一反三消除类似的不符合，力图杜绝类似不符合的再次发生或减少发生。只要适用，还应导出预防与改进措施，防止不符合的再度发生，实现质量管理体系持续改进。

2. 适用范围

适用于医学实验室质量或技术活动中出现的不符合的控制和管理，以及所有已发生的不符合工作的原因调查、分析，纠正措施的提出，措施有效性跟踪和验证的控制与管理。

3. 职责

3.1·主任：组织对频繁出现或比较复杂的不符合进行根本原因调查和分析，负责批准重大的纠正措施实施并采取相应对策，以消除根本原因。

3.2·质量负责人：对质量控制监督员或各专业组组长提出的不符合做出处理决定，审核和批准纠正措施，对纠正措施的实施情况进行监控，并组织对纠正措施的效果进行跟踪评价。必要时批准是否需要通过终止相关工作的措施以跟踪不符合工作纠正结果的有效性。按规定的周期对记录进行评审，以发现趋势并启动纠正措施。

3.3·专业组组长：负责评估不符合的严重程度，确定是否实施应急措施并评估效果；评估不符合的根本原因；提出、组织和实施纠正措施方案；对纠正方案实施的有效性进行跟踪验证，必要时通知服务对象取消检验申请。

3.4·质控监督员：填写《不符合项（观察项）报告》，并通知相关专业组组长，负责追踪不符合项纠正措施的实施情况。

3.5·所有内审员和技术人员均有责任在内审和（或）日常工作中发现质量体系运行过程中的不符合。

4. 程序内容

4.1·发生不符合时的措施

4.1.1　措施及后果处置

4.1.1.1　通过不同方式所识别出的不符合在适用的情况下需立即采取相应的措施以控制和纠正不符合，诸如停止相应的检验/检查工作。需重点关注不符合工作是否对检测结果和用户产生影响，如实验室的关键仪器故障，可能对样本造成严重影响；质控和校准的结果超出实验室确立的控制限;仪器设备或检查系统没有达到所规定的操作性能要求等。

4.1.1.2 发生不符合后,应对已经或可能受影响的检查结果及上一次可接受检查结果以后的检查结果进行评估,以评估检验/检查报告是否受到不利影响。如要恢复已应急停止的检查和(或)检验程序的操作,必须得到质量负责人的批准。

4.1.1.3 如果不能在规定时间内报告结果时,应在考虑对受检者是否有风险的基础上,决定是否通知有关人员;如果发出的检查结果有错误,实验室必须立即通知申请者或者使用此错误报告的人员,并尽快对申请者或者使用此报告的人员发出纠正报告,保存原始及纠正报告的记录。同时应上报质量负责人或科室管理层。

4.1.2 确定不符合的根本原因:根本原因的调查分析是制定纠正措施的关键,也是最困难的工作,应对发生过程的每个环节进行确认,并提供相关证明材料,必要时需进行补充调查。由相关专业组组长组织,负责调查发生不符合工作的根本原因,如问题比较复杂,应上报质量负责人,由质量控制小组或科室管理层共同研究、调查、分析,并形成记录。

4.1.3 评审是否需要采取纠正措施,以消除产生不符合的原因,减少其再次发生或者在其他场合发生的可能性。实验室应评审和分析所识别的不符合,明确不符合的性质和严重程度,以确定是否存在或可能发生类似不符合的可能及评估若不符合再次发生时的潜在风险和影响。根据上述情况决定是否针对不符合的原因采取纠正措施。

4.1.4 制定和实施纠正措施:制定纠正措施方案及计划,确保可行性和有效性,并在规定的时间内完成。一般性纠正措施由质量负责人批准,重大纠正措施请示科主任或医院领导后批准。纠正措施应与问题的严重性及其带来的风险的大小相适应。要举一反三,排查、解决类似问题,只要可能,应导出可能存在的预防措施。若纠正措施在规定的时间内不能完成,应说明原因并提交管理层,由管理层商议并决定如何处理。必要时,提交管理评审。由纠正措施的实施而导致对原程序或其他任何方面的修改,必须依照《文件的控制与管理程序》(文件编号)的规定修订或制定文件,并经规定的授权人批准后加以实施,实施前对科室人员加以培训,培训结果应有记录。

4.1.5 回顾和评估所采取纠正措施的有效性

4.1.5.1 对纠正措施的执行情况及其有效性进行具体的跟踪验证,并填写《纠正措施有效性报告》,以保证纠正措施对纠正已发现的不符合是有效的,能够解决识别出的问题,同时对类似的问题有效。

4.1.5.2 纠正措施的结果是管理评审中必须包括的内容,应提交管理评审,作为管理评审的输入之一。

4.1.6 需要时,更新风险和改进机遇:科室管理层在对不符合进行周期性的评审后,如发现趋势,应引入新的风险识别和评估,并采取相应的改进措施。

4.1.7 必要时,修改管理体系:当不符合的性质比较严重或因纠正措施调查导致怀疑本实验室是否符合自身的质量体系要求,或是否符合其政策和程序要求,甚至怀疑是否符合《医学实验室质量和能力认可准则》的相关要求时,则应考虑修改管理体系,以确保不符合纠正措施的实施效果。

4.2·纠正措施的有效性:质量负责人监控每一纠正措施的有效性,组织对纠正措施效果进行跟踪评价,以明确所采取的措施是否有效地减轻或消除不符合的根本原因,同时对类似的问题有效。采取的纠正措施应切实有效且经济合理。所采取的纠正措施应与不符合的严重性及其带来的风险的大小相适应。

4.3·不符合和纠正措施记录：应包括不符合的事实描述、分类（体系性、实施性和效果性）、性质（一般、严重）、根本原因、所采取的措施及纠正措施有效性的跟踪评价。

5. 相关文件和记录

《投诉的管理程序》《预防措施的控制与管理程序》《质量体系的内部审核与工作评估程序》《质量体系管理评审程序》《文件的控制与管理程序》；以及《不符合项（观察项）报告》《不符合项（观察项）汇总表》《纠正措施分析实施表》《纠正措施有效性报告》《报告修改申请表》。

（李增山）

参考文献

［1］中国合格评定国家认可委员会.医学实验室质量和能力认可准则：CNAS - CL02：2023［S/OL］.（2023 - 06 - 01）［2023 - 09 - 26］.https://www.cnas.org.cn/rkgf/sysrk/jbzz/2023/06/911424.shtml.

质量指标的策划及评估程序

文件编号：××××××	版本号：×	修订号：×
生效日期：××××年××月××日	发布部门：×××	
编写人：×××	审核人：×××	
批准人：×××	页码：第×页　共×页	

1. 目的

建立质量指标以监控和评估其管理、支持及检验前、检验、检验后过程中关键环节满足患者和实验室用户的需求和要求。

2. 适用范围

适用于实验室所有部门。

3. 职责

3.1·实验室主任负责质量指标建立及质量指标分析报告的审批。

3.2·质量负责人组织人员制定质量指标，并拟定各项质量指标的监测计划。

3.3·各专业组相关人员负责每月及每年质量指标的统计。

3.4·各部门负责人负责质量指标分析及提出改进方案。

3.5·文件管理员负责相关记录、报告的保存。

4. 程序内容

4.1·质量指标的建立：每年年初由质量负责人组织建立本年度的质量指标，制定有效的质量指标是实现质量目标的关键，质量指标是对质量目标的具体量化。

4.1.1　质量指标建立的方法

4.1.1.1　质量指标建立的依据：依据实验室的质量方针及质量目标，管理层针对检验前、中、后全过程的质量风险评估的高风险点和实验室实际运行中识别的重要环节，参考 WS/T 496—2017《临床实验室质量指标》建立适宜的质量指标。

4.1.1.2　质量指标变更的时机：① 当某一项质量或技术活动经过一段时期的监测和干预后，已经实施改善，并达到可接受的程度，可不再对该指标进行监测；② 结合管理体系的实际运行情况，患者、用户的反馈、实验室的内部需求、风险评估等，可实时增加相应的质量指标。

4.1.1.3　质量指标的目标值设定：目标值的设定可参考以下方案，包括（但不限于）以下一种或多种组合：① 国内外研究文献、法律法规、行业标准及专家共识等；② 质量指标室间质量评价结果分析；③ 6δ 质量管理；④ 基于历史数据的统计分析。

4.2·质量指标监控的策划：质量指标计算公式、数据采集方法、控制目标、统计频次及责任人见表1（示例）。统计指标时需保留数据证据的原始材料。

4.3·质量指标定期评审

4.3.1　每月末各专业组组长组织统计指标，填写《月度质量指标分析报告》，质量例会予以汇报；指标未达标时，各负责人分析原因并提出改进措施，填写《纠正措施分析实施表》，指标出现趋势性变化时，要采取预防措施。

表 1　×××医院检验科质量指标

序号	项　　目	计　算　公　式	控制目标	统计频次	责任人
		检验前质量指标(7 项)			
1	标本类型错误率	类型错误或不适当的标本数/标本总数×100%	≤1%	每月/每年	前处理组
2	标本容器错误率	采集容器错误的标本/标本总数×100%	≤1%	每月/每年	前处理组
3	标本采集量错误率	量不足或过多(抗凝标本)的标本数/标本总数×100%	≤1%	每月/每年	前处理组
4	抗凝标本凝集率	凝集的标本数/需抗凝的标本总数×100%	≤1%	每月/每年	前处理组
5	标本运输丢失率	运输途中丢失的标本数/标本总数×100%	<0.1%	每月/每年	前处理组
6	检验前周转时间	标本采集到实验室标本接收时间中位数(min)和第 90 位百分数(min)	NA	每月/每年	前处理组
7	血培养污染率	血培养污染标本数/血培养标本总数×100%	≤3%	每年	微生物组质量监督员
		检验中质量指标(9 项)			
8	室内质控项目开展率	开展室内质控项目/检验项目总数×100%	≥90%	每年	质量监督员
9	内部质量控制失控纠错率	已采取纠正措施的失控项目数/失控项目总数×100%	100%	每月/每年	质量监督员
10	室内质控项目变异系数不合格率	室内质控项目变异系数高于要求的检验项目数/同期对室内质控项目变异系数有要求的检验项目总数×100%	≤5%	每月/每年	质量监督员
11	室间质评项目参加率	参加室间质评项目数/已有室间质评项目总数×100%	≥95%	每年	质量监督员
12	室间质评项目不合格率	每年参加室间质评不合格项目数/参加室间质评项目总数×100%	<2%	每年	质量监督员
13	实验室间比对率	实验室间比对的项目数/无室间质评计划项目数×100%	100%	每年	质量监督员
14	分析设备故障次数	每年分析设备故障导致检验报告延迟的次数	NA	每年	设备管理员
15	实验室信息系统(LIS)故障数	每年实验室信息系统(LIS)发生故障的次数	NA	每年	信息管理员
16	LIS 传输准确性验证符合率	LIS 传输准确性验证符合数/LIS 传输结果总数×100%	100%	每年	信息管理员
		检验后质量指标(3 项)			
17	检验报告不正确率	实验室发出的不正确报告数/同期检验报告总数×100%	≤0.02%	每年	质量监督员
18	危急值通报率	已通报危急值数/需要通报危急值总数×100%	100%	每月/每年	信息管理员
19	危急值通报及时率	危急值通报时间(从结果确认到与临床医生交流的时间)满足规定时间的检验项目数/需要危急值通报的检验项目总数×100%	100%	每月/每年	信息管理员
		支持过程质量指标(4 项)			
20	实验室人员培训合格率	每年学分达到要求的实验室人员数/实验室人员总数×100%	≥95%	每年	技术负责人
21	实验室收到的投诉数	每年实验室收到的投诉总数	NA	每年	质量负责人
22	检验项目开展数量	每年实验室开展的新项目总数	≥2 项/年	每年	技术负责人
23	服务对象满意率	对实验室服务满意的临床医生和(或)护士和(或)患者数/调查的临床医生和(或)护士和(或)患者总数×100%	≥90%	每年	医疗咨询组

4.3.2 每年管理评审前,质量负责人负责组织进行年度质量指标评审工作,形成《年度质量指标分析报告》。

4.3.2.1 指标未达标时,相关部门责任人分析原因并提出改进措施,填写《纠正措施记录表》。

4.3.2.2 指标达标且远高于设定要求时,各负责人要识别出改进机遇,修订质量指标,调整控制目标,做到持续改进。

4.4·《年度质量指标分析报告》提交管理评审。

5. 相关文件和记录

《不符合项和纠正措施管理程序》《质量方针、目标及指标管理程序》《应对风险和改进机遇的控制程序》《人员管理程序》《月度质量指标分析报告》《年度质量指标分析报告》《纠正措施分析实施表》。

(管仲莹)

参考文献

［1］中国合格评定国家认可委员会.医学实验室质量和能力认可准则：CNAS－CL02：2023［S/OL］.（2023－06－01）［2023－09－26］.https://www.cnas.org.cn/rkgf/sysrk/jbzz/2023/06/911424.shtml.

［2］国家卫生和计划生育委员会.临床实验室质量指标：WS/T 496—2017［S/OL］.（2017－01－15）［2023－09－26］.http://www.nhc.gov.cn/wjw/s9492/201702/93f8eb60e0f34fc896af74f13ac53562.shtml.

内部审核程序

文件编号：××××××	版本号：×	修订号：×
生效日期：××××年××月××日	发布部门：×××	
编写人：×××	审核人：×××	
批准人：×××	页码：第×页　共×页	

1. 目的

对实验室质量管理体系的符合性、有效性、实施性及保持性进行全面的、系统的审核，确保质量管理体系运行符合实验室自身管理体系和准则的要求，质量管理体系各项要求得到有效实施和保持。

2. 适用范围

本程序适用于实验室质量管理体系所涉及的所有部门、所有岗位、所有要求。

3. 职责

3.1·实验室主任负责年度内审方案的审批及内审报告的批准。

3.2·质量负责人负责内部审核的策划，制定年度内审方案；成立内审组，指定内审组长；组织验证纠正措施和预防措施的有效性；审核内审报告。

3.3·内审组长负责组织内审活动，制定内审实施计划，编写内审报告。

3.4·内审员按照分配的任务策划《内审核查表》，对被审核部门进行审核，提交不符合项，协助内审组长编写内审报告，负责跟踪验证不符合项所采取纠正措施、预防措施的有效性。

3.5·被审核部门负责人配合内审活动及制定、实施纠正和预防措施。

3.6·文件管理员负责相关记录的保存。

4. 程序内容

4.1·内审方案的策划

4.1.1　每年至少进行1次内审。每年1月份，质量负责人依据管理体系的运行情况、需求、上一次内审方案的改进建议、既往审核的结果及实验室活动对患者的风险制定《年度内审方案》，明确审核依据、范围、频次、方法、职责、策划要求及报告编写等，实验室主任审批。

4.1.2　如遇特殊情况，如人员利益冲突时或前期风险评估针对内审方案提出的改进机遇，质量负责人可随时更改《年度内审方案》，经实验室主任审批同意后执行。

4.1.3　当发生以下情况时，质量负责人可适当组织一定范围的内审。① 组织和管理体系发生重大变化、工作场所变迁或环境变更时；② 出现质量事故，或客户发生连续投诉时；③ 法律、法规及其他外部要求变更时；④ 质量管理体系要求某些部门加强管理和控制时；⑤ 质量管理体系持续改进需要时。

4.2·内审前准备

4.2.1　成立内审组：质量负责人确定内审组长及内审员人选，成立内审组。内审员必须具备相应的专业技术能力，经培训、考核合格，由科主任授权，且不能审核自己所负责领域。

4.2.2　组织培训：内审组长组织内审员培训学习准则、体系文件、审核方法、审核流程及审核技巧等内容(注：内审前完成文件评审，参见《管理体系文件控制程序》)。

4.2.3　内部会议：内审组成员消化并理解审核方案要求、审核内容、审核职责，内审组长带领组员商议确定审核方案是否需要调整、完善，制定《内审实施计划表》。

4.2.4　内审员根据审核的领域编制《内审核查表》，包括审核方法"查、看、问、听、记"等相关内容。

4.3·内审的实施

4.3.1　首次会议：内审组长主持召开首次会议，参加人员包含内审组成员、各部门负责人及被审核部门代表等必要人员。会议内容可包括：① 内审组长介绍内审组成员及分工；② 内审组长说明本次审核目的、范围、依据、方式、日程安排及其他有关事宜；③ 内审组长简要介绍实施内审所采用的方法和程序；④ 实验室主任做推动性发言，确保审核的客观性、公正性。

4.3.2　现场审核

4.3.2.1　内审员依据《内审核查表》进行现场审核，通过面谈、审查文件与记录、现场检查等方式，收集客观证据，并将实际情况记录于核查表中。必要时可增加审核内容，确保审核充分。

4.3.2.2　审核现场发现问题，为保持客观性，评审双方需充分沟通交流，达成共识，确认不符合事实。

4.3.2.3　应在核查表中清楚、准确地描述不符合的事实，以利于不符合项报告的确认及纠正措施的实施。

4.3.2.4　重复现场审核、沟通确认，直至完成《内审核查表》，形成结论，双方确认签字。

4.3.3　末次会议：内审组长主持会议，参会人员同首次会议人员。会议内容可包括：① 重申内审的范围、目的和依据；② 强调内审的局限性，通报内审发现；③ 提出整改要求及整改时限；④ 被审核方负责人表态，对实施整改进行承诺；⑤ 质量负责人针对纠正措施、预防措施的有效性验证提出要求；⑥ 实验室主任做推动性发言，确保整改措施按时完成。

4.3.4　内审后续活动

4.3.4.1　被审核部门收到不符合报告后，应组织本部门认真分析原因，制定纠正措施计划，报质量负责人审批后实施并在规定时限内完成，填写《纠正措施分析实施表》，提供相关证明材料。

4.3.4.2　内审组成员负责跟踪其所开具的不符合项纠正措施计划落实情况，并实施验证，合格后报质量负责人对整改措施的有效性进行评估，填写《纠正措施有效性报告》。

4.3.4.3　完成内审报告，内审组长在不符合项关闭后 3 个工作日内组织内审员完成《内审报告》，报质量负责人审阅，实验室主任批准后发布。内审报告发放对象为实验室主任、质量负责人、被审核部门及内审员。

4.3.4.4　文件管理组负责整理归档内部审核的记录，按《记录控制程序》的规定保存。

4.3.5　内部审核的结果应提交管理评审。

5. 相关文件和记录

《管理体系文件控制程序》《不符合项和纠正措施管理程序》《记录控制程序》《年度内审方案》《内审实施计划表》《内审首、末次会议记录表》《内审核查表》《内审报告》《不符合项(观察项)汇总表》，以及《纠正措施分析实施表》(共用表格)、《纠正措施有效性报告》(共用表格)。

(管仲莹)

参考文献

[1] 中国合格评定国家认可委员会.医学实验室质量和能力认可准则：CNAS-CL02：2023 ［S/OL］.（2023-06-01）［2023-09-26］.https：//www.cnas.org.cn/rkgf/sysrk/jbzz/2023/06/911424.shtml.

管理评审程序

文件编号：××××××	版本号：×	修订号：×
生效日期：××××年××月××日	发布部门：×××	
编写人：×××	审核人：×××	
批准人：×××	页码：第×页　共×页	

1. 目的

本程序旨在规范实验室定期对质量管理体系及其全部的医学检验服务进行评审（包括临床医疗咨询及实验室资源配置等工作）的流程，通过不断改进与完善质量管理体系，以确保质量方针、质量目标的实现，确保为临床医疗工作提供适合、有效、持续的服务。

2. 范围

本程序适用于实验室的管理层对实验室质量体系和检测活动进行管理评审活动的控制，不包含管理体系内部审核和监督检查工作。

3. 职责

3.1·实验室主任：全面负责管理评审，负责策划、设计和实施组织，主持管理评审会议，签发管理评审报告。在评审过程中负责根据审核结果做出决定；在管理评审后还应当负责确保评审所产生的措施按照要求在适当和约定的日程内得以实施，并在定期的管理会议中监控这些措施及其有效性。

3.2·质量负责人：负责科室年度质量方针、质量目标的贯彻落实情况及质量体系运行情况总结，协助实验室主任做好管理评审前的组织工作，制定"管理评审计划"，具体实施管理评审前的组织工作，协助实验室主任进行管理评审，组织编写管理评审报告并汇报，负责整改措施实施的跟踪验证工作。

3.3·技术负责人：负责提供实验室检测能力和资源情况报告，负责提供实验室检测质量监控报告等，组织准备管理评审所需的技术资料。

3.4·实验室各专业组组长：负责准备并提供本部门主管的技术和管理要素实施情况报告。负责本管理组的年度工作总结，并在管理评审会议上汇报（也可指定组内成员汇报），评审会后按评审会议决议制订并实施有关纠正措施和预防措施。

3.5·相关人员按照职能分配表提供质量管理体系运行情况的信息和资料，写成书面材料向管理评审会议报告，评审会后按评审会议制定改进计划并实施有关纠正措施、预防措施。

3.6·体系秘书负责做好管理评审会议的记录，协助质量负责人、技术负责人编写管理评审报告。

3.7·文档管理员：负责保存管理评审相关资料。

4. 程序内容

4.1·总则：管理评审应按规定的程序进行，每一次评审应制定方案，依据正式的日程安排系统地实施，做到有计划、按步骤地实施。

4.1.1　评审策划：实验室主任或质量负责人于每年初根据上年度管理评审情况及科室工作运

行情况,制定本年度质量管理体系评审计划,明确评审会议的评审目的、时间、议程、评审组成员、参会人员及需准备的评审材料等。确保为患者和医护人员提供持续适合及有效的支持,为更好地为医患服务而进行必要的变动或改进。

4.1.2　评审时间

4.1.2.1　年度管理评审根据管理评审时间要求,至少每年进行一次(两次间隔不得超过 12 个月),在体系初始运行期,可缩短间隔时间,具体周期由质量负责人与实验室主任确定。

4.1.2.2　管理评审通常以会议的方式进行。在下列情况下,由实验室主任或质量负责人提出,可开展临时管理评审:① 实验室内外部环境发生重大变化时;② 质量管理体系运行出现严重问题或发生重大质量事故时;③ 法律、法规、标准及其他要求发生变更时;④ 外审后安排一次管理评审是非常有益的;⑤ 实验室主任或质量负责人认为有必要时,如认可前的管理评审。

4.1.3　参会人员:实验室主任、质量负责人、技术负责人、各管理组组长、各检验室专业负责人、专业组长、内审员、质量监督员、文档管理员及实验室相关人员等。

4.2·评审准备

4.2.1　确认时间、地点、参会人员:评审会组织者在会议的前 2 周确认参加管理评审会的人员、汇报的内容及汇报人,通知确定的开会时间(日、时)、地点。

4.2.2　准备材料:准备评审的材料至少包括以下输入内容。

4.2.2.1　以往管理评审所采取措施的情况,管理体系内外部因素的变化,实验室活动的量和类型的变化及资源的充分性。

4.2.2.2　目标实现及方针和程序的适宜性。

4.2.2.3　近期评审、使用质量指标监控过程、内部审核、不符合分析、纠正措施、外部机构评审等的结果。

4.2.2.4　患者、用户和员工的反馈及投诉。

4.2.2.5　结果有效性的质量保证。

4.2.2.6　实施改进及应对风险和改进机遇措施的有效性。

4.2.2.7　外部供应者的表现。

4.2.2.8　参加实验室间比对计划的结果。

4.2.2.9　POCT 活动的评审。

4.2.2.10　其他相关因素,如监控活动和培训。

4.2.3　注意事项:在准备管理评审材料时要注意实事求是、有的放矢,认真分析工作变化趋势,制定改进措施及修订措施。质量管理体系共性的问题,应事先准备好材料,与汇报材料一并在 12 月 1 日前交至体系秘书;由体系秘书整理后根据具体情况分发至相关人员。

4.3·评审的依据:《医学实验室质量和能力认可准则》和 CNAS‐GL13 指南;安全与质量管理体系文件;国家、地方的法律法规,行业标准;实验室的相关规定和制度;其他。

4.4·评审活动实施

4.4.1　参会人员:实验室主任主持召开管理评审会议,按照评审计划规定的全体人员必须参加。必要时可邀请医院领导及医院相关职能部门参加管理评审。

4.4.2　质量负责人任务解析:质量负责人做质量方针和质量目标的贯彻落实情况及质量体系运行情况报告和外部机构的评审报告,对改进机会和质量管理体系(包括质量方针和质量目标)的变更需求进行评估汇报,就质量体系与标准的符合性,质量体系与质量方针、质量目标的适合性,质量体系运行有效性等做详细汇报。

4.4.3　技术负责人任务解析:技术负责人汇报本年度人员、工作量及范围、工作类型、检验场所、经济及仪器设备引进情况;汇报实验室为临床医护、患者服务情况及存在问题和解决措施。

4.4.4　专业组长任务解析:质量管理体系中各专业组组长汇报本年度本室的年度工作情况,就不符合的原因及过程存在问题的趋势和模式等做详细分析汇报。

4.4.5　研讨评价、制定措施:与会者根据会议议程对评审实施计划的内容进行逐项研讨、评价,对出现的问题制定相应的纠正、预防和改进措施。

4.4.6　评审结论:由实验室主任做出最后评审意见,提出质量管理体系及其过程有效性的改进要求、用户服务的改进要求及资源需求,做出评审结论。

4.4.7　评审记录:实验室秘书负责做好评审记录,汇入管理评审资料册,评审记录保存时限按程序文件中《文件控制程序》要求执行。

4.5·编制评审报告

4.5.1　报告审阅:评审会后,实验室秘书协助质量负责人根据会议记录组织编制管理评审报告,经实验室主任批准,下发至各检验室,由专业组组长组织学习并保存。同时告知实验室全体工作人员。

4.5.2　评审报告的内容

4.5.2.1　评审概况(包括评审目的、范围、依据、内容、方法、日期、参加人员)、评审输入的内容、每一评审项目的简述和结论、对质量体系运行情况及效果的综合评价(包括质量体系有效性和符合性的总体评价、质量方针和目标符合性的评价)。

4.5.2.2　关于采取纠正措施或预防措施的决定及要求。

4.5.2.3　针对实验室面临的新形势、新问题、新情况,质量体系存在的问题与原因。

4.5.2.4　评审输出的内容。

4.5.2.5　管理评审结论中包括以下三点:① 质量体系各要素有效性的审核结果;② 质量管理体系达到质量目标的整体效果;③ 对质量体系随着新技术、用户服务或资源、环境条件的变化而进行改进的建议。

4.6·评审后的改进和验证:管理评审工作结束后,质量管理体系中各管理组及各检验室应对评审报告中提出的纠正或预防措施制定相应的落实措施,同时实验室管理层审定纠正措施、预防措施,并召开实验室全体工作人员会议进行通告,限定整改时间。质量管理组跟踪验证,防止措施落实不到位或产生负面效应,验证的结果应记录并向各实验室专业组组长报告。

4.7·评审输出

4.7.1　管理评审的输出一般包括:管理体系及其过程的有效性、实现本准则要求相关的实验室活动的改进、所需资源的供应、对患者和用户服务的改进、变更的需求。

4.7.2　改进措施的时限应按照《不符合的管理程序》对不符合的处理要求的时限来完成。牵扯到的其他相关院级行政和(或)其他科室配合的改进措施需由实验室主任和相关科室共同商议完成日期,并监督确保在规定时间内完成。

4.7.3　评审输出内容须在《管理评审报告》中体现。

4.7.4　管理评审的输出结果需在《管理评审跟踪验证报告》或相应的《汇总报告》中体现。

4.7.5 管理评审的输出结果、发现和措施应告知实验室员工。

4.8·评审记录归档保存：评审结果写入实验室的明年工作目标任务、工作计划及纠正预防措施计划中。评审活动结束后，实验室秘书协助质量负责人整理与评审有关的所有材料，交由文档管理员归档保存。

5. 相关文件和记录

《质量手册》《纠正措施管理程序》《内部审核管理程序》《预防措施管理程序》《年度管理评审计划》《管理评审实施计划表》《内部人员签到表》《会议记录表》《管理评审报告》《管理评审改进工作记录表》。

（夏永辉）

参考文献

［1］中国合格评定国家认可委员会.实验室和检查机构管理评审指南：CNAS-GL012：2018［S/OL］.（2018-03-01）［2023-09-26］.https://www.cnas.org.cn/rkgf/sysrk/rkzn/2018/03/889132.shtml.

［2］中国合格评定国家认可委员会.医学实验室质量和能力认可准则：CNAS-CL02：2023［S/OL］.（2023-06-01）［2023-09-26］.https://www.cnas.org.cn/rkgf/sysrk/jbzz/2023/06/911424.shtml.

即时检验(POCT)管理程序

文件编号：××××××	版本号：×	修订号：×
生效日期：××××年××月××日	发布部门：×××	
编写人：×××	审核人：×××	
批准人：×××	页码：第×页 共×页	

1. 目的

规范实验室所有床旁检验(point-of-care testing,POCT)的管理和使用。

2. 适用范围

适用于实验室的所有即时检验(POCT)。

3. 职责

3.1·实验室负责 POCT 仪器、试剂、耗材和人员的管理。

3.2·专业组负责 POCT 项目的质量保证。

4. 程序内容

4.1·仪器和试剂的管理

4.1.1 选用的仪器、试剂和耗材应当符合国家药品监督管理局的有关规定并按照要求妥善放置、保存。建议选用与仪器配套的原装试剂。

4.1.2 为便于质量管理和售后服务,建议同一实验室内同一 POCT 项目应使用同一个厂家的仪器、试剂。

4.1.3 使用前要对仪器进行校准和验证。校准报告应有校准方的公章,对校准报告进行符合性确认,并由专业组负责人签字。校准方工程师应有校准资质证明。

4.1.4 开展 POCT 项目应有仪器、试剂生产厂商提供的性能指标(如精密度、正确度、线性范围等)证明文件,实验室进行性能验证,验证记录装入项目档案。

4.2·人员管理

4.2.1 人员资质:实验室从事 POCT 操作的人员应是同时满足下列三项条件的临床实验室专业技术人员:具备卫生专业技术职称;经专门的 POCT 培训并考核合格;由所在实验室管理层认定其具有做好相应 POCT 检测工作的专业能力;POCT 人员的培训考核资料存档并设定权限期限。

4.2.2 人员培训:对 POCT 检验人员的培训,培训要规范化、定期化、加强检查,保证培训时间和培训质量。每名 POCT 检验人员正式操作仪器前,应该接受该仪器操作的培训和考核,并写入其个人培训记录。个人培训记录应由培训组织者填写签章,并注明培训内容和考核结论。

4.3·检验程序

4.3.1 标准操作程序文件:每一 POCT 项目均应结合实际建立健全相应的标准操作程序文件,该文件包括:检验目的;检验程序的原理和方法;标本要求与患者准备;性能特征;样品类型;患者准备;容器和添加剂类型;所需的仪器和试剂;环境和安全控制;校准程序;程序性步骤;质量控制程序;干扰和交叉反应;结果计算程序的原理;生物参考区间或临床决定值;检验结果的可报告区间;当结果超出测量区间时,对如何确定定量结果的说明;警示或危急值(适当时);实验室临床解释;变异的潜在来源;参考文献。

4.4·质量保证:实验室应指定一名具有适当培训和经验的人员负责 POCT 质量保证管理,包括审查和符合本文件中与 POCT 相关的要求。

4.4.1 制度:开展 POCT 要建立 POCT 质量管理制度和 POCT 操作人员培训制度。

4.4.2 预防性质量控制:实验室须要求仪器厂商定期对本科室的 POCT 仪器进行巡回质量检查和检测,要求每月一次,并做好记录;做好仪器的校准和使用前后的保养,有内部模拟质控装置的,每次开机后应先确认模拟质控通过后再进行患者标本检测。

4.4.3 室内质量控制:可参照 GB/T 20468—2006《临床实验室定量测定室内质量控制指南》及 WS/T 641—2018《临床检验定量测定室内质量控制》制定室内质量控制程序并实施。

4.4.4 室间质量评价:可参照 GB/T 20470—2006《临床实验室室间质量评价要求》和 WS/T 644—2018《临床检验室间质量评价》制定室间质量评价程序并实施。

4.4.5 检验结果的可比性:实验室使用两套及以上检测系统检测同一项目时,应有比对数据表明其检测结果的一致性,比对频次每年至少 1 次,样品数量不少于 5 个,浓度水平应覆盖测量范围,包括医学决定水平,计算系统误差(偏倚%)应<1/2 TEa。

4.4.6 结果报告制度:应建立检验结果报告的制度,规定检验报告的制作、审核、修改、打印、发放的要求、流程和规定权限,有保护患者隐私权的规定。POCT 结果报告应可通过电子或者书面病历形式保存。

4.4.7 检验报告内容:检验报告应当使用中文报告,检验项目缩写应使用国际通用、规范的缩写。检验报告至少应包括下列信息:科室名称、患者信息(姓名、性别、年龄、住院病历或门诊病历号)、申请病房和申请医生姓名;样品类型、采集时间、接收时间、结果报告时间、检验项目、检验结果和计量单位、参考区间、异常结果提示、已知干扰(如血清、血浆等样品,溶血、脂血、黄疸情况)的说明、操作者和审核者姓名。POCT 检测与常规检测报告区分标识,实验室应使用同一 POCT 报告模板。

4.4.8 检验报告修改:检验报告如需修正应采用杠改方法,在修改处签名及注明修改时间,登记修改记录,不得涂改,同步修改电子报告单,显示修改记录,如已发出书面报告,应追回原报告。

4.4.9 检验报告发布:检验项目无漏检,双人双签复核率 100%(急诊报告除外),未授权人员不得签发检验结果报告单。

4.4.10 危急值报告:实验室应当针对 POCT 检测设立单独的危急值标准。危急值的设定和发布应由实验室和相关临床科室讨论并达成共识,经医院行政管理部门认可后组织实施和进行相应的培训。应周期性地评估危急值标准和报告流程,根据危急值发生频率及临床救治效果、临床工作特点来调整标准和报告方式。出现危急值时,检验人员应根据危急值报告制度及时复查样品(包括复测样品或重新采集样品等)并与临床联系,及时报告并做好记录。危急值报告记录内容至少应包括:名称、结果、报告时间、报告者和接收者姓名、接收时间,必要时应保留样品备查。

4.4.11 样品保存和处置:实验室应制定检验样品的保留方式、保留时限及处置的规定,样品的安全处置应符合法规和有关医疗废弃物管理的要求。

5. 相关文件和记录

《仪器设备管理程序》《人员管理程序》《POCT 仪器使用授权记录表》《POCT 仪器保养记录表》

《POCT 仪器维修登记表》。

（郑　伟）

参考文献

[1] 中国合格评定国家认可委员会.医学实验室质量和能力认可准则：CNAS-CL02：2023［S/OL］.（2023-06-01）［2023-09-26］.https：//www.cnas.org.cn/rkgf/sysrk/jbzz/2023/06/911424.shtml.

[2] 国家质量监督检查检疫总局，中国国家标准化管理委员会.即时检测质量和能力的要求：GB/T 29790—2013［S/OL］.（2013-10-10）［2023-09-26］.https：//www.cmde.org.cn/gbpdf/GB29790-2013.pdf.

[3] 国家卫生和计划生育委员会.室间质量评价结果应用指南：WS/T 414—2013［S/OL］.（2013-06-03）［2023-09-26］.http：//www.nhc.gov.cn/wjw/s9492/201409/84973354d9a0417a8c7f305b5baa2ef6.shtml.

[4] 国家卫生健康委员会.临床检验室间质量评价：WS/T 644—2018［S/OL］.（2018-12-18）［2023-09-26］.http：//www.nhc.gov.cn/wjw/s9492/201812/1f123163631d4d5097183d4c2f86e6a8.shtml.

第十三章
手册范例

一、生物安全手册

生物安全手册样式如下。

　　　　　　　　　　医院

生物安全手册

文件编号
（××版）

　　　　年　　　　月

检验科

《生物安全手册》批准页：

文件编号：＿＿＿＿＿＿＿

版次：＿＿＿＿＿＿＿

编制/修改：　　　　　　　　　　　日期：

审核：　　　　　　　　　　　　　　日期：

批准：　　　　　　　　　　　　　　签名：

批准日期：　　　　　　　　　　　　生效日期：

发布日期：　　　　　　　　　　　　发行总数：

发行登记号：

发放科室：

持有人：

说明：

1. 本手册属内部资料，供临床医、护、技人员使用。

2. 本手册＿＿＿＿＿＿＿市＿＿＿＿＿＿医院检验科所有，不得翻印、传播。

3. 手册持有人对本手册负保管之责，如本检验科发行新的版本，将会收回本手册以防误用造成后果。

4. 在发行新版手册之前，如本中心对手册做局部修订或增补，将在 LIS 系统上以电子版形式发布，并通过 HIS 和(或)LIS 通知大家查阅。

5. 如本手册有错漏之处，敬请读者指正，并与编者联系，万分感谢！

生物安全防护

第一章　实验室生物安全防护的基本原则
　　第一节　总则
　　第二节　安全设备和个体防护
　　第三节　实验室设计与建造的特殊要求
　　第四节　实验室的分类、分级及使用范围
第二章　生物安全设备
　　第一节　生物安全柜
　　第二节　离心机
　　第三节　实验室高压消毒安全操作程序
　　第四节　个人卫生与个人防护
　　第五节　其他特殊设备及器具安全操作规程
第三章　生物安全防护
　　第一节　生物安全防护实验室基本要素和操作要求
　　第二节　BSL-1
　　第三节　BSL-2
　　第四节　BSL-3
　　第五节　生物危险标志
　　第六节　各种病原体动物感染危险级别及隔离检疫要求

(注：具体内容请参考二级生物实验室备案要求)

二、信息手册

信息手册样式如下。

_____医院

信 息 手 册

文件编号
（××版）

_____年_____月

检验科

《信息手册》批准页：

文件编号：_____

版次：_____

编制/修改：	日期：
审核：	日期：
批准：	签名：
批准日期：	生效日期：
发布日期：	发行总数：

发行登记号：

发放科室：

持有人：

说明：

1. 本手册属内部资料，供临床医、护、技人员使用。

2. 本手册_____市_____医院检验科所有，不得翻印、传播。

3. 手册持有人对本手册负保管之责，如本检验科发行新的版本，将会收回本手册以防误用造成后果。

4. 在发行新版手册之前，如本中心对手册做局部修订或增补，将在 LIS 系统上以电子版形式发布，并通过 HIS 和(或)LIS 通知大家查阅。

5. 如本手册有错漏之处，敬请读者指正，并与编者联系，万分感谢！

(一) 系统概述

医学检验实验室信息系统主要由日常检验报告系统、微生物报告系统、统计查询、质量控制、试剂管理、系统设置、基础字典和特殊处理等子系统组成；日常检验报告系统覆盖生化、临检、免疫等实验室的日常检验中的标本检验、仪器结果接收、报告审定等业务；微生物报告系统覆盖微生物室的日常业务，方便操作人员有效地完成细菌报告药敏报告；统计查询系统提供查询已确认的检验报告、患者历史数据及科室的其他统计表；质量控制系统可管理小组使用的仪器的日常质控业务，设定质控参数，生成质控图等；试剂管理系统提供科室检验试剂的领用入库，耗用出库登记及库存管理；特殊处理系统针对出现的异常医嘱、退费提供完善的补充处理手段；系统设置功能集中管理检验系统的用户、用户小组权限、口令；基础字典功能重要是系统的检验项目、标本种类、试剂、供应商、抗生素、细菌等字典维护。

医学检验实验室信息系统与 HIS 系统实现了无缝连接，无须重复录入住院门诊患者的信息，支持多种录入方式，可实时接受临床科室的申请，并执行患者的费用确认；提高了人员的工作效率。

医学检验实验室信息系统支持国内国外主流检验分析仪器接口(支持仪器见附件清单)，自身具备可扩展框架，可按用户的需求灵活扩展和配置。

(二) 用户计算机硬件要求

计算机配置要求：

CPU：×××以上。

内存：×××以上。

硬盘：×××以上。

分辨率在×××或以上。

打印机（建议 A4 激打）。

上网设备（拨号、ISDN、ADSL、宽带局域网、专线）。

（三）用户计算机软件要求

操作系统：Windows 2000、Windows XP 或 Windows 2003。

浏览器：×××或以上版本的浏览器。

支持软件：×××或以上版本。

（四）系统登录

（1）在 Windows 操作系统桌面双击 LIS 图标，进入 LIS 登录界面。

（2）在 LIS 登录界面，输入用户名×××，输入相应密码，点击"登录"按钮，登录到 LIS 系统主界面。

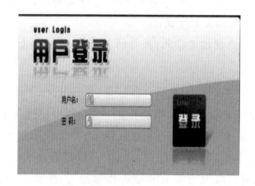

（3）如果此时不想进入系统，按登录界面右上角的"×"即可退出登录界面。

（五）系统功能说明

略。

三、样品采集手册

样品采集手册如下。

_____医院

样品采集手册

文件编号
(××版)

_____年_____月

检验科

《样品采集手册》批准页：

文件编号：_____

版次：_____

编制/修改：

审核：

批准：

批准日期：

发布日期：

发行登记号：

发放科室：

持有人：   日期：

日期：

签名：

生效日期：

发行总数：

说明：

1. 本手册属内部资料，供临床医、护、技人员使用。

2. 本手册_____市_____医院检验科所有，不得翻印、传播。

3. 手册持有人对本手册负保管之责，如本检验科发行新的版本，将会收回本手册以防误用造成后果。

4. 在发行新版手册之前，如本中心对手册做局部修订或增补，将在 LIS 系统上以电子版形式发布，并通过 HIS 和(或)LIS 通知大家查阅。

5. 如本手册有错漏之处，敬请读者指正，并与编者联系，万分感谢！

目　　录

［注：具体内容请参考《全国临床检验操作规程》(第四版)］

四、项目手册

项目手册样式如下。

_____医院

项 目 手 册

文件编号

（××版）

_____年_____月

检验科

《项目手册》批准页：

文件编号：＿＿＿＿＿

版次：＿＿＿＿＿

编制/修改：

审核：

批准：

批准日期：

发布日期：

发行登记号：

发放科室：

持有人：　　　　　　　　　　　　　　日期：

日期：

签名：

生效日期：

发行总数：

说明：

1. 本手册属内部资料，供临床医、护、技人员使用。

2. 本手册＿＿＿＿市＿＿＿＿医院检验科所有，不得翻印、传播。

3. 手册持有人对本手册负保管之责，如本检验科发行新的版本，将会收回本手册以防误用造成后果。

4. 在发行新版手册之前，如本中心对手册做局部修订或增补，将在 LIS 系统上以电子版形式发布，并通过 HIS 和（或）LIS 通知大家查阅。

5. 如本手册有错漏之处，敬请读者指正，并与编者联系，万分感谢！

目　录

项 目 索 引

(续表)

（续表）

首 字 母	页 码	首 字 母	页 码
血脂	×	阴道分泌物检查	×
血栓弹力图	×	游离甲状腺素（FT4）	×
Y		孕酮（PROG）	×
衣原体检查（CT）	×	**Z**	
胰岛素（空腹）	×	载脂蛋白 A1（apoA1）	×
胰岛素（30 分）	×	载脂蛋白 B（apoB）	×
胰岛素（60 分）	×	真菌培养及鉴定	×
胰岛素（120 分）	×	真菌涂片检查	×
胰岛素（180 分）	×	真菌药敏试验	×
乙型肝炎表面抗原测定（HBsAg）	×	支原体检查（UU）	×
乙型肝炎表面抗体测定（抗 HBs）	×	直接胆红素（DBIL）	×
乙型肝炎 e 抗原测定（HBeAg）	×	肿瘤标志物测定（女性）	×
乙型肝炎 e 抗体测定（抗 HBe）	×	肿瘤标志物测定（男性）	×
乙型肝炎核心抗体测定（抗 HBc）	×	总胆红素（TBIL）	×
乙型肝炎病毒（HBV‑DNA）定量	×	总胆固醇测定（TC）	×
乙肝五项（发光）	×	总胆汁酸（TBA）	×
一般细菌培养及鉴定	×	总蛋白（TP）	×
一般细菌涂片	×	总前列腺特异抗原（TPSA）	×

（张亚南）

附　　录

一、实验室认可文件查询及获取

CNAS 依据 ISO/IEC、IAF、ILAC 和 APAC 等国际组织发布的标准、指南和其他规范性文件，以及我国相关的法律法规和 CNAS 发布的认可规则、准则等文件，实施认可活动。

（一）认可规范

认可规范是 CNAS 认可相关文件的统称，它主要包括：认可规则、认可准则、认可指南、认可方案、认可说明、技术报告等，其中认可规则、认可说明和部分的认可方案属于强制性要求文件；认可指南、技术报告则属于非强制性要求文件，通常供实验室参考。相关文件可在 CNAS 网站（https://www.cnas.org.cn）"认可规范"中查找下载。

（二）认可规则

认可规则是 CNAS 依据法律、法规及国际组织等要求制定的实施认可活动的政策和程序，包括通用规则（R）和专用规则（RL）两类文件。比如：CNAS－R01《认可标识和认可状态声明管理规则》、CNAS－RL01《实验室认可规则》都属于认可规则。相关文件可在 CNAS 官网的"认可规范—实验室认可—认可规则"菜单中查询及获取。

（三）认可准则

认可准则是 CNAS 认可评审的基本依据，规定了对认证机构、实验室和检验机构等合格评定机构应满足的基本要求，包括基本准则和专用准则。专用准则是 CNAS 针对某些行业和技术领域的特定情况，在基本认可准则的基础上制定的专门应用要求，文件名称可以用"准则"，也可以用"要求"或"应用说明"作为后缀，文件代号字母一般是 CL 系列。比如：CNAS－CL02《医学实验室质量和能力认可准则》，CNAS－CL01－G002《测量结果的计量溯源性要求》。相关文件可在 CNAS 官网的"认可规范—实验室认可—认可准则"菜单中查询及获取。

（四）认可指南

认可指南是 CNAS 对认可规则、认可准则和认可过程的建议或指导性文件。文件代号一般是 GL 系列，比如：CNAS－GL011《实验室和检验机构内部审核指南》。相关文件可在 CNAS 官网的"认可规范—实验室认可—认可指南"菜单中查询及获取。

（五）认可方案

认可方案是 CNAS 根据法律、法规或制度制定者的要求，对特定认可制度适用认可规则、认可准则和认可指南的补充。文件代号一般是 S 系列，比如：CNAS－CL01－S02《"能源之星"实验室认可方案》。相关文件可在 CNAS 官网的"认可规范—实验室认可—认可方案"菜单中查询及获取。

（六）认可说明

认可说明是 CNAS 在认可规范实施过程中，对特定要求理解或对特定工作实施的进一步明确要求。文件代号一般是 EL 系列。比如：CNAS－EL－05《基因扩增认可能力范围表述说明》。相关文件可在 CNAS 官网的"认可规范—实验室认可—认可说明"菜单中查询及获取。

（七）技术报告

技术报告是 CNAS 发布的有关合格评定机构运作具有指导性的技术说明文件。文件代号一般是 TRL 系列。比如：CNAS－TRL－018《医学实验室核酸检测质量和安全指南》。

CNAS 按照认可规范的规定对认证机构、实验室、检验机构和审定与核查机构的管理能力、技术能力进行符合性评审。相关文件可在 CNAS 官网的"认可规范—实验室认可—技术报告"菜单中查询及获取。

（八）本书附录文件来源

本附录中列举的实验室认可申请上报文件一览表，相关文件来源于 CNAS 官网的"实验室认可—实验室认可工作文件下载—申请资料下载—CNAS－AL02：20230801《医学实验室质量和能力认可申请书》(2023 年 12 月 1 日实施)"。

本附录中列举的实验室现场评审文件一览表，相关文件来源于 CNAS 官网的"实验室认可—实验室认可工作文件下载—申请资料下载—医学实验室认可—CNAS－PD14－16D1《医学实验室质量和能力认可评审报告》(2023 年 12 月 1 日实施，旧版于 2025 年 11 月 30 日废止)"。

（张亚南）

二、实验室认可申请上报文件一览表

1. 医学实验室质量和能力认可申请书

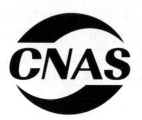

CNAS—AL02

医学实验室质量和能力认可申请书

Application for Medical Laboratory Quality and
Competence Accreditation

医学实验室名称：___×××医院检验科___
申请日期：_____年_____月_____日

中国合格评定国家认可委员会
_____年_____月

申　请　须　知

1. 实验室在填写《医学实验室质量和能力认可申请书》(以下简称《申请书》)前应认真阅读本须知和相关表格的填表说明。

2. 本申请书适用于医学实验室的初次申请、扩大认可范围(含扩大认可范围＋复评审)的申请。单独申请变更时不填写此表,须填写 CNAS－PD20－26《变更申请书》。

3. 实验室在提交本《申请书》前应了解并自愿遵守中国合格评定国家认可委员会(CNAS)有关认可的政策和要求。CNAS 的认可规范文件可在 CNAS 网站(www.cnas.org.cn)查阅。

4. 认可所需费用请参见 CNAS－RL03《实验室和检验机构认可收费管理规则》。

5. 认可受理的条件和要求请参见 CNAS－RL01《实验室认可规则》、CNAS－RL04《境外实验室和检验机构受理规则》和 CNAS－EL－14《医学实验室认可受理要求的说明》。

6. 申请/已获认可实验室的权利和义务,以及 CNAS 的权利和义务请参见 CNAS－RL01《实验室认可规则》。

7. 申请实验室对 CNAS 做出的认可决定有异议时,请按 CNAS－R03《申诉、投诉和争议处理规则》进行申诉。

8. 实验室不能以认可准则(标准)从事合格评定活动。

9. 实验室递交本《申请书》的同时,应交申请费(人民币:×××元)。对我国港澳台及国外实验室的相关认可收费标准,依据国际惯例,由双方协商并在合同中约定。CNAS 只有在确认收到申请费后才会启动评审任务。申请费请汇入:

> 户　　名:中国合格评定国家认可中心
> 开户银行:
> 账　　号:
> 汇款用途:

实验室须在 www.cnas.org.cn 填写在线申请,登录 CNAS 业务系统(www.cnas.org.cn/实验室/检验机构认可业务在线申请),在线填写并提交认可申请书。具体提交要求如下。

序号	表　格　名　称	提交方式
1	认可申请书正文	纸质＋电子
申请书附表附件		
1	附表 1－1:授权签字人一览表	电子
2	附表 1－2:授权签字人申请表	电子
3	附表 2:申请检验(检查)能力范围表	电子
4	附表 3:医学实验室质量和能力认可自查表	电子

(续表)

序号	表　格　名　称	提交方式
5	附表4：能力验证计划/实验室间比对汇总表	电子
6	附表5：实验室人员一览表	电子
7	附表6：实验室开展检验(检查)项目清单	电子
随申请书提交的文件材料		
1	法律地位证明：包括法人证书、执业许可证及执业范围复印件、与申请项目相关的资质证书等	纸质+电子
2	认可合同	纸质
3	管理体系文件	电子
4	概况图：实验室平面图、组织机构图	电子
5	检验服务文件、表单：全部检测设备清单；客户清单(适用于独立医学检验所)；委托实验室及委托项目清单；检验(检查)申请单；检验(检查)报告；申请认可项目测量溯源一览表	电子
6	检测系统/方法：分析性能验证报告、非标方法确认报告	电子
7	评审报告及相应记录：内部审核报告、管理评审报告及相应记录	电子
8	评估报告：不确定度评估报告、风险评估报告	电子
9	申请费汇款单据复印件	电子
10	其他资料	纸质+电子

注：

1. 采用word/excel格式的文件，签名可直接输入。

2. 为了保证文件的上传速度，应压缩电子版文件大小(每份文件最大不超过500 M)。

3. 由于CNAS在不断改进申请文件的提交方式，申请书的更新可能不及时，因此各申请文件的提交以"实验室/检验机构认可在线业务申请"中的提示为准。

填 表 须 知

1. 本《申请书》用计算机打印，要字迹清楚。
2. 本《申请书》的格式和内容不允许更改。
3. 本《申请书》内容有选项时，在"□"内打"√"。
4. 本《申请书》须经实验室法定代表人或被授权人签名有效。
5. 填写说明见 CNAS – AL15《医学实验室质量和能力认可申请书填写指南》。

实 验 室 声 明

1. 本实验室自愿申请中国合格评定国家认可委员会(CNAS)的认可。
2. 本实验室已充分了解并同意遵守 CNAS 实验室认可规则和相关要求的规定。
3. 本实验室保证本《申请书》所填写信息及提供的申请资料真实、准确，在认可评审活动中向 CNAS 和评审组提供真实信息，并承担由于信息提供虚假或不准确而造成的一切后果和责任。
4. 本实验室服从 CNAS 秘书处的各项评审安排，愿意向 CNAS 提供认可评审所需的任何信息和资料，并为评审工作提供方便。
5. 本实验室保证不论评审结果如何，均按规定向 CNAS 交付有关的认可费用。

申请认可实验室法定代表人/被授权人签名：×××

申请认可实验室盖章：×××医院检验科

××××年××月××日

一、实验室概况(中英文填写,存在多场所时应明确填写分场所的地址)			
名称:×××医院检验科	地址:××省××市××路××号		
Lab:Clinical Laboratory,××Hospital××	Address:NO.××,××Road,××City,××Province 邮政编码(Postcode):×××		
负责人:××× Person in charge:×××	职务:检验科主任 Position:Director	电话(Tel):××× 传真(Fax):××× 电子信箱(E-mail):×××	
联系人:××× Contact:×××	职务:××× Position:×××	电话/手机(Tel):××× 传真(Fax):××× 电子信箱(E-mail):×××	
法律地位	实验室或其母体	□ 机关法人 □ 事业法人 □ 社团法人 □ 企业法人 □ 其他	
	实 验 室	□ 独立法人 □ 非独立法人	
实验室所在具有法人资格的机构名称(若实验室是法人单位此项不填):××× Name of parent organization(Not applicable if the laboratory is a legal entity):×××			
法定代表人:××× Legal Representative:×××	职务:院长 Position:Dean	电话(Tel):××× 传真(Fax):×××	
电子信箱(E-mail)	×××		
统一社会信用代码	×××		
执业许可证号	×××		
资产性质	□ 国有 □ 民营 □ 股份制 □ 外商独资 □ 中外合资 □ 中外合作 □ 其他		
运行资金来源	□ 全部政府拨款 □ 部分政府拨款 □ 全部自收自支 □ 部分自收自支 □ 全部上级单位补贴 □ 部分上级单位补贴 □ 其他		
实验室或其母体机构类别	□ 三级医院实验室 □ 二级医院实验室 □ 一级医院实验室 □ 采供血机构 □ 独立医学检验所 □ 其他(请说明)		

二、申请类型及证书状况

□ 初次申请
□ 扩大认可范围(原证书号:_____ 有效截止日期:_____)
□ 复评审(原证书号:_____有效截止日期:_____)
　　公布英文证书附件的需求:□ 需要　　　□ 不需要
　　注:如需要对外公布英文证书附件,请同时填写附表 2(英文)。

（续表）

三、实验室基本信息（存在多场所时应明确填写分场所的相关情况）

实验室设施特点：
☐ 固定　　☐ 离开固定设施的现场　　☐ 临时　　☐ 可移动

实验室参加能力验证活动情况：
申请认可检验（检查）项目最近 1 年内参加 CNAS 承认的能力验证＿＿＿项次，覆盖率＿＿＿％；参加其他实验室间比对共＿＿＿项次，覆盖率＿＿＿％；总计覆盖申请检验（检查）项目＿＿＿％。

实验室人员及设施：
实验室始建于＿＿＿年，当前有效管理体系于＿＿＿年＿＿＿月正式运行。现有工作人员＿＿＿名，其中实验室管理层人员＿＿＿名，技术负责人＿＿名，检验人员＿＿＿名。主要仪器设备＿＿＿台；占地面积＿＿＿平方米，其中试验场地＿＿＿平方米。

实验室技术能力：
申请检验（检查）项目：＿＿＿项
申请授权签字人：＿＿＿名

实验室获得其他认可机构认可的说明：

实验室质量管理体系初始运行（第 1 版体系文件）时间的说明：

四、申请书附表附件

附表 1－1：授权签字人一览表（中英文）
附表 1－2：授权签字人申请表
附表 2：申请检验（检查）能力范围表（中英文）
附表 3：医学实验室质量和能力认可自查表
附表 4：能力验证计划/实验室间比对汇总表
附表 5：实验室人员一览表
附表 6：实验室开展检验（检查）项目清单
附件 1：认可合同（一式二份）
注：
（1）仅填写与申请认可有关的内容。
（2）申请初次认可、扩大认可范围时，提交所有附表附件。

五、随申请书提交的文件资料

1. 法律地位证明：包括法人证书、执业许可证及执业范围复印件、与申请项目相关的资质证书等。
2. 管理体系文件。
3. 概况图：实验室平面图、组织机构图。

（续表）

4. 检验服务文件、表单：
　(1) 全部检测设备清单。
　(2) 客户清单（适用于独立医学检验所）。
　(3) 受委托实验室及委托项目清单。
　(4) 检验（检查）申请单。
　(5) 检验（检查）报告。
　(6) 申请认可项目测量溯源一览表。
5. 检测系统/方法：分析性能验证报告、非标方法确认报告。
6. 评审报告及相应记录：内部审核报告、管理评审报告及相应记录。
7. 评估报告：不确定度评估报告、风险评估报告。
8. 其他资料：□ 无　　　　　　　□ 有（如有请填写）：
注：申请初次评审时需提交全部文件资料。

2. 申请认可的授权签字人一览表

实验室名称：×××医院检验科

实验室地址：××省××市××路××号

序号	申请认可的授权签字人	申请的授权签字领域	说　　明
1	张××	A 检验医学 AD 临床免疫学： □ADF	
2	×××	A 检验医学 AC 临床化学： □ACA、□ACB、□ACC、□ACE、□ACG、□ACH、 □ACL、□ACM、□ACR AD 临床免疫学： □ADA、□ADE、□ADH、□ADK	
3	×××	A 检验医学 AA 临床血液学： □AAA、□AAD AB 临床体液学： □ABA、□ABB	
4	×××	A 检验医学 AC 临床化学： □ACA、□ACB、□ACC、□ACE、□ACG、□ACH、 □ACL、□ACM、□ACR AD 临床免疫学： □ADA、□ADE、□ADH、□ADK	
5	×××	A 检验医学 AE 临床微生物学： □AEA、□AEB	
6	×××	A 检验医学 AE 临床微生物学： □AEA、□AEB	

填表说明：

1. 请列出所有申请认可的实验室授权签字人。

2. 申请的授权签字领域：请在相应的方框内打勾。

3. 子领域的详细描述见 CNAS－AL09《医学实验室认可领域分类》，同一申请人可申请多个授权签字领域。

4. 请在"说明"栏注明维持、新增或授权领域变化(指扩大或缩小授权领域)等情况(初次申请除外)。

5. 存在多场所或分支机构时，在不同场所签发报告的授权签字人请分开填写。

附英文版 List of Authorized Signatories of the Laboratory

Lab：Clinical Laboratory，××Hospital ××

Address：NO.××,××Road,××City,××Province

No.	Applied Signatory	Applied field of Signature	Note
1	Zhang ××	A　Laboratory Medicine AD　Clinical Immunology： □ADF	
2	×××	A　Laboratory Medicine AC　Clinical Chemistry： □ACA、□ACB、□ACC、□ACE、□ACG、□ACH、 □ACL、□ACM、□ACR AD　Clinical Immunology： □ADA、□ADE、□ADH、□ADK	
3	×××	A　Laboratory Medicine AA　Clinical Hematology： □AAA、□AAD AB　Body Fluid examination： □ABA、□ABB	
4	×××	A　Laboratory Medicine AC　Clinical Chemistry： □ACA、□ACB、□ACC、□ACE、□ACG、□ACH、 □ACL、□ACM、□ACR AD　Clinical Immunology： □ADA、□ADE、□ADH、□ADK	
5	×××	A　Laboratory Medicine AE　Clinical Microbiology： □AEA、□AEB	
6	×××	A　Laboratory Medicine AE　Clinical Microbiology： □AEA、□AEB	

3.授权签字人申请表

实验室名称：×××医院检验科

No.

姓　名	×××	性　别	×	出生年月	×年×月×日
职　务	××	职　称	××	文化程度	××
电　话	×××	所在部门			

申请签字的领域	A 检验医学 AE 临床微生物学：□ AEA

教育和培训经历

工作经历及从事实验室技术工作的经历（附相关资质证明材料复印件，如 PCR 上岗证）

申请人签字：＿＿＿＿＿＿＿＿

相关说明（若授权领域有变更应予以说明）

4. 申请检验（检查）能力范围表

实验室名称：×××医院检验科

实验室地址：×××省×××市×××路×××号

序号	检验（检查）项目	样品类型	检验（检查）方法	设　备	试　剂	校准物	说明	备注	检验（检查）系统/方法分析性能（1. 正确度；2. 精密度；3. 可报告范围；4. 其他）
A 检验医学									
AA 临床血液学									
1	红细胞计数	全血	鞘流DC检测法	×××全自动血液分析仪，国械注进××××，编号：××××	1. ×××公司稀释液，鲁济械备×××××；2. ×××血红蛋白溶血素，国械备××××；3. ×××白细胞分类溶血素，国械备××××；4. ×××公司白细胞分类染液，国械备××××号	×××国械注进××××		/	1. 正确度（相对偏倚%）： 2. 精密度： 3. 可报告范围： 4. 其他：
			鞘流阻抗法	×××全自动血液细胞分析仪，粤深械注××××，编号：××××	1. ×××公司血细胞分析用溶释液(DS)，粤深械备××××号；2. ×××公司血细胞分析用溶血剂，粤深械备××××号；3. ×××公司血细胞分析用溶血剂，粤深械备××××号；4. ×××公司血细胞分析用溶血剂，粤深械备××××号；5. ×××公司血细胞分析用染色液，粤深械备××××号	×××公司血细胞分析仪用校准物（光学法），粤械注准××			1. 正确度（相对偏倚%）： 2. 精密度： 3. 可报告范围： 4. 其他：

共××项

填表说明：

1. "说明"栏请填写能力限制情况；"备注"栏请勾选扩项、变更等情况。

2. 最后一栏请填写申请项目总数。

附 英文版　Applied Testing Scope

Lab: Clinical Laboratory, ×× Hospital ××

Address: NO.××, ××Road, ××City, ××Province

No	Testing Item	Sample Type	Analytical Method	Analytical Instrument(s)	Analytical Reagent(s)	Calibrator(s)	Limitation	Note	Analytical Performance (1. Accuracy; 2. Precision; 3. Reportable range; 4. Other Performances)
A Laboratory Medicine									
AA Clinical Hematology									
			Sheath current DC detecetion method	Automated Hematology Analyzer, ××, CFDA (I)×××, NO.×××	1. ×××EPK JNFDA20140126; 2. ××SLS CFDA(I)×××; 3. ×××4DL CFDA×××; 4. ×××4DS CFDA×××	×××CFDA (I)×××			1. Accuracy (relative bias %): 2. Precision: 3. Reportable range: 4. Else:
1	Erythrocytes count	Whole blood	Sheath Flow Impedance Method	Automated Hematology Analyzer, ××, GDFDA ××, NO.×××	1. ××× hematology analyzer diluent (DS DILUENT), GDFDA ×××; 2. ××× hemolysis reagent for blood cell analysis, GDFDA×××; 3. ×× hemolysis reagent for blood cell analysis, GDFDA×××; 4. ×××× hemolysis reagent for blood cell analysis, GDFDA×××; 5. ××× staining fluid for blood cell analysis, GDFDA×××	××× hematology analyzer calibrator, GDFDA ×××	/	/	1. Accuracy (Bias %): 2. Precision: 3. Clinical Report Range: 4. Others:

5.《医学实验室质量和能力认可准则和应用要求》自查表

条款	认可准则	应用要求	自查结果	自查说明
4. 总体要求				
4.1	**公正性**			
4.1.1	a) 应公正开展实验室活动。实验室结构设置和管理应保证公正性。 b) 实验室管理层应作出公正性承诺。 c) 实验室应对实验室活动的公正性负责，不应允许商业、财务或其他方面的压力损害公正性。 d) 实验室应监控其活动及其关系，包括实验室员工的关系，以识别公正性威胁。 注：危及实验室公正性的关系可基于所有权、控制权、管理、员工、共享资源、财务、合同、市场营销（包括品牌推广）、支付销售佣金或其他奖酬以引荐实验室新用户等。这些关系并不一定会对实验室的公正性构成威胁。 e) 如识别出公正性威胁，应消除或尽量减少其影响，以使公正性不受损害。实验室应能够证明如何降低这类威胁。		Y	程序文件中第一篇《公正性程序》中已规定；质量监督员负责实验室公正性活动的监督，并填写《公正性检查记录表》及时反馈给质量负责人。 实验室在风险管理中持续不断地识别出影响公正性的威胁，能按《公正性风险和改进机遇的控制程序》执行，组织相关人员采取措施，消除或降低影响公正性的风险。
4.2	**保密性**			
4.2.1	信息管理： 实验室应通过作出具有法律效力的承诺，对在实验室活动中获取或产生的所有信息承担管理责任。患者信息的管理应包括隐私和保密。实验室应将其准备公开的信息先告知用户和（或）患者。除非用户和（或）患者公开的信息，或实验室与患者有约定（例如：为回应投诉的目的），其他所有信息都作为专有信息并应视为保密信息。		Y	程序文件中第二篇《保密性程序》中已规定。
以下准则条款在本表中省略				

填表说明："自查结果"应逐个条款进行，完全符合某条款时，以 Y 表示；当某条款实验室不适用时用 N/A 表示；同时在"自查说明"中详细描述所涉及的质量手册条款、程序文件条款、作业指导书（或 SOP）编号、名称及自查情况。

6. 能力验证计划／实验室间比对汇总表

实验室名称：××××医院检验科

实验室地址：××省××市××路××号

领　域	序号	检验（检查）项目	能力验证提供者（PTP）	实验室间比对组织方或比对方	参加日期	结　果	不满意结果的纠正措施是否完成（Y/N）	备　注
A 检验医学 AC 临床化学	1	肌酸激酶	国家卫健委临检中心	/	2022.08.15	100%通过		
					2022.08.28	100%通过		
					2022.09.27	100%通过		
			天津市临检中心		2022.04.12	100%通过		
					2022.10.14	100%通过		
X 分子诊断 XA 病原体分子检测	2	乙型肝炎病毒脱氧核糖核酸	国家卫健委临检中心	/	2022.04.08	100%通过		
					2022.09.07	100%通过		
					2023.04.07	100%通过		

注：

1. 多场所实验室，按不同场所分别填写。
2. 按附表 2 项目逐项填写。
3. "领域""序号"和"检验（检查）项目"应与附表 2 相应内容一致。
4. 能力验证类型包括 CNAS 承认的外部能力验证或实验室间比对、测量审核。
5. 当结果为"不满意"或"可疑"时，应在"不满意结果的纠正措施是否完成"栏填写实验室采取的措施及完成情况。
6. 无可获得的能力验证/室间质评时，应在"备注"栏说明。

7. 实验室人员一览表

实验室名称：×××医院检验科

实验室地址：××省××市××路×××号

序号	姓名	性别	出生（年）	学历/学位	职务/职称/执业资格	专业	工作年限	部门/岗位	全职/兼职	从事本岗位年限	备注

填表说明：

1. "岗位"栏请填写实验室主任、××室主任、检验员、档案管理员、授权签字人等。

2. 当一人多职时，请在"备注"栏按下列序号注出该人的其他关键岗位。①质量负责人 ②技术负责人 ③内审员 ④监督员 ⑤设备管理员 ⑥给出意见和解释人员。其他关键岗位序号可顺延，并可用文字叙述。

8. 实验室开展检验（检查）项目清单

实验室名称：×××医院检验科
实验室地址：××省××市××路××号

专业领域		开展项目	检验（检查）方法	频次/年	是否申请（Y/N）	说　明
A 检验医学	AA 临床血液学	白细胞计数	DC 检测法	≥100 次/年	Y	
		红细胞计数	DC 检测法	≥100 次/年	Y	
		血小板计数	DC 检测法	≥100 次/年	Y	
	AB 临床体液学	pH	pH 指示剂法	≥100 次/年	Y	
		比重	多聚电解质法	≥100 次/年	Y	
		蛋白质	染料结合的蛋白质误差法	≥100 次/年	Y	
	AC 临床化学	肌酸激酶	磷酸肌酸底物法	≥100 次/年	Y	
		天冬氨酸氨基转移酶	速率法	≥100 次/年	Y	
		丙氨酸氨基转移酶	速率法	≥100 次/年	Y	
	AD 临床免疫学	乙型肝炎病毒表面抗原	酶联免疫法	≥100 次/年	Y	
			化学发光免疫测定	≥100 次/年	Y	
		抗人免疫缺陷病毒抗体	酶联免疫法	≥100 次/年	Y	
		抗梅毒螺旋体抗体	粒子凝集反应	≥100 次/年	Y	
	AE 临床微生物学	细菌培养	培养法	≥100 次/年	Y	
		真菌培养	培养法	≥100 次/年	Y	
		血培养	培养法	≥100 次/年	Y	
X 分子诊断	XA 病原体分子检测	乙型肝炎病毒脱氧核糖核酸	PCR -荧光法	≥100 次/年	N	待条件允许、逐步申请扩项

注：
1. 填写实验室开展的所有检验（检查）项目，包括所有检测方法及快速检测项目。
2. 在每一专业子领域中，请分栏逐项填写开展项目及相对应的检测方法。
3. 组织病理和细胞病理检查领域开展项目请按照标本器官来源分栏填写。
4. 按照 CNAS - EL - 14《医学实验室实验室认可受理要求的说明》规定，对于每年检测频次超过 100 次的项目，如果实验室未申请，需在"说明"中填写明确具体原因。

（张亚南）

三、实验室现场评审文件一览表

以下文件为评审专家现场评审时需要的认可工作文件,文件查找路径为:登录 CNAS 网站,实验室认可→实验室认可工作文件下载→实验室认可评审资料下载→医学实验室认可→CNAS-PD14-16D1《医学实验室质量和能力认可评审报告》(2023 年 12 月 1 日实施,旧版于 2025 年 11 月 30 日废止)。

CNAS-PD14-16-01D0 附表1 推荐认可的授权签字人一览表(中英文)

CNAS PD14-16-02D1 附表2 推荐认可的检验(检查)能力范围表(中英文)

CNAS-PD14-16-03D0 附件2 授权签字人评审表

CNAS-PD14-16-04D1 附件3 现场试验记录表

CNAS-PD14-16-05D1 附件4 能力验证实验室间比对核查表

CNAS-PD14-16-06D1 附件5 不符合项观察项记录表

CNAS-PD14-16-08D1 附件6 实验室整改验收及最终推荐意见表

CNAS-PD14-16-09D2 附件1:《医学实验室质量和能力认可准则和应用要求》核查表

CNAS-PD14-16D1 医学实验室质量和能力认可评审报告

(张亚南)

四、认可相关文件一览表

1. CNAS 实验室认可规范文件清单

| 序号 | 类别 | 文件编号 | 文件名称 | 发布日期 | 实施日期 | 被代替文件 | | 备 注 |
						文件编号/文件名	旧文件废止时间	
1	通用认可规则	CNAS-R01: 2023	《认可标识使用和认可状态声明规则》	2023-5-1	2023-5-31	CNAS-R01: 2020《认可标识使用和认可状态声明规则》	2023-5-31	换版修订 + 实质性修订
2		CNAS-R02: 2023	《公正性和保密规则》	2023-5-1	2023-5-31	CNAS-R02: 2018《公正性和保密规则》	2023-5-31	换版修订 + 实质性修订
3		CNAS-R03: 2019	《申诉、投诉和争议处理规则》	2019-5-28	2019-5-28	CNAS-R03: 2018《申诉、投诉和争议处理规则》	2019-5-28	

注：以下内容略，可登录 CNAS 官网(www.cnas.org.cn)在"认可规范-实验室认可规范文件清单"中查询。

2. 临床检验行业标准一览表

序号	编 号	标 准 名 称
1	WS/T 404.10—2022	临床常用生化检验项目参考区间第 10 部分：血清三碘甲状腺原氨酸……
2	WS/T 807—2022	临床微生物培养、鉴定和药敏检测系统的性能验证
3	WS/T 806—2022	临床血液与体液检验基本技术标准

注：以下内容略，可登录国家卫生健康委员会临床检验中心(nccl.org.cn)"行业法规"中查询。

3. 其他相关法律法规

序　号	名　　　　称
1	中华人民共和国生物安全法
2	病原微生物实验室生物安全管理条例
3	人间传染的病原微生物目录

注：以下内容略，可登录中华人民共和国国家卫生健康委员会(nhc.gov.cn)等网站查询。

（张亚南）

五、典型不符合案例分析与整改

【案例1】

事实陈述： 抽查《结构和权限管理程序》(文件编号×××)，缺少与沟通渠道有关的对象、方法、途径等规定。

不符合依据： 结构和权限的通用要求。与 CNAS - CL02 5.4.1 b)不符。体系性不符合。

原因分析及影响范围： 管理体系的建立初期，对 CNAS - CL02 5.4.1 b)条款要求理解不透彻，导致《结构和权限管理程序》缺少沟通渠道有关的规定。可能影响各类信息在组织内部和外部的沟通传达，如质量方针和质量目标的沟通与理解、质量管理体系要求的沟通和理解、各部门之间的沟通、检验质量方面的沟通、外部利益方的沟通。

整改措施

(1) 重新组织员工学习 CNAS - CL02 5.4.1 b)条款，了解沟通相关要求和常用方式。

(2) 按文件管理流程，修订《结构和权限管理程序》文件，增加与沟通有关的规定。核查其他管理体系文件是否存在类似缺项，如有一并整改。

(3) 培训和考核《结构和权限管理程序》修订内容，并依据文件规定执行沟通相关内容，如沟通内容、对象、方法和途径等。

效果验证

(1) 按照文件修订流程，已完成文件修订，核查文件内容，已包括沟通内容、对象、方法和途径等具体内容。

(2) 核查资料，已完成员工培训和考核，抽查员工已知晓沟通相关内容。

(3) 核查记录，已按沟通要求执行并记录沟通相关内容。

见证材料：《结构和权限管理程序》文件；员工培训签到、照片、PPT 和考核等记录；沟通相关的会议或微信或钉钉记录。

【案例2】

事实陈述： ×年度标本类型差错率为 0.15‰，最大月份为 0.17‰，但下一年度制定质量目标值仍为 1.00‰。

不符合依据： 目标与方针。与 CNAS - CL02 5.5 不符。效果性不符合。

原因分析及影响范围： 对 CNAS - CL02 5.5 条款要求理解不到位。质量目标可测量并与质量方针一致，定期评估质量目标的适宜性。全年标本差错率已远远低于既定目标，该目标已不适用在下一年的质量目标，但制定时仍未进行调整。可能导致潜在标本采集质量风险不能识别，影响患者的检验服务质量。

整改措施

(1) 采取紧急纠正措施。按质量指标监测结果，修订标本类型差错率等质量指标的预期值＜0.20‰。重新修订标本类型差错率的监测报告。

（2）如开质量会议，对×年1～12月质量指标的运行情况及质量目标进行的适宜性进行分析，调整并制定下一年度的质量目标。

（3）对员工进行培训和考核目标与方针等相关内容及该不符合整改情况。

效果验证

（1）核查标本类型差错率的监测报告，预期值和质量目标已经调整。

（2）核查会议记录，已完成质量目标的评审及调整。

（3）核查资料，已完成员工培训和考核，抽查员工已知晓质量指标和质量目标的关系。

见证材料：标本类型差错率监测报告；质量会议记录及质量目标评估报告；×年度检验科质量目标；员工培训签到、照片、PPT和考核等记录。

【案例3】

事实陈述：现场抽查，不能提供×员工×年度仪器操作技能、实验室信息系统的评估记录。

不符合依据：能力要求。与CNAS-CL02 6.2.2 d)不符。实施性不符合。

原因分析及影响范围：实验室对×员工×年度进行了能力评估，但评估内容缺少专业组仪器操作技能、实验室信息系统应用等规定要素。员工能力评估不到位，可能存在员工能力不足的风险，可能影响检验结果的质量。

整改措施

（1）×年×月×日，质量主管对该专业组员工重新进行全方位、全要素的能力评估，记录评估结果，保留原始能力评估材料。

（2）×年×月×日，LIS管理员对全科员工进行实验室信息系统的专题培训，并完成信息系统操作、信息安全防护、信息系统应急预案的考试和评估。

效果验证

（1）核查原始能力评估材料，已完成能力评估，内容真实有效。

（2）已完成员工信息系统的培训和评估，抽查多位员工均知晓信息系统操作、安全防护、应急预案等内容。

见证材料：×员工仪器操作原始记录；专业组能力评估汇总表；员工LIS培训签到、照片、PPT和考核等记录。

【案例4】

事实陈述：现场抽查Vitek MS全自动微生物质谱仪（序列号×××），操作人员（工号×）实验室未能提供培训记录和授权记录。

不符合依据：人员记录。与CNAS-CL02 6.2.5不符。实施性不符合。

原因分析及影响范围：对实验室人员的范围理解不透彻，应包括科室的编内、编外员工等内部人员，也包括研究生、规培生、实习生、进修生等外部人员。针对研究生、规培生、实习生、进修生等人员，同样需要培训和授权记录。实验室定期对人员进行培训和授权，只是外来人员的培训记录和授权记录不全，一般不影响检验结果质量。

整改措施

（1）按文件修订管理流程，修改《×室人员培训及能力评估》文件，增加外来人员相关要求。

（2）×年×月×日至×月×日，对×室所有研究生、规培生、实习生、进修生按文件要求进行培训和授权（实习生不授权），并由授权人员审核批准。

（3）举一反三，核查其他专业组，如有类似情况，按规定进行人员培训和授权并记录。

效果验证

（1）审阅《×室人员培训及能力评估》文件，已增加外来人员培训和授权要求。

（2）核查资料，对外来人员已完成培训、考核、授权，原始记录真实有效。

（3）核查其他专业组，已经一并整改到位。

见证材料：《×室人员培训及能力评估》文件；外来人员培训和考核记录；外来人员授权记录。

【案例5】

事实陈述： 现场查看较多仪器设备采用接线板供电，UPS设备上存放易燃物品，实验室用电存在安全风险。

不符合依据： 设施维护和环境条件。与 CNAS-CL02 6.3.2 b)不符。实施性不符合。

原因分析及影响范围： 员工对 CNAS-CL02 6.3.2 b)条款要求理解不够透彻，对实验室用电的安全隐患关注不够，未对实验室用电进行有效的监测与控制。虽然《实验室安全管理》文件有明确规定不允许插座接插座，但在实际工作中未按规定执行，各组安全管理员对用电安全的监督管理不到位，实验室用电存在明显安全隐患。

整改措施

（1）组织员工再次培训和考核《实验室安全管理》文件，落实用电安全和巡查要求。

（2）联系总务部门排查用电安全隐患，整改实验室电路，在墙上增加固定插座取代接线板。

（3）联系有资质人员对 UPS 进行检视，排除安全隐患，严禁在 UPS 上堆放杂物，张贴安全警示，严禁无关人员进入。

（4）各专业组下班前进行安全巡查并记录，夜班人员定点定时全科巡查并记录。

效果验证

（1）核查×年×月×日培训记录，已完成实验室安全专题培训和考核。

（2）实验室现场核查，已完成线路整改和整理，未见不规范用电情况，UPS均无杂物堆放。

（3）观察日常安全巡查群和夜班安全巡查群，定点定时上传巡查照片和记录。

见证材料： 员工培训签到、照片、PPT和考核记录；插座改造前后对比照片；UPS整改前后照片；安全巡查群聊天记录和安全核查记录表示例。

【案例6】

事实陈述： 实验室未提供关于临床样本和试剂保存冰箱温度失控时的处理措施的文件及记录。

不符合依据： 存储设施。与 CNAS-CL02-A001 6.3.3 1)不符。实施性不符合。

原因分析及影响范围： 实验室《设施和环境管理程序》文件中未规定温度失控时采取的处理措施。临床样本和试剂保存的冰箱是新购买的药物冰箱，每天有人员记录温度，无失控情况发生过。医院断电或冰箱故障的发生概率较低，一般不会影响临床样本和试剂保存的质量。

整改措施

（1）按文件修订管理流程，更新《设施和环境管理程序》文件，增加失控时的处理措施。

(2) 组织员工培训和考核《设施和环境管理程序》文件,知晓失控时处理措施并执行。

效果验证

(1) 审阅《设施和环境管理程序》文件,已增加温度失控时的处理措施。

(2) 核查员工培训资料,已完成不符合的整改培训,抽查员工知晓相关内容。

见证材料:文件修订审批记录;《设施和环境管理程序》文件;员工培训签到、照片、PPT 和考核记录。

【案例 7】

事实陈述:抽血叫号液晶屏和窗口显示屏,均显示患者真实全名,不符合患者隐私保护要求。

不符合依据:患者相关的要求。与 CNAS-CL02 4.3 e)不符。实施性不符合。

原因分析及影响范围:原来显示的患者姓名第二个字用○号代替,由于软件更新时程序员将患者显示全名。工作人员验证时未及时发现问题,未充分考虑到保护患者隐私。影响患者的隐私保护,可能会造成患者的用户体验变差,影响检验的服务满意度,一般不影响检验结果的质量。

整改措施

(1) 组织员工重新培训和考核患者标本采集设施、患者权利及隐私保护要求。

(2) 提交软件需求修改申请,要求将电子显示屏中患者姓名第二个字用○号代替,不显示患者全名。工程师完成软件修改,完成功能测试后更新。

效果验证

(1) 查阅资料,已组织员工学习患者标本采集设施、患者责任和权利等内容。

(2) 现场验证,抽血叫号液晶屏和窗口显示屏的姓名部分第二个字用○代替。

见证材料:软件需求修改申请报告;叫号液晶屏和窗口显示屏整改前后比对照片;员工培训签到、照片、PPT 和考核等记录。

【案例 8】

事实陈述:未按《设施和环境管理》SOP 要求对血液保存冰箱进行每天 2 次人工温度巡检。

不符合依据:储存设施。与 CNAS-CL02-A001 6.3.3 1)不符。实施性不符合。

原因分析及影响范围:实验室采用电子温度实时监控并记录,失控时会报警,员工不想纸质记录。《设施和环境管理》文件有明确规定,但员工执行不到位,实验室监督管理不到位。《设施和环境管理》SOP 未及时修订,以符合电子温控管理要求。有温度实时监测,未巡检不影响冰箱温度监控结果。

整改措施

(1) 立即将未巡检记录的日期,按电子温度监控记录,补全手工记录。

(2) 按文件管理流程,更新《设施和环境管理》SOP,规定记录岗位和巡检内容。对员工进行培训和考核,包括巡检内容和失控处理。

(3) 举一反三,如有文件和实际操作不符的类似问题,一并参照整改。

效果验证

(1) 审阅《设施和环境管理》SOP,内容已符合电子温控和巡查要求。

(2) 核查培训资料,已进行员工培训和考核,达到预期效果。

（3）已完成类似问题自查，未发现类似问题。

见证材料：×月温度巡检工作日志；《设施和环境管理》SOP；员工培训签到、照片、PPT和考核记录。

【案例9】

事实陈述：实验室未能提供员工×操作全自动化学发光分析仪 Cobas 8000 e801 的培训记录。

不符合依据：设备使用说明。与 CNAS-CL02 6.4.4 b)不符。实施性不符合。

原因分析及影响范围：急诊检验室在更新 Cobas 8000 e801 设备时，已做过岗位培训，但未涵盖所有夜班人员。该员工×属夜班轮转人员，已通过仪器 SOP 自学和跟班实际操作培训，已经掌握仪器的日常操作。仪器更新未培训到所有员工，会影响仪器操作，可能会导致错误的检验结果。

整改措施

（1）对未完成培训和授权的员工，再开展一次 Cobas 8000 e801 操作培训，并进行操作和理论考核评估。参加培训并考核合格，授权该仪器的操作权限。

（2）回顾分析该仪器更新后的不良事件、患者投诉、室内质控等资料，未发生异常情况。

（3）组织员工学习 CNAS-CL02 6.4.4 b)条款要求，务必将岗位培训覆盖到所有相关人员，避免此类事情再次发生。

效果验证

（1）查看培训与考核评估等记录，所有涉及 e801 操作人员的培训均合格，授权操作 e801 仪器设备。

（2）核查员工培训资料，已完成条款培训和考核，抽查员工知晓培训内容。

见证材料：仪器培训和条款学习，2 次员工培训的签到、照片、PPT 和考核记录；不良事件查询记录；患者投诉查询记录。

【案例10】

事实陈述：实验室未能提供×年 Vitek MS 质谱仪（序列号×）维护保养记录。

不符合依据：设备记录。与 CNAS-CL02 6.4.7 不符。实施性不符合。

原因分析及影响范围：实验室对 CNAS-CL02 6.4.7 条款要求的认识和理解不够全面，已完成的保养和预防性保养计划，以及设备的损坏、故障、改动或修理未能做好档案管理。专业组仪器设备使用表格（编号×）中的日、周、月保养内容不够翔实。仪器维护保养不到位，可能影响 Vitek MS 质谱仪的性能。

整改措施

（1）联系厂家提供 Vitek MS 质谱仪×年已完成的预防性维护的记录单，专业组及时存档。

（2）组织学习《微生物室仪器与设备管理》SOP，强调设备记录的要求。

（3）按文件修订管理流程，修订《Vitek MS 质谱仪》SOP，完善日、周、月保养内容和记录表格，并按新文件执行。

（4）举一反三，如有类似问题一并整改。

效果验证

（1）现场核查，专业组仪器的预防性维护和故障维护的记录单完整。

（2）审阅材料,已完成 SOP 培训和考核,已完成《Vitek MS 质谱仪》SOP 修订。

（3）抽查保养记录,填写及时,内容完整有效。

见证材料：Vitek MS 维保记录示例;培训 PPT、照片、签到等资料;《Vitek MS 质谱仪》SOP;Vitek MS 保养记录示例。

【案例 11】

事实陈述：生化组不能提供尿液生化自制质控物（批号×）稳定性和均一性的评价记录。

不符合依据：试剂和耗材——通用要求。与 CNAS－CL02－A001 6.6.1 2)不符。实施性不符合。

原因分析及影响范围：《生化组室内质量控制》文件有关于自制质控品的制备方法和性能评价内容,但仅要求参照相关指南操作。少数项目无商品化质控品、有商品化质控品但无法购买。生化组自制部分质控品,但未实施性能评价,可能影响检测结果的准确性。

整改措施

（1）按文件修订管理流程,参照 CNAS－GL005：2018《实验室内部研制质量控制样品的指南》《体外诊断试剂用质控物通用技术要求作业指导书》,修订《生化组室内部质量控制》文件,增加自制质控品制备方法和性能评价的具体实施方案。

（2）尿液生化自制质控品（CrU、BunU、UP－IgG、α_1－MG、NAG、RBP、mAlb、TRF）正常和异常水平,利用自制质控品的历史数据评估稳定性,随机挑选 20 个标本计算变异系数评估混合均一性。

（3）举一反三,如有类似情况一并整改。如有商品化质控品但未购买的,由试剂管理员以清单形式上报医院申请招标采购。

（4）组织员工培训和考核该不符合的整改情况。

效果验证

（1）查阅文件,已完成《生化组室内部质量控制》文件修订。

（2）查阅尿液生化自制质控品评价记录,稳定性和均一性均符合要求。

（3）审查采购过程,部分商品化质控品已经采购流程中,将在 2 个月内完成招标。

见证材料：《生化组室内部质量控制》文件;尿液生化自制质控品评价记录;商品化质控品采购申请及流程;员工培训签到、照片、PPT 和考核记录。

【案例 12】

事实陈述：现场抽查凝血功能试管（批号×）和血常规试管（批号×）未能提供抽吸量、抗凝管凝血情况等真空采血管性能验证报告。

不符合依据：试剂和耗材——验收试验。与 CNAS－CL02 6.6.3 不符。实施性不符合。

原因分析及影响范围：查阅 CNAS－CL02 6.6.3 要求"影响检验质量的耗材在投入使用前应进行性能验证"。查阅《试剂和耗材管理》文件中未提及耗材具体的性能验证方式和参考文献。临检组所使用真空采血管均未做性能验证,可能影响检验质量。

整改措施

（1）按文件修订管理流程,参考 WS/T 224—2018《真空采血管的性能验证》要求,修订《试剂和耗材管理》文件。

（2）对所有真空采血管按文件要求进行性能验证,完成性能验证报告。后续采血管批号,查验试管厂家检测证书,如合格视为通过验收。

(3)组织员工培训和考核该不符合的整改情况。

效果验证

(1)查阅文件,已完成《试剂和耗材管理》文件修订。

(2)查阅性能验证报告及原始数据和照片,已按 WS/T 224 完成性能验证。

(3)已完成该不符合的培训和考核,抽查组内试剂、验证耗材的管理良好。

见证材料:《试剂和耗材管理》文件;真空采血管性能验证报告;培训 PPT、照片、签到等资料。

【案例 13】

事实陈述:抽查总甲状腺素测定试剂盒 2 个批次,未能提供试剂批次更换的验收记录,未区分未经检查与验收合格的试剂标识。

不符合依据:试剂和耗材—验收试验。与 CNAS‐CL02 6.6.3 不符。实施性不符合。

原因分析及影响范围:《试剂和耗材管理》文件对验收试验有明确规定,但总甲状腺素测定试剂盒更换批次未能提供验收试验记录,未经检查与验收合格试剂未作标识及区分,属执行不到位,可能影响检验结果的试剂批间差异。

整改措施

(1)组织员工完成总甲状腺素、胰岛素、HBeAg 等项目的试剂批次更换验证试验并记录。

(2)在试剂库房内设置未验收、已验收合格、已验收不合格试剂和耗材存放区,并设立显著区分。

(3)组织员工培训和考核该不符合的整改情况。

效果验证

(1)抽查各专业组的试剂批次验证记录,已完成验收试验且记录完整。

(2)查看试剂库房,试剂均按照未验收、已验收合格等分区存放,且标识清楚。

见证材料:批次更换验证报告及记录;试剂库房分区管理照片;培训 PPT、照片、签到和考核等资料。

【案例 14】

事实陈述:实验室在×年×月×日进行乙肝表面抗原试剂更换(批号×)验证时,未涵盖弱阳性样品。

不符合依据:试剂和耗材—验收试验。与 CNAS‐CL02 6.6.3 不符。实施性不符合。

原因分析及影响范围:《免疫组试剂和耗材管理》文件未对"弱阳性"结果区间作出规定,员工对 CNAS‐CL02 6.6.3 文件要求理解不够深刻,未重视不同批号试剂在检测弱阳性样本可能出现的结果偏差。比对当天未找到乙肝表面抗原弱阳性样本,导致验证时未涵盖弱阳性样品,可能影响验收试验的结果。

整改措施

(1)按文件修订管理流程,完善《免疫组试剂和耗材管理》文件,增加比对样本弱阳性区间要求。

(2)完成新批号(×1)HBsAg 试剂与现用批号试剂(×2)的比对检测,其中包含 2 份阴性标本、2 份弱阳性和 1 份强阳性标本。

（3）组织员工培训和考核该不符合的整改情况。

效果验证

（1）审阅文件，已完成《免疫组试剂和耗材管理》文件修订。

（2）抽查试剂批次验证记录，已完成验收试验且记录完整，后续批次试剂验证已涵盖弱阳性样品。

见证材料：《免疫组试剂和耗材管理》文件；批次更换验证报告及记录表；培训 PPT、照片、签到和考核等资料。

【案例 15】

事实陈述： 现场查看乙型肝炎表面抗原质控品分装后，未对其分装人、分装日期、批号、浓度、有效期作出说明。

不符合依据： 质控物。与 CNAS－CL02 6.6.7 不符。实施性不符合。

原因分析及影响范围：《免疫组室内质量控制》文件未规定质控品分装的要求，从而导致对每份分装质控品格式和内容不一致，从而出现标记内容缺失的问题，可能影响质控品的使用。

整改措施

（1）按文件修订管理流程，修订《免疫组室内质量控制》文件，增加质控品分装的具体要求和内容。打印标签，包括"分装人、分装日期、批号、浓度、有效期"等内容。

（2）以实践操作的方式考核质控品分装的流程，考核通过后开始按新要求执行。

效果验证

（1）审阅文件，已完成《免疫组室内质量控制》修订，已增加质控品分装的具体要求。

（2）现场查看，分装质控品已张贴标签，符合要求。

见证材料：《免疫组室内质量控制》文件；"分装人、分装日期、批号、浓度、有效期"的标签图片；培训 PPT、照片、签到和考核等资料。

【案例 16】

事实陈述： 查阅实验室投诉记录和医护座谈会反馈，实验室未能提供夜间外周血涂片和微生物标本检验服务。

不符合依据： 建立服务协议—实验室应有能力和资源满足要求。与 CNAS－CL02 6.7 不符。体系性不符合。

原因分析及影响范围： 夜间外周血涂片和微生物标本检验服务临床有需求，但因人员和场地等限制，未按照服务协议要求在夜间提供外周血血涂片和微生物标本检验服务，可影响服务质量和能力。

整改措施

（1）组织急诊和夜班人员《血常规涂片镜检分类》专题培训，经学习和考核，员工能力满足夜间血细胞分类要求。

（2）组织急诊和夜班人员《细菌培养样品接种处理》专题培训，掌握微生物标本接种基本操作，经培训考核后进行授权。

（3）在急诊组增加微生物标本接收设施和设备，提供夜间微生物标本检验服务。

效果验证

（1）核查 2 次专题培训材料，已完成培训和考核，内容真实有效。

（2）现场检查，急诊已经提供夜间血细胞分类和微生物标本检验。

见证材料：2 次专题培训 PPT、照片、签到、考核、授权等资料；血涂片镜检报告和微生物接收接种记录示例。

【案例 17】

事实陈述：现场未提供清洁尿道外口、留取中段尿、2 h 内送检等正确采集尿液样品的提示。

不符合依据：采集前活动的指导。与 CNAS–CL02 7.2.4.2 a)不符。体系性不符合。

原因分析及影响范围：实验室对 CNAS–CL02 7.2.4.2 b)条款要求执行不到位，因实验室场所装修完成后未及时张贴送检要求。遇到中段尿标本采集时，工作人员会口头告知患者尿标本的留取方式。患者宣传不到位，可能留取不合格的标本，影响检验结果的质量。

整改措施

（1）男女厕所里张贴中段尿、粪便等体液标本的正确采集及送检要求图例。

（2）统计张贴前后体液样本不合格率的变化，监控整改后的效果。

效果验证

（1）现场查看，门诊男女厕所已张贴尿液和粪便采集的正确提示。

（2）核查数据，体液样本不合格率有所下降，整改有效。

见证材料：尿液和粪便采集指导图；×月和×月体液样本不合格率。

【案例 18】

事实陈述：现场检查，实验室未采购和使用革兰阴性菌选择分离培养基（如中国蓝平板或麦康凯平板），未提供漏检阴性菌的证据。

不符合依据：检验程序的选择、验证和确认。与 CNAS–CL02 7.3.1 不符。实施性不符合。

原因分析及影响范围：因实验室没有采购中国蓝、麦康凯等阴性杆菌选择分离培养基。未严格按照一般细菌培养及鉴定操作规程（各类标本微生物学检查标准操作规程）中"分离培养"流程，使用阴性杆菌选择性分离培养基接种临床标本，实际操作中有漏检阴性杆菌的风险存在。

整改措施

（1）按医院采购流程，紧急申请采购的中国蓝培养基。

（2）组织微生物组人员对《各类标本培养及鉴定操作规程》专题培训和考核。

（3）全部临床标本均按规范要求进行接种。

效果验证

（1）现场查看，已购买中国蓝培养基。

（2）审阅资料，微生物组人员已完成专题培训，已经通过笔试及实践考核。

（3）现场核查，呼吸道标本、尿液标本、肠道标本、生殖道等标本细菌培养接种时均使用了中国蓝平板。

见证材料：中国蓝培养基出入库记录；培训 PPT、照片、签到和考核等资料；中国蓝平板（弱选择培养基)应用照片。

【案例 19】

事实陈述：凝血组未能提供乏血小板血浆的验证记录。

不符合依据：检验方法验证。与 CNAS‑CL02 7.3.2 不符，与 WS/T805—2022《临床血液与体液检验基本技术标准》6.1.1.5。体系性不符合。

原因分析及影响范围：员工对 WS/T 805—2022《临床血液与体液检验基本技术标准》6.1.1.5 条款要求理解不够透彻。凝血项目 SOP 中未规定每 6 个月至少一次验证离心机转速和时间对于乏血小板血浆制备的有效性，导致凝血组未验证，可影响标本质量，从而影响凝血的检测结果。

整改措施

(1) 按文件修订管理流程，修改凝血项目 SOP，增加乏血小板血浆验证相关要求。完成员工的培训和考核。

(2) 完成乏血小板血浆的验证。随机取 10 管凝血检测标本，测定血浆血小板数量，核对是否符合乏血小板$<10\times10^9$/L 的标准。

效果验证

(1) 审阅文件，已完成《凝血项目 SOP》修订，已增加乏血小板血浆验证要求。

(2) 查询资料，已完成乏血小板血浆的验证。

(3) 核查员工培训资料，已完成不符合的整改培训，抽查员工知晓相关内容。

见证材料：《凝血项目 SOP》修订；验乏血小板验证记录表；培训 PPT、照片、签到和考核等资料。

【案例 20】

事实陈述：抽查急诊肌钙蛋白 I 报告单(编号：×1、×2)，结果分别为 0.018 ng/mL、0.011 ng/mL，与其性能验证报告中的线性范围 0.023～77.25 ng/mL 不符。

不符合依据：检验程序验证。与 CNAS‑CL02 7.3.2 不符。实施性不符合。

原因分析及影响范围：实验室性能验证线性范围 0.023～77.25 ng/mL，而厂家声明的线性范围为 0.012～80.00 ng/mL，实际工作中有较多的结果在 0.012～0.023 ng/mL 区间，表明本实验室在线性范围性能验证时，线性下限的样本浓度选择不合理，未覆盖厂商声明的线性。

整改措施

(1) 重新补充完善性能验证，肌钙蛋白 I 线性范围已达到厂商声明的线性范围 0.012～80.00 ng/mL。说明之前的低值符合定量线性报告范围，结果可信，也未收到临床关于低值结果与临床诊断不符的投诉或反馈。

(2) 举一反三，检查是否还存在类似问题，一并整改。重新组织员工学习和考核《检验方法验证程序》文件。

效果验证

(1) 核查肌钙蛋白 I 性能验证报告，已完成补充试验，线性范围符合要求。

(2) 核查培训材料，已完成培训和考核，内容真实有效。

见证材料：肌钙蛋白 I 性能验证报告；近 3 个月投诉或反馈记录；培训 PPT、照片、签到和考核等资料。

【案例 21】

事实陈述：未提供乙型肝炎病毒核糖核酸测量程序的不确定度评估记录。

不符合依据：被测量值的测量不确定度。与 CNAS-CL02 7.3.4 不符。实施性不符合。

原因分析及影响范围：实验室员工对 CNAS-CL02 7.3.4 和 CNAS-GL29：2018《基因扩增领域检测实验室认可指南》7.6.1 要求未能深刻理解并实施，缺失不确定度的相关培训，未能正确认识不确定度在乙型肝炎病毒脱氧核糖核酸测量中的应用，一般不影响检验结果。

整改措施

（1）组织员工培训和考核 CNAS-CL02 7.3.4 及 CNAS-TRL-001《医学实验室测量不确定度的评定与表达》中对于定量检测不确定度的解读、不确定度的测量及在符合性判定中的应用。

（2）按文件修订管理流程，制定《分子定量检测项目不确定度》文件。

（3）完成乙型肝炎病毒脱氧核糖核酸检测项目不确定度的报告。

效果验证

（1）核查培训材料，已完成不确定度的相关培训和考核，内容真实有效。

（2）审阅文件，已制定《分子定量检测项目不确定度》文件。

（3）核查报告，已完成乙型肝炎病毒脱氧核糖核酸检测的不确定报告。已经举一反三，其他专业组如有类似情况已一并整改。

见证材料：培训 PPT、照片、签到和考核等资料；《分子定量检测项目不确定度》文件；不确定度评价的实验数据；乙型肝炎脱氧核糖核酸检测的不确定度报告；其他专业检验项目补充的不确定度报告。

【案例 22】

事实陈述：×年×月×日凝血高浓度质控品的批号×更换为新批号，但未提供新批号质控物中心线（靶值）的设定记录。

不符合依据：室内质量控制。与 CNAS-CL02 7.3.7.2 不符，与 WS/T 641—2018《临床检验定量测定室内质量控制》5.5.1 不符。实施性不符合。

原因分析及影响范围：《临检组室内质量控制》文件规定，每个新批号的质控物至少检测 10 天，至少使用 20 个检测结果的均值作为质控图的中心线。员工没有按照 SOP 要求执行，监督人员未能实施监督管理职责，将影响凝血项目的室内控制的判断。

整改措施

（1）即日起，连续 10 天，按更换新批号前质控品的要求，制定靶值及 SD，更新 LIS 质控设置。

（2）组织员工学习和考核《更换质控品批号操作要求》，科室如有类似情况，一并整改。

效果验证

（1）现场查看，已完成更换质控品批号记录和更换新批号前质控图的设定。

（2）查阅资料，已完成相关的培训和考核。

见证材料：更换质控品批号检测记录；更改前后的质控图；培训 PPT、照片、签到和考核等资料。

【案例 23】

事实陈述：实验室未提供 ATCC12022 福氏志贺菌,未提供质控菌株传代记录。

不符合依据：质控物。与 CNAS - CL02 7.3.7.2 不符。实施性不符合。

原因分析及影响范围：实验室现有质控菌株能保证常规鉴定和药敏试验的质控操作,缺少沙门菌、志贺菌等血清诊断所需的标准菌株,无法对沙门志贺菌的血清学鉴定做相应的质控行为,从而无法保证试剂和检验过程的质量,会对检验结果的准确性造成一定影响。实验室按照质控计划每周进行日常质控操作,质控菌株定期进行移种传代,实验室工作人员仅进行了传代操作,未按照相关 SOP 对质控菌株传代情况进行记录,对 SOP 内容执行不到位。未对质控菌株传代进行记录会导致质控菌株传代次数过多,失控概率增加,浪费材料、时间,对检验结果也会造成一定影响。

整改措施

(1) 参照医院申购流程中请购买标准菌株 ATCC14028 鼠伤寒沙门菌、ATCC12022 福氏志贺菌等。将购买到的菌株参照说明书进行移种,并对其性能进行验证。验证后的菌株参照《微生物室菌(毒)种保管》要求进行冻存,并保存菌株购买记录及溯源证明和验证记录。

(2) 组织员工培训《微生物室菌(毒)种保管》《沙门菌属血清凝集试验》和《志贺菌属血清凝集试验》等 SOP,并进行考核,记录质控菌株复苏与传代次数。

效果验证

(1) 现场查看菌株购买记录、验证记录、溯源证明等完整,查看菌株保存冰箱中标准菌株保存情况符合要求。

(2) 查阅资料,已完成培训和考核,抽查×月质控菌株复苏与传代记录清楚。

见证材料：菌株购买记录、验证记录、溯源证明;×月质控菌株复苏与传代记录;培训 PPT、照片、签到和考核等资料。

【案例 24】

事实陈述：×年×月×日生化分析仪(序列号×),质控品批号×,总蛋白低水平质控结果违反1—3s 规则,失控原因分析认为是质控品失效,但同一个质控品其他室内质控项目在控。

不符合依据：室内质量控制(IQC)。与 CNAS - CL02 - A001 7.3.7.2 3)不符。实施性不符合。

原因分析及影响范围：实验室对员工的指导和培训不够,导致员工没有形成良好的失控分析思路,未针对具体失控情况进行详细的失控原因分析,而是仅凭借自己的主观经验进行简单粗略的分析,导致未找到真正的失控原因,可影响检验结果的质量。

整改措施

(1) 按照《室内质量控制程序》,分析失控原因为试剂问题,更换试剂后质控在控,重新填写失控报告。

(2) 组织员工培训和考核《室内质量控制程序》,后继失控严格按文件要求处理。

效果验证

(1) 核查最近失控报告,已按《室内质量控制程序》分析失控原因,填写失控报告。

(2) 查阅资料,已完成相关的培训和考核,抽考多位员工熟悉失控处理。

见证材料：总蛋白失控分析报告;后续项目失控分析报告;培训 PPT、照片、签到和考核等资料。

【案例 25】

事实陈述：生化分析仪(序列号×)×年×月补体 C3 两个浓度水平质控品的质控数据全部在均值的同一侧,质控月总结未对变化趋势进行分析,未采取预防措施。

不符合依据：室内质量控制。与 CNAS－CL02 7.3.7.2 f)不符。实施性不符合。

原因分析及影响范围：实验室员工对室内质控管理意识不够,未严格按照 SOP 执行项目定标程序,未能及时发现室内质控趋势性变化,对室内质控管理及处理不及时,可能影响检验结果的质量。分析当月室间质评补体 C3 的结果成绩合格,选择补体 C3 检测较多的临床科室,如感染科、ICU 病房及门诊进行医护沟通,询问当月补体 C3 结果情况,未发现与临床不符现象。说明该不符合项没有对报告准确性造成重大影响。

整改措施

(1) 检查仪器、试剂、操作等情况均正常,重新定标后恢复正常,考虑为系统误差导致质控结果偏向一侧,经定标校准后,质控结果恢复正常。

(2) 选取之前留存的室间质评样本再次检测,并与之前上报的结果进行比对分析,变异小于 1/3TEa,在可接受范围内,与回报靶值比较,均在靶值附近。

(3) 组织员工培训和考核室内质控及项目定标等相关知识,对×月 C3 项目质控进行总结分析,并撰写质评小结报告。

(4) 举一反三,检测本实验室其他项目是否存在定标或质控问题,若有问题,则及时分析原因并纠正。

效果验证

(1) 查看×月质控分析小结,已进行分析并采取纠正措施。

(2) 查阅资料,已完成相关的培训和考核,抽考多位员工熟悉失控处理。

(3) 抽查其他项目质控分析总结报告,符合要求。

见证材料：×月质控分析小结;室间质评结果;临床沟通记录;培训 PPT、照片、签到和考核等资料。

【案例 26】

事实陈述：现场查阅×年×月×日至×月×日能力验证,实验室只能提供一次肺炎链球菌、脑膜炎奈瑟菌的培养鉴定的验证结果。

不符合依据：室间质量评价。与 CNAS－CL02 7.3.7.3 不符。实施性不符合。

原因分析及影响范围：对 CNAS－RL02：2018《能力验证规则》相关要求理解不透彻,误以为每年进行肺炎链球菌、脑膜炎奈瑟菌的室间质评即可,未意识到比对频次需要每年至少 2 次。室间质量评价频次不足,可能会影响到检验结果的技术能力。

整改措施

(1) 与同级别医院进行肺炎链球菌、脑膜炎奈瑟菌的室间比对,完成院际比对报告。

(2) 组织员工培训和考核 CNAS－RL02：2018《能力验证规则》和《微生物室间比对》等文件。

效果验证

(1) 查阅记录,已与×医院进行肺炎链球菌、脑膜炎奈瑟菌的室间比对,比对结果合格。

(2) 查阅资料,已完成相关的培训和考核,抽考多位员工熟悉能力验证规则要求。

见证材料：院际比对报告及原始记录；培训 PPT、照片、签到和考核等资料。

【案例 27】

事实陈述：×年第×次室间质量评价，总胆固醇 5 个水平测定结果同向偏离靶值一侧，实验室未分析原因。

不符合依据：室间质量评价。与 CNAS - CL02 7.3.7.3 g)不符。实施性不符合。

原因分析及影响范围：《生化组室间质量评价》文件要求，即使质评结果合格，如果显示出偏倚或表明潜在问题的趋向等情况，也应进行书面调查流程并分析原因。但员工未引起足够重视，导致未对质评结果合格但整体稍偏低的总胆固醇结果采取预防措施。虽然×年总胆固醇 EQA 结果整体偏低，但总体结果满意，并验证对患者结果未产生明显的影响。

整改措施

（1）对×年及前一年的总胆固醇 EQA 结果进行分析，查找检验结果偏低的原因，采取纠正措施，回顾分析患者结果，确保总胆固醇结果的可靠性和准确性。

（2）举一反三，如其他专业组有类似情况一并整改。加强员工培训和考核，重视室间质评的结果回报和分析。

效果验证

（1）查阅材料，已完成原因分析，并验证对患者结果未产生明显的影响，其他项目未存在类似情况。

（2）查阅资料，已完成员工培训和考核，抽查员工已知晓 PT 相关内容。

见证材料：原因分析和预防措施记录；临床标本评估记录；培训 PPT、照片、签到和考核等资料。

【案例 28】

事实陈述：甲胎蛋白（AFP）检测在 Combas 8000 的 5 个 e602 模块中进行，实验室提供不出其中 3 个 e602 模块系统比对报告。

不符合依据：检验结果的可比性。与 CNAS - CL02 7.3.7.4 不符。实施性不符合。

原因分析及影响范围：实验室对 CNAS - CL02 7.3.7.4 条款要求理解不到位，将两个流水线默认为两台系统，没有具体将每一个模块都进行比对。核查室内质控等数据，5 个 e602 模块的 AFP 结果一致，不影响检验结果质量。

整改措施

（1）按《免疫组检验项目结果比对》要求，重新完成 5 个 e602 模块的 AFP 比对试验，保留原始记录并形成比对报告。

（2）查看比对前 AFP 高、中、低值各 5 份报告，与临床医生联系，核对检测结果与临床症状及诊断都吻合，无异常情况。核查近 3 个月检测 AFP 的 5 个模块室内质控结果均在控。

效果验证

（1）查看报告，已完成 AFP 等项目的比对实验，原始记录真实有效，比对通过。

（2）查阅资料，AFP 检测结果与临床符合，IQC 结果均在控。

见证材料：AFP 等项目比对报告及原始记录；AFP 结果与临床符合示例；IQC 报告；培训 PPT、照片、签到和考核等资料。

【案例 29】

事实陈述：20 个常规化学项目分别采用罗氏生化分析仪(序列号×)和奥森多生化分析仪(序列号×)两套检测系统,但提供不出系统间比对报告,以及在结果可比性方面告知临床的记录。

不符合依据：检验结果的可比性。与 CNAS - CL02 7.3.7.4 不符。实施性不符合。

原因分析及影响范围：对 CNAS - CL02 7.3.7.4 条款内容理解不透彻,尽管两套系统分别是干、湿生化分析,但至少也要做比对了解系统检测值之间是否有可比性,并告知临床。因不同检测系统的存在差异,可能会影响患者的结果,从而影响临床医疗决策。

整改措施

(1) 按文件修订管理流程,修改《生化检验项目结果比对》文件,增加针对两套不同检测方法相同检验项目的仪器间比对的具体要求和规定。

(2) 设计干、湿生化共检项目比对方案,并按方案实施,完成比对分析报告,并将报告结果告知临床。

(3) 组织员工学习和考核该不符合相关内容。

效果验证

(1) 查询文件,已经完成《生化检验项目结果比对》文件修订。

(2) 查阅记录,已完成比对分析报告并告知临床。

(3) 查阅记录,已完成培训和考核,抽查员知晓不同检测系统相同项目上的比对要求。

见证材料：《生化检验项目结果比对》文件;干、湿生化仪相同检测项目的比对分析报告及原始记录;比对报告结果告知临床记录;培训 PPT、照片、签到和考核等资料。

【案例 30】

事实陈述：不能提供 LIS 数据与自助报告机、APP 检验数据的一致性核查记录。传输准确性验证未覆盖所有的样本类型和数据格式。

不符合依据：检验报告—通用要求。与 CNAS - CL02 - A001 7.4.1.1 3)不符。实施性不符合。

原因分析及影响范围：实验室有核查仪器原始数据至 LIS 再至医生端住院及门诊系统数据的一致性,但没有核查与自助报告机、APP 端中的一致性。核查的每个专业组 5 个样本属于随机抽样核查,并未覆盖所有的样本类型、数据格式和报告格式。日常工作中,未有人反馈数据错误的问题。

整改措施

(1) 组织人员完成数据传输一致性验证,包括 LIS 和自助报告机、LIS 和 HIS、LIS 和微信公众号等。

(2) 组织人员完成血液、尿液等所有标本种类及数据格式的一致性验证,数据覆盖从原始记录到 LIS 端的数据记录。

(3) 组织员工学习和考核该不符合相关内容。

效果验证

(1) 查询记录,已完成不同系统间的数据一致性验证。

(2) 查阅记录,已完成所有标本种类及数据格式的一致性验证。

(3) 查阅记录,已完成培训和考核,抽查员知晓数据一致性验证要求。

见证材料：不同系统间的数据一致性验证报告；所有标本种类及数据格式的一致性验证报告；培训 PPT、照片、签到和考核等资料。

【案例 31】

事实陈述：LIS 系统不具备在计算机发出报告前发现危急值结果并发出预警的功能。

不符合依据：结果发布。与 CNAS－CL02 7.4.1.1 7)不符。体系性不符合。

原因分析及影响范围：员工对结果发布 CNAS－CL02 7.4.1.1 7)条款要求理解不深,执行不到位,未督促 LIS 开发主动报警功能来及时发现危急值结果。可能会延误危急值的报告时间,可能影响到患者的安全。

整改措施

（1）提交软件功能修改需求,要求能主动发现危急值结果并警示,实现危急值报告的闭环管理。

（2）按要求设置危急值项目和界限,测试软件功能并符合危急值管理要求。

（3）组织员工培训和考核,包括软件功能升级和危急值管理等。

效果验证

（1）测试软件功能,已完成软件功能修改和测试,能主动报警危急值标本。

（2）查阅资料,已完成软件功能评估,符合危急值管理要求。

（3）核查记录,已完成员工培训和考核,抽查员工已熟悉软件功能和危急值报告。

见证材料：软件功能修改申请表；软件功能测试报告；危急值报警界面；培训 PPT、照片、签到和考核等资料。

【案例 32】

事实陈述：现场评审时,实验室不能提供对信息系统新增功能、信息安全防护和执行信息系统应急预案的能力评估的记录。

不符合依据：信息系统管理。与 CNAS－CL02 7.6.3 a)不符。体系性不符合。

原因分析及影响范围：实验室员工对 CNAS－CL02 7.6.3 a)条款理解不透彻,文件未规定信息系统新增功能、信息安全防护和执行信息系统应急预案相关的能力评估具体实施方案。实验室虽不能提供信息系统新增功能、信息安全防护和执行信息系统应急预案的能力评估的记录,但实验室日常运行过程中新增功能一直稳定使用,且信息系统未出现被无意的或非授权用户改动或破坏或宕机的情况,当前未造成不良影响,但信息系统存在潜在风险。

整改措施

（1）按科室文件管理流程,修订《信息管理》文件,对信息系统新增功能、信息安全防护和执行信息系统应急预案的能力评估明确规定。

（2）组织员工对实验室信息系统新增功能、信息安全防护和执行信息系统应急预案进行能力评估并记录。

（3）LIS 管理员负责今后实验室信息系统新增功能、信息安全防护和执行信息系统应急预案进行能力评估。并核查其他《数据控制和信息管理》文件是否完善。

效果验证

（1）查阅文件,已完成 SOP 修订,已包含 LIS 相关内容。

（2）核查资料，已完成员工的信息系统能力评估考核，抽查评估记录符合条款要求。

（3）核查资料，已完成员工培训和考核，抽查员工已知晓相关内容。

见证材料：修订后《信息管理》文件；信息系统能力评估记录；科室能力评估汇小结；员工培训签到、PPT 和考核等记录。

【案例 33】

事实陈述：×年×月×日，未能提供新安装 C16000 检测系统（序列号×）在投入使用期间核查仪器检测结果、LIS 检验报告和 HIS 检验报告之间检测数据是否一致的原始记录。

不符合依据：信息系统管理。与 CNAS-CL02 7.6.3 a)不符。实施性不符合。

原因分析及影响范围：LIS 管理员对数据一致性验证实施不到位，未进行新仪器检测结果、LIS 检验报告和 HIS 检验报告之间检测数据是否一致的核查。仪器使用过程中并未接到实验室员工、临床与患者反馈数据异常，日常使用过程中均能保证仪器检测结果、LIS 检验报告和 HIS 检验报告之间检测数据一致，未对检验结果造成影响。

整改措施

（1）立即完成仪器原始结果与 LIS 接收结果的一致验证，至少 5 个样本，涵盖最全的项目且包括异常结果、质控项目，形成验证报告。

（2）核查 LIS 与 HIS 中的电子病历、体检中心、客户端等接口的数据一致性，完成数据验证报告。

（3）指定专人负责新仪器数据一致性验证。

（4）组织员工对该不符合的整改进行培训和考核。

效果验证

（1）核查记录，已完成仪器与 LIS、LIS 与 HIS 不同系统间数据一致性验证报告。

（2）核查资料，已完成员工培训和考核，抽查员工已知晓数据一致性核查要求。

见证材料：仪器与 LIS 数据一致性验证报告；LIS 和 HIS 不同系统间数据一致性验证报告；员工培训签到、PPT 和考核等记录。

【案例 34】

事实陈述：未制定在火灾、软件或硬件损坏时，有措施保护数据、信息和计算机设备的程序。

不符合依据：宕机预案。与 CNAS-CL02 7.6.4 不符。体系性不符合。

原因分析及影响范围：LIS 应急预案或措施，需要 LIS 公司、信息科支持，超出检验科的专业能力范围。员工对条款理解和执行不到位，未制定相关文件。预防措施不到位，存在 LIS 安全的潜在风险。

整改措施

（1）检验科联合 LIS 工程师和信息科，制定应急预案，包括在火灾、软件或硬件损坏时，保护数据、信息和计算机设备的各种措施。

（2）按文件管理流程，制定 LIS 应急预案 SOP。

（3）按文件要求，进行火灾、软件或硬件损坏时，保护数据、信息和计算机设备措施的演练。

效果验证

（1）核查资料，已召开 LIS 应急预案讨论会，有签到、照片和会议记录。

（2）查问文件和记录,已完成 LIS 应急预案 SOP 修订,已完成应急预案的演练,有脚本、过程和小结。

见证材料：培训 PPT、照片、签到和考核等资料;LIS 应急预案 SOP;演练脚本、过程和小结。

【案例 35】

事实陈述：×年度风险评估中,未对免疫组相关的感染性标本做出风险评估,提出针对性的防护措施和合适的警告等。

不符合依据：识别风险和改进机遇。与 CNAS–CL02 8.5.1 不符。体系性不符合。

原因分析及影响范围：实验室未及时识别与实验室活动相关的风险,仅纳入了内部审核和外部机构等发现的不符合的风险。未意识到风险是实验室活动所固有的,所有系统、流程和功能都存在风险。风险评估不到位,可能错失一些改进和发展机遇。

整改措施

（1）按文件修订管理流程,参考最新文献修订《风险管理及应对风险和改进机遇控制程序》文件。

（2）制定风险管理计划,对免疫等专业组重新进行风险分析、风险评价、风险控制,完成新的风险管理评审,并在日常中进行风险监控。

（3）组织员工学习和考核该不符合相关内容。

效果验证

（1）查询文件,已经完成风险管理文件修订。

（2）查阅资料,已经重新完成×年度风险评估,内容已包括感染性标本的管理。

（3）查阅记录,已完成培训和考核,随机提问员工风险管理相关问题,回答准确无误。

见证材料：《风险管理及应对风险和改进机遇控制程序》文件;×年度风险评估报告;培训 PPT、照片、签到和考核等资料。

【案例 36】

事实陈述：实验室提供的 11 件有效投诉,其中 3 件是标本丢失,不能提供回顾和评估所采取纠正措施有效性的记录。

不符合依据：不符合及纠正措施。与 CNAS–CL02 8.7.1 不符。实施性不符合。

原因分析及影响范围：实验室对 CNAS–CL02 8.7.1 条款要求理解和学习不到位,程序文件中忽略了对投诉处理周期性评审的相关规定,科室管理层未认识到投诉记录完整的重要性。如果标本丢失整改不到位,将严重影响检验质量和服务水平。

整改措施

（1）按文件修订管理流程,修改《投诉管理程序》文件,增加对投诉定期进行回顾和评估所采取纠正措施的有效性。包括:每月科室质量与安全会议,汇报投诉的整改效果,如果一年内发生相同投诉,则需进一步分析原因,制定出更合理的整改措施。

（2）按文件要求,对标本丢失进行采取纠正措施的有效性评估。

（3）组织员工学习和考核该不符合相关内容。

效果验证

（1）查阅文件,完成《投诉管理程序》文件修订。

（2）核查资料，已完成标本丢失采取纠正措施有效性的评估，近期未有类似事件发生。

（3）现场抽查，员工学习修改后文件均已知晓，培训有效。

见证材料：《投诉管理程序》文件；科室质量与安全会议纪要；标本丢失纠正措施有效性评估报告；人员培训的签到、PPT、现场抽查。

【案例 37】

事实陈述：现场查看×年第×季度质量监测指标中样本不合格率为 0.31%，超出了质量目标 0.3%，实验室未能提供原因分析及改进措施。

不符合依据：质量指标。与 CNAS-CL02 8.8.2 不符。实效性不符合。

原因分析及影响范围：实验室对质量指标管理体系意识不强，执行不到位。《质量指标的策划和评估程序》中，对于指标不达标时的处理方法与改进措施，文件规定的不够完整。未能及时分析不合格标本主要来源，标本采集宣传、培训和考核不到位，会影响检测结果的准确性和患者的满意度。

整改措施

（1）按文件修订管理流程，重新修订《质量指标的策划和评估程序》文件，增加质量指标不达标时的处理流程及整改措施。

（2）组织相关采集人员培训和考核，如抽血中心、护理部、体检中心等部门，告知采集注意点，重点科室着重强调。

（3）评估最近的样本不合格率，核查其他质量指标，如有类似情况一并整改。

效果验证

（1）查阅文件，已完成《质量指标的策划和评估程序》修订。

（2）查阅资料，已对不合格标本出现比较多的科室，进行培训宣教和现场考核。

（3）查阅报告，样本不合格率已明显下降，达到预期目标值。

见证材料：《质量指标的策划和评估程序》文件；相关科室培训和考核记录；人员培训的签到、PPT、考核资料。

【案例 38】

事实陈述：现场查看×年管理评审报告实验室未将上一年度管理评审的后续措施作为管理评审的输入内容。

不符合依据：管理评审—评审输入。与 CNAS-CL02 8.9.2 a)不符。实施性不符合。

原因分析及影响范围：实验室对 CNAS-CL02 8.9.2 a)条款的理解不到位，未对上一年度管理评审的后续措施作为管理评审的输入内容。管理评审输入内容缺少，可影响管理评审的输出，从而影响质量管理体的有效运行。

整改措施

（1）组织员工学习和考核 CNAS-CL02 8.9.2 a)条款要求，重新梳理评审输入与输出流程。

（2）重新评估上一年度的管理评审输出内容，评估可能对检验结果或临床诊疗产生影响。对本年度的管理评审进行附加评审，更新评审报告，告之员工并限期内整改到位。

效果验证

（1）查阅报告，已完成原有管理评审输出内容的影响评估，已更新管理评审报告并告之员工。

（2）查阅资料，已完成员工培训和考核，抽查员工已熟悉管理评审内容。

见证材料： ×年理评审输出的影响评估报告；×年管理评审报告；员工培训签到、PPT 和考核等记录。

【案例 39】

事实陈述： 实验室未能提供管理评审的发现和措施告知员工的记录，管理评审输出决定措施未能有指定人员负责和具体的完成时限。

不符合依据： 评审输出。与 CNAS‑CL02 8.9.3 不符。实施性不符合。

原因分析及影响范围： 对 CNAS‑CL02 8.9.3 条款理解不透彻，《管理评审》文件中，未强调科室宣贯和整改流程时限性，影响员工知晓质量管理体系运行的情况，可能影响管理评审输出的整改效果。

整改措施

（1）按文件修订管理流程，修订《管理评审》文件，增加管理评审得出的结论和措施应告知实验室员工，应确保管理评审提出的措施在规定时限内完成。

（2）将×年管理评审报告以会议、文件方式告知全体员工。将管理评审的不符合项，落实专人负责，并规定期限内完成整改。

（3）组织员工学习和考核该不符合相关内容。

效果验证

（1）查询文件，已经完成《管理评审》文件修订。

（2）查阅记录，已将管理评审报告告知员工，不符合已指定专人负责并规定整改期限。

（3）查阅记录，已完成培训和考核，抽查员知晓管理评审相关内容。

见证材料：《管理评审》文件；管理评审报告告知员工记录；×年管理评审报告；员工培训签到、PPT 和考核等记录。

（杨大干）